中华护理学会专科护士培训教材

精神卫生专科护理

总主编　李秀华

主　编　许冬梅　马　莉

副主编　曹新妹　钱瑞莲　安凤荣　邵　静

编　者（按姓氏笔画排序）

马　莉　北京大学第六医院
王珍宝　北京回龙观医院
朱晓洁　上海市杨浦区精神卫生中心
江　葳　四川大学华西医院
安凤荣　首都医科大学附属北京安定医院
许冬梅　北京回龙观医院
李菲菲　北京回龙观医院
杨可冰　北京回龙观医院
吴建红　武汉大学人民医院
张倬秋　四川大学华西医院
张燕红　南京脑科医院
陈琼妮　中南大学湘雅二医院
邵　静　北京回龙观医院
郝小宁　北京回龙观医院
柳学华　北京大学第六医院
袁小萍　武汉大学人民医院
夏志春　广州市惠爱医院
钱瑞莲　南京脑科医院
高　静　北京回龙观医院
陶筱琴　南京脑科医院
曹新妹　上海交通大学医学院附属精神卫生中心
谢淑娟　深圳市康宁医院
蔡　壮　北京回龙观医院

人民卫生出版社

图书在版编目(CIP)数据

精神卫生专科护理 / 许冬梅，马莉主编 . —北京：人民卫生出版社，2018

中华护理学会专科护士培训教材

ISBN 978-7-117-26629-1

Ⅰ. ①精… Ⅱ. ①许… ②马… Ⅲ. ①精神卫生 - 护理 - 技术培训 - 教材 Ⅳ. ①R473.74

中国版本图书馆 CIP 数据核字(2018)第 098135 号

中华护理学会专科护士培训教材

——精神卫生专科护理

主　　编：许冬梅　马　莉
出版发行：人民卫生出版社（中继线 010-59780011）
地　　址：北京市朝阳区潘家园南里 19 号
邮　　编：100021
E - mail：pmph @ pmph.com
购书热线：010-59787592　010-59787584　010-65264830
印　　刷：北京铭成印刷有限公司
经　　销：新华书店
开　　本：787 × 1092　1/16　**印张：**23
字　　数：560 千字
版　　次：2018 年 8 月第 1 版　2024 年 4 月第 1 版第 7 次印刷
标准书号：ISBN 978-7-117-26629-1
定　　价：69.00 元
打击盗版举报电话：010-59787491　E-mail：WQ @ pmph.com
（凡属印装质量问题请与本社市场营销中心联系退换）

序 言

护理工作是卫生与健康事业的重要组成部分，广大护理人员在呵护生命、治疗疾病、维护人民群众健康等方面发挥着不可替代的作用。在持续深化医药卫生体制改革进程中，护理人员在改善护理服务、增强群众获得感等方面做出了突出的贡献，护理队伍建设和护理事业发展也取得了显著成效。护理队伍不断壮大，截至 2016 年底，我国注册护士总数达到 350.7 万，与 2010 年相比，每千人口护士数从 1.52 人提高到 2.54 人，全国医院医护比从 1∶1.16 提高到 1∶1.45，长期以来医护比例倒置问题得到根本性扭转。护理人员专业素质和服务能力逐步提高，经过十几年的探索，各级机构在几十个专科领域开展了不同规模的专科护士培养工作，专科护士已经在临床专科护理工作中发挥了重要作用。

“十三五”时期，全面建成小康社会的新任务对护理事业提出了新的要求，为满足人民群众日益多样化、多层次的健康需求，要不断拓展护理服务的领域，丰富护理服务的内涵，提升护理的专业化水平。专科人才培养是护理专业化发展的基础，教材体系建设则是专科人才培养的关键，为此，中华护理学会根据《“健康中国 2030”规划纲要》《全国医疗卫生服务体系规划纲要（2015—2020 年）》和《全国护理事业发展规划（2016—2020 年）》，组织有关专家编写了中华护理学会专科护士培训系列教材。这套教材结合我国国情，根据医疗卫生和护理专业发展的实际需要，内容不仅涵盖了专科知识与技能，还融合了学科最新的研究热点与前沿信息，相信这套教材一定会在专科护士培养工作中发挥积极的作用。

希望广大护理人员，要树立大卫生、大健康的观念，以“人民健康为中心”，关注生命全周期、健康全过程，在深化医药卫生体制改革、改善人民群众就医体验及促进社会和谐方面发挥更大作用，为推进健康中国的建设做出更大贡献！

中华护理学会第 26 届理事长

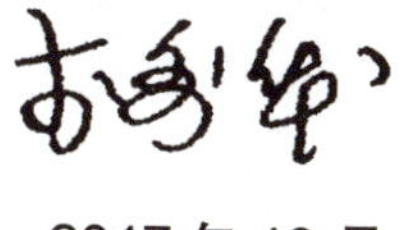

2017 年 10 月

前 言

精神病学作为临床医学的一门独立学科，100多年来取得了令人瞩目的飞速发展。精神疾病的康复治疗、各种相关检查、诊断方法及专科护理技术的发展，推动了精神障碍的预防、诊断、治疗、康复相关知识的飞跃。随着精神病学的深入研究，专业化发展道路日趋成熟，从而迫切需要精神护理学科的发展与之相适应，需要不断接受新理念、新知识、新技能。从事精神科护理工作的人员，不仅要掌握扎实的医学基础理论知识和过硬的护理技术，更应通过专业教育、专业经验和专业团队的协同运作，综合职业道德、人文知识、伦理知识及法律法规的学习，获得应有的精神科护理专业知识和技能，以适应精神护理学科的发展和建设要求。国家卫生计生委在阐述护理事业发展的指导思想和主要目标时指出："建立专科护理岗位培训制度和护理管理岗位培训制度，提高护士队伍专业化水平和护理管理科学化水平"。因此，要达到以上要求，必须重视精神科护士的在职继续教育。为了让本教材更具特色、更加新颖、更具指导意义，中华护理学会特组织部分具有丰富临床经验的护理骨干们编写本书，以供精神科在职护士、进修护士、护生使用，并可作为精神科专科护士培训的主要参考用书。本书的编写依据是以精神科疾病的各种治疗指南为基础，参考精神科专著，把握精神科护理研究最前沿，引进最新护理理论，同时结合编者的丰富临床护理经验，力求做到理论指导有针对性、实践指导有可行性。

全书共4篇15章，内容丰富、涉及面广，以临床护理为重点，护理管理与教育并重。第一篇为总论，介绍了精神科护理学的工作任务、范畴及发展方向；精神科护士在工作中的相关伦理及法律问题；精神科病房的设置与管理。第二篇为临床理论与实践，主要介绍了精神障碍的症状学；精神药物治疗的应用与护理；精神科常见疾病与护理；精神科意外事件的护理等知识。第三篇为专科技能与操作，介绍了精神科护理的基本技能；精神科护理常用的专科护理操作；精神科特殊专科治疗；精神障碍患者的心理治疗与护理；精神科个案护理等内容。第四篇为专科管理与教育，主要介绍了精神科患者的健康教育；精神障碍患者的康复治疗与延续护理；精神科护理的家庭照护等内容。书中所涉及的药物剂量均参考相关文献所得，仅供临床参考。

本书在编排上集基础理论与临床护理为一体，力求做到全面而精要，对难以表述和理解的理论与技能进行图文并茂的展示，突出难点及重点，具有较强的临床指导意义和推广价值，尽量使读者能知其然，并知其所以然。综上所述，编者力图通过本书的学习，使精神科护士能较为系统地掌握专科护理理论和操作技能，在临床工作中进行有预见性的护理，从而达到标准化、专业化的服务水平。由于本书是在借鉴、参考和引用大量文献资料的基础之上完成的，限于篇幅，我们在参考文献中只列出主要相关文献。

为了保证精神专科护士培养的教学效果，本教材还特别采用了北京回龙观医院编纂的"精神科医学保护性约束"及"无抽搐电休克治疗"两部分内容，并经过中华护理学会精神科护理专业委员会讨论修改，将精神专科护士培训方案作为本书附录。无抽搐电休克治疗部分的撰写工作得到了北京回龙观医院蔡海鹏、赵荣江、杨旭、韩瑞俊、吕广有、闵鸿杰、高岚、侯溪妍、尉拥军等医师的大力支持，在此表示由衷的感谢。借此书出版之际，谨此向有关编者和出版者表示深切的谢意，由于水平及时间所限，疏漏在所难免，恳请赐教，以便今后修订和不断完善。

许冬梅　马　莉

2017 年 11 月

目 录

第一篇 总 论

第二篇　临床理论与实践

第四篇　专科管理与教育

第一篇

总　论

第一章 绪论

学习目标

完成本章内容学习后，学生将能：

1. 复述精神科护理学的概念。
2. 列出精神科护理学的任务。
3. 描述精神科护理的工作范畴。
4. 应用和理解精神科专科护士的核心能力。

第一节 精神科护理学的任务和范畴

精神科护理学是随着现代医学模式的转变和精神医学的快速发展而建立起来的一门交叉性边缘学科。它与精神病学、心理学、护理学、社会学、行为医学等学科有着十分密切的关系。现代护理学倡导以人为本及整体化的护理，学习精神科护理学不但是精神医学的要求，而且对临床其他各科护理也具有十分重要的意义。虽然我国精神医学发展较晚，专科护理体系还不是很完善，但随着我国社会的全面进步，以及信息时代和全球一体化的到来，精神科护理学将获得巨大的发展空间和美好的发展前景。"精神""心理"一词，人们已不再陌生，可以预见，不久的将来精神医学必将成为21世纪新兴的热门研究领域。

一、精神病学的概念

精神病学是临床医学的一个分支学科，它是以研究各种精神疾病的病因、发病机制、临床特点、疾病的发展规律以及治疗和预防为目的的一门学科。

目前，精神病学的研究对象、服务对象、服务模式均发生了明显变化，当代精神病学的概念已远远超过传统的精神病学概念所覆盖的范围。多数学者认为：应将"精神病学"改称为"精神医学"。这种表达既能较好地涵盖主要内容，也减少了对精神障碍患者的误解与歧视。

二、精神障碍的概念

精神障碍是人在一定的社会文化背景下，认知、情感、意志行为等方面的改变，可伴有痛苦体验和（或）功能损害。例如，精神分裂症具有思维、情感、行为意向的不协调和脱离现实环境的特点，阿尔茨海默病有典型的智能方面的损害（尤其是记忆力），抑郁症有明显病态的抑郁体验，而儿童注意缺陷障碍的主要特征是多动。这些认知、情绪、行为的改变使患者感到痛苦，功能受损或增加患者死亡、残疾等的危险性。精神障碍与其他躯体疾病一样，均是生物、心理、社会文化等多因素相互作用的结果。

三、精神科护理学的概念

精神科护理学是精神病学的一个重要组成部分，又是护理学的一个分支，即建立在护理学基础上的一门专科护理学，是研究对精神疾病患者实施科学护理的一门科学。它是从生物、心理、社会三个层面研究和帮助精神障碍患者恢复健康，研究和帮助健康人群保持心理健康，以期达到提升护理对象适应社会、承担社会角色的护理学科。

1. 强调了“人”是生物、心理、社会的整体的人，人的疾病和健康受这三方面的影响。

2. “护理”不是单方面的照顾患者，而是“研究和帮助精神障碍患者恢复健康”。“研究”是评估、了解精神障碍患者的情况，确定护理诊断，制订护理计划的过程；“帮助”是护士与患者之间互动的过程，也就是教育和指导患者矫正其病态心理和行为的过程，而重要的是让患者领悟和参与。

3. “健康”的含义　精神障碍患者的“健康”是指本人的最佳状态，因为每个人都有属于自己的最佳健康状态，也就是指如何最大限度地发挥好自己的社会功能，扮演好自己的社会角色。而健康人群的“健康”则是指个体有幸福感，有自我控制能力，能正确评价现实，有良好的人际关系，工作效率高，有良好的自我概念。

知识拓展

世界卫生组织关于健康的定义

“健康乃是一种在身体上、精神上的完满状态，以及良好的适应力，而不仅仅是没有疾病和衰弱的状态。”这就是人们所指的身心健康，也就是说，一个人在躯体健康、心理健康、社会适应良好和道德健康四方面都健全，才是完全健康的人。

世界卫生组织十大健康标准

1. 精力充沛，能从容不迫地应付日常生活和工作的压力而不感到过分紧张和疲劳。
2. 处事乐观，态度积极，乐于承担责任，事无巨细不挑剔，工作有效率。
3. 善于休息，睡眠良好。
4. 应变能力强，能适应环境的各种变化。
5. 具有抗病能力，能够抵抗一般性感冒和传染病。
6. 体重得当，身材均匀，站立时头、肩、臂位置协调。
7. 眼睛明亮，反应敏锐，眼睑不发炎。
8. 牙齿清洁，无空洞，无龋齿，无痛感；齿龈颜色正常，不出血。
9. 头发有光泽，无头屑。
10. 肌肉、皮肤富有弹性，走路轻松有力。

四、精神科护理学的任务

精神科护理学的任务是依据社会的政治、经济、文化发展的现状，依据人们对健康的需求而确定的，包含以下几个方面：

1. 研究对精神疾病患者科学管理的理论、方法和制度，并及时运用于临床。

2. 研究与实施对住院精神疾病患者的优质护理，并将护理服务延伸到家庭，探讨护理人员在预防精神疾病方面的作用，减少精神疾病的复发。

3. 研究和实施接触、观察精神病患者的有效途径，保证护理措施的有效实施，防止意外事件的发生。

4. 研究和实施对不同种类精神疾病患者各种治疗的护理，确保医疗任务的顺利实施。

5. 研究和实施护患沟通技巧，通过各项护理工作及护理人员的语言、行为与患者建立良好的护患关系，开展心理护理。对患者和家属进行健康宣教，促进患者早日康复。

6. 研究与实施如何维护患者的权利与尊严，使其得到应有的尊重与合适的治疗。

7. 研究和实施对患者的康复护理，培养和训练患者的生活能力及社会交往能力，促进患者回归家庭、回归社会。

8. 研究和实施如何准确地收集患者的有关资料及记录，为治疗、护理、教学、科研、法律及医疗鉴定提供重要资料。

9. 研究和实施对社区人群进行心理卫生教育，促进心理卫生健康。

10. 研究与实施在患者与家庭、社区开展精神卫生宣传教育工作，对精神疾病患者做到防治结合，医院与社区结合。

五、精神科护理的工作范畴

精神科护士在许多不同的机构中执业，有精神病院、社区精神卫生中心、综合医院、社区卫生机构、门诊诊所、家庭、学校、健康保健组织、初级卫生保健机构、民营保健机构、养老院等场所。精神科护理的工作范畴包括预防保健、治疗性护理、心理护理、康复训练及健康教育等多层次、多方面的服务。

1. 预防保健　预防保健主要在社区进行工作，同时也可在学校、工厂、企事业等场所进行。护士针对社区居民的生活环境、人口、职业、教育等特点，应用心理学、精神病学、社会学、公共卫生、护理学等方面的知识对公众实施有关心理卫生方面的指导与咨询，选择时机进行心理健康教育，指导人们关心个人及团体的心理卫生，学习适当地减缓压力的方法，满足人的自尊及其他心理健康的需要，促进公众的心理健康，预防精神障碍或疾病的发生。

2. 治疗性护理　治疗性护理主要在医院实施，为住院的精神疾病患者提供护理。按照精神疾病治疗及护理的原则，为患者提供安全舒适的治疗环境，与患者建立良好的护患关系，对患者进行日常生活护理，采取各种治疗性护理措施。尽量缩短患者的病程，减轻疾病给患者及其家属造成的伤害及痛苦，并为患者融入家庭及社区生活做好充分的出院计划及准备。

3. 心理护理　心理护理对精神障碍患者来说甚为重要。护理人员掌握专业知识的程度，优良的服务态度和工作的技巧与方法以及良好的护患关系是做好心理护理的关键。护理人员要细心观察，发现患者心理上存在的主要矛盾，以良好的态度与患者接触。对患者要一视同仁，平等相待，建立良好的护患关系。护理人员要根据患者不同的心理状态，运用恰当的护理技巧和措施，做好心理护理，解除患者精神上的痛苦。心理护理的重点是启发和帮助患者以正确的态度对待疾病，从而认识到住院治疗的重要性和必要性，打消各种顾虑，积极主动配合治疗。鼓励患者以坚强意志和乐观精神去战胜疾病过程中出现的各种困难，调动患者主观能动性，以顽强的毅力去锻炼和恢复工作能力。

4. 康复护理　康复护理可以在医院、社区、家庭进行。采用日常生活能力训练、社交技能训练、工作及学习技能训练、文体娱乐活动训练等方法对患者进行康复训练。目的是协助患者培养生活技能、社交技能及工作学习技能，增进患者与亲人及其他人员的关系，使患者尽快融入社会生活，恢复社会功能或在患病状态下有良好的生活质量。

5. 健康教育　护士对精神疾病的健康教育可采取不同形式、不同方法并体现个体化内容。如在医疗机构可针对患者和家属实施有关精神疾病的治疗、护理、预防、康复等方面的健康指导；在社区及家庭可针对患者及家属实施有关精神疾病的社区康复、用药安全指导、预防复发、培养独立能力等方面的健康教育，从而使其保持最佳的心理健康状态。

第二节　精神科护理学的发展、展望与特点

一、精神医学发展简史

精神医学是医学的一个组成部分。精神医学史是人类认识精神疾病、治疗精神疾病的历史。它的发展历史，像整个医学的发展一样，受到当时生产技术水平、社会政治经济状况、基础科学水平、哲学思潮以及宗教的影响。

（一）国外精神医学发展简史

精神病学之父是古希腊最伟大的医学家希波克拉底（Hippocrates，公元前 460—公元前 337 年），他提出了精神病的体液病理学说，用以解释人为何会出现精神异常。他认为脑是思维的器官，人体内存在着四种基本的体液，即血液、黏液、黄胆汁和黑胆汁。到了中世纪（公元 476 年—17 世纪），医学为神学和宗教所掌握，对精神病的本质看法出现了后退。18 世纪，法国大革命的胜利对精神病学产生了很大的影响。法国精神病学家比奈尔（Pinel，1745—1826 年）是第一个被任命为“疯人院”院长的医生，他把“疯人院”改成医院，去掉精神病患者身上的铁链。这被认为是精神医学的首次革新运动。

19 世纪后，进入现代精神医学的发展时期。精神医学的临床与理论研究逐渐繁荣起来。现代精神病学之父克雷培林（kreapelin，1856—1926 年）对精神障碍的分类、诊断、治疗、病因及发病机制进行了大量的研究和探讨，尤其是他明确地区分了两种精神病：躁狂忧郁性精神病（现称情感性障碍）与早发性痴呆。进入 20 世纪精神医学蓬勃发展。其中，弗洛伊德（S.Freud，1856—1939 年）创立了心理分析学派，他利用自由联想和梦的解析去了解人类的心理症结，并奠定了动力精神医学的基础。将精神医学带入“心因性病因论”的研究范畴，被认为是精神医学的第二次革新运动。

英国的仲斯（Maxwell Jones）推行了治疗性社区以缩短患者和社区之间的距离，强调了社会环境对患者治疗的重要性。社区精神卫生运动的开展是精神医学的第三次革新。

1953年精神药物的发现是现代精神医学史上最为重要的革命性事件，它使精神疾病在预防、治疗、康复三方面有了突破性的进展。精神疾病得以用科学的方法进行诊断和治疗，患者的康复状态大为改善。生物精神医学的发展是精神医学的第四次革新。

（二）国内精神医学发展简史

战国时代的医学典籍《内经》把人的精神活动归于“心神”，“心神”统管人的五脏六腑和精神活动。《内经》论述了剧烈的情志变化可以引起精神异常和体内功能变化，提出了精神和躯体的功能关系。如“怒伤肝、喜伤心、虑伤脾、忧伤肾”等。到了秦汉，历代医学家先后编著的著名的医学典著，如《素问》《灵枢》《难经》《伤寒论》和《金匮要略》等，都对诸多精神症状作了详细的描述，归类为“狂、躁、妄、海、痫”等名称，并概括地论述了这类疾病的病因、发病原理及症状。由于我国医学的理论是建立在阴阳五行学说的基础上的经验医学，所以在精神医学的理论上几千年来并没有多大的发展。从19世纪末开始，国外精神医学的迅速发展并传入我国，使西方的精神医学理论也逐渐传入我国。国外一些教会在我国相继成立了精神病院与收容所，如广州（1898年）、北京（1906年）等地。其后大连（1932年）、上海（1934年）、成都（1944年）、南京（1947年）等地相继建立了精神病医疗或教学机构，西方的精神病学理论逐渐传入我国。中华人民共和国成立后，我国精神病学进入了一个新的历史时期。建国初期，精神疾病的防治工作主要致力于建立新的精神病院，收容和治疗无家可归或影响社会治安的精神病患者，在师资力量较好的城市和精神病院，开展精神病专科医师培训班。20世纪60至70年代，精神疾病防治工作在全国得到发展。20世纪80年代以来，精神病学的临床、教学、研究工作都开始繁荣起来。尤其到了20世纪末21世纪初，国家对精神卫生事业高度关注，加大了精神卫生的科研、教学、医疗、人才培养的投资，政府部门成立了精神卫生的专门管理机构。目前我国平均每万人的精神床位数为1.58张，较发达国家还有很大差距。原卫生部“十二五”规划中提到将重点改善精神卫生专业公共卫生机构的设施和条件，提高精神卫生和心理疾病的防治能力，建立健全覆盖城乡、功能完善的精神疾病管理治疗网络。国家卫生计生委在“十三五”规划中的主要任务中提出强化精神疾病防治，加强严重精神障碍患者报告登记、服务管理和救治救助。截至2016年底，全国在册严重精神障碍患者为540万例，管理率达88.7%。逐步建立和完善精神障碍患者社区康复服务体系，开展焦虑、抑郁等常见精神障碍早期筛查和干预试点，抑郁症治疗率显著提高。

二、精神科护理学发展简史

精神科护理学是随着精神医学的诞生而诞生、发展而发展的。由于它的研究对象是复杂的精神障碍患者，而且大多数精神障碍的病因及发病机制至今不明，同时又受到科学水平的限制以及政治、经济、宗教、文化等因素的影响，因此影响了精神科护理学的发展。

（一）国外精神护理学发展简史

19世纪中叶近代护理学诞生，护理专业的创始人南丁格尔于1860年在英国伦敦创办了世界上第一所护理学校，意味着护理已成为一门专业。在南丁格尔的著作中就有关于患者睡眠等方面的论述，阐述了防止精神障碍患者伤人伤己的看护方法。1873年美国的一位先觉者琳达·理查兹女士（Linda Richards）由波士顿新英格兰妇婴医院附属护理学校毕业后从事精神科患者的照顾，她提出了护理精神病患者的系统护理方案。她强调护理精神科患者要像护理内科患者一样改善患者身体护理和生活护理的环境。由于她对精神科护理的贡献和影响，被称为美国精神科护理人员的先驱者。

1882 年，在美国马萨诸塞州马克林医院开办了最早专门为训练精神科护理人员的护理学校，主要培养具有保护及管理技能的精神科护士。当时的护理工作主要是以照顾躯体的护理为主。20 世纪 30~40 年代，随着精神医学研究的飞速发展，精神科护理的功能从协助患者日常生活扩展为协助观察患者的精神症状和行为。随着 1977 年恩格尔提出的生物－心理－社会医疗模式，现代精神科护理学也逐渐发展为整体护理模式。精神科护理的职能越来越大，护士角色也得到了肯定。

（二）我国精神科护理学的发展简史

新中国成立前，经济萧条，社会动荡，精神疾病的治疗及护理得不到重视和发展，精神病院数量少，设施简陋，精神科专业人员极少。1950 年以后，精神科护理事业受到重视，各级精神病院在全国各地先后建立，设施得到改善，大量受过培训的护士加入精神科护理专业队伍，加强了护理的技术力量。20 世纪 50 年代后期，南京、上海、北京、成都等大城市的精神病院把患者从关押和约束中解放出来，组织他们参加工疗和娱乐体育活动，实行开放和半开放管理模式。1966~1975 年，精神科护理受到干扰和破坏，护理质量和业务水平显著下降。20 世纪 80 年代，美国乔治梅森大学袁剑云博士在中国提出了整体护理的模式，使中国的护理事业不断发展，对外交流越来越多，从而也推动了精神科护理的发展。随着国家的振兴和富强，国家卫生部、各级政府、中华护理学会都很重视精神科护理队伍的建设及精神科护理的科研工作。中华护理学会也多次组织精神科护理学术交流活动，在 1990 年成立了全国精神科护理专业委员会，并制定了精神卫生保健护理等各项管理制度，使精神科护理工作得到健康有序的发展，护士知识结构和文化水平也有了很大的提高。各省也相继成立了省、市的精神科护理专业委员会。大批专科、本科和硕士毕业的护理人才从事精神科护理工作，使精神科护理质量、业务水平、教学研究等都有了很大进步。目前我国正逐步建立和完善适合我国国情的社区康复模式。近年来开始对精神障碍患者试行出院后的延续护理和个案管理模式，使精神障碍患者的护理延伸到患者家庭、社区。

三、精神科护理学发展趋势

精神科护理学已成为各护理院校培养护士的一门重要课程，学生不论就业后是否从事精神科护理，都需要学习精神科护理学这门课程。全国各省、市、地区经常组织精神科护理学术活动，促进和推动了我国精神科护理事业的发展。

（一）社区－家庭化护理趋势

精神障碍患者长期住院不仅不利于其康复，反而由于长期住院脱离社会，易患住院综合征，从而引起社会功能的退缩。因此，发展社区精神卫生，让精神障碍患者尽量回归社会、回归家庭，尽量与正常人相处或生活在一起，促进患者的康复，已成为必然的趋势。随着医改后分级诊疗的推进，社区护理是精神科护理发展的需要。

（二）精神科－综合性医院联系网络

这是一种新的护理业务模式，是指由精神专科护士对有特殊需要的单位提供协助，解决该单位所面临的有关精神障碍患者的问题。当综合性医院遇到患者有精神方面的问题而在护理上有困难时，就主动邀请与其有合作关系的精神科资深护理人员来指导其解决困难。从香港到内地，越来越多的综合医院开设精神科，为自愿住院治疗的患者提供精神治疗，同时也减少"标签"效应。这种合作关系并不仅限于医院与精神专科护士之间，它也可以扩展到社区内其他机构，如工厂、学校、教会和商业团体等，为它们提供服务。在有些国家，有执照的精神专科护士可以独立开业，执行业务，亦可受雇于某一组织。

（三）开放性护理管理模式

这种护理模式指精神障碍患者在住院期间根据病情，分不同级别的病区，有些病区是相对开放的，经医生同意，可以逐步与社会接触，与家人团聚，以促进患者社会功能的恢复。

（四）日显重要的康复护理

精神障碍导致患者社会功能的损害和精神残疾，严重影响了患者的生活质量，阻碍了社会经济的发展。康复工作既可以在医院，也可以在社区进行。护士与职业治疗师、物理治疗师及社会工作人员等互相配合，采用日常生活能力训练、社交技能训练、工作及学习技能训练、文体娱乐活动训练等方法对患者进行康复训练。目的是协助患者培养生活技能、社交技能及工作学习技能，增进患者与亲人及其他人员之间的关系，使患者尽快融入社会生活，有生活及工作能力，并能达到"与病共舞"的状态。

（五）完善的融合多学科临床护理

随着健康的定义以及健康模式的演变，精神健康服务和躯体健康服务融为一体是必然的发展趋势。精神科护士不仅要帮助患者解决生理上的问题，还要帮助患者解决心理社会问题。西方国家在逐渐发展包含精神专科的综合性医院，国内也趋向于两方面的发展，一是在精神科机构内设立多种学科，如神经科、老年科、内科外科等；二是精神科临床管理模式多样化，如家庭化、开放化、整体化相结合。

（六）出院后的延续护理

随着医疗水平的提升及优质护理的深入开展，患者对医疗服务的需求越来越高，加上患者在出院后仍会遇到不同的健康问题，传统的护理照顾服务已无法满足患者出院后的护理需求。患者出院并不意味着医疗服务的结束。近年来患者出院后护理逐渐受到重视，WHO 强调延续护理是确保卫生保健服务质量的一个重要方面。延续护理对于改善患者预后、促进患者康复、提高患者生活质量、提高患者服药依从性、降低再住院率及卫生服务成本均具有十分重要的意义。

知识拓展

延续护理的概念

延续护理是指通过一系列的行动设计，以确保患者在不同的健康照护场所（如从医院到家庭）及同一健康照护场所（如医院的不同科室）受到不同水平的协调性与延续性的照护。延续护理具有时间的延续、地域的延续、学科的延续、关系的延续和信息的延续等 5 个特征。

第三节　精神专科护士应具备的核心能力

一、相关概念

世界上各个国家对专科护士(clinical nurse specialist,CNS)的定义各不相同。1980年美国护理协会提出CNS是指在硕士或博士水平通过学习和实践后在护理专业的某一特殊领域内的临床护理专家,具有较高水平的专门护理知识和技能,具有丰富的临床护理经验;加拿大护理协会将CNS定义为:那些在某一专门或特殊的护理领域中具有丰富临床经验、博深理论知识以及精湛的临床技能,并且向患者直接提供高质量护理服务的护士;荷兰的CNS指具备超越一般护理知识技能的高质量护理特长和专科护理技术的护理人员。中国的研究中翻译后普遍采用的定义是指在护理专业化进程中形成和发展起来的高级临床护理专家,是指具备专业分工及专门化角色的一种称谓。在理解CNS的定义和内涵时必须要注意的是,不能和“在某一专科工作的护士”等同起来或相混淆。把CNS的定义归纳为:在特定的护理领域,能熟练运用专科护理知识和技能,并能够从事高水平高质量护理实践的护理人员。

核心能力(core competence)一词首先由Prahalad和Hamel在20世纪90年代正式提出,其后很多学者从不同角度对其进行了研究,形成了对核心能力的不同描述。核心能力是描述员工为达成卓越绩效所需的知识、技能和特性,能够作为甄选人才、绩效管理、待遇薪资以及训练发展的工具。总之,核心能力是普遍存在于组织当中,是组织和组织内个人成功的关键要素,包括知识、技能、能力和个人特质等。护理领域也将其引用到本专业,但目前关于护士核心能力的概念尚没有统一的界定。2003年国际护士会首次将护士核心能力定义为:以护理专业起点为基础,完成基本护理教育课程,并在国家相应法律法规许可范围内从事护理工作,有能力并能自主地在所有照顾患者机构中参与三级保健。同年12月中国教育部、卫生部等6个部委联合制定的《三年制高等职业教育护理专业领域技能型紧缺人才培养指导方案》中首次提出中国护士核心能力概念,即掌握规范的护理基本操作技术,对护理对象实施整体护理,观察常见病、多发病的病情和用药反应,对急危重症患者进行应急处理和配合抢救,具备社区护理、老年护理等专业方面的能力。2005年加拿大护理协会将护士核心能力的概念界定为:在所规定的实践角色和环境中,护士为保证护理安全和护理伦理的实践行为所要求的知识、技能、判断力和个人特质的结合。

2001年国际护士会(International Council of Nurses,ICN)指出专科护士的核心能力是:为提供安全及合乎伦理准则的护理服务所要求的知识、技巧、判断力和个人特质化。也就是说,一名合格的专科护士不仅要具备为患者提供高质量护理服务所需要的特别知识、专门技巧和正确的判断能力,而且要具备良好的个人生理条件、心理素质、个性特点以及专业态度。

二、专科护士核心能力评价指标体系的研究进展

(一)国外研究进展

2001年美国护士会确定了7个方面的专科护士核心能力,即:健康问题的管理能力、护

患沟通能力、健康教育能力、护理质量监测与保障能力、领导力、多元文化的适应能力与提供多元文化护理的能力、个人专业发展的能力。Hamric 等描述了专科护士的 7 个方面的核心能力架构，包括直接提供临床护理能力、伦理决策能力、领导与管理能力、专家指导能力、临床科研能力、提供咨询能力、与他人合作能力。

（二）国内研究进展

中国香港特别行政区医院管理局于 2005 年 12 月正式出台了关于专科护士核心能力的 11 个指标体系，即护理知识与技巧的应用、治疗及照顾性的关系、照顾管理、护理质量与风险管理、运作管理及资源管理、个人素质、专业品质、团队协作、职业生涯发展、护理服务发展及合法与伦理的实务。专科护士的证照制度在台湾地区已经出台了明文规定，但在人力需求、执业范围等方面不够完善。大陆地区对 CNS 核心能力的探讨尚处于起步阶段，研究主要集中在 ICU、急诊科、手术室、心血管等少数科室，对专科护士的核心能力指标体系的构建目前也没有统一规范，亦缺乏权威认证机构和认定标准。田海燕等构建了 ICU 专科护士核心能力，即临床专业实践能力、人际关系能力、评判性思维能力、管理能力、专业发展能力。樊落等通过 Delphi 法构建了急诊专科护士核心能力，即专业实践能力、评判性思维能力、管理能力、沟通协调能力、专业发展能力。邬俏璇等构建了产科专科护士核心能力，即产科专业知识、职业道德和专业精神、专科操作技能、应急处理和抢救能力、管理与领导能力、健康教育和培训能力、个人才能与专业发展。袁杰等构建了精神科专科护士核心能力评价模式，提出直接提供临床护理的能力、领导与决策能力、教育与指导能力、科研能力四个方面来评价精神科专科护士的核心能力。崔英通过 Delphi 法构建了精神科专科护士核心能力评价指标，即临床护理能力、管理能力、承担教育能力、学习能力、科研能力、法律伦理实践能力、合作能力等。钱瑞莲等从临床专业实践能力、护患沟通与健康教育能力、护理质控与保障能力、临床教学与科研能力、领导与管理能力、多元文化护理能力、自我成长等七个方面设置精神科专科护士培训目标，来提升专科护士的核心能力。

三、精神科专科护士的核心能力

现代护理理论对服务对象“人”的认识，对“人的健康”的认识，对“人的健康与环境的关系”的认识都在不断更新。护理工作的内涵不仅仅是照顾患者，而且要与其他专业人员共同为人们预防保健的目标工作，这种工作任务就决定了精神科护士的角色功能是多方位的。精神科护士的角色功能由精神科护理工作的性质、任务以及工作范畴所决定。精神科护士在护理精神障碍患者的工作中承担着多种角色功能，包括护理者角色、治疗者角色、管理者角色、教育者角色、健康协调者角色、咨询者角色、安全员角色等，以帮助患者矫正病态的行为，促进患者康复。精神科护士的多角色功能决定其必须具备多种能力才能履行相应的角色。精神科专科护士是精神科护理的临床护理专家，需要具备的核心能力如下：

（一）临床专业实践能力

护理者的角色是精神科护理人员最主要的角色。精神疾病患者由于具有其特殊性，护士在完成护理程序的过程中，应详细、准确地收集资料，准确地提出护理诊断，制订合理的护理计划，采取相应措施，确保患者早日康复。精神科的专科护士应熟练掌握相关的理论、知识和技能，与医生共同完成治疗护理任务，如药物治疗、行为治疗、工娱治疗、心理治疗、康复治疗等。

（二）护患沟通与健康教育能力

由于精神疾病患者的认知、情感、行为发生改变，在治疗和护理中，对患者异常行为的矫正是非常重要的，要按照计划教育、培养和训练患者，使之具有自理生活的能力、参加活动的能力和社会交往能力，以早日回归社会。精神疾病的预防和治疗需要不同专业人员的共同配合与协作，在工作中，精神科护理人员发挥着沟通协调者的功能，起着桥梁和纽带的作用，与医生、心理治疗师、护士、社会工作者和家属共同相互配合，达到最佳的预防和治疗效果。精神科护理人员应掌握沟通技巧，掌握与精神疾病相关的医学、护理学、心理学、社会学、伦理学等理论知识，掌握精神疾病的预防和康复训练的知识和技能，以利于解答精神障碍患者和家属的问题，为其提供相关信息。

（三）护理质控与保障能力

由于精神科的特殊性，收治患者的症状不同，可能会发生患者间的相互伤害或者自伤、自杀、出走等各种意外事件，为了保障患者安全，在工作的每一个环节，护理人员需要按照护理质量的标准来完成各种临床护理工作，精神科专科护士要更加熟练掌握并运用护理质控工具，督查和改善护理质量，不断持续改进精神科护理质量，以利于精神科护理学科的发展。

（四）临床教学与科研能力

精神科专科护士承担护理临床带教的角色，需要综合体现其教学能力，如教学选择能力、教学沟通能力、教学整合能力、教学评价能力、教学创新能力、驾驭教学的能力、创造氛围的能力、积极沟通的能力、反思教育的能力和组织应变的能力等。在临床护理教学开展的过程中，需要根据带教对象的层次和能力，在做好教学计划的同时，积极营造轻松和谐的教学环境，指导并鼓励教学对象善于发现问题解决问题，注重理论与实践的结合、知识体系与技能结构的统一。通过榜样示范和教学活动，教授或增强带教对象的认知、情感和临床技能，促进带教对象理论实践的有机结合、熟悉临床知识技能的合理转化，尽快定位专业角色，形成自身良好的职业素养和价值观的职业行为发展。另一方面，护理学已经成为一级学科，精神科护理学的发展一定离不开护理科研，精神科专科护士的护理科研能力，要能够在临床工作中开展护理科研和创新，并能把科研创新成果有效转化和应用于临床，更好地护理患者。

（五）领导与管理能力

护理领导力为护理人员（包括护生、护士及护理管理者）运用自身的领导力知识、技能和态度来影响组织中其他人（服务对象、同事或下属）的态度、情感、信仰等，促使其采取一定的措施和行为，以实现组织共同目标的能力。护理领导力能够很好地体现护理作为一个专业的价值和自主性。精神科专科护士在临床工作中，需要实施对患者的管理、环境的管理、护理程序的管理等。在此过程中需要充分发挥其护理领导力，促进专业发展和自主执行工作程序的能力，发挥在注重常规护理工作中的自主领导行为，调动护理工作的一切潜能，提供优质的护理服务。

（六）多元文化护理能力

护理学是多学科渗透的综合性应用学科，其基础理论就具有多元性。因此，精神科专科护士要牢固树立多元文化护理的理念，适应多元文化教育，在多元文化社会和多元文化背景下对各种教育资源进行整合与选择、吸收和认同，形成开放包容的多元文化观，在行动上和临床决策上体现对服务对象的多元文化护理。

（七）自我成长能力

每一个护理人员，均要有不断自我成长的能力，当然，精神科专科护士也不例外。只有不断地参加继续护理教育和学习，不断更新各方面的理论知识和临床实践技能，不断提升自身的综合素质，才能很好地适应社会和时代发展的需求，适应医学飞速发展后的护理需求，与时俱进，做一名优秀的精神科专科护士，为患者提供更优质的护理服务。

知识拓展

多元文化护理

多元文化即多民族文化，不同的民族、不同的文化背景产生不同的行为规范，导致不同的社会发展。

多元文化护理又称跨文化护理，创始人莱宁格认为，是在不同文化和亚文化条件下的关于护理行为、健康与疾病价值观念、信仰和行为模式的比较研究与分析。旨在建立一种科学的人文体系，从而提供既有文化特异性，又适于普遍文化条件的护理服务。

多元文化护理的内涵是根据患者认识和需求的差异性以及社会文化的差异性，将多种文化渗透到护理实践中（如多个民族、多种宗教、不同地域、不同国籍、不同临床科室和不同病种），从而满足患者身心及社会精神文化的需求。

（钱瑞莲　张燕红）

第二章 精神科护理相关伦理与法律问题

学习目标

完成本章内容学习后，学生将能：
1. 复述精神障碍患者的基本权利。
2. 列出精神科护理中所涉及伦理问题的防范。
3. 描述精神科护理中需要注意的法律点。
4. 应用精神科相关法律知识于护理工作中。

第一节　精神障碍患者的权利与义务

医学的临床、科研和教学的决策和实践均应建立在伦理和法律的基础之上。精神科护理学与伦理和法律之间有着特殊的联系。由于精神障碍患者的特殊性和受疾病的影响程度不同，患者对影响其生活的事件作出合理选择与决定的能力不同，对其理智地理解和选择其行为如住院、治疗等带来一定的困难。因此，为保障精神障碍患者的利益，精神科护士有必要了解精神卫生和精神病学实践中的伦理问题，注意精神科护理工作与法律责任的关系，维护患者的权利和义务，在精神科护理工作中提高防范风险的意识和能力，在执行过程中应遵循相关伦理和法律的原则和要求。

一、患者的基本权利和义务

（一）患者的基本权利

1. 获得基本医疗保健的权利　即生命健康权。1948 年联合国《人权普遍宣言》：每个人有权使生活达到一定水准，保证自己及家庭的健康和幸福，包括食物、衣着、住所、医疗和必要的社会服务；美国医学会宣言，享有适宜的医疗保健是每个公民的基本权利；WHO 提出到 2000 年人人享有基本医疗保健。医疗权是患者最基本的权利，是生命健康权的延伸，任何人都无权拒绝患者的就医要求。

2. 人格受到尊重的权利　不得歧视、遗弃、侮辱等，强调尤其是对严重缺陷、残疾者以及性病、艾滋病患者，更应当注意其人格权的保护。尊重患者是每一位医务人员绝对的、无条件的责任和义务，也是体现医院服务根本宗旨的核心问题。

3. 知情同意权　知情同意包括两个部分，一是知情，二是同意，两者都是患者的权利。一般来讲，知情同意主要包括提供信息、信息的理解、做决定的能力和自愿参加等基本要素。从完整意义上来说，知情同意权包括了解权、被告知权、拒绝权和同意权。美国医院协会指出，患者有权从医务人员处知道自己疾病的性质、严重程度、治疗方案和可能的预后。《中国执业医师法》也有规定，医生要如实介绍病情、医疗措施及医疗风险，但是，应当避免对患者产生不利后果，当两者产生矛盾时前者要让位于后者。

4. 隐私权　包括一切与公共利益无关的个人信息，如公民个人的身体健康状况、生理缺陷、恋爱婚姻家庭状况、传染病、性病、家族性遗传病等，保密与社会公共安全的关系。

5. 自主权　医疗机构施行手术、特殊检查或者特殊治疗时，必须征得患者的同意，特殊情况下如患者生命垂危、神志不清不能表达意见时可由患者家属决定，但患者的自主权不得干预医生的独立处置权。

6. 拒绝治疗权　患者有权拒绝治疗和拒绝参加医学实验，对医学实验的参与者必须遵守“同意和知情”的基本原则，患者有权拒绝参加医学实验，医生没有权利强迫其参加。对拒绝治疗方面，在我国现阶段，往往存在其家属侵犯患者的此项权利。

7. 有对医疗机构的批评建议权　患者有权利向医疗机构提出意见和建议，以利于医疗机构工作的提升。

8. 有因医疗事故造成损害获得赔偿的权利《医疗事故处理条例》中规定，患者的权利包括知情权、病案资料复印权、共同封存与启封权、请求调解和处理权、请求赔偿权（经济方面）等。

（二）患者的基本义务

1. 如实陈述病情的义务　患者有义务诚实说出他为什么找医务人员寻求帮助，尽可能地提供病史，告诉医生治疗后的情况（包括药物的副作用），不隐瞒有关信息，否则会影响疾病的治疗。

2. 配合医疗机构和医务人员进行一切检查治疗的义务　即遵守医嘱的义务。患者有义务在医生指导下对自己的治疗做出负责任的决定，有义务积极关心疾病对自己和他人造成的影响，有义务遵循医嘱。

3. 支付医疗费用及其他服务费用的义务　看病必须支付医疗费用。

4. 尊重医务人员的劳动及人格尊严的义务　医务人员和患者有着战胜疾病的共同目标，患者有义务与医务人员为共同的目标进行合作。

5. 遵守医疗机构规章制度的义务　遵守医院作息、探视、安全等管理制度。

6. 不影响他人治疗，不将疾病传染给他人的义务　患传染病的患者有义务了解传播的途径和可能，采取行动防止疾病的进一步传播。

7. 爱护公共财物的义务　不得破坏医院公共财产。

8. 接受强制性治疗的义务　急危、戒毒、传染病、精神病等患者有义务改变不安全的、不健康的、危险的行为如吸烟、贪食、不锻炼等行为。

二、精神障碍患者的权利与义务维护

1948年联合国批准的《世界人权宣言》第一条指出，人人享有自由与平等的权利和尊严。《中华人民共和国宪法》第三十三条规定：“中华人民共和国公民在法律面前一律平等。”精神疾病患者作为罹患疾病的公民自然也享有国家法律赋予患者的各种基本权利，如人身自由和人格尊严、治疗权、知情权、安全权、隐私权、受尊重权、获取知识权、复印病历权等，通常情况下，这些权利不容侵犯，受法律保护。但精神科患者发病期由于大脑功能紊乱，认知能力下降或丧失，属无行为能力的人，如自主权、知情权将相应受到限制，在其拒绝接受治疗护理时，应优先考虑其生命健康权，医护人员必须说服患者放弃自己的决定，行使干预权，甚至在不得已的情况下进行强制性治疗或保护性约束。但强制的原则：一是有利于患者，二是不伤害患者。《中华人民共和国精神卫生法》（以下简称《精神卫生法》）自 2013 年 5 月 1 日起施行。《精神卫生法》的出台，对发展精神卫生事业、规范精神卫生服务、维护精神障碍患者的合法权益具有重要的意义。

（一）精神障碍患者的基本权利

1. 人身自由权　精神疾病患者最基本的权益就是人身自由权。联合国《保护精神疾病患者和改善精神保健的原则》明确规定了精神疾病患者的住院、治疗自决权。在具体实践中，所有患者首先应被假定为有行为能力，并且在实施非自愿程序之前，应尽一切努力使患者能够接受自愿入院或治疗。《精神卫生法》更明确规定："精神障碍患者的人格尊严、人身和财产安全不受侵犯。""除法律另有规定外，不得违背本人意志进行确定其是否患有精神障碍的医学检查"。因此，所有精神障碍患者的人格尊严受法律保护，禁止歧视、侮辱、虐待、遗弃精神障碍患者。对精神障碍患者权利的保护不仅是人性尊严使然，更是社会公平与正义的内在要求。在我国少数落后地区的精神障碍患者的家庭监禁仍是一个十分普遍和严重的社会问题，仍有部分患者终年被禁锢在屋内。当然，保护精神疾病患者的人身自由，虽然强调其自主权，并不意味着对他们的放任自流。既需要考虑到患者的人身自由，也需要考虑到患者周围人免受意外伤害，如强制医疗的实施、保护性约束的实施等。

2. 接受医疗权　联合国《保护精神疾病患者和改善精神保健的原则》指出："人人皆有权得到可获得的最佳精神卫生保健，这种保健应作为健康和社会保健制度的一个组成部分。"该原则还确定了精神疾病患者获得适合个人需要的精神卫生保健和保护个人免受伤害的权利。《精神卫生法》第二十六条："精神障碍的诊断、治疗，应当遵循维护患者合法权益、尊重患者人格尊严的原则，保障患者在现有条件下获得良好的精神卫生服务。"此条法律规定了精神障碍患者在现有条件下接受良好的精神卫生服务的权利。

近年来我国的医疗保障在精神卫生方面有了长足的进步，建立了比较完善的医疗保险和社会保障制度，确保精神疾病患者有能力支付所需的治疗费用，提高精神卫生服务的可及性和可接受性，保障了医疗质量和患者的安全。特别是建立和完善了非自愿医疗的条件和程序、知情同意等规范，是保障患者治疗权益的重要措施。

3. 知情同意权　知情同意指在医疗过程中，同意或拒绝的决定应当建立在充分知情的基础之上，由具有决定能力的患者自愿作出。患者有权了解和认识所患疾病，包括检查、诊断、治疗、处理及预后情况。我国《精神卫生法》规定，向精神障碍患者或者其监护人告知治疗方案和治疗方法、目的以及可能产生的后果。特殊的手术、实验性临床医疗等还须获得书面知情同意。精神障碍患者对同意的基本要求也是"自愿同意"，即医务人员不得以任何引诱、强迫、欺骗、欺诈的手段来影响患者的决定过程，这需要医务人员耐心细致的沟通解释。精神障碍患者在接受医疗护理或参与医学研究的过程中，需注意：①有决定能力的患者应由自己完成知情同意，这是患者应该享有的权利；②没有决定能力的患者知情同意应由其法定代理人完成。

4. 隐私保护权　从职业道德要求方面来说，精神卫生专业人员对精神障碍患者信息保密是最起码最基本的道德底线，未经同意，任何人不得将有关患者自身以及疾病和治疗的信息透露给第三方，不论这些信息是否与病情有关。由于精神障碍患者病态时出现的异常行为易受到社会的偏见和歧视，患者及家属存在着不同程度的病耻感，故对其隐私应严格保密。患者的信息一旦泄露，将给患者及其家庭带来很大的心理压力。护士在病区不得不分场合地讨论患者病情，在病区其他活动如查房、教学中尽量不使用录音、录像，必要时对于音像资料要进行特殊的处理。

（二）精神障碍患者的义务

精神障碍患者因疾病因素，除法定免除一些责任和义务外，应履行以下义务：

1. 积极配合治疗的义务　患有精神疾病，不但自己痛苦，也失去承担社会及家庭责任的能力，对个人、家庭、社会均是一种损失。因此，精神障碍患者应配合医疗机构和医务人员进行一切检查治疗，遵守医嘱服药，定期复诊，如实陈述病情，不隐瞒有关信息。

2. 增进自身健康的义务　建立合理的生活方式，养成良好的生活习惯和作息规律，适当地体育锻炼增强体质，促进自身心理健康，和谐地与周围人相处。

3. 尊重医务人员和医院规章制度的义务　自觉遵守国家法律、法规及医疗机构的管理制度和诊疗规定，遵守精神科安全管理制度，尊重医务人员的劳动与人格，严禁侮辱、威胁、恐吓、殴打医务人员。

第二节　精神科护理中所涉及的伦理问题与防范

一、护理伦理学的原则

伦理学的基本原则是指一些一般性的指导原则，这些原则被作为伦理学规定和评估人类行为的基本理由。国际公认的“自主、不伤害、行善与正义”是最核心的内容。护理伦理学的原则可分为基本原则与应用原则。基本原则是指护理道德的最一般的原则，是构建护理道德规范最根本、最基础的道德根据，贯穿于护理道德体系的始终，包括尊重自主、切勿伤害、医疗行善、公平正义。护理伦理学的应用原则是在基本原则指导下，应用于临床护理实践的普遍原则，它包括知情同意原则、最优化原则、保密原则、价值原则等。

知识拓展

《护士伦理准则》

从2010年起，由国内外的护理专家和医学伦理学专家及部分临床一线护士等一百多人组成研究团队，历经四年多的时间，撰写修改28稿，最终形成7章23条的我国《护士伦理准则》。

第一章　总则

第一条　护士职责　为护理对象提供专业的关怀照顾，协同医师实施诊疗计划，及时与医疗团队沟通，开展健康教育与康复指导，提供全人护理，履行保护生命、减轻痛苦、促进健康、预防疾病的护理宗旨。

第二条 护理对象 个人、家庭、群体、社区。

第三条 伦理原则 尊重、关爱、不伤害、公正。

第二章 护士与护理对象

第四条 关爱生命，无论何时，救护生命安全第一，尊重人格尊严、知情同意权、自主权、个人隐私权和文化背景。

第五条 善良为怀，仁爱为本，热心、耐心、细心、诚心，提供全人、全程优质护理。

第六条 恪尽职守，审慎无误，无生理、心理、经济伤害，确保优质护理。

第七条 诚实守信，拒绝贿赂，一视同仁，公平正义，维护护理对象利益至上。

第八条 注重沟通、协调，构建理解、信任、合作、和谐的护患关系。

第三章 护士与合作者

第九条 护士与护士、医生、药技、行政、后勤等其他人员之间在人格和专业上是平等的，要团结互助，互相监督，互相支持，理解宽容，尊师重道，有团队精神，共建和谐医疗团队。

第四章 护士与专业

第十条 忠诚专业，爱岗敬业，遵守《护士条例》，恪守护理行为规范。

第十一条 终身学习，更新护理知识和技能，确保提供高质量的护理实践。

第十二条 遵循技术伦理，循证护理，精益求精；陶冶护理专业精神，发展专业，追求事业。

第十三条 积极参与护理科研，坚守学术诚信，求实创新，自觉抵制剽窃、杜撰、抄袭等学术不端行为。

第五章 护士与社会

第十四条 积极开展全民健康教育，在促进医疗护理公平和公众合理应用、享受卫生资源中坚守良知。

第十五条 当发生严重威胁公众生命健康的突发事件时，以公众健康为己任，主动请缨，服从命令，积极参加救护。

第十六条 积极参与医疗护理改革和社会公益活动，展示护士专业形象，维护职业尊严。

第六章 护士与环境

第十七条 为护理对象营造和提供安全、舒适、舒心的物理环境和人文环境。

第十八条 在护理执业活动中，防止医源性损害和医疗废物污染环境。

第十九条 维护护理对象、护士个人、医疗团队的信息和网络环境安全。

第二十条 共同创建和维护安全、公平、和谐的护理工作环境，以有利于保障提供符合专业价值的护理服务。

第七章 护士自身修养

第二十一条 自尊自爱，自信自强，积极应对压力，保持身心健康。

第二十二条 仪表端庄，言行优雅，严谨慎独，情操高尚。

第二十三条 兼顾事业与家庭，赢得事业与家庭和谐发展。

（一）护理伦理学的基本原则

1. 尊重原则　又可称尊重自主原则。尊重是人的一种基本需要，每一个人都应该得到社会和他人的尊重。从心理学角度来认识，患者需要得到比常人更多的尊重。狭义的尊重是指尊重患者及家属的人格和尊严，广义的尊重除了尊重患者的人格外还应尊重患者利益、自主、隐私等，尊重患者的人格权是尊重原则的基础。尊重原则可以延伸为被广泛使用的自主原则或患者自主原则，尊重患者的自主性，保证患者自己做主、理智地选择诊治决策的伦理原则。

2. 不伤害原则　临床诊疗过程中不能使患者受到不应有的伤害的伦理原则，是一系列具体原则中的底线。由于医疗技术本身存在两重性，在目前的医疗实践活动中，任何医疗措施都是与患者的健康利益及医疗伤害相伴而来的。医务人员在医疗实践活动中应该树立不伤害的医疗理念，恪守不伤害的道德原则，把医疗的伤害性降低到最小限度，不滥施辅助检查，不滥用药物，不滥施手术做到以最小的损伤代价获取患者最大的利益。

3. 医疗行善原则　又称有利原则，要求人们在行为活动中，恪守这样一个道德信条：努力行善，扬善抑恶。也就是做好事，不做坏事，并制止坏事，做一个善良的人、道德的人。这一原则要求医务人员为患者做善事，善待生命、善待患者、善待社会，把有利于患者健康放在第一位并且是为患者谋利益。有利原则始终是一条最基本的和最重要的道德原则。

4. 医疗公正原则　公正原则是指在医学服务中公平、正直地对待每一位患者的伦理原则。包括形式公正和内容公正。形式公正是指对同样的人给予相同的待遇，对不同的人给予不同的待遇。内容公正是指依据个人的地位、能力、贡献、需要等分配相宜的负担和收益。当代倡导的医学服务公正观应当是形式公正与内容公正有机统一，即具有同样医疗需要以及同等社会贡献和条件的患者，则应得到同样的医疗待遇。

（二）护理伦理学的应用原则

1. 知情同意原则　知情同意也称知情许诺或承诺，临床上指在患者和医生之间，当对患者作出诊断或推荐一种治疗方案时，要求医务人员必须向患者提供包括诊断结论、治疗方案、病情预后以及治疗费用等方面的真实、充分的信息，尤其是诊断方案的性质、作用、依据、损害、风险以及不可预见的意外等情况，使患者或其家属经过深思熟虑自主作出选择，并以相应的方式表达其接受或拒绝此种治疗方案的意愿和承诺，并在患者方明确承诺后才可最终确定和实施拟定的治疗方案。知情同意权的主体主要是患者或患者的法定代理人、监护人以及患者的直系亲属。

“知情”应该满足如下伦理条件：①提供信息的动机和目的完全是为了患者利益；②提供让患者作出决定的足够信息；③向患者作充分必要的说明和解释。

知情同意的主要内容有：①入院告知；②诊断过程告知；③治疗过程告知；④创伤性操作告知；⑤改变治疗方案告知；⑥临床试验性检查和治疗的告知；⑦经济费用告知；⑧暴露患者隐私部位的告知。

2. 医疗最优化原则　最优化原则是不伤害原则在临床工作中的具体应用。它是指在临床实践中，医护方案的选择和实施追求以最小的代价获取最大效果的决策，也叫最佳方案原则。就临床医疗而言，最优化原则是最普通，也是最基本的诊疗原则。医疗最优化原则的主要内容是：①疗效最佳，指诊疗效果在当时医学发展水平上、或在当地医院的技术条件下，是最好的、最显著的；②损伤最小，在疗效相当的情况下，临床工作者应以安全度最高、副作用最小、风险最低、伤害性最少作为选择的诊疗方法的标准；③痛苦最轻，在确保治疗效果的前提下精心选择给患者带来痛苦最小的治疗手；④耗费最少，应当在保证诊疗效果的前提下，选择卫生资源耗费最少，社会、集体、患者及家属经济负担最轻的诊疗措施。

3. 医疗保密原则 医疗保密通常是指医务人员在医疗中不向他人泄露能造成医疗不良后果的有关患者疾病的隐私。此概念的三层含义：患者疾病的隐私、不向他人泄露、医疗不良后果。医疗保密不仅指保守患者隐私和秘密，即为患者保密，而且也指在一些特定情况下不向患者泄露真实病情，即对患者保密。此外，还包括保守医务人员的秘密。医疗保密的伦理条件对患者隐私权的保护并不是无限制的、绝对的，恪守医疗保密必须满足以下几个伦理条件：①医疗保密的实施必须以不伤害患者自身的健康与生命利益为前提；②医疗保密原则的实施不伤害无辜者的利益；③恪守医疗保密原则必须满足不损害社会利益的伦理条件；④遵循医疗保密原则不能与现行法律相冲突。

4. 生命价值原则 生命价值原则包括三个方面：①尊重人的生命，人的生命及其价值是至高无上的；②尊重生命的价值，人的生命价值是人的生命内在价值与外在价值的统一，对人的需要的满足，是医学行为选择的主要伦理依据；③人的生命是有价的，如果生命质量低劣，就没有义务加以保护与保存，这一点在我国民众中还没有产生共识。

二、精神科护理中涉及的伦理问题与防范

精神障碍患者以精神活动异常为主要表现，注意力、记忆力、自知力、思维能力的损害，正确理解信息的能力和正确判断自己状况的能力受损，其特点是：①缺乏自知力：精神障碍患者在急性期否认有病，拒绝住院、检查，服药，不配合治疗和护理，想方设法要求出院，医务人员的付出得不到患者的认可，甚至遭受谩骂攻击。②缺乏控制力：精神障碍患者的言行有时会超过社会规范要求，在病态情况下出现冲动、自伤、伤人及损物行为，有时伤及医务人员。③缺乏自信心：精神障碍患者常导致周围人的不理解及歧视，因而他们的身心都受到极大伤害。一旦确诊为精神疾病，患者在恋爱、婚姻、家庭、社会等方面承担着巨大的心理压力。早在1977年通过的《夏威夷宣言》中就明确指出："把精神错乱的人作为一个人来尊重，是我们最高的道德责任和医疗义务。" 世界医学会《日内瓦宣言》中规定："我会尊重患者告诉我的一切秘密，即使患者已经死去。" 一个人精神伤残带来的后果，要比躯体伤残更为悲惨，患者不仅无法工作，其病态还可致人格丧失。

（一）精神科护理中的所涉及的伦理问题

1. 患者自主需求与住院管理的冲突 非自愿住院的精神障碍患者缺乏自知力，本身不愿意住院，不配合治疗和护理，从伦理的角度，护士应该满足患者的自主需求。但从专业的治疗角度来说，控制病情很重要。《精神卫生法》规定，严重精神疾病患者必须接受强制治疗，避免对自身、他人和社会构成危害。强制性治疗是对患者人身自由加以了限制，但如果满足患者的需求，就有损于患者的健康；再者，精神科封闭式管理会使患者烦躁不安和压抑，封闭性照顾不符合精神病患者的心理需求，也有损患者的自尊，但对处于急性期的精神障碍患者来说，精神科重症病区的封闭式护理管理是保障患者安全的重要措施。

2. 患者知情同意与治疗措施的冲突 在精神科临床护理及教学等工作中，一定要保证患者的知情同意权。但有时为了保障患者的安全和健康，常常涉及违反患者知情权的问题，当然这些需要医生在事先与经过患者同意的监护人书面签订好协议，并在实施后口头再告

知监护人。例如，对不愿进食又不听劝说的患者采用鼻饲、输液等方法强行补充能量；对兴奋冲动的患者采用保护性约束、无抽搐电休克治疗等措施符合《精神卫生法》第四十条规定：精神障碍患者在医疗机构内发生或者将要发生伤害自身、危害他人安全、扰乱医疗秩序的行为，医疗机构及其医务人员在没有其他可替代措施的情况下，可以实施约束、隔离等保护性医疗措施。实施保护性医疗措施应当遵循诊断标准和治疗规范，并在实施后告知患者的监护人。

3. 隐私保密和维护利益的冲突　患者有权要求医务人员将其由于疾病的治疗而泄露出来的个人隐私及秘密进行保密，隐私保密包括隐私权、匿名权和保密权。护理人员有义务保护患者的身体隐私和机密信息，但是要权衡利弊。在精神科，如对患者反映出来的有可能伤人、自伤的想法或者计划要及时沟通汇报，向司法部门依法履行作证义务，涉及患者的隐私，按照卫生行政部门或疾病预防控制部门的要求上报患者信息等，均不属于无故泄露患者隐私权。另外，在为开展医学教学、查房或学术研究而引用病例信息时，应尽可能将患者的信息泄露以损害最小的方法和限度进行。

知识拓展

知情同意中医务人员的特殊干预权

患者对知情同意过程有无做决定的能力的评判标准包括四个方面：①能否正确地理解相关信息；②能否明了自己的状况；③能否理性分析接受医疗过程的后果；④能否正确表达自己的决定。知情同意中医务人员的特殊干预权，指医务人员权衡患者利益或他人和社会利益，对患者自主权进行干预和限制，主要适用于：①患者缺乏理智的决定，拒绝治疗会给患者带来严重后果的情况下；②讲真话会使心理承受能力差的患者造成沉重的精神压力，不得不隐瞒真相的情况下；③面对丧失或缺乏自主能力的急危患者，又联络不上其法定代理人的情况下；④为了他人、社会利益免受伤害，由医生决定对传染病患者、精神障碍患者实施的治疗手段等。

（二）精神科护理中所涉及伦理问题的防范

护士在护理实践中，必须追求护理行为的技术性与伦理性的统一。精神科患者是一个特殊的群体，他们同正常人一样也有喜、怒、哀、乐等情绪，具备与正常人一样的需求。他们在疾病的不同阶段具有独特的病态心理，产生思维和行为等方面的紊乱。由于服务对象的特殊性，精神科护士在为精神障碍患者服务时，除了要具备精神科护理知识和技能外，相比其他行业更需要有一套自己的职业伦理规范，在保护精神疾病患者权益方面，必须充分尊重精神疾病患者的知情权、同意权、自主权和隐私权等。

1. 尊重患者的人格，维护患者的尊严　精神科患者发病原因除了生物性因素外，还与社会、心理等因素有着明显的关系。因此在护理过程中，护士应具有人道主义的同情心，要尊重患者人格，维护患者权利，注意语言艺术和心理安抚，不要让患者再受伤害。对患者出现的各种异常举止和言语，精神科护士不能有任何歧视和耻笑的观念和行为，尽量满足患者各种合理的要求。对于不配合的患者应耐心地解释，不能在管理过程中采取过激的行为，不要轻易约束患者。

2. 保护患者的隐私，为患者保守秘密　对患者隐私的保护是护理人员应当遵循的基本职业道德。在精神疾病诊治护理过程中，需了解患者所处的社会环境、个人生活经历、婚姻状况、性生活史其他涉及个人隐私的材料，护士应对此给予保密，避免公众场所讨论患者情况，为异性患者查体时要有第三者在场。不得让新闻媒体随便进入病区采访或者将患者信息泄露给新闻媒体。

3. 宽容患者的言行，慎独的职业品质　精神科护士的职业操守首要的是慎独和诚信，面对判断力不同程度损害的精神障碍患者，必须具备高度的责任心和自我管理的慎独精神。精神病患者无自知力，没有保护自己的能力，无陪同人员。因此，护士需有慎独的医德品质，自觉地履行医德规范。患者由于妄想等的驱使，对护士发生的言语不敬、伤人行为，护士要保持头脑冷静，提醒自己不可冲动回击，尽快躲开回避，同时自己在平时的工作中要学会掌握防范技巧。

然而，在实际工作中，有时精神障碍患者权益的保护会陷入两难的思考。如在知情同意中是患者同意，还是监护人同意？这一原则在精神医学领域的应用存在泛化的现象。例如，认可精神障碍患者本人做出拒绝治疗或出院的决定，并将此决定理解为尊重患者的知情同意权和自主权，结果却延误了疾病的治疗时机；又如在为患者保密的问题上，是保护患者的隐私不对其他人告知，还是告知其利害关系人，防止患者伤害自身或他人安全？例如一位患者数次跟护士提到，他准备找机会狠狠地报复自己的一位同事。这时医院是替患者隐私保密，还是应当将这种情况报告公安部门以对潜在的受害者发出警示？其实这样的伦理困境是精神科护士常常遇到的，护士必须认真思考，及时汇报，把握两害相权取其轻的原则。

第三节　精神科护理中所涉及的法律问题与防范

一、精神疾病患者的法律保护

精神障碍患者属于社会的弱势群体，在世界各国长期受到歧视，在生活、工作、学习、人际交往甚至医疗等方面，面临着比其他内外科疾病患者更多的困难。为改变这种状态，国际社会、各国政府和广大精神卫生工作者进行了长期不懈的努力。其中一个最重要而有效的措施，便是开展精神卫生立法。立法既能保护患者本人的基本权益，防范对患者的歧视和侵害，同时也可更有效地保护其家庭成员以及社会大众。

18 世纪末，法国的精神科医生 Philippe Pinel（1745—1826 年）等人在巴黎的“总医院”里倡导对患者实行人道主义对待，在一定程度上改善了患者的待遇。精神卫生服务管理模式的现代化改革始于 20 世纪初，当时美国的心理学家和精神医学家 William James（1842—1910 年）、Adolf Meyer（1866—1959 年）等发起了争取精神疾病患者合法权益、改善精神卫生机构条件的运动，精神疾病患者的治疗与管理开始发生实质性的变化。“去机构化”成为主流，其基本理念是：患者应当最大范围地享有与其他人一样的人权，对患者权利的任何限制必须依法进行，并应当减少至最低限度。但是，大量患者出院后无法真正融入社区，不能得到稳定的治疗，“去机构化”的弊端又表现出来。大多数重性精神病患者不能得到任何治疗，由此也导致了违法犯罪精神病患者大量增加，且由于难以进入医院，大多只能被判入狱。后来人们逐渐意识到，要平衡好公共安全与患者权益，不仅需要从伦理和立法角度加以关注，也需要在更广阔的视野下，从政策、保障、社会环境、大众教育、医疗服务等诸多领域开展研究和探索。

1890 年英国颁布的《疯人法》（*The Lunnacy Act*）首次通过立法提出要保护精神疾病患者的权利和财产，不得非法拘禁精神疾病患者。1915 年其议会通过了一项法令，准许精神疾病患者自愿住入精神病院。1930 年英国颁布了《精神病治疗法》，规定凡能够而且自愿签名住院者，可自愿住入精神病院，为期一年。1938 年法国颁布了世界上第一部正式命名的《精神卫生法》，以后许多欧美国家及其殖民地也相继制定或修改了各自的精神卫生立法。我国于 1985 年由卫生部组织起草《中华人民共和国精神卫生法》草案，2012 年 10 月全国人大第十一届常务委员会第二十九次会议于 2012 年 10 月 26 日正式通过《中华人民共和国精神卫生法》。

知识拓展

《精神卫生法》制定之十项基本原则（WHO，1996）

1. 应保证精神障碍患者能享受到精神卫生服务。
2. 应使用与国际通行原则相一致的精神卫生服务。
3. 应保证所提供的精神卫生服务具有恰当的质量。
4. 应在最少限制的环境中为患者提供精神卫生服务。
5. 对患者采取的任何干预措施必须征得其本人或代理人同意。
6. 在患者自行决策时有权得到他人帮助。
7. 对采取的任何措施应有复查或复核的程序。
8. 代替患者作出决策的法官或法定代理人应该是合格的、能真正维护患者权益的。
9. 对作出的决策应有自动的定期审查程序。
10. 法律条文不应与各国现行的法律法规发生冲突。

二、与精神科护理相关的法律法规

（一）《中华人民共和国精神卫生法》相关条款

《中华人民共和国精神卫生法》于 2013 年 5 月 1 日正式实施，该法以发展精神卫生事业、规范精神卫生服务、维护精神障碍患者的合法权益为宗旨，通过明晰政府和社会职责、体现预防为主、严格诊断和治疗程序、强化康复和保障措施等，全方位规范精神卫生相关的各项工作以及服务的各个环节，使中国精神疾病患者合法权益的保护进入了一个崭新的历史时期。值得一提的是，以往在《民法通则》等其他法律中的“精神患者”在《精神卫生法》中一律改写成“精神障碍患者”，从名称上对患者减少了歧视。诸多的条目均与精神科护理工作相关。

知识拓展

《中华人民共和国精神卫生法》节选

【第四条】精神障碍患者的人格尊严、人身和财产安全不受侵犯。

【第三十条】精神障碍患者的住院治疗实行自愿原则。诊断结论、病情评估表明，就诊者为严重精神障碍患者并有下列情形之一的，应当对其实施住院治疗（即非自愿住院治疗）：

（1）已经发生伤害自身的行为，或者有伤害自身的危险。

（2）已经发生危害他人安全的行为，或者有危害他人安全的危险的。

【第三十七条】医疗机构及其医务人员应当将精神障碍患者在诊断、治疗过程中享有的权利，告知患者或者其监护人。

【第三十八条】医疗机构应当配备适宜的设施、设备，保护就诊和住院治疗的精神障碍患者的人身安全，防止其受到伤害，并为住院患者创造尽可能接近正常生活的环境和条件。

【第四十条】精神障碍患者在医疗机构内发生或者将要发生伤害自身、危害他人安全、扰乱医疗秩序的行为，医疗机构及其医务人员在没有其他可替代措施的情况下，可以实施约束、隔离等保护性医疗措施。实施保护性医疗措施应当遵循诊断标准和治疗规范，并在实施后告知患者的监护人。禁止利用约束、隔离等保护性医疗措施惩罚精神障碍患者。

【第四十四条】自愿住院治疗的精神障碍患者可以随时要求出院，医疗机构应当同意。

【第四十六条】医疗机构及其医务人员应当尊重住院精神障碍患者的通讯和会见探访者等权利。除在急性发病期或者为了避免妨碍治疗可以暂时性限制外，不得限制患者的通讯和会见探访者等权利。

【第四十七条】医疗机构及其医务人员应当在病历资料中如实记录精神障碍患者的病情、治疗措施、用药情况、实施约束、隔离措施等内容，并如实告知患者或者其监护人。患者及其监护人可以查阅、复制病历资料；但是，患者查阅、复制病历资料可能对其治疗产生不利影响的除外。病历资料保存期限不得少于三十年。

【第七十五条】医疗机构及其工作人员有下列行为之一的，由县级以上人民政府卫生行政部门责令改正，对直接负责的主管人员和其他直接责任人员依法给予或者责令给予降低岗位等级或者撤职的处分；对有关医务人员，暂停六个月以上一年以下执业活动；情节严重的，给予或者责令给予开除的处分，并吊销有关医务人员的执业证书：

（1）违反本法规定实施约束、隔离等保护性医疗措施的；

（2）违反本法规定，强迫精神障碍患者劳动的；

（3）违反本法规定对精神障碍患者实施外科手术或者实验性临床医疗的；

（4）违反本法规定，侵害精神障碍患者的通讯和会见探访者等权利的；

（5）违反精神障碍诊断标准，将非精神障碍患者诊断为精神障碍患者的。

【第七十八条】违反本法规定，有下列情形之一，给精神障碍患者或者其他公民造成人身、财产或者其他损害的，依法承担赔偿责任：

（1）将非精神障碍患者故意作为精神障碍患者送入医疗机构治疗的；

（2）精神障碍患者的监护人遗弃患者，或者有不履行监护职责的其他情形的；

（3）歧视、侮辱、虐待精神障碍患者，侵害患者的人格尊严、人身安全的；

（4）非法限制精神障碍患者人身自由的；

（5）其他侵害精神障碍患者合法权益的情形。

（二）《中华人民共和国护士管理条例》相关条款

《中华人民共和国护士管理条例》于2008年1月23日国务院常务会议通过，自2008年5月12日起施行。该法律由总则、执业注册、权利和义务、医疗卫生机构的职责、法律责任、附则共六章35条组成。其宗旨是为了维护护士的合法权益，规范护理行为，促进护理事业发展，保障医疗安全和人体健康。

知识拓展

《中华人民共和国护士管理条例》节选

【第十七条】护士在执业活动中，发现患者病情危急，应当立即通知医师；在紧急情况下为抢救垂危患者生命，应当先行实施必要的紧急救护。护士发现医嘱违反法律、法规、规章或者诊疗技术规范规定的，应当及时向开具医嘱的医师提出；必要时，应当向该医师所在科室的负责人或者医疗卫生机构负责医疗服务管理的人员报告。

【第十八条】护士应当尊重、关心、爱护患者，保护患者的隐私。

【第三十一条】护士在执业活动中有下列情形之一的，由县级以上地方人民政府卫生主管部门依据职责分工责令改正，给予警告；情节严重的，暂停其6个月以上1年以下执业活动，直至由原发证部门吊销其护士执业证书：

（1）发现患者病情危急未立即通知医师的；

（2）发现医嘱违反法律、法规、规章或者诊疗技术规范的规定，未依照本条例第十七条的规定提出或者报告的；

（3）泄露患者隐私的；

（4）发生自然灾害、公共卫生事件等严重威胁公众生命健康的突发事件，不服从安排参加医疗救护的；

（5）护士在执业活动中造成医疗事故的，依照医疗事故处理的有关规定承担法律责任。

（三）其他与精神科护理联系密切的相关法律法规

关于人身权利《宪法》规定，中华人民共和国公民的人身自由不受侵犯，禁止非法拘禁和以其他方法非法剥夺或者限制公民的人身自由，禁止非法搜查公民的身体；关于强制治疗《刑事诉讼法》规定，依法对不负刑事责任的精神障碍患者的强制医疗程序进行处理；关于监护人《民法通则》规定，无民事行为能力人、限制民事行为能力人造成他人损害的，由监护人承担侵权责任。只有人民法院才能决定谁是监护人。精神障碍患者的监护人可以由配偶、父母、成年子女、其他近亲属、关系密切的其他亲属、朋友担任，前提是首先确定患者属于无行为能力或限制行为能力的人；关于诊疗错误《侵权责任法》规定，医务人员在诊疗活动中未尽到与当时的医疗水平相应的诊疗义务，造成患者损害的，医疗机构应当承担赔偿责任；关于知情同意和失职《医疗事故处理条例》规定，在医疗活动中，医疗机构及其医务人员应当将患者的病情、医疗措施、医疗风险等如实告知患者，及时解答其咨询，但是，应当避免对患者产生不利后果；医疗机构涂改、伪造、隐匿、销毁病历资料的由卫生行政部门责令改正，给予警告；对负有责任的主管人员和其他直接责任人员依法给予行政处分或者纪律处分，情节严重的由原发证部门吊销其执业证书或者资格证书。总之，与精神科护理相关的法律法规及条目远远不止这些，需要精神科护士在工作中不断地学习和遵守。

（四）精神科护理中需要注意的法律点

1. 损害患者的人身权利　精神障碍患者发生自杀、冲动、伤人及毁物等紧急情况下，护士采取先约束后告知医生，应属于合法行为，但需要及时告知医生并下达医嘱。如未及时告知或未及时下达医嘱，则属于不合法行为；护士没有采取其他措施直接对患者进行约束，更是违法行为；禁止利用约束和隔离措施来惩罚精神障碍患者。另外患者住院不得限制患者的通讯和会见探访者等权利，医务人员也要保障患者此方面的权利，护士如以各种理由剥夺患者打电话或接受探视的权利，也属于违法行为。这些《精神卫生法》均有相关规定。

2. 忽视患者的安全　①未给患者一个安全的环境：安全检查不到位，安全制度落实执行不严，造成病区硬件设施出现问题导致患者出走、自杀等；因失职造成患者走失并在外发生严重事故等，应追究其法律责任。②岗位防范措施不到位：护士因脱岗或未按制度巡视病房，护士对患者的反常行为包括药物副作用等观察不到位造成意外，或者保护性约束在床的患者出现安全事件等。③核心制度落实不够：如交接班清点患者人数有误、病情交接不仔细，极易发生严重后果。这些均不同程度地违背了《护士管理条例》等相关法律。

3. 对患者的监护人不够清晰　《精神卫生法》规定，精神障碍患者的监护人，是按照民法通则的有关规定可以担任监护人的人。那么，根据《民法通则》第 17 条第 1 款：可以担任无民事行为能力或者限制民事行为能力的精神障碍患者的监护人的顺序是：配偶，父母，成年子女，其他近亲属（祖父母、外祖父母等）。但又规定：“本法所称精神障碍患者的监护人，是指依照民法通则的有关规定可以担任监护人的人”。也就是说，可以根据患者利益最大化的原则，可以打破次序由患者选定监护人。所以有关患者住院事务的沟通，护士一定要知道患者的监护人是谁，让监护人去办理如出院、请假等事宜，包括交待注意事项等，不然容易引起纠纷。

4. 侵害患者的健康权、隐私权、人格权、知情同意权等　如当患者拒绝接受治疗护理时，护士不想方设法说服患者，而是以患者不合作为由听之任之，这实质上是损害了患者的生命健康权；有的患者在发病期表现出低级意向亢进行为，会遭到护士的歧视和嘲笑；带患者外出检查或者做护理操作时，不向患者介绍目的和注意事项，对患者的身体缺陷、心理变态等随意的谈论和扩散等。

5. 精神障碍患者进行诊治时，要区分患者是自愿入院还是非自愿入院　目前，精神卫生机构越来越多地开设开放病房收治自愿治疗的患者，精神科伦理与法律的宣传和普及取得效果，自愿原则已经有了坚实的执行基础。对自愿住院的患者在管理上不能一味按照封闭式病区的管理方式进行，更要注重人性化服务。而非自愿治疗的决定权交给监护人，注意防止由于缺乏法律的约束力而被别有用心的人利用。对于危害他人的患者，如果监护人不履行职责，则由公安机关协助医疗机构采取措施对住院患者实施住院治疗。对于非自愿住院患者，要及时有效地与监护人、公安机关做好沟通及联系。

三、精神科护理中法律问题的防范

精神科护理行为与法律密切相关，精神障碍患者从入院到出院的每个环节都有可能引发法律问题。精神科护士只有知法、懂法、守法，严格履行自己的职责，才能在保障患者权益的同时更好地保护自身的合法权利。

1. 加强法制教育，增强护士法律意识，提高护士自我保护意识　精神科护士应学习有关法律知识，如《中华人民共和国护士管理条例》《中华人民共和国精神卫生法》《医疗事故处理条例》等，了解与医疗行为相关的法律法规，健全法律学习，明确自己的职业道德，尊重患者人权，维护患者合法权益，用法律法规、部门规章、诊疗护理规范的要求自觉规范护理行为，真正做到依法行护，避免职业风险的发生。

2. 完善护理行为，建立新型的护患模式，消除“习惯权力”观念　去除患者只能被动服从的做法，树立平等理念，树立指导合作型护患模式。建立良好的护患关系，加强与患者和家属之间的沟通和交流。注意心理护理和人文关怀，了解患者及家属的需求和需要，尊重患者人格，维护和保障患者的知情权、隐私权、人身权等。

3. 加强学习和培训，提高护士观察力和预见性　针对重点患者、特殊时段加强巡查，随时警惕潜在的不安全因素的发生，密切观察患者动态，判断其有无发生自杀、攻击和暴力行为等危险信号的提示，并采取积极、有效的干预措施，同时还应以敏锐的观察力及时掌握患者的思想动态，适时疏导和解决患者的心理压力，把隐患消除在萌芽状态。

4. 强化举证责任意识，做好护理记录　完整、及时、准确、规范的护理记录在医疗纠纷中起着十分重要的作用，是保证护理记录具有法律效力的关键。护士要详细真实记录病情变化及治疗护理过程，不得隐匿、伪造或销毁护理文书及有关资料，不得涂改和漏记。

5. 加强护理管理，切实抓好护理的基础质量、环节质量和终末质量控制　精神科的各项工作制度，如查对制度、巡视制度、交接班制度和安全管理制度等是保证护理安全的重要法宝。在护理工作中，要确保各项工作制度落到实处，不可随意简化护理操作规程，严格落实告知制度，经常分析病区存在的不安全因素，在法律法规制度规范上研究相应对策，注意持续改进。

（陶筱琴）

第三章 精神科病房的设置与管理

学习目标

完成本章内容学习后，学生将能：

1. 复述精神科病房设置的几种模式。
2. 列出精神科病房设置的模式内容。
3. 描述精神科病房安全管理的要点。
4. 应用精神障碍患者的分级护理标准。

第一节 精神科病房的设置

环境是人类进行生产和生活活动的场所，是人类生存和发展的物质基础。环境与人相互作用，相互影响，形成一个动态平衡。当环境发生变化时，人就会做出调整以适应环境，维护平衡。一旦环境的变化超出人的适应范围，平衡就将被打破，人的功能就会发生紊乱，从而产生疾病。病房作为提供治疗和健康照顾的医疗环境，同样会对患者产生作用，直接或间接地影响患者健康的恢复。精神疾病与其他疾病相比，其发生发展更容易受环境的影响，因此创造和维护一个最佳的医疗环境，对患者的康复极其重要。

随着精神医学的发展，医院管理发生了很大变化，精神科病房正在从封闭式管理逐步走向开放式管理，病房设置也打破以往的格局，充分体现人性化、科学化。一方面根据疾病发展过程的不同，对急性期与恢复期患者采取分开安置，分别管理的模式；一方面根据疾病诊断不同，采用分病种管理的模式。安全、舒适、个性化、家庭化正成为现代精神病院的管理模式。因此病区设置也逐渐倾向家庭化、社会化，尽可能让患者享受正常生活，从而减缓精神衰退及促使精神残疾得以恢复。

一、根据疾病发展过程设置病房

（一）精神科重症监护病房（psychiatric intensive care unit，PICU）

专门收治精神科危重症患者，经临床评估具有高度危险性而不适宜在普通病房治疗、需要加强监护的精神障碍患者，如有自杀或自伤行为、暴力行为或行为严重紊乱、木僵状态或出现严重药物不良反应的精神障碍患者。病区内采用封闭式管理模式，进行精神疾病的阶段性治疗，力求及时、有效地阻断和逆转精神科危重患者的病情进展。设置重症监护病房的根本目标是创造安全、可控的环境，降低高危患者的冲动威胁事件及自伤、自杀等意外事件的发生率；同时有助于普通精神障碍病室保持平和环境，减少彼此间相互干扰。

重症监护病房是封闭式病室，卧室及走廊可选用浅蓝色或湖绿色，会客室、餐厅及办公室可选用较鲜艳的乳黄色或浅粉色。护士站设置呼叫系统以及必要的监控系统，设置安全出口以备紧急事件。病区内可采用钢化玻璃，医疗用房与病室隔开，设置专门的会客室，可用于非精神专科医师的会诊沟通、与家属交流、单个患者的心理辅导等。建议每个护理单元设置 1~2 间隔离室，备用于极端情况下冲动躁狂患者的单间隔离。病室环境布置简洁、舒适、整洁，减少事物对视觉的扰乱，也更适合医务人员与患者的交流和对病情的观察。

（二）急症病房

主要收治急性期患者。此期患者精神症状活跃，各种危险因素最多，出现意外的可能性也最大，因此在该种病房的功能和结构方面，需突出精神科的特点，安全防护性要高，以保护患者的自身健康和安全。病区一般应以 30~40 张床为宜，一间病房内病床放置不宜过多，因为在不同精神症状的影响下，患者的言谈举止也表现为各式各样的异常，过多的患者住在一起，彼此间容易受到相互干扰。另外，在兴奋、冲动、拒食等急性期常见精神症状影响下，患者易发生自伤、伤人、毁物、逃跑等意外事件，给护理造成很大的难度和一定的危险性，所以在此类病房中，人力配备要充足，环境布置应简洁舒适，方便护理。

（三）康复病房

主要收治精神症状得到改善、已进入恢复期的患者。此期患者的正常思维和情感已逐渐恢复，开始渴望能像正常人一样生活，在精神上能得到更多的关爱，因此病房环境除保持清洁、安静、舒适外，应尽量营造家庭气氛，采用人性化的设计，如墙上可贴一些装饰画，桌上摆放工艺品，床单、被褥、窗帘的颜色可采用花色，患者可以穿自己的衣服，身边保留自己所喜爱的物品等，使患者有如在家的感觉，能安心住院并积极配合治疗。

（四）开放病房

国外对精神障碍患者的开放管理主要是在患者的住院和治疗方面实行开放。在这里，患者有充分的自由，享有自己出入病房的决定权。随着精神医学的发展，医院管理发生了很大变化，精神科病房正在从封闭式管理逐步走向开放式管理，其目的是给患者一个比较自由的活动空间，使患者在规定的时间里可以在医院区域内自由活动，根据自己的兴趣、爱好参与娱乐活动和各种技能训练。患者可以在家属的陪同下一起外出购物娱乐，周末还可以回家度假与家人团聚，增加了患者的亲情感和与社会的接触及交流，帮助患者适应家庭的生活节奏，有利于患者的病情恢复，也有利于患者出院后尽快适应正常的生活节奏，促使患者尽最大限度保持和提高社会功能。

精神科开放式病房的设置以单间病房为主。主要收治轻症患者，经过治疗精神症状得到控制、病情较稳定、康复待出院的患者。单间病房可有效减少患者间的相互影响，在不影响治疗的前提下患者可以使用手机、看电视、收听广播，可以随身携带自己爱看的杂志和没有危险性的小装饰品。可见，开放式病房的设立能最大限度地满足患者的合理要求，最小限度地限制患者的合法权益，对稳定患者情绪、更好地促进患者早日康复、早日回归正常的社会生活有很大作用。

二、按疾病诊断及年龄设置病房

（一）老年精神科病房

老年精神科在我国的历史不长，直至 1982 年才有了第一个精神科的老年病房；至 1995 年，仅京、沪、宁等少数省市设立老年精神科，开设老年精神科病房的不过五六家。目前老年精神科病房在全国的设置已较为普遍。老年精神科病房专门收治老年期患者，主要疾病包括：老年期抑郁障碍、双相情感障碍、精神分裂症、老年痴呆、神经系统疾病伴发的精神障碍以及各种躯体疾患所致的精神障碍等。老年期精神障碍具有不同于一般成年精神疾病的特点，临床表现纷繁复杂，加之老年人的躯体疾病较多，对治疗的要求相对较高。因此无障碍设计应该深入到病房的每个角落，病室的陈设选用应避免安全隐患的存在，采用圆角处理，尺寸适合老年人人体尺度。室内装饰材料选用环保、稳定、防滑、弹性的材料，减少摔倒和摔倒后的二次伤害。室内可增加陪住空间，既可避免干扰其他患者又能满足老年患者实时陪护的需求。病房色彩设计应该采用柔和、淡雅的色彩，避免色彩过于繁杂产生的视觉疲劳。室内物品应简单、摆放整齐，允许患者把一些熟悉的小件物品带到病房（如椅子、照片及其他小物件），尽量避免搬迁病房，创造患者熟悉的环境，以消除患者对新环境的陌生感和压力。

（二）儿童精神科病房

儿童精神科病房在我国始建于20世纪70年代，主要收治各种儿童青少年期的精神障碍患者，包括精神分裂症、抑郁症、双相情感障碍、儿童期情绪障碍（儿童神经症）、精神发育迟滞与孤独谱系障碍伴发的精神障碍、抽动障碍、注意缺陷多动障碍（多动症）、情绪和行为问题等。由于儿童生理、心理处于未成熟阶段，缺乏适应环境及自动满足需求的能力，依赖性较强，合作性差，语言能力差，不能及时地反映出躯体的不适和心理的感受。同时，儿童时期是学习知识、培养道德品质、锻炼性格的重要阶段。因此病房设置要充分考虑儿童的特点，不仅要美观实用、安全简洁、功能齐全，而且要生动有趣，符合孩子的审美。病房设置以20~40张床为宜，融医院、学校、家庭模式为一体。病房装修可采用蓝色海洋、趣味米奇、森林童话、家庭温馨等，床单、被套、枕套以及孩子们的病号服可以采用斑点狗、小熊等卡通图案，帮助其消除恐惧、忧虑、孤独等心理障碍。活动大厅要宽敞、明亮，阳光充足，可用色彩鲜艳的颜色来制作绘图和制作可爱的动物玩具，用以布置环境，营造儿童活动气氛，增加儿童情趣。病房内备有课外读物、各年级课本等众多图书供孩子们学习阅读，还可以提供书法、绘画、棋类、陶艺、手工制作等康复工娱活动，利于患儿康复。

（三）情感障碍病房

国内首家专门治疗情感性精神障碍的病房于2006年成立，情感障碍病房主要收治抑郁症、双相情感障碍等心境障碍的患者。躁狂患者临床主要表现为情绪高涨，语言动作增多，易激惹、发怒，严重者甚至出现冲动伤人、毁物等攻击行为。抑郁状态患者以情绪低落、抑郁悲观最为突出，自杀企图和行为是最危险的而且是常见的症状。因此情感障碍病房设置以小单间为主，最好是双人间或三人间，既可以减少彼此间的相互影响，又能保持人际交往的需求，同时防止抑郁症患者的自伤、自杀行为。病室宜简洁、色彩淡雅、光线柔和、安全、安静、舒适，避免引起视、听、嗅、触等感官的不良刺激因素。随时做好病室的安全检查，排除室内一切危险物品，以防被患者利用作为自杀或攻击的工具。卧室的光线要暗，没有噪音刺激等，为患者创造一个安静、舒适的睡眠环境。

（四）普通精神科病房

主要收治精神分裂症、分裂情感性障碍、持续性妄想障碍等患者。由于此类患者受幻觉妄想等精神症状的影响，很容易发生冲动伤人等意外事件，因此环境布置应简洁舒适，物品摆放有序，随时做好病室的安全检查，防止危险物品流入病房。

（五）心身医学病房

心身医学病房主要收治焦虑症、强迫症、抑郁症、进食障碍、恐惧症、疑病症、应激相关障碍、睡眠障碍、性心理障碍、人际交往问题等与心理因素密切相关的心理问题。病房采用以心理治疗为特色的开放式管理。根据疾病特点，病房设置以单、双间为主，环境优雅，可采用家庭化设置。根据治疗需要应设置个别治疗室、家庭治疗室、团体治疗室、多功能活动室等。开放病房为患者提供较为宽松的活动空间及接近现实生活的环境，患者享有更多的自由与选择，同时也自行承担相应的责任和义务，利于患者的康复。

（六）酒精依赖病房

酒精依赖病房主要收治使用酒精所致的精神及行为障碍患者。酒精依赖患者会出现震颤、幻觉、妄想及人格改变，早期急性躯体戒断期主要以药物控制、营养支持等治疗为主，后期则结合多种形式的心理治疗帮助患者从更深层次认识酒精依赖的危害，提高治疗动机，启动改变。心理治疗方法有戒酒小组团体治疗、酒读书会、酒健康教育讲课、森田治疗、工娱治疗、行为矫正治疗及艺术行为治疗等。匿名戒酒协会（Alcholics Anonymous）及酒精依赖患者家属会，为院外患者持续戒酒、防止复饮提供了更好的支持条件。病房可采用家庭式病房，采用建立在评估基础上的分级开放管理模式，不仅对酒精依赖患者的躯体状况进行全面的评估和治疗，同时指导和促进患者学会与人沟通、宣泄负性情绪、掌握应对技巧及参与各种社交活动，并通过卫生宣教，取得家属和社会的全面理解与合作，实行全方位的干预，从而改善患者及其家人的生活质量。

（七）睡眠医学病房

收治各类睡眠障碍患者，如失眠障碍、情感障碍伴发失眠、精神病性障碍伴发失眠、发作性睡病、睡眠呼吸障碍、快速眼球运动睡眠期行为异常、不安腿综合征、周期性肢体运动障碍等。为了给患者营造更好的睡眠环境，病室应该保持安静、舒适，窗户尽量采用密封性好的如塑钢等材料，窗帘应选择柔色和暗色，使其与外界隔开。病室空间不宜过大，以单间设置为主，增加患者的私密性和安全感。病房内为患者进行多导睡眠监测、药物治疗、心理治疗、呼吸机治疗、生物反馈治疗、电针治疗等综合性诊疗服务。

第二节　精神科病房的管理

病房管理是现代护理实践中的一个重要组成部分，是运用管理学及护理理论对病房中的所有资源如人员、资金、物品等，进行统筹规划的一项护理实践。其目标是为患者创造一个舒适、安全、有序的医疗环境，以促进患者恢复身心健康。在精神科病房中，患者受各种精神症状的支配，容易突发自杀、自伤、伤人、毁物等意外情况，有的患者则呈慢性病程，精神衰退，需长期住院疗养。因此，在精神科中如何组织和开展病房管理，不仅直接影响到患者能否有效地获得各项治疗护理计划，同时对于如何预防意外事件，保证患者安全以及为患者提供一个积极的治疗性环境，促进其社会功能恢复等方面，都有着特殊的意义和重要性。

一、安全管理

安全是指没有危险，不受威胁，不出事故。患者安全一直是医院管理的重点。世界患者安全联盟2005年10月发起“全球患者安全挑战”行动，中国医院协会2007年陆续推出了“患者安全目标”，护理安全是医院安全管理的重要部分。所谓护理安全，是指在实施护理全过程中，患者不发生法律和法定的规章制度允许范围以外的心理、机体结构或功能上的损害、障碍、缺陷或死亡。

在精神科病房管理工作中护理安全管理是重中之重。护理安全管理是指在护理工作中，护士为确保患者生命安全而进行的有组织、有目的的活动，包括确保护理单元的患者在医院生活安全、患者享受有效安全的护理服务。它直接关系到患者的身体健康和生命安全。在马斯洛的基本需要层次论中，安全是仅次于生理方面的基本需要，即需要受保护而免于受伤害与危险。但精神障碍患者在疾病的影响下往往失去了自我防护的能力，既不会正确辨认各种危险因素，也不会正确反映躯体不适，甚至在幻觉妄想的支配下，出现冲动、伤人、自杀、自伤等行为，造成对自身和他人的伤害，严重时还会危及生命。有的患者在意识障碍、精神恍惚的状态下，也会出现各种伤害行为。另外，抗精神病药物的不良反应所致的肌张力下降或运动不能等锥体外系症状，容易使患者跌倒摔伤或引起吞咽困难而导致噎食。因此，做好安全管理，满足患者的安全需要，维护患者生命安全，是护理人员的重要职责和工作内容之一。

病房应建立健全安全管理制度、重点环节的应急预案和患者的告知制度，实施监督、检查、评价和整改。安全管理要加强关键环节、薄弱环节的管理，确保患者安全。病区要定期组织护理人员进行安全知识和技能的培训，增强护理安全意识和责任心。护士要严格执行各项规章制度，确保护理工作的正常进行。

（一）影响精神科护理安全的因素

1. 患者因素

（1）精神症状的影响：精神疾病患者受精神症状的影响，如严重的抑郁、躁狂状态、幻觉妄想、应激事件、自知力缺失等，可发生自杀、暴力、出走等行为，严重危害患者自身的健康和安全，也会威胁到他人的安全和社会秩序。

（2）治疗的影响：精神疾病的治疗方法主要是药物治疗和电抽搐治疗等。精神药物常见的副作用主要有抗胆碱能副作用、抗多巴胺能副作用、抗肾上腺素能副作用等，患者常出现心慌心悸、过度镇静、体位性低血压、吞咽困难、静坐不能等；电抽搐治疗中使用麻醉剂及肌肉松弛剂，增加了跌倒、噎食的风险。

（3）性别及年龄：年轻、男性患者是暴力风险的高危人群。老年精神障碍患者反应迟钝、行动缓慢，加之长期服用精神科药物，其发生跌倒的危险性较普通人高；由于伴有其他内科疾病、机体抵抗力下降、皮肤营养和弹性降低、长期卧床等使压疮发生的风险增高，认知功能的损害（痴呆等）使老年患者出走的可能风险加大。

2. 环境和物质的因素

（1）环境的因素：精神科住院环境与护理风险关系密切，设备要符合精神科的特点，以不给患者造成伤害事故及外走的条件为原则，如门窗的不完整性、各种裸露的管道、电线，可移动的凳子，湿滑的地面等。门窗材料的选用要坚固耐用又要美观，符合人们的心理感受，如钢化玻璃。地板采用防滑材料并保持清洁干燥。各种管线不能裸露，电源插座及电闸要加安全装置，电灯、电扇或空调等开关设备安置在护士办公室统一管理。洗澡间、饮水装置等均应加锁，每日进行检查，如出现问题及时找后勤人员修理。

（2）物质的因素：精神科药品的管理、危险物品的可获得性以及治疗过程中可能使用的医疗器械如输液器、监护仪、约束带等都有可能是患者暴力、自杀的工具。

3. 工作人员的因素

（1）工作人员的安全意识不足：所谓安全意识，就是人们头脑中建立起来的生产必须安全的观念，也就是人们在生产活动中对各种各样有可能对自己或他人造成伤害的外在环境条件的一种戒备和警觉的心理状态。在精神科可能存在的是对有关精神卫生法律知识的了解不够，对护理行为中的潜在风险认识和重视不够。

（2）对风险评估的准确性不足：目前，缺乏统一的、标准化的评估工具来预估患者的风险，由于专业能力的差异，可能忽略或未及时发现精神障碍患者的精神症状、情绪变化及由此而引起的风险。

（3）对环境中的危险和患者风险的敏感性和风险干预的及时性不足：在病房中的一些危险因素，如门窗有损坏，电线裸露、地面湿滑等未及时处理；对患者的情绪和行为变化未及时干预，如表情紧张、恐惧，坐立不安、步态不稳，吐词不清、半夜反复起床等；对环境中的异常变化敏感性不够，如门窗响动、异常的声音等。缺乏对重点环节、重点时段、重点患者的管理也是安全管理的极大隐患。

4. 安全管理制度的完善与落实　完善的安全管理制度是指导临床护士工作和考核护理工作质量的重要依据，精神科护理安全制度涉及安全检查制度、巡视制度、陪护管理制度、危险物品管理制度、风险评估制度、风险应急预案等。同时，针对安全管理还需要有严格的执行监督机制，包括医院、科室、病房三级安全管理检查。

（二）安全护理的环节管理

精神科安全管理对保证患者安全、保证治疗护理工作的顺利进行十分重要。安全管理涉及的内容众多，下面主要介绍有关环境安全、物品及药品安全、患者安全、患者家属的安全及护理人员自身安全等几个方面的管理：

1. 环境安全管理　精神科医院设计和病房陈设必须首先考虑患者的安全，同时兼顾美观、舒适。

（1）病房设计：病房设计注意门窗牢固、玻璃坚韧，封闭式窗户注意开放的窗户间隙不能 >12cm，电线的设置不能裸露，浴室的管道尽量不要外露，可采用篷洒的设计方式，注意地面防滑性，病房走廊有手扶持的栏杆等安全防护设施。

（2）病房陈设：病房设计简单、方便、实用，根据病种设计适宜的墙壁色彩。重性病房的床、床头柜、凳子采用不易移动的，开放管理的病房可以不做特殊要求或采用家居化的设计，以利于患者在类似家居的环境中康复。

（3）环境安全检查制度：专人、定期或不定期检查病房的环境，发现问题及时处理，并做好安全检查记录。

（4）认真落实消毒隔离制度，防止和减少医院感染的发生。

2. 物品及药品安全管理

（1）物品的管理：①患者的物品：凡属危险物品，如刀剪、绳带、玻璃用品、火柴、药品、器械等，要禁止带入病房。患者所带的物品应尽量简单，能满足日常生活需要即可，着装尽量宽松，不要有腰带，鞋子防滑，不要有长绳，以免作为自杀自伤的工具。②办公物品：工作使用的钥匙、刀、剪、针线、约束带、体温计等物品必须加强管理，应有固定数目，放置在患者不能接触到的安全固定的地点，同时做到：定点、定量、定时检查、班班交接并做好记录，如有遗失，要立即寻找。

（2）药品的管理：患者不能自带药，如已经带到病房需代为保管。病房的药物需上锁，麻醉药品和一类精神药品需严格按照麻醉药品和精神药品的管理制度执行，双锁并班班交接。注意病房药品的质量，定期检查并做记录。急救物品、药品必须班班交接。保证齐备完好，做到“四定”（定种类、定位放置、定量保管、定期消毒）、“三无”（无过期、无变质、无失效）、“三及时”（及时检查、及时维修、及时补充）、“一专”（专人管理）。

（3）安全检查制度：建立和完善病房安全检查制度（具体内容见封闭及开放式病房安全管理制度）和危险物品管理制度。明确危险品的种类；向患者和家属解释管理的目的、意义，以取得理解和配合；对危险物品进行统一管理；安全检查要做到常规化，每周至少一次，内容包括患者的物品、门、窗、电路等设备。患者物品安全检查之前必须耐心做好解释，取得患者的同意，尊重他们的选择，根据不同的情况采取相应的检查方式。在人性化、轻松、温馨的气氛中执行安全检查，既体现了对患者人格和尊严的尊重，又能顺利完成这项重要的工作。

3. 患者安全管理

（1）全面收集病史，了解患者的症状、症状对患者情绪的影响及患者应对症状的措施。

（2）加强巡视和与患者的沟通，巡回护理要常规化。随时观察、了解患者的情况，可采用定时巡视和不定时巡视相结合的方式，避免患者了解巡视规律后利用巡视空隙时间采取危险行为。对于急性期患者要安置在重点病室，24 小时实时监护，其他患者按照分级护理标准加强巡视，包括各个病房及一些角落如厕所、洗漱间等。随时了解患者的精神症状和心理状态，及早发现风险先兆，及时干预。

（3）帮助患者正确认识自己和周围环境，主动寻求专业帮助。有效沟通，维护患者自尊，取得患者信任。在与患者的接触中，要掌握沟通技巧，以坦诚的态度接纳患者，注意倾听患者的述说，了解患者的内心感受以及对事物的判断及处理方式，鼓励患者用语言的表达方式发泄心中的不满，降低或消除攻击行为的发生。发生意外情况时，要沉着、冷静、机智，抢救处理果断及时。

（4）严格执行药品管理制度，对特殊药物（毒麻药、精神药品）应专柜双锁并班班交接，做好登记。

（5）根据患者的病情和风险程度，确定患者开放的程度和活动范围。有严重的自杀、暴力、出走风险的患者应适当限制活动区域，必要时需专人陪同，做好监护工作。

（6）患者外出检查、治疗、活动时，要有护士陪伴，做好登记工作，并随时注意观察患者的行为，可疑患者拾遗危险物品如玻璃、铁丝等时，要行必要的检查，以防患者将其带入病房作为自杀、自伤的工具。

（7）患者新入院、外出回病房或家属探视后均需做安全检查，以免危险物品进入病房。

（8）做好办公区域的管理，患者不能随意进入办公区，以防患者获得危险物品。

（9）加强对患者的健康教育，使其理解安全管理的目的和意义，以取得患者的支持和配合。

4. 患者家属的安全管理

（1）做好家属的健康教育工作，讲解疾病知识、疾病可能给患者带来的风险，提高家属的风险意识。

（2）告知安全管理的目的、意义，取得家属的支持和配合。

（3）指导家属怎样观察病情和患者情绪变化以及与患者沟通交流的技巧，避免刺激性言语和过度的保护。

（4）指导家属正确应对患者危机的技巧。

（5）家属探视时，对家属及亲友要宣传医院的探视制度和安全制度，以有效地防止危险物品被带入病房。禁止危险物品进入病房同时明确危险品的内涵，向患者和家属讲解安全检查的目的、意义，取得理解和配合。探视结束后，护士须全方位巡视探视场所，同时清点患者人数。

5. 护理人员自身安全管理

（1）提高护理人员安全管理的意识，学习相关的法律法规和规章制度。

（2）加强专业知识的学习，提高对风险的识别和处理能力。

（3）学习沟通交流技巧，提高沟通能力。

（4）严格执行医院的安全管理制度，规范临床行为。

（5）了解暴力防范技巧和意外事件发生时的处理技术。

（6）严格执行护理人员职业防护规范，完善防护设施，督促落实，定期总结。

（7）每周进行安全检查，及时清除环境中可能给患者带来伤害的危险物品和设施。

6. 封闭式病房安全管理制度

（1）严格执行交接班制度，认真清点人数，对有自杀、自伤、外走倾向及危重患者应重点交接，认真护理。

（2）患者出入病区时，要有护士陪伴，并清点人数，严防患者将危险物品带入病房。

（3）患者吸烟要在吸烟区，火柴、打火机由护士保管，患者不得私带火柴或打火机。

（4）加强巡回护理，患者去厕所时间过长要及时查看，禁止患者蒙头睡觉，以免发生意外。

（5）患者洗澡时，浴室内要有护理人员照顾，防止患者烫伤、跌伤或摔伤。

（6）病区的钥匙、刀剪、体温计、保护带应有固定数目和存放地点，认真清点交接，如有丢失，及时查找。

（7）药品柜内，内服药和外服药要有不同标签注明，并分开放置，专人负责，加强保管。

（8）定期检查病区危险物品和安全设施情况，如电器设备、门窗、玻璃、床和锁等，发现损坏，及时上报修理。

（9）病区的治疗室、饭厅、配餐室、护士办公室、抢救室，无人时随时锁门。各类抢救器械应专人保管，按要求放置，定期检查。

（10）患者不准将贵重物品、现金等带入病房内。

（11）护士应向探视家属详细介绍病区的安全规定。

（12）医护人员的更衣柜内，不存放贵重物品和现金，用后必须锁好。

（13）患者饮用水需从小锅炉中接出后放置半小时以上方可倒入饮水桶中饮用，需要沏茶水的患者须经护士长或责任组长（主班护士）评估后方能饮用高温水，饮水桶必须上锁。

7. 开放式病房安全管理制度

（1）患者入住开放病房时，护士应严格按照要求向患者及其陪护人员进行住院宣教和告知，并监督其配合执行。

（2）严格执行交接班制度，对有自杀、自伤、外走及其他风险的患者应告知主管医生，不适合住开放病房的患者及时办理转区。

（3）定期检查病区危险物品和安全设施情况，如电器设备、门窗、玻璃、床和锁等，发现损坏，及时上报修理。病区的钥匙、刀剪、体温计应有固定数目和存放地点，认真清点交接，如有丢失，及时查找。

（4）药品柜内，内服药和外服药要有不同标签注明，并分开放置，专人负责，加强保管。配备的抢救器械应专人保管，按要求放置，定期检查。

（5）护士要严格遵守病房的开放时间，及时锁闭大门。病区的治疗室、护士办公室、抢救室，无人时随时锁门。

（6）患者及陪护人员不得私自翻阅病历和各项医护记录，未经允许不得请院外医师会诊和私自给患者用药。

（7）患者如因特殊情况需要到院外，应遵守请假制度，填写请假申请表，并取得其监护人的同意，按时返回病房。

（8）住院期间，患者可携带病房规定之内的私人物品，建议不要携带贵重物品。自行带入的私人物品应由患者自己妥善保管，如有遗失，本院不承担赔偿责任。不得携带住院禁止的危险物品。

（9）住院期间（含请假、周间适应期间）严禁打架、饮酒、擅自离院和夜不归宿。患者在住院期间如与其他患者发生矛盾，应自行与相关患者和家属协商解决，或报警由警方处理。

（10）患者及陪护人员不得在病房内吸烟，可在指定地点吸烟。

（11）患者及陪护人员不得擅自搬动病房内公物，不得自行调换病室、病床和床头柜。请妥善保管各种钥匙，丢失后照价赔偿。

（12）保持病房安静和清洁卫生。病房内禁止吸烟、饮酒；严禁使用明火和非医院配置的电器，确保用电安全。

（13）开放病房的患者就餐地点在职工食堂，自备食品，需确保安全、卫生。

（三）患者的身份识别

为了在诊疗过程中准确识别患者身份，确保对正确的患者实施正确的操作，防止、减少医疗差错的发生，护士在临床工作中应对患者身份进行正确识别。

1. 医护人员在各类诊疗活动中，严格执行“查对制度”，至少同时使用两种患者身份识别方式，如姓名、年龄、性别、病案号等核对患者身份，确保对正确的患者实施正确的操作。禁止仅以房间或床号作为识别患者身份的唯一依据。

2. 住院患者一览表中应注明床号、病案号、姓名、年龄、性别、诊断、护理等级、入院时间。

3. 住院患者建立床头患者身份识别卡，注明患者床号及病案号、姓名、护理等级、过敏药物及外走、跌倒、冲动、自杀等风险。信息填写要字迹清晰规范、准确无误。

4. 如条件允许，可建立“腕带”识别标识卡。住院患者佩戴机打“腕带”，字迹清晰，信息准确无误。腕带原则上佩戴在患者左手，松紧适度，评估患者是否过敏，保持皮肤完整无破损。

5. 实施各种诊疗及护理操作技术时需认真查对患者身份，能有效沟通的患者，实行双向查对法：核准患者身份识别标识并要求患者自行说出本人年龄、姓名，确认无误后方可执行操作。无法正确识别自我身份的患者，必须有 2 名护士共同核对床头卡及腕带，共同识别患者的身份。

6. 门诊患者应使用医保卡、身份证号码、病案号等两种以上识别患者身份的方法。

7. 门诊患者诊疗时，必须有由 2 名护士共同核对患者的身份，准确无误后方可执行医嘱；若 1 名护士在岗，须与值班医生核对。治疗时请患者自述姓名，沟通障碍的患者由伴诊家属代为叙述。

8. 病房与门诊、影像科等检查科室之间建立患者交接登记本，严格落实患者识别流程，完成交接登记，以确保对正确的患者实施正确的操作。

（1）门诊、病房、科室之间交接或转诊，首诊科室的护士陪同患者，携病历送往接诊的科室，双方共同确认患者的身份并登记。

（2）患者在影像、化验、物理治疗等科室接受检查或治疗时，本科室陪同护士需与检查科室人员共同核对患者身份并登记。

二、物品管理

物品管理是病房管理工作中的一项重要内容，如果物品管理不善，不但会影响到病房医疗护理工作的顺利进行，还会威胁到患者的健康和生命安全，例如急救用品、器械和药品等，必须保持完备适用，才能保证对患者抢救工作的顺利进行。

（一）病房物品的管理

病房物品应设专人管理，管理工作中要做到常规化、制度化、程序化和规范化。物品按类别分开管理，各类物品要建立账目，定期核查。

（二）患者物品的管理

1. 患者生活用品的管理　患者的洗漱用品应定期组织患者进行清洗消毒，对生活不能自理患者的用具由护士督促或协助清洗，以满足患者生理健康的需求。对护理不合作、症状急性期等患者的生活用品，护士可为其做好标记或暂时代为保管以防丢失。

2. 患者贵重物品的管理　患者入院时，护士要对家属所带物品进行清点查看，对现金、存折、金银首饰等贵重物品要与家属及陪伴人员当面点清并签字登记。

3. 患者食品、烟的管理　对患者的食物要统一管理，放在通风较好的专用柜中，定时发放。家属送来的食品，应由护士进行检查，对易发生腐烂、变质的食物要少留，生吃水果要洗净。

（1）患者的烟由护士统一管理，每天按时发放。吸烟时要在固定的场所有组织地进行，并对每天的吸烟次数和时间加以规定。吸烟时间结束时要查看全部烟头是否熄灭，以免引起火灾。对火柴和打火机等危险物品应由护士统一管理，防止患者私带而造成危险。

（2）对全面实施禁烟的医院，要做好患者宣传，加强巡回，防止患者私藏烟、火，引起火灾。

三、患者的组织管理

患者的组织管理是精神病房护理工作中的中心环节。用科学的方法将患者组织起来，可以保证病房的安全和稳定，有利于患者的休息和疾病的康复，为医疗和护理工作的顺利开展带来保障。

（一）患者组织管理的重要性

1. 维持病房正常秩序 同住一个病区中的患者，不但症状表现各异，生活习惯、个性特征、文化差异也各不相同，要使他们能同处一室、和睦相处，就必须依靠良好的组织管理。只有良好的组织管理才能保持病房的安静、舒适、愉快和有秩序，也才能便于统一管理和规章制度的贯彻执行。

2. 培养患者规律生活 医院根据患者的情况制订合理的作息制度，可以保证患者有充足的睡眠、恰当的进餐和适量的学习和活动时间，从而培养和训练患者过正常生活和保持生活劳动技能，使患者生活有规律、有意义。

3. 开展各项丰富活动 丰富患者生活，为患者组织丰富的工娱活动，增加患者之间的相互交流，可以改善患者的精神症状，缓解精神衰退，对慢性精神患者恢复家庭及社会功能是十分有意义的。

（二）组织形式

1. 分级护理制 依据患者病情和自理能力分为不同护理等级，采取不同等级的护理措施，使患者能得到有针对性的护理，同时也使护士能依据分级情况掌握患者的病情进展，做到心中有数。

（1）精神科监护

【标准】

A. 精神症状急性期患者。

B. 存在严重自杀、自伤、兴奋、冲动、伤人、毁物及有外走等安全风险的重症患者。

C. 存在严重妄想、幻觉和木僵的患者。

【护理要点】

A. 将患者安置在重点病室，在护士的视线内，安全护理措施到位，24 小时密切观察患者病情变化和生命体征，根据医嘱需要记录 24 小时出入量。密切观察有无自杀、自伤、兴奋、冲动、伤人、毁物、外走等行为。

B. 随时观察病情，确定主要护理问题（包括安全护理、生活护理、心理护理、特殊症状护理、重危抢救护理等），根据护理问题提供针对性护理措施。

C. 根据医嘱正确实施治疗、用药，严密观察药物不良反应。

D. 落实基础护理，做好饮食护理、晨晚间护理。

E. 了解患者心理需求，及时沟通和疏导，做好心理护理以及健康指导。

F. 严格实施床旁交接班，每班书写护理记录。

G. 监护并记录的内容包括：生命体征，意识状态，精神状况，认知，情感，意向行为，对治疗合作度，安全，进食，排泄，一般生活自理，药物不良反应及躯体合并症等。

H. 监测患者的体温、脉搏、呼吸、血压，每日记录三次。

（2）特级护理

【标准】

A. 指对病情危重，随时需要进行抢救的患者。

B. 有意识障碍或伴有严重躯体合并症。

C. 生命体征不稳定患者的护理。

D. 严重药物不良反应者。

【护理要点】

A. 将患者安置于重点病室，在护士的视线内。监测患者的体温、脉搏、呼吸、血压，每日记录三次。

B. 随时观察病情，确定主要护理问题（包括安全护理、生活护理、心理护理、特殊症状护理、重危抢救护理等），根据护理问题提供针对性护理措施。

C. 根据医嘱正确实施治疗、用药，保证患者每日入量，根据医嘱严格记录出入量。

D. 落实基础护理，正确实施口腔护理、压疮预防和护理、管路护理等。

E. 实施安全措施，保持患者的舒适和功能体位。

F. 给患者提供心理安抚、健康宣教。

G. 保持急救药品和抢救器材的良好功能状态，随时做好抢救准备。

H. 实施床旁交接班，每班书写护理记录。

（3）一级护理

【标准】

A. 病情趋向稳定的重症患者。

B. 卧床、生活完全不能自理或生活部分自理的患者。

C. 病情随时可能发生变化的患者。

D. 特殊治疗需观察病情变化。

E. 有摔伤、压疮、坠床、噎食风险的患者。

【护理要点】

A. 将患者安置在护士易于观察的病室内，每 30 分钟巡视一次，观察患者病情变化。

B. 每日测量患者体温、脉搏、呼吸，每周测量血压一次，每周测量体重一次，并记录。

C. 根据医嘱正确实施治疗、用药。

D. 落实基础护理，看护服药与进食，观察睡眠及排便情况。正确实施口腔护理，协助生活照顾。

E. 必要时协助卧床患者床上移动、翻身及管路护理，执行预防压疮流程和护理。

F. 指导患者饮食，保证入量。

G. 履行相关告知制度并针对疾病进行健康教育，做好心理援助和康复指导。

H. 每周书写护理记录一次，或病情波动时及时书写护理记录。

（4）二级护理

【标准】

A. 精神疾病缓解期。

B. 生活部分自理的患者或行动不便的老年患者。

【护理要点】

A. 安置在一般病室内，每 30 分钟巡视一次，观察病情变化。

B. 每日测体温、脉搏、呼吸一次。每周测量血压一次，每月测量体重一次。

C. 根据医嘱正确实施治疗、用药。

D. 督促完成生活护理，看护服药与进食，观察睡眠及排便情况。

E. 根据患者身体状况，实施护理措施和安全措施，对患者提供适宜的照顾和康复。

F. 了解患者心理需求，及时沟通和疏导，做好心理护理。

G. 提供护理相关健康指导，督促参加各种康复活动，促进患者精神康复。

H. 每月书写护理记录一次，或病情波动时及时书写护理记录。

（5）三级护理

【标准】

A. 生活完全自理、病情稳定的患者。

B. 处于康复期患者。

【护理要点】

A. 安置在一般病室内，每 30 分钟巡视一次，观察病情变化。

B. 每日测体温、脉搏、呼吸一次。每周测量血压一次，每月测体重一次。

C. 根据医嘱，正确实施治疗、用药。

D. 指导患者完成生理需求及康复。

E. 有针对性地开展心理护理和健康教育。

F. 每月书写护理记录一次，或病情波动时及时书写护理记录。

2. 患者委员会（或组长、室长）负责制　根据病房住院人数，在患者中挑选病情稳定、有组织能力、对工作热心、在患者中有一定威信的患者担任委员、组长或室长，以建立患者委员会负责制、组长负责制或室长负责制。不同的组织形式可单独设立，也可同时设立。其工作职责主要是参与部分病房管理，协助医务人员组织和开展患者的日常生活，以促进患者参与活动，活跃病房气氛，增加患者之间的交流和促进症状缓解。在日常生活起居方面，主要是督促全体患者遵守医院作息时间和各项规章制度，帮助维持病房正常秩序和卫生，观察和报告病区内患者的异常行为和心理变化，以帮助医务人员掌握患者的病情变化，及时调整治疗和护理计划。

3. 定期召开工休座谈会　针对全体患者而言，只要患者病情许可，都可参加工休座谈会，发表和讨论对病房工作、管理以及医务人员服务态度等方面的意见和建议。一方面可以听取患者意见，满足患者的合理要求，另一方面还可通过让患者参与管理充分调动他们的主观能动性。

（三）活动方式和内容

患者的活动方式大致分为学习、劳动和娱乐三大类。学习活动包括阅读书籍报刊、观看科普片、听专业人员进行相关健康知识的宣教；劳动活动包括做手工、种田地和养殖家禽；娱乐活动包括唱歌、跳舞、健身、游园、举办联欢会等。活动内容要丰富，适合患者的特点，并以患者受教育启发、强身健体或促进职业和生活功能恢复为目的。

活动的安排应有计划，每天固定活动时间，轮换活动内容，使患者既能养成按时作息的习惯，又能保持对活动的新鲜感而乐于参加。另外在活动的组织过程中，要随时注意患者的反应，及时与患者沟通交流，设法吸引其注意力，使患者充分参与到活动中。

对不同病情的患者要分别组织活动，如急性期或重症患者应限制其活动范围，并有专人陪伴，活动内容以安静、简单为宜，以免引发患者兴奋冲动。对症状缓解和恢复期的患者，可组织到工娱治疗活动室参加活动，并根据其特长和兴趣爱好，安排相应的活动内容，或根据职业特点安排技能训练。

（四）患者生活管理

1. 进餐管理　对一些生活自理差的患者，要在饭前督促其洗手，对生活不能自理的患者应协助其洗手，预防病从口入。要充分发挥患者组织的作用，协助配餐员摆好饭菜，保持进餐秩序良好。对抢吃抢喝、暴饮暴食或进食不佳的患者，应让他们单独就座，观察其进餐情况。对进食差的患者要了解原因，劝导患者进食或根据情况为患者调整膳食。对暴饮、暴食者要限制其入量。

2. 洗澡管理　洗澡前护士应事先调好水温，以防烫伤患者。要有次序地安排人次洗澡，防止患者过多造成拥挤和出现意外。对不合作、生活不能自理或老年患者，应在护士的督促和协助下完成洗澡和更衣。

3. 睡眠管理　睡眠质量可预示精神疾病患者病情的好转、波动及恶化，严重失眠可使患者出现焦虑、烦躁、情绪低落，许多意外由此发生。因此注意观察患者睡眠情况，并给予适当的护理非常重要。要创造良好的睡眠环境，睡前嘱患者用温热水泡脚，忌服易引起兴奋的药物或饮料。加强夜间巡回，勿使患者蒙头入睡。对有消极意念的患者要及时做好安睡处理，防止意外发生。

四、开放病房的管理

随着精神医学的发展及人们生活水平的提高，精神障碍患者的管理已逐渐向人性化、家庭化方向发展，开放式精神科病房在各地的实施日益广泛。开放式模式是具有提高治疗和康复效果的有效方式，也是专科领域发展的需要，满足了患者的心身需要，提高了患者的自尊和自信，对患者的精神康复及提高治疗依从性有很大的促进作用。但由于收治患者的特点以及病房的环境与设施、陪护家属、管理模式及护理人员等因素，出现患者自杀自伤、私自外走、护理纠纷等不安全事件与隐患，使病房安全管理难度增加。因此，开放式管理的精神科仍然属于高风险病区，但也是精神科治疗护理发展的方向。所以在开放式护理管理中应将安全护理放在首要位置，要充分认识开放式精神科病房潜在的安全隐患，采取有效的管理对策，以高度的责任感和慎独精神做好病房的安全管理。

（一）完善规章制度，创造安全环境

根据开放式病房特殊的病房环境，建立完整的开放式病房管理制度，认真履行告知义务。做好危险物的检查及管理工作，避免危险物品带入病房。对新入院患者，严格检查随身物品，并做好患者及家属的宣教工作。加强病房规范化管理，改善病区基础设施，创造温馨、舒适、安全的住院环境，满足住院患者的需求。

（二）加强陪护管理，重视陪护作用

对家属进行安全意识教育，讲解患者的病情及疾病相关知识，告知家属注意事项及可能出现的意外情况，取得家属的配合。经常与家属进行沟通，对家属提出的问题及时予以解释说明，不断规范家属的遵医行为。帮助患者及家属尽快适应医院生活，加强家属的安全教育和指导，保障家属对患者的安全监管，有效地预防患者自杀、外走等危险行为。及时提醒家属加强防范，一旦病情变化不适宜继续住在开放病区，应采取有效措施做好家属工作，及时果断转往封闭病区，从而降低风险隐患，确保患者安全。

（三）加强患者管理，开展康复指导

开放式病房的设立，就是让精神障碍患者获得和普通患者一样的平等待遇，获得人性的尊重，尽早摆脱疾病痛苦。患者周末回家，平时外出等必须履行正规的请假程序，对于实在难以管理的患者建议转封闭病房，以保证治疗的正常开展及患者的安全；做好患者服药的监

管，确保服药安全；重视患者自知力教育，以配合住院治疗，尽快恢复健康；加强患者的组织管理，开展多种形式的工娱活动及康复治疗，丰富患者住院生活，改变患者病态思维及不良情绪，提高患者人际交往能力，促进精神康复；加强对患者及家属的健康教育，以利于促进患者康复，减少疾病复发。

（四）加强护士管理，提高安全意识

精神科开放病房的护理和管理，起决定作用的是护士，护士执行规章制度的情况直接关系到病房的安全，因此应对护士加强管理和教育。护士要时刻保持高度的风险意识和严谨的工作态度，遵守规章制度，坚守工作岗位，加强责任心。同时要注重对护士专业知识的培训，掌握精神卫生疾病知识与护理，提高护士对疾病的观察和判断能力。

（安凤荣）

第二篇

临床理论与实践

第四章　精神障碍的症状学

学习目标

完成本内容学习后，学生将能：

1. 复述精神障碍的概念、常见精神症状的名称和定义。
2. 列出精神障碍的分类，容易混淆的症状之间的区别。
3. 描述常见精神障碍的临床意义。
4. 根据案例判断症状的性质。

精神障碍（mental disorders）是指大脑在各种因素的作用下，发生病理变化和功能损害，从而出现感知、思维、记忆、情感、意志等精神活动方面的异常。这些异常的精神活动，通过言语、书写、表情、动作、行为等表现出来，称为精神症状（mental symptoms）。专门探讨研究精神症状的规律性称为精神障碍的症状学或精神病理学（psychopathology）。因此，学习症状学，正确识别精神症状是诊治精神障碍、观察和判断疾病转归的重要依据，是做好精神科临床护理工作的基础。

精神症状一般具有以下特点：症状的出现和消失不受患者意志控制；症状的内容和表现形式与客观环境明显不符；症状给患者带来不同程度的痛苦体验或社会功能受损。判断一个人的精神活动正常与否，可从以下两方面进行分析：①纵向比较，将其现在的精神活动表现与其过去一贯的表现进行比较，看是否有明显改变；②横向比较，将其精神活动与相似文化背景下的大多数人进行比较，看是否存在较大差异。需要注意的是，无论纵向还是横向比较均要对患者的心理状态和当时所处的环境进行考虑和具体分析。判断精神活动正常与否，必须整体综合考虑，千万不能分割判断。

第一节　感知觉障碍

感知觉包括感觉（sensation）和知觉（perception），都是大脑对客观事物的反映。两者的区别是：感觉是大脑通过感觉器官对客观事物的个别属性的反映，如颜色、形状、气味、冷热等。知觉是在这些感觉的基础上综合而成的，是大脑将事物的各种属性联系整合在一起，形成了对事物的整体印象。比如看到一个水果，它的颜色、形状、味道、大小等个别属性都是一种感觉，从综合而成的整体印象得出这是一根香蕉，这就是知觉了。

一、感觉障碍

感觉障碍（disorders of sensation）在临床上并不多见，现将主要几种列举如下：

（一）感觉过敏

感觉过敏（hyperesthesia）指机体对外界一般强度的刺激感受性增高。如感到阳光特别耀眼，普通的关门声特别震耳，轻微碰触皮肤就感到疼痛难忍。多见于神经症、癔症、感染后的虚弱状态等。

（二）感觉减退

感觉减退（hypoesthesia）与感觉过敏症状相反，指机体对外界刺激的感受性降低。患者对强烈刺激感觉轻微，如剧烈的疼痛，难以忍受的味道等。严重时对外界刺激完全不能感知，称为感觉消失（anesthesia）。多见于抑郁状态、木僵状态、意识障碍、癔症。感觉消失多见于癔症。

（三）感觉倒错

感觉倒错（paraesthesia）对外界刺激产生与正常人相反的或不同性质的异常感觉。如对凉的刺激产生了烫的感觉，用棉签轻擦皮肤时，感到刺痛。多见于癔症。

（四）内感性不适

内感性不适（senestopathia）又称为体感异常，是指躯体内部产生的各种不适或不能忍受的异样感觉，常难以表达，如虫爬感、牵拉感、撕扯感、挤压感等。其特点是无法指出明确的不适部位，此点可与内脏性幻觉加以区别。可继发疑病观念，多见于神经症、精神分裂症、抑郁状态、脑外伤所致的精神障碍。

二、知觉障碍

知觉障碍（disturbance of perception）在精神科临床上最为常见，是许多精神疾病的主要症状。常见有错觉、幻觉和感知综合障碍。

（一）错觉

错觉（illusion）是一种歪曲的知觉，即对客观事物整体属性的错误认知。如把挂着衣服的衣架看成是一个人。正常人在光线暗淡、恐惧、紧张等状态下也可产生错觉，但经验证后错觉可以消除，如草木皆兵和杯弓蛇影等。病理性错觉常在意识障碍时出现，带有恐怖性色彩，多见于器质性精神障碍的谵妄状态。

（二）幻觉

幻觉（hallucination）是指缺乏客观刺激作用于感觉器官而产生的感知觉体验，是一种虚幻的知觉。按照幻觉相关的不同感觉器官临床上分为：

1. 幻听（auditory hallucination）　临床上最常见。幻听的内容、种类和性质多种多样，如讲话声、音乐声、无线广播等。根据幻听的结构性质可分为原始性幻听和言语性幻听。原始性幻听是单纯的自然声音，如风声、雨声等，不包括语言，多见于大脑局灶性病变。言语性幻听最多见，具有诊断意义。幻听的内容复杂多样而不易理解，清晰程度也不一致，有的非常清晰，有的模糊难辨。出现的频率也有差异，有的接连发生以至持续不消退，有的偶尔出现。说话的方式也不一样，有的是个别人的声音，还有的是两个或两个以上的声音在争论（议论性幻听），也有对患者的行为进行评论（评论性幻听）。谈话的内容以嘲笑、威胁、辱骂多见，常使患者苦恼、愤怒。有时幻听命令患者做某种事，如殴打别人、自杀、自伤等，患者常常无法违背而遵照执行（命令性幻听）。幻听可见于多种精神障碍，其中评论性幻听，议论性幻听和命令性幻听为诊断精神分裂症的重要症状。

案例

一位20岁患精神分裂症的女患者，近几天听到屋外有她的单位领导谈论她的声音，如说她工作不认真、爱吹牛，应给予批评。患者找不着谈论她的人，而认为领导不愿意露面。虽然周围没有一个人听到这些声音，但患者坚信他们来了，因此常向窗外回答说，“我要到法院告你们，你们坏我名声”。

2. 幻视（visual hallucination） 也是常见的幻觉形式。内容多种多样，从单调的光、色，到人物、景象、场面等，有时具体有时模糊。幻视以具体形象较为多见，形象有时比实物大，有时比实物小，持续时间通常比较短暂。在意识障碍时，幻视多为生动、鲜明、恐怖的形象，常见于躯体疾病伴发精神障碍的谵妄状态。在意识清晰时出现的幻视多见于精神分裂症。

3. 幻嗅（olfactory hallucination） 患者可闻到一些容易引起不愉快情感体验的难闻气味，如鱼腥味、腐烂味和化学品的味道等。幻嗅可单独出现，但往往与其他幻觉和妄想结合在一起，主要见于精神分裂症，如患者闻到空气中飘散的难闻气味，更加强了被害妄想对患者的影响。单一出现难闻的腐尸臭味时，需考虑颞叶损害。

4. 幻味（gustatory hallucination） 患者尝到饭菜中有某种特殊的奇怪味道，因而拒食。常继发于被害妄想，主要见于精神分裂症。

5. 幻触（tactile hallucination） 患者感到皮肤或黏膜上有某种异常的感觉，如针刺感、虫爬感、麻木感等，也可有性接触感。可见于精神分裂症或器质性精神障碍。

6. 内脏性幻觉（visceral hallucination） 也称本体幻觉，患者感到躯体内部某一固定部位或某一脏器的异常体验。可表现为内脏的干枯感、萎缩感、断裂感等，形式复杂，内容荒谬。常与疑病妄想、虚无妄想相伴随出现，多见于精神分裂症及抑郁症。

按幻觉体验的来源，幻觉可分为真性幻觉和假性幻觉。

真性幻觉（genuine hallucination）：患者体验到的幻觉形象鲜明生动，来源于客观事物，存在于外部空间，是通过感觉器官而获得的。患者常叙述这是他亲眼看到的，亲耳听到的，因而常常坚信不疑，并对幻觉做出相应的情感与行为反应。

假性幻觉（pseudohallucination）：幻觉形象不够鲜明生动，往往不完整，产生于患者的主观空间，不是通过感觉器官而获得。比如患者感到有说话的声音，却不是耳朵听到的，好像是在大脑里“听”到的，对此坚信不疑，多见于精神分裂症。

此外，临床上还可见到一些特殊类型的幻觉，下列主要介绍三种：

机能性幻觉（functional hallucination）：又称功能性幻觉，是一种伴随现实刺激而出现的幻觉。即当某感觉器官感受到现实刺激的同时所涉及的器官随即出现的幻觉（如听见脚步声时听到言语性幻听），内容单调固定，其特点是正常的知觉与幻觉并存。多见于精神分裂症或应激相关障碍等。

反射性幻觉（reflex hallucination）：是当某一感觉器官感受到现实刺激时（如听见真实的流水声），出现另一感觉器官的幻觉（闻到硫磺味）。见于精神分裂症和癔症。

思维鸣响（audible thought）：又称思维回响或思维化声。当患者想到什么，就听到（幻听）说话声讲出他所想的内容，即幻听的内容正是患者当时所想之事。例如患者想吃饭，即听见了“吃饭！吃饭！”的声音，患者感觉到“自己的想法变成了声音”。思维鸣响的特征是：当时存在的是幻听，幻听的内容是患者所想又尚未说出的思想，这是一种知觉障碍而不是思维障碍，应与内心被揭露感相区别。

三、感知综合障碍

感知综合障碍（psychosensory disturbance）指对某一客观事物整体上的感知是正确的，但对其个别属性产生了错误的感知，多见于器质性精神障碍、癫痫性精神障碍、精神分裂症。临床上常见的类型包括：

（一）视物变形症

视物变形症（matamorphopsia）患者感到周围的人或事物的形状、大小、颜色和体积等方面发生了改变。如看到某人的眼睛特别大、某幢建筑物特别小。看到某物体比实际增大称作视物显大症（macropsia），视物比实际缩小称为视物显小症（micropsia）。

（二）空间知觉障碍

患者感到与周围事物的距离发生变化，似乎变得更接近了或远离了。不能正确地确定周围事物与自己的距离，或者感到有的事物似乎不在它原来所处的位置上。

（三）周围环境改变的感知综合障碍

患者感到周围的一切似乎都是固定不动的，有的感觉周围一切都在急速剧烈地变化。有的患者觉得周围的事物变得不鲜明、模糊不清，缺乏真实的感觉，称之为非真实感。患者常诉说“感觉周围的东西似乎隔了一层纱似的”。多见于精神分裂症、中毒性或颅脑创伤伴发精神障碍等。

（四）对自身躯体结构方面的感知综合障碍

体形障碍指患者感到自己整个躯体或部分躯体，如四肢的长短、粗细、形态、颜色、重量等发生了变化。如患者觉得自己变得像羽毛一样轻，刮阵风就能吹上天，或感觉手臂变得非常长。还有的患者不断照镜子，看到自己变得非常丑，五官改变了位置，即“窥镜症状”。

第二节　思维障碍

思维（thinking）是人脑对客观事物间接和概括的反映，是认识过程的高级形式，是人类精神活动的重要特征。思维是在感知觉的基础上产生的，并通过语言和文字来表达，包括分析、综合、抽象、比较、概括、判断和推理等过程。思维一般具有以下特征：①目的性：思维是围绕着一定目的，是有意识的进行的；②连贯性：指思维过程前后相连，互相衔接；③逻辑性：是指思维过程是有一定规律，并且合乎逻辑的。思维障碍的表现形式多样，临床上一般分为思维联想障碍、思维逻辑障碍和思维内容障碍。

一、思维联想障碍

思维联想障碍（disturbance of the form of thought）是指在联想过程中思维活动的数量、速度、目的性和连贯性等方面的障碍。

（一）思维奔逸

思维奔逸（flight of thought）是指思维的速度加快和数量增多。患者思维过程异常快速，内容丰富生动但不能稳定地指向一定的目的，思维的片段虽然与周围现实相关，但内容往往肤浅不深刻，给人以信口雌黄的感觉。患者表现为讲话语速增快，滔滔不绝，一个主题未完又接着另一主题。有时甚至出现由于联想过快而超过语言表达的速度以致语言断续不成句，但在句与句或段落之间可出现随意的关系或音韵、词义等相连，出现音联（押韵的词间联想，如“我是西安人，人人都要学雷锋，打雷下雨我不怕……”）和意联（我姓方，天涯何处无芳草）。常见于躁狂症。

（二）思维迟缓

思维迟缓（inhibition of thought）是指思维活动的数量减少，速度减慢，患者表现为思考问题感到困难，言语缓慢，语量减少，语调低沉。多见于抑郁症。

（三）思维贫乏

思维贫乏（poverty of thought）主要是思维内容空虚，词汇贫乏。患者表现为语言缺乏主动，多为被动地简单回答问题，类似电报式语言，缺少形容词，常有脑子空空，没什么可说的体验。患者对此往往漠然以对，常伴随有情感淡漠、意志缺乏症状。多见于慢性精神分裂症或智力缺损。

（四）思维散漫

思维散漫（looseness of thought）又称思维松弛，是思维目的性和连贯性的障碍。其思维过程缺乏贯穿始终的目的性，没有明确的主题。患者思维活动表现为联想松弛、内容散漫，对问题的讲述不中肯、不切题，缺乏一定的逻辑关系，以至整个谈话没有中心内容，使人感觉交谈困难，难以理解。常见于精神分裂症，严重时可发展为思维破裂。

（五）思维破裂

思维破裂（splitting of thought）患者在意识清晰的情况下，思维联想过程缺乏内在意义上的连贯性和逻辑性，患者谈话虽单个语句在结构和文法上正确，但句子之间、主题之间缺乏内在联系，使人无法理解。严重时表现为语言支离破碎，字词杂乱堆砌，称语词杂拌。

（六）思维不连贯

思维不连贯（incoherence of thought）是在严重的意识障碍情况下产生的，患者的言语更为杂乱，不成句子，毫无主题可言，可与思维破裂相鉴别。多见于感染中毒、颅脑损伤引起的意识障碍、癫痫性精神障碍。

（七）病理性赘述

病理性赘述（circumstantiality）是指思维过程不失去基本的线索和目的，但其联想过程夹杂了大量迂回曲折、琐碎的枝节，作不必要的、过分详细的叙述。多见于癫痫性精神障碍、脑器质性精神障碍的患者。

（八）持续语言

持续语言（perseveration）是指患者在某一概念上停滞不前，单调地重复某一概念，或对不同的问题总是用第一次回答的话来回答。例如医生问：“您贵姓？”患者答：“姓李。”问：“您几岁？”答：“姓李……。”多见于脑器质性精神障碍。

（九）重复语言与刻板语言

重复语言（palilalia）与刻板语言（stereotyped speech）是指联想在原地停滞，做机械持续性重复。如果重复的是每一话的最后几个字，称为重复语言。如患者说："我要回屋睡觉、睡觉、睡觉"。如果机械而刻板的重复同一语句，则称为刻板语言。如患者反复说："我要回屋睡觉，我要回屋睡觉。"多见于脑器质性精神障碍。

（十）思维中断

思维中断（thought blocking）是指患者在无意识障碍和外界事物干扰的情况下，思维联想过程突然出现停顿或中断，通常表现为语言突然中断，片刻后谈话恢复，但往往已不是原来的主题，不受患者意志支配。多见于精神分裂症。

（十一）思维云集

思维云集（pressure of thought）又称强制性思维（forced thinking），指不受主观意志的控制，脑中大量涌现杂乱无章的想法，突然出现又突然消失，但内容仍是自己的思想，患者欲罢不能。多见于精神分裂症，颅脑损伤伴精神障碍。

（十二）思维插入

思维插入（thought insertion）患者在思考过程中感到脑子里突然插入了别人的思想（有别于强制性思维），思想是通过某种方法强加于己的。多见于精神分裂症。

（十三）思维扩散和思维被广播

思维扩散（diffusion of thought）和思维被广播（thought broadcasting）患者体验到自己的思想一出现就被所有人都知道，感到自己的思想被别人共享，毫无秘密保留，称为思维扩散。如果患者认为自己的思想是通过广播或电台而扩散出去的，称为思维被广播。常见于精神分裂症。

二、思维逻辑障碍

（一）病理性象征性思维（pathological symbolic thinking）

患者用一些无关的具体概念、词语、动作来表示另一个抽象概念，不经患者本人解释，他人无法理解。如某患者经常将衣服反穿，认为这样才能体现自己表里如一。这里患者混淆了"反穿衣服"的具体概念与"表里如一"的抽象概念。常见于精神分裂症。

（二）语词新作（neologism）

语词新作是指患者用自创的符号、图形、文字和语言来表达一种新的意义或把现有的符号、图形、文字赋予特殊的概念。如用"%"代表离婚等。多见于精神分裂症。

（三）逻辑倒错性思维（paralogism thinking）

主要表现为思维的逻辑性错误，推理过程缺乏根据，推理结果因果倒置，违反常理令人无法理解，多见于精神分裂症，变态人格等。

三、思维内容障碍

（一）妄想（delusion）

妄想是思维内容障碍中最常见、最重要的精神症状。妄想是指在病态的分析、推理和判断的基础上产生的歪曲的病理性信念。其特征是：①妄想的内容与客观现实不符，不能通过摆事实、讲道理来说服，即不接受事实与纠正，有别于正常人的错误认知，后者往往可以接受实践检验而纠正。②妄想的内容均涉及个人，即自我关联性。③妄想具有个人特性，其内容是个人所独有的，与文化或亚文化群体的某些共同的信念（如迷信观念、宗教观念、偏见等）

不同。④妄想的内容可因文化背景和个人经历不同而有差异，但不符合其受教育的水平。

按妄想的起源分类，妄想可分为原发性妄想（primary delusion）和继发性妄想（secondary delusion）。原发性妄想突然产生，很快达到确信程度，找不到任何心理活动或精神刺激的基础。临床上常见的有妄想知觉和妄想心境两种形式。妄想知觉（delusional perception）是指在正常知觉体验的同时，产生与此毫无关系的妄想。如某患者在看到其母亲在刮鱼鳞，忽然认为其母亲不是自己的亲生母亲。妄想心境（delusional mood）是指患者突然感到自己熟悉的环境变得使自己困惑不解，但对自己有特别的含义，却又不能清楚地描述。这种体验常伴随妄想形成。以上两种形式多见于急性起病的精神分裂症，也见于一些器质性精神障碍，如癫痫。继发性妄想是指继发于心理过程障碍如感知觉障碍、情感因素所产生的妄想，心理因素消失，妄想观念随之消失。如抑郁症患者的自罪妄想、躁狂症的夸大妄想。

按妄想的结构分类，妄想可分为系统性妄想（systematic delusion）和非系统性妄想（unsystematic delusion）。系统性妄想内容结构紧密，逻辑性强，其形成和系统化，常经过不断补充和充实，形成后长期坚持难以动摇，多见于偏执性精神障碍。非系统性妄想一般结构前后矛盾、杂乱无章、内容较为荒谬。

临床上按妄想的内容进行分类，常见如下：

1. 被害妄想（delusion of persecution） 是最常见的妄想之一。患者坚信自己遭到他人或群体的迫害，如被监视、下毒、跟踪、陷害等。此类妄想常与幻觉和其他妄想同时存在，相互影响，可有拒食、自伤自杀、攻击等行为。常见于精神分裂症和偏执性精神障碍。

案例

一位30岁患精神分裂症的男患者，从10年前因工作出现了一些小纰漏，开始觉得有人针对他，故意刁难他，因而无法上班，坚决要求辞职。近10年来一直待岗在家不愿工作，靠打游戏、上网看电视度日，不愿与外人联系，声称外面不安全，有人要害他。

2. 关系妄想（delusion of reference） 也称牵连观念，患者把周围环境中一些与他无关的事同自己联系起来，认为都与本人有关。如认为周围人的谈话、说笑、吐痰咳嗽、关门，甚至一举一动都是针对他的，甚至认为广播和电视里都是在影射、暗示他。

3. 影响妄想（delusion of physical influence） 又称物理影响妄想、被控制感，患者感到有人使用仪器控制、干扰、操纵了自己的认知、情感和意志行为等，从而失去了自主能力。

4. 嫉妒妄想（delusion of jealousy） 患者在没有任何事实根据的情况下，坚信自己的配偶不忠实有外遇。其特征是患者经常监视、跟踪配偶，不断纠缠吵闹，甚至有伤害配偶行为。

知识拓展

病理嫉妒综合征

病理嫉妒综合征又名奥赛罗综合征（Othello syndrome），指以怀疑配偶不忠的嫉妒妄想为核心的综合征。多见于男性，患者以许多似是而非的证据来证明配偶另有新欢，但往往说不出具体对象，为此经常反复侦查、盘问、跟踪，甚至拷打。症状可以持续数年，不断加强的妄想可以产生攻击性行为，甚至杀死配偶，就如同莎士比亚描述的奥赛罗一样。患者具有过于敏感、自卑、焦虑和不安全感，易激惹、沮丧、紧张。但患者其他方面的精神活动基本正常。常见于偏执状态，也见于精神分裂症、慢性酒精中毒、器质性精神病。

5. 夸大妄想（grandiose delusion） 常发生在情绪高涨的背景下，患者对自我能力给予过高的评价。夸大的内容包括坚信自己有非凡的能力、地位和财富等。常见于躁狂症、精神分裂症和器质性精神障碍。

6. 非血统妄想（delusion of non-consanguinity） 患者坚决否认与亲生父母之间的血缘关系，不是亲生的，并且有对立、敌视的行为。患者坚定地认为与某一名人有着血缘关系，认为本人是名门之后。

7. 钟情妄想（delusion of love） 患者坚信自己得到某位异性的钟情，故而反复追求表达爱意，即便遭到拒绝或亲眼见到对方有配偶后仍毫不在意，纠缠不休，认为是对方对自己的考验。常见于精神分裂症。

8. 罪恶妄想（delusion of guilt） 也称自罪妄想，此类妄想的特征是毫无根据地认为自己犯了严重的罪行或错误，坚信自己罪孽深重，死有余辜，要求改造赎罪，容易出现拒食、自伤自杀等行为。常见于抑郁症和精神分裂症。

9. 被洞悉感（experience of being revealed） 又称内心被揭露感，对诊断精神分裂症有一定的意义。其特征是患者认为自己所想之事都被获悉，已经人尽皆知，但通过什么方式被知道的则不能描述清楚。

10. 疑病妄想（hypochondriacal delusion） 患者毫无根据地坚信自己患了某种严重的疾病和不治之症，即使四处求医，经过一系列详细的检查和多次反复的医学验证，也不能改变患者的病态信念。严重时患者认为自己的内脏都腐烂了，脑子变空了，称为虚无妄想（delusion of negation）。多见于精神分裂症和老年期精神障碍。

知识拓展

与妄想相似的心理活动

①偏见：正常人的成见和偏见是由于人们的思想方法不正确或认识水平的限制造成的。②迷信观念：迷信观念是与当时当地的社会文化背景相联系的。③幻想：幻想时的内容虽然离奇，但人们能够与现实区分，并不坚信不疑。④超价观念：是一种带有强烈情感色彩的先入之见，并在较长时间内占优势地位，使当事人以此来解释一切现象。不过，当情绪稳定时或客观环境改变时，超价观念即可消失。

（二）强迫观念（obsessive idea）

强迫观念又称强迫性思维，是指同一意念反复地出现于患者的思想中，患者自知没有必要或荒谬，想要极力摆脱，但最终不能自主控制，并伴有主观的被迫感觉和痛苦感。患者既可表现为某一想法反复出现，也可表现为反复的回忆或思索毫无意义的问题等。如某患者反复思考“为什么老虎要叫老虎，而不叫别的名称？”多见于强迫症，也可见于精神分裂症。

知识拓展

强迫性思维

强迫性思维包括以下几类：①强迫想法：患者重复、持续出现一些想法，如害怕接触细菌、病毒，怕染上某种疾病或把疾病传给别人，或反复出现某些淫秽或亵渎神灵的想法。②强迫性穷思竭虑：明知不必要，患者却不停思考，如为什么月亮会发光？先有鸡还是先有蛋？③强迫怀疑：患者对已做的事不停地怀疑或担忧，如门是否已关，电闸是否已切断。④强迫意向：患者反复出现某种冲动的欲望，虽然从不表现为具体行动，但使患者感到紧张害怕。如攻击别人，采取危险行为或违法行为。⑤强迫回忆：患者对往事、经历反复回忆，明知没有实际意义，但无法摆脱，不断回忆。如不断回忆电视中的情景，一遍一遍。⑥强迫性对立思维：患者无法摆脱与自己认识的相对立想法的纠缠，而感到非常痛苦。比如听见“和平”“友好”，马上出现“战争”“敌人”等相反的词语。

（三）超价观念（overvalued idea）

超价观念是指患者对某些事作出超乎寻常的评价，带有某种强烈的情绪，在意识中占主导地位的观念，并且影响行为。常见于病态人格。

第三节　注意障碍

注意（attention）是指个体的精神活动集中地指向某事物的过程。注意的指向性表现出人的心理活动具有选择性和保持性的特点。注意的集中性使注意对象被清晰和明白感知。

注意一般可分为两类，即主动注意和被动注意。主动注意也称随意注意，是对既定目标自觉的、指向性的注意，需要主观努力才能完成，与个人的思想、心境、兴趣和过往体验等有关。例如课堂上的注意听讲。被动注意又称不随意注意，是没有预定目标，不需要主观努力，由外界刺激自然引起的注意。如听见背后突然的响动，人们会转头看。我们通常所说的注意是指主动注意。

临床上常见的注意障碍表现形式有：

1. 注意增强（hyperprosexia）　即某些精神障碍状态下，患者特别易于注意某些事物。患者常过分注意某些外在的事物或内在的生理活动情况，其他事件都不易转移他们的注意力。

2. 注意减弱（hypopreosexia）　即主动和被动注意的兴奋性减弱，患者的注意力很难在较长时间内集中于某一事物，稳定性下降。

3. 注意狭窄（narrowing of attention）　是指注意的范围显著缩小，主动注意减弱。当注意集中于某一事物时，其他一些易于引起注意的事物不能引起注意。可见于多种精神障碍。

4. 注意涣散（aprosexia）　是指主动注意显著减退，注意的稳定性降低不能保持，即注意力不集中。多见于神经症、精神分裂症和儿童多动与注意缺陷障碍。

5. 注意转移（transference of attention）　是指由于被动注意的显著增强，主动注意不能持久，随着外界环境的吸引而不断转换（随境转移）。因患者对事物的注意短暂不持久，往往伴随有不停地变换谈话主题。多见于躁狂症和儿童多动与注意缺陷障碍。

第四节　记忆障碍

记忆（memory）是过往事物和经验在大脑中的重现。过往事物和经验包括感知过的映像、体验过的情绪、思考过的问题和学习过的动作等。记忆的整个过程包括识记、保持、认知（再认）、回忆（再现）四个部分。识记是感知的事物和经验在脑子里留下痕迹的过程。保持是使识记过的痕迹免于消失的过程。认知是现实刺激与以往痕迹相联系的过程。回忆则是对某些保存的痕迹再现的过程。记忆根据生理机制可分为瞬时记忆、短时记忆和长时记忆。一般认为，意识障碍造成的遗忘多与损害了瞬间记忆有关，痴呆的记忆障碍首先损害的是短时记忆。

常见的记忆障碍如下：

1. 记忆增强（hypermnesia）　是指一种病理性的记忆增强，常表现为对某事件发生有关的情节或非常细致的情景都能回忆，且这些生活事件常为病前不能回忆或不重要的事情。这种记忆增强实际并不是记忆能力的增强，而是过分增强了对某事物的感知过程。常见于偏执性精神障碍、躁狂症和抑郁症。

2. 记忆减退（hypomnesia）　主要表现为识记、保持和认知、回忆全面减退，对过去感知过的事物不能保持和再认。记忆障碍最常见的形式是近记忆减退，由于老年及脑器质性病变，表现为由近到远的记忆减退，即从新近事件的记忆减退缓慢地逆行发展，越是早年的记忆则保留越久。

3. 遗忘（amnesia）　是指对以往感知过的事物部分或完全不能回忆，它不是记忆的减弱，是记忆的丧失。遗忘症是指某阶段时间内生活经历的记忆基本丧失，只残留一些记忆的“岛”或片段。发生遗忘症最常见的原因是意识障碍，其次是痴呆与其他的脑器质性疾病。

根据遗忘所涉及的时间阶段，一般可分为顺行性遗忘、逆行性遗忘、心因性遗忘和进行性遗忘等不同的表现。

（1）顺行性遗忘（anterograde amnesia）：是指疾病发生后一段时间内经历的遗忘。比如脑震荡、脑挫伤的患者对受伤后一段时间所经历的事情，即对疾病发生后任何外界事物的映像都不能保留记忆痕迹，但对疾病发生前的事则保持着较好的记忆。

（2）逆行性遗忘（retrograde amnesia）：是指回忆不起疾病发生之前某一阶段的事件。

比如患者回忆不起受伤之前在什么地方，正在干什么。遗忘阶段的长短与脑损伤的严重程度及意识障碍持续的时间有关。常见于急性脑外伤和短暂昏迷的患者。

（3）心因性遗忘（psychogenic amnesia）：是指对生活中某一特定阶段的经历不能回忆，表现为对某一段时间生活经历的完全遗忘，这段经历往往与某件痛苦的创伤性情感体验和处境密切相关，而与此无关的记忆则保持相对完好，也无近记忆力减退。又称界限性遗忘，多见于癔症和应激障碍。

（4）进行性遗忘（progressive amnesia）：主要是再认和回忆过程障碍不断发展，日渐严重。多见于老年性痴呆，患者除有遗忘外，同时伴有日益加重的痴呆和淡漠。

（5）错构症（paramnesia）：是一种记忆的错误。主要表现为将过去实际经历过的事物，认为所指时间内未发生过，张冠李戴说成在他所指时间发生，或是在其发生的地点和情节等方面出现错误，并且相信是事实。可见于精神发育迟滞、酒精中毒性精神病、脑器质性精神障碍。

（6）虚构症（confabulation）：也是一种记忆的错误。主要表现为患者在回忆中将事实上过去从未发生过的事情说成是亲身经历。是在严重记忆损害的基础之上用想象的、未曾经历的事件弥补记忆的空缺。患者往往是在被要求回忆往事时，以虚构的事实来填补记忆的空白，以致每次重述时都不尽相同。当虚构与近事遗忘、定向障碍同时出现，临床上被称为柯萨可夫综合征（Korsakoff's syndrome），多见于慢性酒精中毒，也可见于脑外伤、一氧化碳中毒等脑器质性疾病。

（7）似曾相识症（deja vu）：是对新的事物有一种似曾体验过的熟悉感觉，是错误的识记，即把对当前事物的映像，与以往类似的事物表象相混淆。

（8）旧事如新症（jamais vu）：指对于熟悉的周围事物感到陌生，有一种疏离感，即对当前感知的事物的映像，无法与以往相同事物的表象接通。

第五节　智能障碍

智能（intelligence）也称智力，主要指获得或运用以往的知识和经验，来解决问题和形成新的概念的能力。临床上常通过一些有目的的简单提问和操作，了解患者的常识、理解能力、分析判断能力、记忆能力和计算能力等，从而对患者的智能是否损害和损害的程度作出判断，也可通过测智商（intelligence quotient，IQ）来判断智能。智力受先天因素与后天环境的影响，因此智能障碍可分为先天性的精神发育迟滞与后天性的获得性痴呆两种类型。

1. 精神发育迟滞（mental retardation）　是指先天性或在围产期和生长发育成熟以前（18岁以前），由于受各种致病因素如遗传、感染、中毒、缺氧等影响，导致大脑发育不良或受阻，使智能发育停滞在一定阶段。随着年龄的增长，智能可能有所改善，但仍然低于正常的同龄人。正常人群的智商呈正态曲线分布，大多数人的智商在90~110之间，智商高于130属于高智商，智商低于70属于低智商。根据智能发育情况，一般智商在70~86分为边缘智力，50~69分为轻度精神发育迟滞，35~49分为中度精神发育迟滞，20~34分为重度精神发育迟滞，20分以下为极重度精神发育迟滞。

知识拓展

何为 EQ？

EQ 是英文 emotional intelligence quotient（情绪智力商数）的缩写，它是 20 世纪 90 年代初问世的一个新的心理学概念，是评价人的情绪智力发展水平高低的一项指标。

EQ 概念的创始人是美国耶鲁大学心理学教授彼得·沙洛维和新罕布什尔大学心理学家约翰·迈耶。这两位学者当初提的是“情绪智力”而不是“情绪智商”，中文的“情绪智力”“情绪智商”、“情商”与 EQ 是同一个概念。

一般认为，EQ 包括四个方面的内容：情绪的知觉、评估和表达能力；思维过程中的情绪促进能力；理解与分析情绪并获得情绪知识的能力；对情绪进行成熟调节的能力。EQ 理论首次明确地把情绪与智慧联系起来，认为对于个体的发展来说，情绪与智慧缺一不可。这两种不同认知方式交互作用，构成了一个人完整的心理功能。

2. 痴呆（dementia） 是指由于疾病导致大脑的损害而致智能部分或全部减退的现象，患者后天获得的部分或者全部知识丧失。痴呆往往没有意识障碍，主要表现为智能如记忆、理解、计算、学习、判断、定向等能力的显著下降，同时常伴有行为异常等其他精神障碍，导致学习、工作和生活自理困难。根据智能损害的严重程度，可以分为轻、中、重度痴呆。常见于老年性痴呆、脑动脉硬化性精神病、脑炎后遗症等。

痴呆是在脑器质性病变的基础上发生的智能不可逆的进行性损害，常不易恢复。临床上还可见到一些类似痴呆的表现，无大脑病变基础，是一种功能性的、可逆的、短时期的类痴呆状态，常发生于强烈的精神创伤之后，称为假性痴呆（pseudodementia）。其中最常见的有：①童样痴呆（puerilism）：以行为幼稚、模拟幼童的言行为特点。可表现为见人都叫叔叔、阿姨，吸吮手指，进食、排泄要人照料等，多见于癔症；②心因性假性痴呆（Ganser 综合征）：主要表现为对简单问题给以近似而错误的回答，生活一般可以自理。多见于癔症或有强烈刺激或创伤后的精神障碍。

第六节　定向力障碍

定向力（orientation）指一个人对周围环境包括时间、地点及人物，和对自己本身状态的认识能力。对时间、地点、环境或自身状况的认识能力丧失或认识错误称为定向障碍。

1. 对周围环境的认识　包括时间、地点、人物三方面。

（1）时间：了解当时的时间，上午或下午、白天或夜晚、日期、星期、月份、季节、年份等。

（2）地点：了解当时所处的地点，如医院、学校、单位等。

（3）人物：了解其周围环境中其他人物的身份以及与患者的关系等。

2. 对自身状况的认识　包括患者本人的姓名、年龄、职业等。

要确定定向力有无障碍，主要通过当面询问上述方面的情况，了解和观察患者的反应和行为来加以判断。

定向力障碍常常是意识障碍的标志，故而在脑器质性精神病中较多见。但也有一部分可能与意识障碍无关，如精神分裂症、昏迷后意识恢复清醒的人等都可有短暂的定向力丧失。精神分裂症患者常可有人物和地点的定向障碍，这多与患者的妄想有关。双重定向是精神分裂症的特征性表现之一，这时患者认为他同时处于两个不同地点。例如患者声称他是在医院，同时又说他是在监狱内。这两种不同的判断，其中之一是正确的，另一个则是带有妄想性质的错误判断。

第七节　自知力障碍

自知力（insight）也称洞察力或内省力，是指患者对自身精神异常状态的认识能力。精神障碍患者大多数有程度不等的自知力缺乏，在不同的病程，自知力完整程度也随之变化。在精神疾病发病初期，患者的自知力尚存，还能觉察到自己精神状态的异常。随着病情逐渐发展，患者自知力逐渐丧失，常常否认症状，并且拒绝治疗。当疾病好转时，自知力亦随之有所恢复。在多数情况下，精神症状完全消失后，自知力也逐渐恢复。但也有少数患者，精神症状虽完全消失，但长时间内自知力不能完全恢复，仍不承认自己有病。自知力完整的患者能认识自己患了病，知道自己有哪些病态表现，能主动就医，并积极配合治疗。

知识拓展

判断自知力的四条标准

①患者是否意识到别人认为他/她有异常的现象。②患者是否意识到这些异常现象是异常的。③患者是否意识到这些异常现象是自己的精神疾病所致。④患者是否意识到这些异常现象需要治疗。

自知力丧失在临床上可作为判断精神疾病的指标之一。自知力的恢复程度及其变化常常作为判断精神疾病恶化、好转或痊愈的一个标准，自知力完整是精神病病情痊愈的重要指标之一。但要注意一些自知力缺乏的患者，为了达到出院的目的，口头上承认有“病”，并对某些症状进行“假批判”，口是心非，以图欺骗医务人员达到出院的目的。

第八节　情　感　障　碍

当人们在感知事物时，不论是对来自躯体内部的感觉，还是对外部世界的感知，必然会伴随着相应的态度和外部表现，如面部表情、身体表情和声音表情等。这种喜、怒、哀、乐、爱、憎等体验和表情，总称为情感活动。情感活动是人类对客观世界的主观感受。

心境是指保持较为长久但强度不大的情绪状态。激情是指突然产生的猛烈、爆发的情感。情感作为心理规程具有一定的特征：①情感的倾向性：指人的情感由什么引起的。②情感的稳定性：指情感活动的稳定程度。③情感的深刻性：指情感活动在人的思想中和行动中的普遍性和深入程度。④情感的效能性：指情感有鼓舞人们行动的作用。

知识拓展

情绪与情感有何不同?

情绪：是指人们对环境中的某种客观事物和对象所持态度的身心体验，是最基本的感情现象，也是一种对人生成功具有显著影响的非智力因素。它有正面情绪和负面情绪之分。正面情绪即积极肯定的情绪，如爱与温情、感恩、好奇心、热情、信心、快乐、活力、奉献等。负面情绪即消极否定的情绪，如恨、嫉妒、愤怒、抑郁、紧张、自卑、内疚等。

情感：与情绪这一最基本的感情现象相比，情感是一种较高级的感情现象，着重体现在情感具有比较稳定、持久、内隐、含蓄的特点。它与人的基本社会性需要相联系，是个体在后天环境中形成和发展起来的，较少受教育影响，带有一定先天性成分的需要。依恋、交往以及与之相关的爱、恨、依赖感、孤独感等都属于情感范畴，情绪于情感而言较短暂。

临床上常见的情感障碍分类如下：

1. 情感高涨（elation） 患者的情感活动增强，在连续的一段时间中（一般指一周以上甚至更长的时间），个体的情绪持续保持过分的喜悦和愉快状态。常表现为不分场合的兴高采烈、滔滔不绝、语音高亢、眉飞色舞、自我感觉良好、易激惹等。这种喜悦与周围环境和患者内心体验协调一致，具有可理解性和感染力，与精神分裂症的兴奋状态可鉴别。情感高涨往往同时伴有联想奔逸、动作增多，一起构成心境障碍的躁狂状态。

案例

一位26岁患躁狂症的男患者，这段时间内整天忙个不停，想法多又不断改变，做事虎头蛇尾，有始无终。患者到了病室，神态轻松愉快，面带笑容，与病友一一握手打招呼。一会儿开始唱歌，一会儿讲故事，不停说话，精神很好，整夜不睡，周而复始，不知疲倦。

2. 欣快（euphoria） 这类症状表面上与情感高涨非常类似，患者也经常表现得乐呵呵的，似乎十分满足、幸福，但这种快乐情绪与周围环境不协调，缺乏内心体验，面部表情给人以呆傻、愚蠢的感觉。内容也比较单调刻板，难以引起周围人的共鸣，因而与情感高涨有着本质的不同。多发生于器质性精神障碍、老年性痴呆等患者。

3. 情感低落（depression） 是指在连续的一段时间中（一般指数周甚至更长的时间），个体的情绪持续保持过分的低沉、忧郁和沮丧。常表现为与所处境遇不相称的情绪不振，终日愁眉苦脸、言语行动减少、反应迟钝、悲观绝望等。常伴有明显的失落感，兴趣、欲望（食欲、性欲、生存欲等）、自信心等均有不同程度的下降或丧失，甚至可以出现对一切悲观失望，对任何事物毫无兴趣，自罪自责，严重者出现自杀念头或行为。多见于抑郁状态。

4. 焦虑（anxiety） 是指在缺乏相应的客观因素的刺激下，出现无目的、无对象的担心害怕，且对这种担心害怕感到坐立不安，无法应对。焦虑是人体一种正常的情感反应，适当的焦虑有利于提高机体的警觉水平，应对应激事件。但过于持久而严重的焦虑，则发展成病理性焦虑。患者常表现为惶惶不可终日，如大难临头，似热锅上的蚂蚁，找不到出路，不知如何办才好。焦虑常伴有自主神经系统变化与运动性不安（如心悸、多汗、手足发冷、手抖、尿频、坐立不安，无目的的动作增加等）。常见于焦虑性神经症和抑郁症，也可见于其他多种精神障碍。急性的焦虑发作称惊恐发作（panic attack），患者常体验到濒死感、失控感，伴有呼吸困难、心跳加快等自主神经功能紊乱症状，一般发作持续数分钟至半小时左右。

5. 恐惧（phobia） 是指人们面临不利或危险处境时出现的一种情感反应，常伴有回避的行为。表现为紧张、害怕，伴有明显的自主神经功能紊乱症状，如心悸、出汗、四肢发抖，甚至出现大小便失禁等。恐惧也是人体一种正常的情感反应，但转化成为异常的精神活动时，恐惧具有以下特点：①对一种特定的场景或平时无关紧要的物体、活动感到持续的、较长时间的恐惧。如动物恐惧的患者，见到蛇出现明显的恐惧，甚至见到一根绳子时也表现出明显的恐惧情绪；②恐惧对象是存在于个体之外的，常是对特定事物的恐惧；③患者自觉痛苦，并出现对恐惧情景的回避，以至影响社会功能。

6. 易激惹（irritability） 表现为极易因小事而引发强烈的情绪反应。引发的剧烈情绪反应主要为易怒，持续时间较短暂。常见于癔症、躁狂状态、神经衰弱、器质性精神障碍。

7. 强制性哭笑（forced crying and laughing） 是一种情绪表达的障碍。表现为无明显原因、与客观环境不相适应的自发的、刻板的、强制性的哭或笑。特点是此时患者心中并无相应的内心体验。多见于器质性精神障碍。

8. 病理性激情（pathological affect） 是一类程度非常强烈、为时短暂、突然出现的情感障碍。通常表现为特殊的紧张、兴奋和不满情绪，然后爆发为十分猛烈的情感冲动，对此患者不能自控，且不能意识到自己行为的后果，可出现严重的冲动伤人行为。发作时往往伴有意识模糊，发作后有遗忘。多见于癫痫、颅脑损伤性精神障碍、中毒性精神障碍等，也可见于精神分裂症。

9. 情感淡漠（apathy） 是指对外界任何刺激缺乏相应的情感反应。患者对周围发生的事情漠不关心，毫无兴趣，面部表情冷漠呆板，内心体验贫乏，对生离死别、久别重逢等事件也无动于衷。情绪淡漠最常见于精神分裂症衰退期、严重的器质性痴呆的患者。

10. 情感倒错（parathymia） 指情感反应与思维内容不协调。如听到一件悲痛的事件或在描述自己的不幸遭遇时，表现为面带笑容，高兴愉快。常见于精神分裂症。

11. 矛盾情感（ambivalence） 同一患者对同一事物同时产生两种相反的、互相矛盾的情感体验，也称为对立情感。是精神分裂症患者的特征性症状，意味着情感活动本身的不协调和不配合。如：又爱又恨，既喜欢又讨厌。患者对此矛盾情感不加分析和批判，也不会因此感到焦虑和痛苦。

第九节　意 志 障 碍

意志（will）是人们自觉地确定目标，并支配其行动去实现目标的心理过程。意志与认识活动、情感活动和行为紧密相连而又相互影响。意志是认识过程进一步发展的结果，而情感活动则可能成为意志行动的动力或阻力。乐观奋发的情感对意志活动起到推动作用，悲观失望则使意志消沉。

常见的意志障碍有：

1. 意志增强（hyperbulia）　病理性的意志活动增多，是由于认知活动的偏差或受病态情感的影响，导致确定目标和实现目标的动力明显增强。表现为整天忙碌而一事无成，或一意孤行、坚持不懈。如存在发明妄想的患者夜以继日地从事他的发明，有嫉妒妄想的患者坚信配偶在外与人有不正当关系，故长期对配偶进行跟踪和监视。

2. 意志减退（hypobulia）　意志活动明显减少，是由于认知活动的偏差或受病态情感的影响，导致确定目标和实现目标的动力明显减弱。表现为缺乏积极性及主动性，对周围的一切事物兴趣减低，工作学习难以为继，做事不能长期坚持，但与周围环境的关系并不脱离，患者能意识到此症状。此类患者不缺乏意志要求，而是由于情绪低沉，总感到没什么意义而不想做。常见于抑郁状态。

3. 意志缺乏（abulia）　这类症状也表现为意志活动减少，但与意志减退有本质的不同。意志缺乏的患者由于病理因素的影响，导致确定目标和实现目标的动力丧失。表现为对任何事物缺乏积极性、主动性，行为被动，严重时本能的要求也没有，行为孤僻、退缩，常伴有情感淡漠和思维贫乏。患者对生活毫无所求，对前途无打算，对工作、学习无责任心，对外界环境失去兴趣，日常生活极端懒散且缺乏自觉，而且完全不能意识到此种行为的不正常，因此也毫不在意。多见于精神分裂症衰退期。

4. 意向倒错（parabulia）　主要指患者的意向要求与一般常情相违背，以致患者的某些活动使人感到难以理解。例如：患者伤害自己的身体，吃常人不能吃、不敢吃或厌恶的东西，如肥皂、昆虫、草木、大便等。患者的这种行为有时在幻觉和妄想支配下产生，患者对此常做出一些荒谬的解释。多见于精神分裂症青春型和偏执型。

5. 矛盾意向（ambivalence）　患者对同一事物同时产生对立的、相互矛盾的意志活动，患者对此也毫无察觉，不能意识到他们之间的矛盾性，因而从不主动纠正。是精神分裂症患者意志障碍的表现之一。

第十节　动作与行为障碍

简单的随意和不随意运动称为动作。有动机、有目的而进行的复杂随意运动称为行为。行为最典型的特征就是有动机和有目的，是根据主观意志来改变客观现实的。动作行为障碍又称为精神运动性障碍，是受精神障碍的影响表现出的病理性行为。

临床上常见的动作与行为障碍有：

（一）精神运动性兴奋（psychomotor excitement）

主要表现为动作和行为的明显增多。依据动作、行为与精神活动和环境的协调性又可分为协调性精神运动性兴奋和不协调性精神运动性兴奋两类。

1. 协调性精神运动性兴奋　是指动作和行为的增加与思维、情感等精神活动协调一致，并和环境密切联系。患者的行为具有一定的目的性，能被周围的人理解，多见于躁狂症。躁狂性兴奋（manic excitement）的临床特征为：兴奋遍及精神活动各方面，但患者的知、情、意本身和三者之间，以及与周围环境互相协调配合，因此患者的言语和行动都比较易于理解，且容易引起他人的共鸣。这类兴奋状态包括有情感高涨、思维奔逸、意志增强的三主症。

2. 不协调性精神运动性兴奋　主要是指患者的言语动作增多与思维和情感等精神活动不相协调，与外界环境也不相称，患者表现为动作行为无明显动机和目的，以致杂乱无章、不可理解，具有愚蠢、做作、幼稚、冲动、荒谬的特点。常见于青春型精神分裂症和谵妄状态，脑器质性精神障碍的兴奋常与意识障碍和智能障碍共存。

（二）精神运动性抑制（psychomotor inhibition）

与精神运动性兴奋相反，主要表现为动作和行为的明显减少。患者言语、动作减少，思维迟钝，轻者对工作、学习、生活仍保留责任心与义务感，但感到力不从心，应做的事完成不了，对于自己的病态有一定的自知力，严重者即进入木僵状态，出现言语、表情和动作的全部抑制。

木僵（stupor）指动作行为和言语活动的完全抑制或减少，并经常保持一种固定姿势。

根据发病机制可分为以下几类：

1. 紧张性木僵（catatonic stupor）　是最常见的一类木僵，常见于精神分裂症紧张型。轻者表现为言语行为减少、缓慢或笨拙，重者则表现为完全抑制，出现蜡样屈曲。患者白天一般卧床不起，但夜晚会稍有活动或自进饮食。意识一般清晰，能感知外界对其的刺激和他人对他的摆弄，但其无法抗拒，康复后能回忆和叙述木僵经过。患者表现为肌张力增高，在肢体被动运动时阻力增加，被动运动停止时，躯体仍固定于当时的位置，出现“空气枕头”（即头部悬空，仍似枕着枕头的姿势），四肢可任意摆布于某种位置，如同泥塑蜡铸的一样，称为“蜡样屈曲”（cerea flexibility）。木僵可持续数小时至数天。

2. 心因性木僵（psychogenic stupor）　是一种在急速和强烈的精神刺激下出现的反应状态。患者表现为普遍的抑制状态，呆滞、缄默、拒食、僵住。如亲人意外死亡，遭遇天灾人祸等。有时可出现轻度意识障碍，外因消除后木僵状态可消除，事后不能完全回忆。

3. 抑郁性木僵（depressive stupor）　常由急性抑郁引起，患者表现为缺乏任何自主行动和要求，反应迟钝，卧床不起，行动言语抑制。但在反复劝导和追问下，有时对外界刺激可做出相应反应，如点头、摇头、轻声应答等。患者的情感活动在表情和姿势方面与内心体验相符合，这是与紧张性木僵相区别的地方等。

（三）缄默症（mutism）

患者缄默不语，也不回答问题，有时可以手势示意或纸笔表达。多见于癔症和精神分裂症紧张型。

（四）违拗症（negativism）

分为主动违拗和被动违拗。患者对于他人的指令非但没有相应反应，而且会无意地、不由自主地对抗。被动性违拗症（passive negativism）患者是拒绝执行任何指令；主动性违拗症（active negativism）患者则表现为做出与指令完全相反的行为，如叫他张开嘴时，反而牙关紧闭等。

（五）被动服从（automatic obedience）

与违拗相反，患者任人摆布，听从旁人的任何吩咐，即使是一些不愉快、使他难受的动作也绝对服从。多见于精神分裂症。

（六）强迫动作（compulsive act）

强迫动作是一种不由自主的、非本意志所能控制的某种固定的行为或仪式性动作。患者明知其不合理、不必要，但欲罢不能，无法摆脱。如反复检查门窗是否已关好，反复洗手等。患者为此感到痛苦，对治疗要求迫切。常见于强迫性神经症或精神分裂症早期。

（七）模仿动作（echopraxia）

患者完全无目的、毫无意义地模仿他人的动作，常与模仿言语同时出现，完全是一种机械式的自动的动作，并非戏谑行为。见于精神分裂症。

（八）刻板动作（stereotyped movement）

刻板动作指机械刻板地反复重复同一单调的动作，常与刻板言语同时出现。这种动作是机械的、毫无意义的，但患者却毫无知觉地执行着。如用手掌拍膝，直至充血还不能停止。它与强迫动作的区别是：患者不以为苦，也不想去控制它，并非强迫着要做，而是机械地自动地进行。

（九）持续动作（perseveration）

和持续言语一样，当周围人提出新的要求后，患者仍然持续重复刚才的动作，常和持续言语同时出现。

第十一节　意　识　障　碍

意识（consciousness）是指患者对周围环境及自身的认识和反应的能力。在临床精神病学上，意识这一概念的含义是指两大类别：人对客观环境的认识——周围环境意识，以及对主观自身的认识——自我意识。

在精神病学中，常使用“意识障碍”一词来说明意识的清晰和完整程度。意识障碍经常可由躯体疾病引起，如感染、中毒、颅脑损伤、癫痫发作等多种躯体疾患，一般多表现为短暂性的意识障碍；在急性发病的精神障碍中，如反应性精神病、癔症，以及某些精神分裂症、情感性精神病等，也往往可伴有意识障碍。

意识障碍根据其概念，可分为环境意识障碍和自我意识障碍两方面。

一、对周围环境的意识障碍

包括对周围环境的清晰度、意识范围、意识内容的变化三种类型。

（一）以意识清晰度降低为主的意识障碍

1. 嗜睡（drowsiness）　此时意识的清晰度水平降低轻微，在安静环境下，患者多处于嗜睡状态，呼叫或推动患者，可立即清醒，能进行简单的交谈或做一些简单的动作。但刺激一消失，马上又入睡。此时吞咽、瞳孔、角膜等生理反射均存在。

2. 意识混浊（clouding of consciousness） 指一种意识受损状态，它是由完全清醒到昏迷这一连续过程的轻度阶段，觉察、定向感知障碍，伴发于脑或躯体器质性疾病。此时患者多处于半睡状态，对外界刺激的阈限明显增高。除强烈刺激以外难以引起反应，注意、记忆、理解都有困难，无言语反应。角膜对光反射仍存在。

3. 意识错乱（confusion） 是一种伴发于急性或慢性脑器质性疾病的意识受损状态，表现为定向力障碍、精神活动缓慢、情感平淡、缺乏主动性、注意力不集中。轻度时，检查可引起合理的反应，但加重时不能保持与环境的接触。意识混浊、意识错乱可过渡到昏迷状态。

4. 昏迷（coma） 此时意识完全丧失，患者无自发运动，对任何刺激不产生反应，吞咽反射、防御反射、甚至瞳孔对光反射均可消失，并可引出病理性反射。

（二）以意识范围的改变为主的意识障碍

1. 朦胧状态（twilight state） 是意识范围的缩小或狭窄，同时伴有意识清晰度水平的降低。意识活动集中在较狭窄、孤立的范围以内，患者只对这部分的体验能感知，对这一范围以内的事物尚能保持正常的行为，完成连续的行动。但对这一范围以外事物的感知、判断则有困难，甚至给予不正确的评价。患者在此状态下可出现定向力障碍，片段的幻觉、错觉和妄想，并可在幻觉、妄想的支配下产生攻击或危害周围人的行为。朦胧状态一般呈发作性，常突然产生，突然终止，持续时间一般为数分钟至数小时，长至数日的则很少见。发作后一般多陷入深度睡眠，意识恢复后多伴有完全性遗忘，少数病例则呈部分遗忘。多见于癫痫性精神障碍和癔症，但在反应性精神病、颅脑损伤、感染中毒以及躯体疾病中均可见到。

2. 走动性自动症（ambulatory automatism） 这是意识朦胧状态的一种特殊形式。其特点为患者在意识障碍中可执行某种无目的性的、且与当时处境不相适应的、甚至没有意义的动作。如在室内或室外无目的地徘徊，刻板地执行日常的一些开、关门等简单的动作。无幻觉、妄想和情绪改变的临床特点。往往突然开始持续短暂而又突然消失，清醒后不能回忆。

临床上较多见的有两种形式，一种是在患者入睡后1~2小时突然发作的梦游症（somnambulism），另一种是于白天或晨起突然发作的神游症（fugue）。

（三）以意识内容改变为主的意识障碍

1. 谵妄状态（delirium） 是一种病因学上非特异性的脑器质性综合征，特点为意识障碍，意识清晰度明显下降，同时产生大量生动、形象的错觉和幻觉，多为幻视，患者多伴有紧张、恐惧的情绪反应和相应的兴奋不安、行为冲动、杂乱无章。思维方面表现为言语不连贯、自语，对周围环境定向力可丧失。持续数小时至数日不等，一般与病情变化有关，并具有昼轻夜重的波动特点。意识恢复后，患者对病中经过可有部分回忆，也可完全遗忘。

2. 梦样状态（oneiroid state） 这是伴有意识清晰度水平降低的一种梦境样体验。患者似乎处于梦境中，这种体验又常与幻觉和其他想象中的体验相结合，有时也可伴有妄想性质的幻想体验。这种梦境的内容多反映现实生活中的某些片断，患者经常沉溺于这种体验的幻想世界中，而与周围环境丧失联系，成为幻想事件的参与者。梦样状态中常出现假性幻视和幻听。此症状可持续数周至数月，而谵妄状态则以真性幻觉为主，患者以旁观者身份出现。

二、自我意识障碍

自我意识障碍在临床上可表现多种多样，下面列举几类：

（一）人格解体（dispersonalization）

人格解体是持续或反复出现自我和周围现实的一种不真实的感觉。对自我的不真实感即指狭义的人格解体，可以单独产生。对周围环境的不真实感称之为非真实感（derealization）。患者不能觉察到自己的精神活动或躯体存在，丧失了“自我”的感觉，如感觉到“我的脑子变得不是我自己的了”。有的患者感到自己与周围环境之间似乎放了一块幕布，产生一种不真实的疏远的感觉。精神分裂症、颞叶癫痫、中毒性精神病和器质性精神病等均可伴发人格解体。

（二）交替人格（alternating personality）

即同一患者在不同时间内可表现为两种完全不同的个性特征和内心体验，即两种不同人格在不同时间内可交替出现。多见于癔症，偶见于精神分裂症。

（三）双重人格（dual personality）和多重人格（multiple personality）

双重人格是统一性意识障碍的表现。患者在同一时间内表现为完全不同的两种人格，称双重人格。如：一方面以甲的身份，而另一方面又以乙的身份、言语、行为出现。有的同一患者出现两种以上人格，称多重人格。见于精神分裂症和癔症的患者。

（四）人格转换（transformation of personality）

患者否认原来的自身，而自称是另一个人或某种鬼或神，但无相应的行为和言语的转变。例如癔症性亚文化性附体状态。

（曹新妹　朱晓洁）

第五章 精神药物治疗的应用与护理

学习目标

完成本内容学习后，学生将能：

1. 复述常用精神科药物的名称、作用机制、适应证、禁忌证和药物相互作用。
2. 列出常用精神科药物的不良反应。
3. 描述对精神科药物不良反应的处理。
4. 应用精神科药物治疗的护理。

第一节 常用精神科药物

精神障碍的药物治疗是指通过应用精神药物来改变其病态行为、思维或心境的一种治疗手段，是精神疾病的一项非常重要的治疗方法。在使用药物治疗过程中，许多新型抗精神病药应用于临床，而且治疗机制复杂多样，故掌握起来有一定难度。为了让大家清晰地掌握精神药物的相关知识，本章节将按疾病的治疗分类进行描述，护士在学习本章节时要求对药物的商品名和化学名对应掌握，并了解每种药物的作用机制、适应证、禁忌证和药物相互作用。

知识拓展

单一用药是精神分裂症药物治疗的主流

基于抗精神病药的安全性和对精神分裂症的疗效，对于急性发作，特别是首次发作的精神分裂症患者，单一的抗精神病药治疗是目前的首选。

尽管近年有少数研究在探讨不同作用机制的抗精神病药合并使用治疗精神分裂症不同的症状，或者是相对难治的精神分裂症，但更多的研究仍然集中于讨论不同药物在精神分裂症急性治疗期和维持期的疗效和不良反应。有关联合治疗的研究则更多涉及针对精神分裂症患者的焦虑、抑郁、认知功能、物质滥用、睡眠障碍等方面；或者是抗精神病药合并心理治疗、电休克治疗、重复经颅磁刺激等其他治疗方法。因此，联合用药应当掌握其适应证，并同时注意在抗精神病药联合使用过程中可能导致不良事件的增加。

一、典型抗精神病药物

（一）氯丙嗪

1. 商品名及规格　氯丙嗪，片剂，25mg、50mg。

2. 作用机制　主要与阻断中脑边缘系统及中脑皮质通路的多巴胺（D_2）受体有关。对多巴胺（D_1）受体、5- 羟色胺受体、M 型乙酰胆碱受体、α- 肾上腺素受体均有阻断作用，具有明显的抗精神病作用和镇静作用。

3. 适应证

（1）对兴奋躁动、幻觉妄想、思维障碍及行为紊乱等阳性症状有较好的疗效，用于精神分裂症、躁狂症或其他精神病性障碍。

（2）止吐，各种原因所致的呕吐或顽固性呃逆。

4. 禁忌证　禁用于基底神经节病变、帕金森病、帕金森综合征、骨髓抑制、青光眼、昏迷及对吩噻嗪类药过敏者。

5. 药物相互作用　本品与乙醇或其他中枢神经系统性抑制药合用时，中枢抑制作用加强；与抗高血压药合用易致体位性低血压；与阿托品类药物合用不良反应加强；与碳酸锂合用可引起血锂浓度增高。

（二）奋乃静

1. 商品名及规格　奋乃静，片剂，2mg。

2. 作用机制　药理作用类似于盐酸氯丙嗪，是高效价的多巴胺受体阻滞剂，镇静作用较弱。

3. 适应证　对幻觉妄想、思维障碍、淡漠木僵及焦虑激动等症状有较好的疗效，用于精神分裂症或其他精神病性障碍、器质性精神病、老年性精神障碍及儿童攻击性行为障碍。

4. 禁忌证　对奋乃静药品过敏者禁用，禁用于基底神经节病变和昏迷患者。

5. 药物相互作用　本品与乙醇或中枢神经抑制药，尤其是与吸入全麻药或巴比妥类等静脉全麻药合用时，可彼此增效；与制酸药或止泻药合用，可降低口服吸收；与抗胆碱药合用，效应彼此加强。

（三）氟哌啶醇

1. 商品名及规格　氟哌啶醇，片剂，2mg、4mg；注射液 1ml：5mg。

2. 作用机制　属于丁酰苯类抗精神病药，抗精神病作用与其阻断脑内多巴胺的转化有关，有很好的抗幻觉妄想和抗兴奋躁动作用，阻断锥体外系多巴胺的作用较强，但镇静、阻断α- 肾上腺素受体及胆碱受体作用较弱。

3. 适应证　用于各型精神分裂症、躁狂症、抽动秽语综合征。控制兴奋躁动、敌对情绪和攻击行为的效果较好。也可用于脑器质性精神障碍和老年性精神障碍。

4. 禁忌证　禁用于基底神经节病变、帕金森病、帕金森综合征、严重中枢神经抑制状态、骨髓抑制、青光眼、重症肌无力、对本品过敏者。

5. 药物相互作用　本品与乙醇或其他中枢神经系统性抑制药合用时，中枢抑制作用加强；与苯丙胺合用，可降低后者的作用；与抗高血压药物合用时，可产生严重低血压；与抗胆碱药物合用时，有可能使眼压增高；饮茶或咖啡可降低本品的吸收，降低疗效。

（四）舒必利

1. 商品名及规格　舒必利，片剂，10mg、50mg、100mg、200mg；注射液，2ml（50mg）、2ml（100mg）。

2. 作用机制　选择性阻断中脑边缘系统的多巴胺（DA_2）受体，对其他递质受体影响较小，抗胆碱作用较轻，无明显镇静和抗兴奋躁动作用。另外还具有强止吐和抑制胃液分泌作用。

3. 适应证　对淡漠、退缩、木僵、抑郁、幻觉和妄想状态的效果较好，适用于精神分裂症单纯型、偏执型、紧张型及慢性精神分裂症的孤僻、退缩、淡漠症状，对抑郁症状有一定疗效。

4. 禁忌证　禁用于嗜铬细胞瘤、高血压、严重心血管疾病和严重肝病患者及对本品过敏者。

5. 药物相互作用　除氯氮平外，几乎所有抗精神病药和中枢抑制药与本品合用均可增强中枢抑制作用，应充分注意。

二、非典型抗精神病药物

（一）氯氮平

1. 商品名及规格　氯氮平，片剂，25mg、50mg。

2. 作用机制　作为非典型抗精神病药物的原型，氯氮平对大脑中5-羟色胺（$5\text{-}HT_{2A}$）受体和多巴胺受体（D_1）具有较强的阻滞作用。对多巴胺（D_4）也具有一定阻滞作用，而对多巴胺（D_2）阻滞作用相对较弱，对谷氨酸能受体如NMDA具有较强的调节作用。

3. 适应证　本品不仅对精神病阳性症状有效，对阴性症状也有一定效果。适用于急性与慢性精神分裂症的各个亚型，对幻觉妄想型、青春型效果好。也用于治疗躁狂症或其他精神病性障碍的兴奋躁动和幻觉妄想，适用于难治性精神分裂症。因导致粒细胞减少症，一般不宜作为首选药。

4. 禁忌证　严重心肝肾疾患、昏迷、谵妄、低血压、癫痫、青光眼、骨髓抑制、白细胞减少者及对本品过敏者禁用。

5. 药物相互作用　本品与乙醇或其他中枢神经系统性抑制药合用时，中枢抑制作用加强；与抗高血压合用有增加体位性低血压的危险；与抗胆碱药合用可增加抗胆碱作用；与碳酸锂合用，有增加惊厥、恶性综合征、精神错乱与肌张力障碍的危险。

（二）奥氮平

1. 商品名及规格　再普乐，片剂，5mg、10mg；欧兰宁，片剂，5mg、10mg。

2. 作用机制　作为新型非典型抗精神病药物，其作用于多种受体系统，显示出广泛的药理学活性。其中，奥氮平与$5\text{-}HT_{2R}$亲和力比对DA_{2R}的亲和力高。

3. 适应证　精神分裂症、难治性抑郁症。

4. 禁忌证　奥氮平过敏者禁用，闭角性青光眼、尿潴留和麻痹性肠梗阻禁用。

5. 药物相互作用　吸烟和卡马西平诱导细胞色素酶CYP1A2的活性，可增加奥氮平的清除率；氟伏沙明是CYP1A2的抑制剂，可以显著地抑制奥氮平的代谢；合并使用活性炭可降低奥氮平的生物利用度50%~60%。

（三）利培酮

1. 商品名及规格　维思通，片剂，1mg、2mg；恒德，注射液，25mg、37.5mg。

2. 作用机制　作为新型非典型的抗精神病药物，利培酮对 5-HT_2 受体的亲和力高，对多巴胺 D_2 受体的亲和力相对较低，通过对上述两种受体的阻断作用产生抗精神病效应，尤其是对皮质 5-HT 受体和边缘系统多巴胺受体的阻断作用在其抗精神病作用中尤为重要。

3. 适应证　用于治疗急性和慢性精神分裂症以及其他各种精神病性状态的明显的阳性症状和阴性症状。也可减轻与精神分裂症有关的情感症状及认知功能损害。

4. 禁忌证　禁用于对本品过敏的患者。

5. 药物相互作用　可拮抗左旋多巴及其他多巴胺激动剂的作用；与已知会延长 QT 间期的药物合用时应谨慎；卡马西平会降低本品活性成分的血浆浓度；氟西汀和帕罗西汀可增加本品的血液浓度。

（四）喹硫平

1. 商品名及规格　思瑞康，片剂，25mg、200mg；启维，片剂，100mg。

2. 作用机制　喹硫平对大脑中多种神经递质系统具有调节作用，对 5- 羟色胺（5-HT_2）受体具有高度亲和力，且大于对多巴胺 D_1 和多巴胺受体 D_2 的亲和力。

3. 适应证　精神分裂症、双向情感障碍躁狂发作。

4. 禁忌证　禁用于对本品过敏的患者，慎用于肝功能不全、心脑血管病和低血压倾向者。

5. 药物相互作用　本品与卡马西平或苯妥英钠同时使用时，显著增加了喹硫平的清除率，故根据临床反应考虑增加本品的剂量；当与唑类抗真菌药物和大环内酯类抗生素合用时，喹硫平的血浆浓度可显著高于临床试验中观察到的水平，在这种情况下应使用较低剂量的本品。

（五）齐拉西酮

1. 商品名及规格　卓乐定，胶囊剂，40mg、60mg；思贝格，片剂，120mg。

2. 作用机制　齐拉西酮对 D_2 多巴胺受体、5-HT_{2A} 受体和 5-HT_{1D} 受体具有拮抗作用，对 5-HT_{1A} 受体具有部分激动作用。同时还能抑制突触前膜对 5- 羟色胺和去甲肾上腺素的再摄取。

3. 适应证　精神分裂症。

4. 禁忌证　禁用于对本品过敏的患者，近期出现急性心肌梗死的患者和非代偿性心衰的患者。

5. 药物相互作用　齐拉西酮不应与延长 QT 间期的药物合用；齐拉西酮可能诱发低血压，因此可能会增强某些抗高血压药物的疗效；齐拉西酮可能拮抗左旋多巴胺和多巴胺激动剂的作用。

（六）阿立哌唑

1. 商品名及规格　安律凡，片剂，5mg；博思清，片剂，5mg。

2. 作用机制　阿立哌唑是一种新型的非典型抗精神病药，与多巴胺 D_2 和 D_3 受体、5-HT_{1A} 和 5-HT_{2A} 受体有较高亲和力，通过对 D_2 多巴胺受体和 5-HT_{1A} 受体的部分激动作用，以及对 5-HT_{2A} 受体的拮抗作用产生抗精神分裂症治疗作用。

3. 适应证　精神分裂症，难治性抑郁症。

4. 禁忌证　阿立哌唑过敏者禁用，慎用于有癫痫病史和降低癫痫发作阈值的疾病（如阿尔茨海默病）。

5. 药物相互作用　因其拮抗 α_1- 肾上腺素能受体，故阿立哌唑有可能增强某些抗高血压药的作用；卡马西平可以引起阿立哌唑的清除率升高和血药浓度降低；氟西汀可以抑制阿立哌唑消除，使血液浓度升高。

（七）帕利哌酮

1. 商品名及规格　芮达，控释剂，3mg、6mg。

2. 作用机制　帕利哌酮是利培酮的主要活性代谢产物，通过对中枢神经系统多巴胺 D_2 受体和 5-HT_{2A} 受体拮抗作用产生抗精神病效应。

3. 适应证　精神分裂症急性期。

4. 禁忌证　对帕利哌酮、利培酮或本品中的任何成分过敏的患者禁用。

5. 药物相互作用本品可拮抗左旋多巴及其他多巴胺激动剂的作用。

（八）氨磺必利

1. 商品名及规格　帕可，片剂，200mg；索里昂，片剂，200mg。

2. 作用机制　氨磺必利与舒必利同属苯甲酰胺类抗精神病药物，都具有对中枢多巴胺受体的拮抗作用，而氨磺必利对边缘系统的 D_2、D_3 受体具有更高的选择性结合作用。对5-羟色胺能受体和其他组胺受体、胆碱能受体、肾上腺素能受体则基本无亲和力，几乎不与其结合。

3. 适应证　用于治疗以阳性症状（例如谵妄、幻觉、认知障碍）和阴性症状（例如反应迟缓、情感淡漠及社会能力退缩）为主的急性或慢性精神分裂症。

4. 禁忌证　氨磺必利过敏者和催乳素恶化的癌症患者禁用；禁用于嗜铬细胞瘤患者；禁用于严重肾功能损害者。

5. 药物相互作用　氨磺必利很少经肝代谢，故很少引起药物相互作用，氯氮平抑制肾脏主动排泄，减慢氨磺必利清除，升高氨磺必利血浓度。

三、抗抑郁药物——三环抗抑郁药

主要代表药物：多虑平、阿米替林、氯丙咪嗪、安拿芬尼。

1. 商品名及规格　多虑平，片剂，25mg；阿米替林，片剂，25mg；
氯丙咪嗪，片剂，25mg；安拿芬尼，片剂，25mg。

2. 作用机制　三环类药其作用在于抑制中枢神经系统对5-羟色胺及去甲肾上腺素的再摄取，从而使突出间隙中这两种神经递质浓度增高而发挥抗抑郁作用，也具有抗焦虑和镇静作用。可使抑郁症患者情绪提高，对思维缓慢、行为迟缓及食欲缺乏等症状能有所改善。

3. 适应证　抑郁症，强迫症，失眠。

4. 禁忌证　禁用于严重心脏病者、严重肝肾疾病者、急性闭角性青光眼、麻痹性肠梗阻、尿潴留和前列腺增生者，慎用于有癫痫发作史者。

5. 药物相互作用　本品与乙醇或其他中枢神经系统抑制药合用，中枢神经抑制作用增强；本品与肾上腺素、去甲肾上腺素合用，易致高血压及心律失常；本品与抗惊厥药合用，可降低抗惊厥药的作用；本品与阿托品类合用，不良反应增加。

四、抗抑郁药物——选择性5-羟色胺回收抑制剂

（一）氟西汀

1. 商品名及规格　百优解，胶囊剂，20mg；开克，片剂，10mg。

2. 作用机制　本药可选择性地抑制中枢神经系统5-羟色胺的再摄取，延长和增加5-羟色胺的作用，从而产生抗抑郁作用。

3. 适应证　抑郁症、强迫症、神经性贪食症。

4. 禁忌证　禁用于对氟西汀及其赋形剂过敏者，禁止与单胺氧化酶抑制剂联用，在停用单胺氧化酶抑制剂两周后方可用氟西汀。

5. 药物相互作用　氟西汀禁与非选择性单胺氧化酶抑制剂合并使用，换用至少需五周清洗期；若合用其他主要经由此同工酶代谢的药物，如卡马西平，其起始剂量应降低或将治疗剂量调至治疗范围下限；另外可能被高蛋白结合率的药物所取代（如华法林）。

（二）帕罗西汀

1. 商品名及规格　赛乐特，片剂，20mg；乐友，片剂，20mg。

2. 作用机制　帕罗西汀为苯基哌啶类衍生物，是强效、高选择性5-羟色胺再摄取抑制剂，可使突触间隙5-羟色胺浓度升高，增强中枢5-羟色胺能神经功能，对单胺氧化酶无抑制作用。

3. 适应证　抑郁症、强迫症。

4. 禁忌证　禁用于帕罗西汀及其赋形剂过敏者，禁止与单胺氧化酶抑制剂联用，在停用单胺氧化酶抑制剂两周后方可用帕罗西汀。禁用于急性闭角性青光眼、麻痹性肠梗阻、尿潴留患者。孕妇和哺乳期妇女不宜使用。

5. 药物相互作用　严禁哌咪清与本品合并使用；阿司匹林与本品合用需密切观察；与其他影响5-羟色胺能的药物合用须慎重。

（三）舍曲林

1. 商品名及规格　左洛复，片剂，50mg；西同静，片剂，50mg。

2. 作用机制　本品是一种选择性的5-羟色胺再摄取抑制剂，其作用机制与其对中枢神经元5-羟色胺再摄取的抑制有关，对去甲肾上腺素和多巴胺仅有微弱影响。

3. 适应证　抑郁症。

4. 禁忌证　禁用于对舍曲林及其赋形剂过敏者，禁止与单胺氧化酶抑制剂联用，在停用单胺氧化酶抑制剂两周后方可用舍曲林。禁用于严重肝功能不全患者。

5. 药物相互作用　本品禁与单胺氧化酶抑制剂合用；禁与匹莫齐特同服；与其他5-羟色胺活性物质合用时可能会增加并导致5-羟色胺能神经的活性增加。

（四）氟伏沙明

1. 商品名及规格　兰释，片剂，50mg；瑞必乐，片剂，50mg。

2. 作用机制　本药具有抗抑郁作用，通过抑制脑细胞对5-羟色胺的再摄取而发挥作用，对去甲肾上腺素和多巴胺影响很小。

3. 适应证　抑郁症、强迫症。

4. 禁忌证　禁用于对氟伏沙明及其赋形剂过敏者，禁止与单胺氧化酶抑制剂联用，在停用单胺氧化酶抑制剂两周后方可用氟伏沙明。

5. 药物相互作用　该药影响经该酶代谢的药物，如咖啡因、氯氮平、普洛奈尔、华法林等；禁与替扎尼定合用；本品高浓度时，影响苯二氮䓬类药物的代谢。

（五）西酞普兰

1. 商品名及规格　喜普妙，片剂，20mg；望悠，片剂，20mg。

2. 作用机制 西酞普兰为抗抑郁药，是一种二环氢化酞类衍生物，可能与抑制中枢神经系统神经元对5-羟色胺的再摄取，从而增强中枢5-羟色胺能神经的功能有关。

3. 适应证 抑郁症。

4. 禁忌证 禁用于对西酞普兰及其赋形剂过敏者，禁止与单胺氧化酶抑制剂联用，在停用单胺氧化酶抑制剂两周后方可用西酞普兰。

5. 药物相互作用 禁止与单胺氧化酶抑制剂联合使用。

（六）艾司西酞普兰

1. 商品名及规格 来士普，片剂，10mg；百适可，片剂，5mg。

2. 作用机制 本品是西酞普兰的左旋对映体，对5-羟色胺再摄取的抑制作用是右旋体的30倍，对肝脏P450酶系的影响比右旋体轻微，药理作用参见西酞普兰。

3. 适应证 抑郁症。

4. 禁忌证 禁用于艾司西酞普兰过敏者；禁止与单胺氧化酶抑制剂、吗氯贝胺和其他5-羟色胺能化合物联用，在停用这些药品两周后才能服用艾司西酞普兰。

5. 药物相互作用 禁止与单胺氧化酶抑制剂联合使用；与5-羟色胺能药物合用能引起5-羟色胺综合征。

五、抗抑郁药物——5-羟色胺和去甲肾上腺素双回收抑制剂

（一）文拉法辛

1. 商品名及规格 怡诺思，胶囊剂，75mg、150mg；博乐欣，胶囊剂，25mg。

2. 作用机制 阻断5-羟色胺和去甲肾上腺素（NE）的重摄取，但对多巴胺的再摄取抑制作用很弱，也不抑制单胺氧化酶的活性，从而起到抗抑郁作用。

3. 适应证 抑郁症、更年期抑郁症、强迫症。

4. 禁忌证 禁用于对文拉法辛过敏者，禁止与单胺氧化酶抑制剂联用，在停用单胺氧化酶抑制剂两周后方可用文拉法辛。

5. 药物相互作用 禁止与单胺氧化酶抑制剂联合使用；与其他中枢神经系统活性药物合用时应谨慎，与华法林使用可能会影响凝血功能。

（二）度洛西汀

1. 商品名及规格 欣百达，肠溶胶囊剂，60mg；奥思平，肠溶胶囊剂，20mg。

2. 作用机制 度洛西丁能抑制5-羟色胺和去甲肾上腺素的重摄取，显著提高大脑额叶皮质细胞外的两种神经递质的水平，该作用通过阻断两种递质的转运体实现，且与剂量密切相关。

3. 适应证 抑郁症。

4. 禁忌证 禁用于对度洛西汀过敏者；未经治疗的闭角型青光眼禁用；未控制的高血压禁用；禁止与单胺氧化酶抑制剂联用，在停用单胺氧化酶抑制剂两周后方可用度洛西汀。

5. 药物相互作用 禁止与单胺氧化酶抑制剂联合使用；与其他中枢作用类药物如酒精合用，需谨慎。

六、心境稳定剂

心境稳定剂既往称抗躁狂药物，是一类治疗躁狂发作、预防躁狂抑郁复发的药物。此类

药物的特点是能有效控制双向障碍某一项发作的严重程度、发作周期或频率，且使用后不会对另一项产生负面影响以致改变疾病的自然过程，使原有疾病加重，也不会引起向相反临床相转变，从而起到心境稳定的作用。

（一）碳酸锂

1. 商品名及规格　碳酸锂，片剂，0.125g、0.25g、0.5g；缓释片，0.3g；胶囊，0.25g、0.5g。

2. 作用机制　锂离子影响钾、钠离子的三磷酸腺苷酶活性，致使神经元间细胞膜钠离子转换功能改善，导致儿茶酚胺类神经递质含量降低；锂盐还可抑制腺苷酸环化酶而降低磷酸腺苷含量，从而降低多巴胺（DA）受体的敏感性，产生药效；锂能抑制神经末梢 Ca^{2+} 依赖性的去甲肾上腺素（NE）和 DA 的释放，促进神经细胞对突触间隙中 NE 的再摄取，增加其转换和灭活，从而使 NE 浓度降低。

3. 适应证　治疗和预防躁狂发作、双向抑郁发作、难治性抑郁，与抗精神病药合用可有效治疗分裂情感性精神障碍。

4. 禁忌证　严重的心肾疾病、慢性腹泻、重症肌无力、甲状腺功能减退及需限钠盐者禁用；老年人用量宜小；妊娠期三个月内禁用；哺乳期妇女慎用。

5. 药物相互作用　与氨茶碱、咖啡因或碳酸氢钠合用，可增加本品的尿排出量，降低血药浓度和药效；与氯丙嗪合用，可使氯丙嗪的血药浓度降低；与碘化物合用，可促发甲状腺功能低下；与去甲肾上腺素合用，后者的升压效应降低。

（二）丙戊酸盐

1. 商品名及规格　丙戊酸钠，片剂，200mg；德巴金（丙戊酸钠缓释片），片剂，500mg；丙戊酸镁，缓释片，250mg。

2. 作用机制　丙戊酸盐可通过抑制 γ- 氨基丁酸氨基转移酶（GABA-T）、谷氨酸脱羧酶（GAD）和琥珀酸半醛脱氢酶（SSAD）的活性，增加脑内 γ- 氨基丁酸（GABA）的含量，并通过抑制琥珀酸半醛还原酶（SSAR），进而抑制 GABA 的降解，最终增强中枢神经系统的抑制性递质 GABA 作用，这可能与抗惊厥作用有关。

3. 适应证　治疗及预防双相躁狂抑郁发作，尤其对快速循环型和混合发作疗效好，因丙戊酸盐对冲动攻击行为有效，故可作为精神分裂症的增效治疗药物。

4. 禁忌证　对丙戊酸盐过敏者禁用；严重肝、肾病者和血液病者禁用；孕妇和哺乳期女性慎用。

5. 药物相互作用　氯氮平、利培酮和安非他酮可增加丙戊酸钠的血浓度；卡马西平、苯巴比妥、拉莫三嗪可降低丙戊酸钠的血浓度；丙戊酸钠可增加三环类抗抑郁药的血浓度；丙戊酸镁与阿司匹林合用，可由于减少血小板凝聚而延长出血时间；丙戊酸镁与卡马西平合用，可使两者的血药浓度和半衰期降低。

七、抗焦虑药

（一）苯二氮䓬类药物

1. 代表药物商品名及规格　地西泮，片剂，10mg；氯硝西泮，片剂，2mg；艾司唑仑，片剂，2mg；阿普唑仑，片剂，0.4mg。

2. 作用机制　苯二氮䓬类药物是作用于 γ- 氨基丁酸（GABA）受体、苯二氮䓬类受体和氯离子通道的复合物，通过加强或易化 GABA 而起到抑制性作用。GABA 在苯二氮䓬类受体的作用下，主要在中枢神经各个部位起到突触前和突触后的抑制作用。GABA 受体激活导致氯通道开放，使氯离子通过神经细胞膜流动，引起突触后神经元的超极化，抑制神经元的放电，这个抑制转移为降低神经元兴奋性、减少下一步去极化兴奋性的递质，从而起到中枢抑制作用。

3. 适应证　治疗各类焦虑障碍症、各类神经症、失眠、紧张性疼痛；其他疾病伴随出现的紧张、焦虑、失眠、自主神经系统功能紊乱；其他精神疾病出现的兴奋激越。

4. 禁忌证　对苯二氮䓬类药物过敏者禁用，孕妇、新生儿禁用或慎用。存在以下情况者慎用：中枢神经系统处于抑制状态的急性酒精中毒；肝肾功能损害；重症肌无力；急性或易于发生的闭角型青光眼；严重慢性阻塞性肺部疾病。

5. 药物相互作用　氟西汀、帕罗西汀可增加阿普唑仑的血浓度；卡马西平可降低阿普唑仑、地西泮的血浓度；氟西汀、丙戊酸钠可增加地西泮的血浓度；拉莫三嗪可降低氯硝西泮的血浓度。

（二）非苯二氮䓬类药物

1. 代表药物　商品名及规格思诺思，片剂，10mg；安蓝，片剂，10mg；丁螺环酮，片剂，10mg。

2. 作用机制　该药除了催眠效应以外，还有镇静、肌松、抗焦虑和抗抽搐效应。

3. 适应证　入睡困难、夜醒难以再睡。

4. 禁忌证　对该药过敏者；严重的呼吸功能不全；重症肌无力；严重的肝肾功能不全；与酒精同时服用；哺乳期妇女。

5. 药物相互作用　舍曲林、咖啡因、丙戊酸钠可增加思诺思的血浓度；吸烟可降低思诺思的血浓度；丁螺环酮和单胺氧化酶抑制剂同时服用，可能会使血压升高；丁螺环酮与氟西汀合用，可能抑制本品的 5- 羟色胺能作用，使焦虑症状加重。

第二节　常见精神科药物不良反应识别与处理

一、抗精神病药的常见不良反应识别

抗精神病药物的特点是：结构各异以及靶点各异；特异质反应常见；药物引起的不良反应除了药物因素外，还与患者的年龄、性别、遗传因素、过敏体质等因素有关。所以在护理过程中，护士必须掌握常见不良反应的表现、预防、识别以及处理等，以便早期发现、早期干预、早期处理，尽量减少对患者造成的不良影响。

（一）锥体外系反应（EPS）

锥体外系反应是典型抗精神病药物最常见的神经系统不良反应之一，发生率约为 50%~70%。锥体外系反应的发生与抗精神病药物的种类、剂量、疗程以及患者的年龄、性别、个体因素等有关。经典抗精神病药发生锥体外系反应的概率较高，而非典型抗精神病药物的锥体外系反应发生率相对较低，锥体外系反应的主要临床表现，包括以下四种：

1. 药源性帕金森综合征　多数在治疗两周后出现，发生率为 30%。主要表现为：静止

性震颤，以上肢远端多见，如手部的节律性震颤；其次还表现为肌张力增高，出现肌肉僵直，呈现“面具样脸”，走路呈“慌张步态”；严重者可出现吞咽困难、构音困难、全身性肌强直；有的表现为运动不能，自发活动少，姿势少变等。处理措施为：若患者病情稳定，可遵医嘱减少抗精神病药的剂量，若病情不允许，剂量不可减少者，应遵医嘱更换锥体外系反应较轻的药物，也可用抗胆碱能药物。

2. 急性肌张力障碍　急性肌张力障碍是使用抗精神病药物治疗过程中最常见的锥体外系反应早期症状，常在首次用药后或治疗一周内发生，以儿童和青少年较为多见。临床表现为：痉挛性斜颈、挤眉弄眼、角弓反张、说话困难、吞咽困难、动眼危象、躯干和肢体的扭转性运动。处理措施：立即安抚患者，通知医生并遵医嘱给予抗胆碱能药物、抗组胺类药物或苯二氮䓬类药物，如肌注东莨菪碱 0.3mg，一般二十分钟见效，必要时三十分钟后可重复注射，或口服苯海索 2mg，3 次 / 日。

3. 静坐不能　患者主观上想静坐，而客观上表现为不停地运动，无法控制地烦躁不安、不能静坐、反复走动或原地踏步、焦虑、烦躁不安，甚至出现主动性自杀企图。处理措施：轻者可安抚患者，转移患者注意力，重者则立即通知医生，遵医嘱减少抗精神病药物的剂量，或遵医嘱使用抗胆碱能药、苯二氮䓬类药物。

4. 迟发性运动障碍（TD）　为长期应用抗精神病药物后出现异常不自主运动的综合征。主要表现为有节律或不规则、不自主的异常运动，以口、唇、舌、面部不自主运动最为突出，称为“口 – 舌 – 颊三联症”。有时还会出现不自主的刻板式运动，肢体不自主摇摆、舞蹈指划样动作、手足徐动或四肢和躯干的扭转等。治疗困难，目前尚无有效治疗措施。处理措施：迟发性运动障碍的治疗尚无有效方法，重在早期预防（如不随意使用盐酸苯海索），早期发现，及时处理。

（二）体位性低血压

体位性低血压多发生于抗精神病药治疗的初期，肌内注射半小时或口服一小时后，即可出现降压反应，尤以注射给药发生率最高，使用氯丙嗪、氯氮平、奥氮平者容易出现，增加抗精神病药物剂量过快、体质较弱、老年患者及基础血压偏低者较易发生。

临床表现：突然改变体位时出现头晕眼花、心率加快、血压下降、面色苍白，可能导致晕厥、摔伤等情况，个别病例诱发心肌梗死、脑血管意外，严重时可呈现休克症状。

处理措施：轻者立即将患者放平，取平卧或头低脚高位，松解领扣和裤带，短时即可恢复，密切观察生命体征，随时监测血压的变化，做好记录；对年老体弱的患者，护士要密切观察服药过程中血压的情况，发现异常应及时联系医生，严重或反复出现低血压者，应通知医生并遵医嘱减药或换药；严重反应者，应立即通知医生采取急救措施，遵医嘱使用升压药，如使用去甲肾上腺素静脉滴注；患者意识恢复后，护士要及时做好心理疏导和安抚工作，尽最大努力消除患者的负性体验，同时还要嘱咐患者变换体位时，动作要缓慢，如果感觉头晕时，应尽快平卧休息，及时告知医护人员，以防意外发生。

（三）体重增加

抗精神病药导致的体重增加比较常见，长期治疗时更为明显，大部分抗精神病药可能是由于药源性高催乳素血症引起的胰岛素敏感性改变，以及性腺、肾上腺激素分泌失调而引起体重增加。非典型抗精神病药如氯氮平、奥氮平、利培酮所致的体重增加是由于药物直接作用于进食有关的中枢神经受体而产生。

处理措施：充分理解并尊重患者的心理需求，耐心向患者讲解疾病、药物和体重变化三者之间的关系，帮助患者树立持续用药的信心；指导患者合理饮食，限制糖类、脂肪类食物，提倡多吃高纤维素、低能量的食物，以减少热量摄入；鼓励患者增加活动量，多消耗体内热量，例如散步、骑车、做家务等；指导患者消除不健康的生活习惯，矫正不良行为，对饮食运动制订合理计划，并进行自我监督；如以上方法无效，可遵医嘱减药或换药。

（四）过度镇静

典型抗精神病药以及非典型抗精神病药均可引起过度镇静，多为首次使用镇静作用较强的药物，或剂量过大、服药次数过多而引起，老年患者更易出现。

临床表现：思维或行为迟缓，乏力、嗜睡，注意力不易唤起，无欲、主动性降低，对周围环境缺乏关注，睡眠过多，活动减少，严重者影响患者的生活质量和工作效率。

处理措施：轻者可不予处理，随着治疗时间的延长，患者能够逐渐适应或耐受，重者则遵医嘱予以减药。

（五）胃肠道不良反应

胃肠道不良反应的临床表现：口干、恶心、呕吐、食欲缺乏、上腹饱满、腹泻、便秘和麻痹性肠梗阻。

处理措施：胃肠道不良反应多出现在服用抗精神病药的初期，多数患者在治疗过程中可自行消失，反应严重者，经减药或停药即可恢复。对于便秘的患者，要提醒他们注意饮食，多吃富含维生素的蔬菜和水果，鼓励患者经常参加活动，以促进肠蠕动，养成定时排便的习惯，必要时遵医嘱使用开塞露或其他药物促进排便。

（六）尿潴留

具有抗胆碱能作用的药物能抑制膀胱逼尿肌的收缩，抑制尿道括约肌松弛，引起尿潴留，常发生在治疗的初期，对老年人及前列腺肥大者应予注意，具有抗胆碱能作用的药若联合应用更易发生。

处理措施：鼓励患者尽力自行排尿，或采取物理方法诱导排尿；及时与医生取得联系，遵医嘱给予相关药物处理，若无效时可遵医嘱行导尿术；做好心理疏导，耐心安慰患者，消除紧张情绪，对曾经发生过此类症状的患者，更应加强宣教工作；护士要密切观察患者的排尿情况，及时发现不适，并及时记录处理情况。

（七）白细胞减少症

周围白细胞计数低于 4.0×10^9/L，称为白细胞减少症。抗精神病药，如氯氮平、氯丙嗪等均可引起白细胞减少症，其中氯氮平发生率最高，多半发生在治疗头两个月内。

临床表现：白细胞减少症仅有乏力、倦怠、头昏、发热等全身症状，轻重不等的继发感染症状，如咽炎、支气管炎、肺炎、泌尿系感染等，一般预后良好，继续服药可自行恢复。绝大多数患者在 5~30 天恢复正常。

处理措施：①轻度减少：白细胞计数（3~3.5）$\times 10^9$/L，可遵医嘱继续药物治疗，每周两次血常规检查，注意预防感染，并适当给予升高白细胞的药物。②中度减少：白细胞计数（2~3）$\times 10^9$/L，遵医嘱立即停药，每天监测血常规，白细胞计数正常后可再用药物，并注意观察，预防感染，给予升高白细胞的药物。③重度减少：白细胞计数 $<2 \times 10^9$/L，遵医嘱立即停药，每天监测血常规，直至白细胞及分类恢复正常两周，应用抗感染药物，慎用 / 禁用此类抗精神病药物，尽快给予升高白细胞的药物。

（八）严重的不良反应及处理

1. 血液系统不良反应　抗精神病药物可以诱发血液系统改变如粒细胞缺乏症，以氯氮平较常见，发生率约是其他抗精神病药物的 10 倍。此外，接受氯氮平和氯丙嗪治疗的患者中，偶尔可见到其他的血液学改变，包括白细胞增多、白细胞计数降低或中性粒细胞减少、红细胞增多或减少、淋巴细胞减少及非常罕见的血小板减少。

处理措施：药物引起粒细胞减少或缺乏、再生障碍性贫血等较罕见，但使用氯氮平发生率较高。一旦发现应停用抗精神病药，使用升白细胞药物，并对症处理。用药期间定期监测血象。

2. 恶性综合征（mlignantsndrome）　是一种少见的严重不良反应。药物品种更换过快、剂量骤增骤减、合并用药、脑病患者、营养不足、合并躯体疾病以及气候炎热等因素可能与恶性综合征的发生、发展有关。

临床表现：高热（可达 41~42℃）、肌紧张、意识障碍、自主神经系统症状（大汗、心动过速、血压不稳等），即典型的四联症表现。实验室检查发现白细胞升高、尿蛋白阳性、肌红蛋白尿、磷酸激酶活性升高、肝酶升高、血铁镁钙降低。病程持续数小时至 7 天。严重者死于肾、呼吸功能衰竭，死亡率约 20%~30%。

处理措施：非典型抗精神病药物中，有氯氮平、利培酮、奥氮平致恶性综合征的个案报道。氯氮平常引发一些非常类似于恶性综合征的症状或体征的不良反应，如高热、心血管影响、谵妄、多汗、磷酸激酶升高和白细胞降低等，严重者可发生猝死，应该警惕是否为氯氮平所致的恶性综合征。一旦诊断是抗精神病药物所致的恶性综合征，应立即停药，并进行支持治疗如补液、降温、预防感染、抗痉挛、吸氧等，大剂量胞二磷胆碱可增加 DA 受体活性，也可用 DA 激动剂溴隐停（5mg q4h）治疗。有报导电抽搐（ECT）治疗有效。

3. 诱发癫痫发作　抗精神病药物都有诱发癫痫发作的可能且常与剂量相关，氯氮平较多见。氯氮平可以引起脑电图改变，引发剂量相关性癫痫。研究显示氯氮平剂量高于 500mg/d，癫痫危险性明显增高。有癫痫发作史或头部创伤者，危险性更高。

处理措施：监测氯氮平血浆浓度、定期复查脑电图、必要时合用抗惊厥药、降低药物剂量、慎选合并用药等。注意：合用抗癫痫药的患者需调整抗精神病药物剂量，避免药物相互作用。避免合并使用氯氮平和卡马西平，如果接受卡马西平治疗的患者需要合用氯氮平，最好将卡马西平换成另一种抗惊厥药。同时也要根据药物代谢的相互作用适当调整药物剂量。

4. 猝死　某些抗精神病药尤其是硫利达嗪可导致心电图的 QT 间期延长，罕见的严重者可出现尖端扭转性心律失常，极少数可能发展成为室颤或猝死。机制可能是改变心肌层中钾通道的结果。在老年人中，药物引起的心律失常更易危及生命。世界卫生组织定义为发病后 6 小时内死亡者为猝死。临床表现为昏厥、抽搐、发绀、心跳呼吸骤停。

处理措施：进行复苏抢救。该严重不良反应的抢救多不成功，因此应以预防为主。接受抗精神病药物治疗的患者定期复查心电图，药物从小剂量开始，剂量滴定速度缓慢，并注意药物相互作用。

5. 药物过量中毒　精神分裂症患者常常企图服过量抗精神病药物自杀。抗精神病药物的毒性比巴比妥类和三环类抗抑郁药低，死亡率低。过量的最早征象是激越或意识混浊，可见肌张力障碍、抽搐和癫痫发作。常有严重低血压以及心律失常、低体温。毒扁豆碱可用作解毒药。

处理措施：由于过量药物本身的抗胆碱能作用，锥体外系反应通常不明显，治疗基本上是对症性的。大量输液，注意维持正常体温，应用抗癫痫药物控制癫痫。由于多数抗精神病药物蛋白结合率较高，血液透析作用有限，抗胆碱能作用使胃排空延迟，所以药物过量数小时后都应洗胃，由于低血压是 α 和 β 肾上腺素能受体的同时阻断，只能用作用于 α 受体的升压药如间羟胺和去甲肾上腺素等升压，禁用肾上腺素。

二、抗抑郁药的常见不良反应识别及处理

（一）抗胆碱能不良反应及处理

抗胆碱能不良反应是三环类抗抑郁药治疗中最常见的副作用，出现的时间早于药物发挥抗抑郁效果的时间，表现为口干、便秘、视物模糊等。患者一般随着治疗的延续可以耐受，症状将会逐渐减轻。严重者可出现尿潴留、肠麻痹，如出现这种情况，原则上应减少抗抑郁药物的剂量，必要时加拟胆碱能药对抗副作用。

（二）中枢神经系统不良反应及处理

多数三环类抗抑郁药都具有镇静作用，与其组胺受体结合力相平行。出现震颤可以减少剂量或换用其他抗抑郁药物，或采用 β 受体阻滞剂如普萘洛尔治疗。在癫痫患者或有癫痫病史的患者中，三环类抗抑郁药容易诱发癫痫发作，特别是在开始用药、加量过快或用量过大时。三环类抗抑郁药诱导的脑电图异常也与血液浓度密切相关。三环类药物还能诱发睡前幻觉、精神病性症状及躁狂。

（三）心血管不良反应及处理

心血管不良反应是抗抑郁药的主要不良反应，α 肾上腺素能受体的阻断可发生体位性低血压、心动过速、头晕等，老年人和患有充血性心力衰竭的患者更多见，三环类抗抑郁药所致 QT 间期延长可诱发心律失常，因而禁用于具有心脏传导阻滞的患者。临床应用中应监测心电图。

（四）性方面的不良反应及处理

因抑郁症本身和抗抑郁药物均可引起性功能障碍，故应详细询问病史，弄清是疾病的表现还是药物的副作用，与三环类抗抑郁药物有关的性功能障碍包括阳痿、射精障碍、性兴趣和性快感降低。性功能障碍会随抑郁症状的好转和药量的减少而改善。

（五）体重增加及处理

可能与组胺受体阻断有关，另外，有些患者出现外周性水肿，此时应限制盐的摄入。

（六）过敏反应及处理

轻度皮疹，经过对症治疗，可以继续用药。对于较严重的皮疹，应当逐渐减量或停用药物。偶有粒细胞缺乏发生，一旦出现应立即停药，且以后禁用。

（七）过量中毒及处理

超量服用或误服可发生严重的毒性反应，危及生命，死亡率高。一次吞服丙米嗪 1.25g 即可致死。临床表现为昏迷、癫痫发作、心律失常三联征，还可有高热、低血压、肠麻痹、瞳孔扩大、呼吸抑制、心脏骤停等。处理：试用毒扁豆碱缓解抗胆碱能作用，使胃内容物排空延迟，即使过量服用后数小时，仍应采取洗胃措施。

三、心境稳定剂的常见不良反应识别及处理

（一）锂盐的不良反应及处理

锂在肾脏与钠竞争重吸收，缺钠或肾脏疾病易导致体内锂的蓄积中毒，副作用与血锂浓度相关。一般发生在服药后1~2周，有的出现较晚。常饮淡盐水可以减轻锂盐蓄积和不良反应。在治疗急性病例时，血锂浓度宜为0.6~1.2mmol/L，超过1.4mmol/L易产生中毒反应。根据不良反应出现的时间可分为早期不良反应、后期不良反应以及中毒先兆。

1. 早期不良反应　无力、疲乏、嗜睡、手指震颤、厌食、上腹不适、恶心呕吐、稀便腹泻、多尿、口干等。

2. 后期不良反应　由于锂盐的持续摄入，患者持续多尿、烦渴、体重增加、甲状腺肿大、手指细震颤。粗大震颤提示血药浓度已接近中毒水平。锂盐干扰甲状腺素的合成，女性患者可引起甲状腺功能减退。类似低钾血症的心电图改变也可发生，但为可逆的，可能与锂盐取代心肌钾有关。

3. 锂中毒先兆　表现为呕吐、腹泻、粗大震颤、抽动、呆滞、困倦、眩晕、构音不清和意识障碍等。应即刻检测血锂浓度，如血锂超过1.4mmol/L时应减量。如临床症状严重应立即停止锂盐治疗。血锂浓度越高，脑电图改变越明显，因而监测脑电图有一定价值。

4. 锂中毒及其处理　引起锂中毒的原因很多，包括肾锂廓清率下降、肾脏疾病的影响、钠摄入减少、患者自服过量、年老体弱以及血锂浓度控制的不当等。中毒症状包括：共济失调、肢体运动协调障碍、肌肉抽动、言语不清和意识障碍，重则昏迷、死亡。一旦出现毒性反应需立即停用锂盐，大量给予生理盐水或高渗钠盐加速锂的排泄，或进行人工血液透析。一般无后遗症。

（二）丙戊酸盐的不良反应及处理

丙戊酸盐的不良反应：因丙戊酸钠主要在胃内吸收，故容易引起恶心和胃痉挛，一般出现在治疗早期，减药或继续治疗可减轻或消失，其他常见的不良反应有镇静、体重增加、震颤以及脱发，偶见过敏性皮疹等。

处理措施：治疗期间应定期检查肝功能与白细胞计数；服药期间不宜驾驶车辆、操作机械或高空作业；孕妇禁用；哺乳期妇女使用本药时应停止哺乳；6岁以下禁用；老年患者酌情减量。

四、抗焦虑药的常见不良反应识别及处理

（一）苯二氮䓬类药物的不良反应及处理

苯二氮䓬类药物的不良反应：苯二氮䓬类药物的副作用较少，一般耐受性较好，偶有严重并发症，最常见的副作用为嗜睡、过度镇静、智力活动受影响、记忆力受损、运动的协调性降低等。上述副作用常见于老年或有肝脏疾病者。血液、肝和肾方面的副作用较少见，偶有兴奋、谵妄、意识模糊、攻击、敌视行为等。妊娠期三月内服用时，有引起新生儿唇裂、腭裂的报道。苯二氮䓬类药物的毒性作用较小。严重躯体疾病患者、年老体弱患者以及同时服用其他精神药物或吗啡类药物等，更易出现中枢呼吸抑制甚至死亡，以自杀为目的服用过量药物，如果同时服用其他精神药物或酒精易导致死亡。苯二氮䓬类药物由于容易产生耐受性，

长期应用可产生依赖性，在突然停药时，有不同程度的戒断症状，如焦虑、失眠、心动过速、血压升高、惊恐发作等。

处理措施：单独服药过量者常进入睡眠，可被唤醒，血压略下降，在24~48小时后醒转。主要采取洗胃、输液等综合措施。血液透析往往无效。苯二氮䓬类药物需遵医嘱服用，避免长期使用，如出现戒断症状及时就诊。

（二）非苯二氮䓬类药物的不良反应及处理

非苯二氮䓬类药物的不良反应：较少，如口干、头晕、头痛、失眠、胃肠功能紊乱等，其他不良反应可有心动过速、困倦、口干、疲劳和出汗，加大剂量患者可出现烦躁不安。

处理措施：患者有肾功能不全、肺功能不全者慎用。较多见白细胞计数减少，需定期复查血常规。此类药物从母乳排出，哺乳妇女慎用。本品无依赖性并且无撤药反应，停药时无需小心减量。

第三节　精神药物治疗的护理

在精神疾病的治疗过程中，由于目前还未完全了解精神疾病的发病原因，精神障碍的药物治疗仍然以对症性、经验性为主要特点。另外患者服药的治疗依从性低，有的患者认为自己没病不配合服药；有的患者存在被害妄想不愿意服药；有的患者表现抑郁被动不知道服药；还有的患者兴奋躁动认为不需要服药。大部分患者需长期坚持服药。所以在精神药物治疗的护理中，护士首先要严格掌握药物的相关知识，了解患者的疾病表现和药物反应，针对这些反应能采取相应措施，掌握如何提高患者的治疗依从性，使患者能最大程度地配合治疗，以达到促进患者康复的目的。

一、精神药物的一般护理

（一）护理评估

1. 药物依从性　评估患者对药物治疗的态度；患者有无拒绝服药的情况；患者是否存在隐藏药物的想法或行为；患者对药物不良反应有无担心或恐惧；有无被害妄想、幻听、木僵等影响治疗依从性的精神症状；患者对坚持服药的信心如何等。

2. 躯体状况　评估既往史；现病史；营养状况；睡眠状况；基础代谢状况；患者的肢体活动等。

3. 精神状况　评估病程多长；是否接受过系统治疗；既往患病的症状表现、严重程度、持续时间；目前疾病的表现等。

4. 药物不良反应　评估既往用药不良反应；患者对不良反应的耐受性、情绪变化；患者本次用药发生不良反应的可能性；拮抗药物对于缓解不良反应的效果；患者自我处理药物不良反应的经验；患者无法接受的不良反应等。

5. 药物知识　评估患者对疾病和服用药物关系的了解程度；患者对药物的作用是否了解；患者对药物维持治疗的重要性是否了解；患者是否做好坚持服药的准备等。

6. 社会支持　评估患者的亲属是否掌握精神药物的相关知识；家庭的支持力度；家庭成员是否有时间和精力照顾患者的治疗和生活；患者有无经济能力完成服药过程。

（二）与精神药物治疗相关的常见护理问题

1. 不依从行为 与缺乏自知力、拒绝服药或不能耐受不良反应等因素有关。

2. 自理缺陷 与疾病表现、药物不良反应、运动障碍等因素有关。

3. 便秘 与药物不良反应、活动减少等因素有关。

4. 睡眠形态改变 与药物不良反应、过度镇静等因素有关。

5. 有外伤的危险 与药物不良反应所致的步态不稳、共济失调、体位性低血压等因素有关。

6. 有感染的危险 与药物所致的不良反应如白细胞减少、过敏性皮炎等因素有关。

7. 焦虑 与知识缺乏、药物不良反应等因素有关。

8. 知识缺乏：缺乏疾病、药物和预防保健相关的知识。

9. 有暴力行为的危险 与药物不良反应所致的激越、焦虑、难于耐受不良反应等因素有关。

（三）护理措施

1. 服药依从性干预 向患者及家属讲解药物治疗的目的、方法和注意事项，取得信任和配合；讲解治疗过程中可能出现的药物不良反应以及如何进行处理；与患者一起探讨治疗的方法与配合。如患者治疗依从性差，应了解原因，必要时反馈给医生，使医生能针对患者的具体情况调整药物来提高患者用药的依从性。

2. 发药的护理 严格执行三查八对，做到送服到手、看服到口、不服不走。

（1）发药工作至少由两名护士完成，严格检查口腔、舌下和颊部等部位，确保药物咽下方可离开，防止藏药。

（2）发药时应先给安静合作者，然后给兴奋躁动者，对拒药反复劝说无效者不应强迫喂药，及时通知医生根据医嘱执行其他给药方式。

（3）患者处在睡眠状态时，应先唤醒患者再服药。吞咽困难者应协助患者用药，防止出现呛咳或窒息。

（4）发药时保护好药车，防止患者抢药、吃错药或打翻药车。

（5）治疗完毕检查用物是否齐全，防止将药瓶、勺子等物遗留病室形成安全隐患。

（6）若护士、患者或家属对药物有疑问应认真对待，重新核对医嘱，确认无误后方可给患者服用。

3. 观察患者用药后的反应 如有无精神症状的改变、有无情绪变化、有无不良反应等，发现异常时立即通知医生做好对症处理，确保患者安全。

4. 关注躯体情况 由于精神药物在人体内的浓度受体重的影响，因此保证患者的营养摄入是药物治疗顺利进行的基础。患者因饮食习惯改变或药物不良反应而出现食欲下降、恶心呕吐时，可指导患者少量多餐。对于吞咽困难者，可缓慢进餐，必要时进行胃肠外营养。

5. 利用多种形式开展健康教育 让患者和家属了解药物对疾病康复的作用，包括药物服用方法、用量、副反应的识别及减轻方法，并使患者及其家属明确按医嘱服药以及定期复查的重要性。嘱咐家属监督患者服药，不可随意减药、加药、停药，如有问题应及时向医生反映，增加药物治疗的依从性。

二、常见精神药物不良反应的护理

（一）便秘和尿潴留患者的护理

抗精神病药物引起的便秘是由于抗精神病药物的抗胆碱作用，使肠蠕动减慢，腺体分泌减少而导致。便秘的发生还与抗精神病药物的品种、剂量、是否联合用药明显相关，与病程也有关系。便秘常使患者烦躁、焦虑，从而加重病情，影响治疗。抗胆碱能作用的药物能抑制膀胱逼尿肌的收缩，抑制尿道括约肌松弛，引起尿潴留。

1. 便秘者应鼓励其多饮水，每日饮水 2000~2500 ml，以保证机体有足够的水分供给；鼓励患者多吃含粗纤维的蔬菜及水果，如芹菜、韭菜等，禁食辛辣、刺激性食物；指导患者参加工娱治疗活动，因适量的运动可增加肌张力、促进食欲和刺激肠蠕动从而帮助排便；严重者可遵医嘱给予缓泻剂口服，或开塞露塞肛协助排便，严重者可遵医嘱给予灌肠。

2. 尿潴留患者，护士应注意观察尿潴留的原因，如为单纯的尿潴留，可给予腹部热敷或让患者听流水声，诱导排尿。如仍不能缓解，应及时报告医生，并做好心理护理，缓解患者紧张或焦虑情绪，必要时遵医嘱行导尿术。

（二）麻痹性肠梗阻患者的护理

1. 此类患者若出现腹部膨隆、腹胀、疼痛、呕吐等症状，应立即停药，轻者可取半卧位，休克者则平卧。

2. 给予禁食、输液、胃肠减压等处理措施，记录 24 小时出入量，观察有无腹痛腹胀，有无胃肠型蠕动波，呕吐物色、质、量以及生命体征变化。遵医嘱可给肛管排气、腹部热敷、抗感染治疗等。

（三）吞咽困难患者的护理

1. 协助患者进食，进食时要求每口进食量少，并嘱咐患者慢慢下咽。发生呛咳者应暂停进食或遵医嘱给流质或半流质饮食，必要时喂食，严重者可根据医嘱鼻饲或静脉补充营养液。

2. 将患者安排在监护病房重点观察，同时加强心理护理，消除患者的紧张情绪，做好护理记录和交接班，及时向医生汇报病情并遵医嘱及时处理。

3. 做好患者和家属的健康宣教，注意饮食的种类，严防噎食。

4. 若发生噎食或食物误入气管而窒息时，应立即就地抢救，同时通知医生，必要时立即行气管切开术。

（四）锥体外系不良反应患者的护理

锥体外系反应为抗精神病药物最常见的副作用，其发生率与用药的种类、剂量、年龄、疗程及患者个体差异有关。多在口服药物 3~5 周内发生。

1. 密切观察患者病情变化，发现异常及时向医生汇报并评估不良反应的症状类型。安慰患者，根据病情协助患者料理日常生活，防跌倒，必要时根据医嘱给予药物处理或减少药物剂量。

2. 做好对患者及家属的解释及心理疏导工作，避免由于锥体外系反应引起患者不配合而中断治疗，甚至消极、抑郁的发生。

3. 鼓励患者参加工娱活动，转移注意力，学会使用放松技巧，寻求支持系统以减轻锥体外系不良反应带给患者的不适，消除其紧张心理。

（五）体位性低血压患者的护理

抗精神病药物引起的低血压多见于治疗初期、改换药物、药量骤增时，长期用药、大剂量肌内注射或静脉注射后及年老体弱者。发生体位性低血压时患者突然出现眼前发黑、头晕、面色苍白、出冷汗，甚至直立晕倒以致外伤，血压下降可低至（80/50mmHg），甚至测不出，老年人及伴有心血管疾病者可导致不可逆性低血压，发生猝死。

1. 评估患者用药后的反应，有无头晕、眼花、心悸等心血管系统不良反应。

2. 对年老体弱伴有心血管疾病、进食不好、基础血压较低的患者，要加强血压监测，药物加量不宜过快，要求其在改变体位如起床、起立时动作要慢，尽可能扶住周围支撑物，如出现头晕、眼花时需就地坐下或躺下，防跌倒，平时应避免剧烈运动、登高、热水淋浴时间过长等。

3. 如患者出现头晕、心悸、面色苍白或不明原因跌倒时，应立即测血压，若血压偏低，应立即取头低足高位，吸氧，建立静脉通道，并遵医嘱进行对症处理，患者未苏醒前不应搬动患者。苏醒后应安慰患者，做好心理护理，消除其紧张心理。及时书写护理记录并做好交接班工作。

（六）皮炎患者的护理

皮炎是精神药物引起的变态反应所致。护士应做好观察、记录、汇报、交接班工作，及时做好处理，促进患者康复。

1. 向患者宣教药物性皮炎与治疗的关系，提醒患者治疗期间避免日光暴晒，防日光性皮炎，消除患者紧张心理。

2. 发生皮炎时禁用碱性肥皂，不用手抓，避免皮肤损伤。可遵医嘱给予消炎止痒的药膏减轻患者的不适。评估患者皮炎的性质、症状及程度，密切观察及记录皮炎的发展情况。

3. 发生剥脱性皮炎时，应将患者安置在重护病房或监护病房，给予保护性隔离。病区环境要清洁，空气新鲜，每日用紫外线消毒两次，每次30分钟。尽量减少人员流动，防止交叉感染。

4. 患者用品要经常清洗消毒，衣物每日更换。换药所用敷料应经过灭菌处理，对有破损、渗血的创面应在无菌操作下进行清创换药，防止合并感染。

5. 经常巡视病房，做好患者心理护理，使其增强信心，配合治疗，早日康复。鼓励患者参加工娱活动，分散患者注意力，必要时遵医嘱用药对症处理。

（七）锂盐毒性及不良反应患者的护理

碳酸锂为治疗躁狂症的特效药和常用药，治疗期间易出现各种不良反应。当血锂浓度达到一定浓度时，体内易积蓄过多锂，出现锂中毒。锂盐的副作用与中毒反应之间并无截然分界线，严重的副作用可能就是锂中毒的先兆。

1. 向患者宣教锂盐毒性及不良反应的基本原理、自觉症状，以便患者及时向医护人员反映。

2. 遵医嘱监测血锂浓度，服用碳酸锂的患者，应每1~2周测量血锂一次，当血锂浓度大于1.5mmol/L时，会出现不同程度的中毒症状，应立即停药或减药。

3. 评估患者毒性及不良反应的症状，如恶心、呕吐、口渴多尿、腹部不适、腹泻、手颤抖、肌肉抽动、视觉障碍等，若持续呕吐、腹泻、大量出汗等情况易引起锂中毒，需立即采取相应措施。

4. 如患者出现锂中毒，需按照危重患者进行护理，密切观察患者意识、生命体征及中毒症状的变化并进行相应处理，及时书写护理记录并做好交接班工作。

5. 鼓励患者多饮水，进食足量的食盐，一般每日不少于3克，以保证水与电解质的平衡，同时有利于锂盐的排出。必要时遵医嘱静脉补液，以保证患者营养和水分的补充。

6. 观察记录患者尿量的变化及肢体水肿情况，严防心、肾衰竭。

（八）粒细胞缺乏症患者的护理

粒细胞缺乏症是一种严重的并发症，病死率可高达40%。它与药物剂量无关，为精神药物所致的变态反应，起病急骤，多表现为高热、头痛、咽喉痛、倦怠、乏力等。发生上述症状者应提示医生检查血象，以便早期发现，早期治疗。

1. 在使用氯氮平治疗头3个月内应坚持每1~2周检查白细胞计数及分类，以后定期检查。

2. 严格消毒隔离　有条件者可住层流病房，无条件者则要保持病房通风，每天紫外线消毒3次，每次30分钟。地面用消毒水擦洗，床单、被套、病员服均应高压灭菌后才能使用。医务人员进出病房需穿脱隔离衣、洗手戴口罩、无菌操作、集中治疗等以减少感染的概率。

3. 口腔黏膜护理　饮食以半流质、无残渣的食物为主，禁止用牙签剔牙，注意观察患者口腔黏膜有无充血、糜烂、溃疡，注意口腔清洁卫生，每日用硼酸液漱口，必要时用庆大霉素、制霉菌素等漱口。

4. 预防感染　保持床单位清洁、干燥、无碎屑，及时更换衣物，温水擦拭，按时翻身，防止压疮；输液或肌注时严格消毒措施，尽量做到一针见血，防止不必要的感染；严格执行输血制度。

5. 发热的护理　鼓励患者多饮水，采用物理降温措施，尽量减少机体因高热致白细胞的增高。

6. 加强心理护理　患者处于隔离状态，应加强与患者之间的沟通，鼓励患者增强战胜疾病的信心，及时疏导抑郁等不良情绪，确保患者安全，防止意外事件的发生。

（九）恶性综合征患者的护理

精神分裂症是恶性综合征发生的常见疾病，使用高效价精神药物或多种药物联合应用，可引起此种罕见的严重不良反应。患者持续兴奋、拒食、营养不良、脱水、环境温度过高是恶性综合征发生的可能诱因。主要临床表现为持续高热、大汗淋漓、肌肉强直、意识障碍等。该类患者病情严重需加强防范与护理。

1. 早期防范　对治疗效果不好、治疗难度大的患者，应加强生活护理，包括协助患者洗漱、喂食、喂水、协助大小便等，如患者仍然进食不好，应报告医生给予鼻饲或静脉补充营养，保证患者的营养供给。当患者需要长期约束时，加强与患者的沟通，告知约束的原因，取得患者配合使疾病尽快好转，能解除约束的尽快解除约束。如疾病需要间断约束，约束方法可灵活多变，包括约束双手、将患者约束于板凳上、半卧于床上约束等，尽量减少患者的不舒适感。

2. 危重症护理　将患者安置于重护病房或监护室，严密观察生命体征变化，如体温持续超过39℃，则机体耗氧量增高，脑细胞缺氧，使机体病情加重，可根据医嘱进行物理降温如冰敷、酒精擦浴等。保持呼吸道通畅，必要时吸痰，如出现呼吸困难、口唇发绀时给予氧气吸入。保持静脉通畅，维持机体营养、水、电解质平衡。准确、及时、客观地书写护理记录及交接班本，必要时记录24小时出入量。

3. 基础护理　保持口腔、皮肤、毛发、床单位的清洁，做好大小便后的护理，预防感染及并发症的发生。观察患者尿潴留的情况，必要时根据医嘱行导尿术。设专人护理，保持病房安静、整洁，使患者能安静休息。

4. 安全护理　注意患者的安全，必要时根据医嘱给予保护性约束，防止坠床、自伤等意外事件的发生。

5. 心理护理　在患者治疗效果欠佳的情况下，应早期告知患者家属，让患者家属有一定的心理准备。同时对患者应加强心理护理，给予安慰、鼓励、疏导等措施，消除患者的恐惧、紧张情绪，树立其与疾病斗争的信心，使其充分配合治疗，早日康复。

（十）抗精神障碍药物所致癫痫大发作患者的护理

1. 评估患者的躯体情况，对有癫痫史的患者，应告知家属，一旦出现癫痫发作，应如何保护患者并紧急呼叫工作人员，同时安慰患者，消除紧张心理。

2. 发作时让患者就地卧倒，头偏向一侧，立即清除口腔中的食物及分泌物，用压舌板、毛巾、衣角卷等置于患者口腔内侧上下磨牙之间，防止患者舌咬伤；取下义齿，松解患者衣领、衣扣、裤带，保持呼吸道通畅，必要时用吸痰器吸痰；患者出现发绀、呼吸困难时则给予氧气吸入；自主呼吸不能恢复者应立即进行人工呼吸，缩短脑缺氧时间；必要时约束保护患者，防止坠床、骨折等。

3. 抽搐停止后，在患者意识恢复过程中可出现精神异常或昏迷状态，应注意保持环境安静，加强巡视，应用保护性措施，防止自伤或伤人情况发生。及时准确执行医嘱，确保患者安全。

4. 有大小便失禁者，应及时更换患者衣裤及床单位，注意保暖。待患者完全清醒后，及时检查有无外伤及骨折。

5. 抽搐时出汗较多，患者清醒后常感口渴难受，此时不宜一次大量饮水，以少量多次为宜，避免引起脑水肿和再次抽搐发作。

6. 详细记录癫痫发作的经过做好交接班工作，如抽搐次数和持续时间、意识、瞳孔的对光反射、面色、呼吸、大小便情况等。

7. 若出现癫痫持续状态，如连续抽搐多次，间隔时间短，意识不清则立即按昏迷护理常规由专人护理。24小时不能进食者根据医嘱给予少量多次鼻饲，防止急性胃扩张发作时食物反流吸入气管造成窒息。严禁用口表测量体温。

（十一）体重升高的护理

精神疾病患者中体重升高的总发生率目前已经超过50%，对患者的外观形象有影响，同时会导致一些代谢性疾病，严重影响患者的正常生活，还可能使患者的服药依从性下降。

1. 加强预防　首先医生在使用药物的时候应合理选择，特别是联合用药时，应考虑到可能发生的体重增加，尽量避免；如患者使用的药物有可能导致体重增加，需加强健康教育，让患者知晓使用该药物可能出现体重增加的不良反应及如何进行配合防止体重增加。

2. 饮食护理　引导患者正确饮食，饮食搭配必须科学合理，能量摄入量必须得到有效控制，避免暴饮暴食和拒绝进食的现象发生。通过护理干预措施培养患者进食控制能力，并叮嘱患者家属进行监督。

3. 锻炼身体　引导患者积极进行户外活动，可以鼓励患者选择一两项自己喜欢的运动项目，适当地进行体育锻炼，促进体内能量的消耗，增加机体免疫力，避免其他疾病的发生。

4. 合理睡眠　引导患者合理睡眠，避免熬夜或者卧床时间过长等现象的发生。正确合理的睡眠，有利于患者机体的正常休息，对于疾病的康复有一定的积极作用。

5. 心理护理　患者在接受治疗过程中可能会出现紧张不安、焦躁等心理状态，这些不良的心理状态也会影响患者的饮食。

（吴建红　袁小萍）

第六章 精神科常见疾病与护理

第一节 精神分裂症患者的护理

学习目标

完成本内容学习后，学生将能：
1. 复述精神科常见疾病的概念。
2. 列出精神科常见疾病的主要护理问题。
3. 描述精神科常见疾病的特征性症状及常见症状。
4. 应用护理程序制订出精神科常见疾病的主要护理措施。

一、精神分裂症的临床特点

精神分裂症的临床症状复杂多样，几乎包含了精神科的全部症状和症状群，但是没有任何一个病例能够表现精神分裂症的所有症状。疾病的不同时期及不同类型的精神分裂症患者具有不同的表现，但无论如何精神分裂症自身临床表现具有其特征性，具有思维、情感、行为意向的不协调和脱离现实环境的特点。

知识拓展

精神分裂症的由来

19世纪，现代精神病学的奠基人 E. Kraepelin（1856—1926年），对名称各异的症状群进行了分析，认为是同一疾病过程的不同临床表现。尽管有的表现出幻觉妄想、兴奋躁动，有的情感淡漠、行为退缩，但最后结局均趋向于痴呆（事实上不完全是这样），因而提出了"早发性痴呆"（dementia praecox）这一疾病名称，第一次对精神疾病进行了分类。瑞士医生 E. Bleuler 从心理学角度分析了精神分裂症的病理现象，他认为这一疾患的本质是由于病态思维过程所导致的人格分裂，首次将"精神分裂症"这一术语引入。

二、临床表现

（一）概述

精神分裂症（schizophrenia）是一组病因未明的精神疾病，多发生于青壮年，临床表现具有感知、思维、情感、行为等多方面的障碍，以精神活动和环境不协调为特征，大多数患者没有自知力，不认为是病态。患者一般无意识障碍和明显的智能障碍。常缓慢起病，病程迁延，反复加重或恶化，有慢性化倾向和衰退的可能，但部分患者可保持痊愈或基本痊愈状态。

（二）病因与机制

目前，导致精神分裂症的确切病因仍不清楚。许多学者对该病从不同角度进行研究表明，精神分裂症是一种脑结构与脑功能存在异常改变的疾病，可能与以下因素有关，包括遗传因素、生长发育的生物、心理、社会因素等。

1. 遗传因素　目前研究证明精神分裂症属于多基因复杂性遗传疾病，国内外有关精神分裂症的家系调查发现，本病患者近亲中的患病率要比一般人群高数倍，且血缘关系越近，发病率越高。

2. 神经生化方面的异常　精神分裂症神经生化基础方面的研究，主要有三个方面的假说：

（1）多巴胺（DA）假说：20 世纪 60 年代提出了精神分裂症的多巴胺假说，即认为精神分裂症患者中枢 DA 功能亢进。该假说有不少支持的证据。长期使用可卡因或苯丙胺，会在一个无任何精神病遗传背景的人身上产生幻觉和妄想。经典抗精神病药物均是通过阻断 DA 受体发挥治疗作用的。

（2）氨基酸类神经递质假说：中枢谷氨酸功能不足可能是精神分裂症的病因之一。谷氨酸是皮层神经元重要的兴奋性递质。抗精神病药物的作用机制之一就是增加中枢谷氨酸功能。

（3）5- 羟色胺（5-HT）假说：非典型（新型）抗精神病药在临床上的广泛应用，再次使 5-HT 在精神分裂症病理生理机制中的作用受到重视。

3. 大脑病理和脑结构的变化以及神经发育异常假说　近 30 年来随着 CT、MRI、组织病理学方面新技术的使用，发现部分精神分裂症患者有明显的脑结构变化，侧脑室扩大，特别是颞叶和额叶，可见于疾病发生早期，与病程发展无关。而这种脑结构的变化可能来源于遗传控制的脑发育不对称。

4. 社会心理因素　尽管有越来越多的证据表明生物学因素、特别是遗传因素在精神分裂症的发病中占有重要地位，但心理社会因素在其病因学中仍可能具有一定的作用。临床上发现，大多数精神分裂症患者的病前性格多表现为内向、孤僻、敏感多疑，很多患者病前 6 个月可追溯到相应的生活事件，精神因素对精神分裂症的发生可能起到了诱发作用。

总之，若干影响早期神经发育的危险因素导致了精神分裂症的发生，生物及社会心理等环境因素也影响了疾病的发生发展。迄今为止，有助于预测精神病发生的仅有家族史一项。

（三）临床评估与判断

1. 病情评估　本病的主要精神症状复杂多样，在不同的发病阶段、不同的类型均有很大差异，一般就其临床特点将精神分裂症的精神症状分为两大类，即特征性症状和常见症状。

（1）特征性症状

1）思维联想过程障碍：是精神分裂症最具特征性的症状。思维联想过程缺乏连贯性和逻辑性。其特点是患者在意识清楚的情况下，思维联想散漫或分裂，缺乏具体性和现实性。患者的言语或书写中，语句在文法结构上虽然无异常，但语句之间、概念之间，或上下文之间缺乏内在意义上的联系，因而失去中心思想和现实意义，称思维松弛。有时逻辑推理荒谬离奇（逻辑倒错性思维）或表现为中心思想无法捉摸，缺乏实效的空洞议论（诡辩症）。严重时言语支离破碎，甚至个别词语句之间也缺乏联系，即破裂性思维。若语句中词语间也缺乏联系，成了词的堆积，称词的杂拌。有些患者用一些很普通的词或动作表示某种特殊意义，不经患者解释，别人无法理解，称病理性象征性思维。精神分裂症患者的联想过程可在无外界因素影响下突然中断（思维中断），或涌现大量的强制思维（思维云集），有时思维可突然转折，或出现一些无关的意外的联想。这类联想障碍往往伴有较明显的不自主感，患者感到难以控制自己的思想，并常常作出妄想性判断。

2）情感障碍：情感淡漠是精神分裂症患者情感障碍的特征。患者的情感反应与思维内容及外界刺激不协调，情感表露低，迟钝、淡漠，对周围事物缺乏应有的反应。早期表现为对亲人、朋友、同事不关心。随着疾病的进展，患者的情感体验失去了与周围环境的联系，对一切无动于衷，甚至出现情感反应本质上的倒错，如哭诉自己最高兴的事，笑着叙述自己最不幸的遭遇，称为情感倒错。

3）意志行为障碍：活动减少，行为被动，意志活动低下，对工作、学习、社交缺乏兴趣，不愿与人交往，行为懒散，不能完成学业、日常工作及料理家务，严重时不愿整理个人卫生，不修边幅，终日呆坐，孤僻离群，脱离现实。有的可出现意向倒错，吃大便、纸屑、喝污水等。发生运动性抑制时，轻者少语少动，长时间保持同一姿势不变，拒食，呈亚木僵状态。重者终日卧床不动、不语不食，不自行排便，对任何刺激不起反应，肢体任意摆布，出现蜡样屈曲、空气枕头。有的可出现被动服从、主动违拗、模仿动作、模仿语言等。

（2）常见症状

1）感知觉障碍：精神分裂症最突出的感知障碍是幻觉，最常见的是幻听。幻听的内容大多是争论性、评论性、命令性的，且多是对患者的所作所为评头论足，使之非常不愉快。患者常受幻听支配，出现愤怒的情绪，部分患者经常和声音对话，或喃喃自语、恐惧、害怕或沉醉于幻听中，无故发笑。幻听的声音如果是来自客观空间的称真性幻听，如幻听直接来自患者的脑内称假性幻听。有的患者在幻听的同时出现幻视，幻视的形象逼真。有的患者还可有幻味、幻嗅、幻触、内脏幻觉等，但较少见。还有的患者可出现感知综合障碍，觉得自己的手臂变大变粗了、面貌变丑了，部分患者感到自己的头和躯体分开了，走路下肢不存在等，称人格解体。在上述幻觉产生的基础上伴随相应的情感行为等改变。

2）思维内容障碍：妄想是本病的最常见症状，妄想对象泛化，如同事、亲人、朋友乃至陌生人。内容离奇、逻辑荒谬是本病的特征。以关系妄想、被害妄想最为多见，此外还可有钟情妄想、自罪妄想、嫉妒妄想、夸大妄想、疑病妄想、非血统妄想等。

精神分裂症患者并不必须具备上述各项症状。因疾病类型、临床阶段不同可有很大不同，主要类型及关键症状见表 6–1。

表 6–1 精神分裂症常见类型及主要症状

分型	关键症状
偏执型	幻觉，妄想
青春型	言语和行为的瓦解（通常行为幼稚 / 肤浅），情感的平淡或不协调
单纯型	无幻觉和妄想，懒散、退缩、孤僻、情感淡漠等阴性症状
紧张型	精神运动紊乱：紧张性兴奋与木僵交替
未分化型	没有特异症状或占优势的亚型

2. 辅助检查　虽然精神分裂症的诊断主要来自患者的临床表现及医生的精神检查，但是临床上辅助检查对排除患者的精神症状是否为其他疾病的继发症状具有很大的参考意义。

（1）血液学常规检查：尿常规，电解质，肝功能，全血细胞计数，血糖。根据病史 / 查体可进行甲状腺机能、甲状旁腺机能及肿瘤标记物检查。

（2）影像学检查：若提示有神经系统异常或存在持久的认知功能障碍时，应检查 CT（计算机断层扫描）或 MRI（磁共振成像），体格检查或病史提示共患呼吸系统或心血管系统问题时，进行 CXR（胸部 X 线检查）。

（3）其他检查：有抽搐病史或有症状提示颞叶癫痫时，进行脑电图检查。

3. 诊断　目前，精神分裂症的诊断通常建立于患者的病史、医生的精神检查及量表评估的基础上，尚无临床可用的诊断测试或生物标记物。

（1）至少存在下述症状中的一个

1）思维鸣响、思维插入或思维被夺或思维被播散。

2）明确涉及躯体或四肢运动或特殊思维、行动或感觉的被影响、被控制或被动妄想、妄想性知觉。

3）对患者的行为进行跟踪性评论，或彼此对患者加以讨论的幻听，或来源于身体某一部分的其他类型的幻听。

4）与文化不相称的或者根本不可能的其他类型的持续性妄想，如具有宗教或政治身份的或超人的力量和能力。

（2）或至少有下述两种症状

1）伴有短暂或未充分形成的无明显感情内容的妄想，或伴有持久的超价观念，或连续数周或数月每日都出现的任何形式的持久的幻觉。

2）思维中断，或有插入内容从而导致言语不连贯或无关联，也可出现语词新作。

3）紧张性行为，如兴奋、摆姿势、蜡样屈曲、违拗、缄默和木僵。

4）阴性症状，如显著的情感淡漠、言语贫乏、情感反应迟钝或不协调常导致社会退缩和社会功能下降，但前提是这些症状并非由抑郁症或抗精神病药物所致。

5）个人行为某些方面发生显著而持久的总体性质的改变，表现为丧失兴趣、缺乏目的、懒散、自我专注和社会退缩。

（3）病程 >1 个月。

（四）护理措施

知识拓展

个案管理（case management）最早用于精神卫生领域是在 20 世纪 60 年代，当时精神卫生服务的主流是将住院机构大量关闭，发展以社区为基础的服务模式，其主要目的是避免多种社会服务的相互脱节，提高社区服务质量，以满足患者的多种需求。精神分裂症患者的个案管理是协作性慢性疾病管理模式的重要组成部分。完整的个案管理包括以下 7 个环节：现况评估、问题明确、目标确立、指标制定、策略的选择、责任明确、进度检查。这一工作是由一组分工不同的人员进行的，其中包括精神科医生、精神科护士、街道办事处工作者、家属及志愿者等共同组成。

1. 护理评估　护理措施的制订建立在对患者充分护理评估的基础上。对精神分裂症患者的评估重点包括：一般状况、主要精神症状、生理功能、社会心理功能等方面，通过与患者交谈从患者的语言、表情、行为中获得直接资料，或从患者的书写内容、绘画作品中了解，也可通过患者家属、同事、朋友获得信息。评估过程中要重点评估患者精神症状及患者对精神症状的应对方式，患者的冲动、自杀、自伤外走及治疗的不依从行为均来自患者对症状的不同的应对方式。通过详细全面的护理评估，找出患者现存及潜在的护理问题，从而制订有效、具体、个性化的护理措施。

2. 主要护理问题及护理措施

（1）暴力行为的危险：冲动、伤人。

1）危险因素及诱因：患者受妄想或幻觉的影响，容易出现攻击他人或破坏周围环境的行为。患者情绪不稳易激惹或紧张恐惧，冲动控制能力下降。

2）护理措施

A. 对于此类患者，做好病房的安全管理工作，提供安静、舒适的环境。减少及避免由于环境的因素在患者兴奋、冲动时伤及自己及他人。

B. 对于兴奋、冲动风险较高的患者必要时应给予监护，应单独住在一个病室，防止患者在精神症状的影响下冲动伤及其他患者。

C. 与医疗密切合作，加强患者精神症状的治疗，及时控制患者的精神症状，减少冲动的风险。

D. 加强治疗的同时护士应根据患者幻觉、妄想的内容，有针对性地加强风险评估，特别需要评估患者的妄想内容有无针对工作人员及病友的内容，特别是存在被害妄想及命令性幻听的患者，要引起高度重视，及时采取相应措施。对妄想伴有幻觉的患者，要密切观察患者的言语、情绪和行为的表现，掌握患者出现幻觉的具体内容，次数、内容和时间，掌握患者对症状的应对方式并采取相应的护理干预措施。

（2）自杀、自伤的风险

1）危险因素及诱因：部分患者在幻觉妄想等症状支配下（命令性幻听，被害妄想等）自认为能飞或幻听命令他从高楼跳下，此类患者自杀行为带有冲动性，无具体计划。与自杀相关的危险因子还包括病情起伏不定、精神分裂症患者的病耻感、对药物反应不佳、社交隔离、对未来感到无望、病前病后的成就差距太大等心理社会因素，此类患者自杀行为的发生往往具有周密的计划，实施比较隐秘不易被发现，实施成功率高。

2）护理措施

A. 首先对患者是否存在自杀的风险及风险的等级要进行详细的护理评估，对风险等级较高的患者应实施精神科特护或监护，确保患者的安全。

B. 根据患者不同的诱因给予相应的对症护理干预，对于受疾病影响的自杀自伤行为应确保患者环境及物品的安全，保证患者精神药物治疗的实施；对于由于病耻感，社会隔离等心理社会因素导致患者的自杀风险，护士应做好患者的心理护理，给予患者尊重理解，改变患者的负性认知，提升患者回归社会的信心。

（3）拒绝治疗的风险

1）危险因素及诱因：患者无自知力否认有病；行为紊乱不能配合治疗；药物反应导致不舒适，患者拒绝服药。

2）护理措施

A. 对于精神分裂症的患者，护士首先要加强患者治疗依从性的评估，了解患者不服从治疗的原因，给予针对性的护理。对于担心药物不良反应的患者，护士应向患者详细、耐心解释其所服药物的作用及注意事项，告知患者自我观察的重点，有不舒服的症状时及时寻求护士的帮助，与患者达成遵守治疗的安全治疗协议。对于没有自知力的患者不愿服药时，护士应耐心劝导并严格执行操作规程，劝说看护患者治疗服药，鼓励患者表达对治疗的感受和想法。对于症状较重拒绝治疗的患者，应选择注射药物或口崩片等药物的特殊剂型，确保患者治疗的实施。对于藏药的患者，护士应特别给予关注，如单独看护服药，与餐同服，服药后注意观察患者口腔、水杯是否藏存药物。确保患者的治疗是精神科护理的重要技能之一。

B. 掌握患者所服药物的不良反应，观察患者用药后精神症状的改善情况及有无不良反应，患者出现药物不良反应时应与医生联系并及时处理。减少由于药物不良反应造成患者治疗的不依从，增加患者服药的依从性。

（4）外走的风险

1）危险因素及诱因：患者无自知力认为自己没病不愿住院治疗；受精神症状支配感觉医院不安全及对治疗、住院环境的恐惧，思念亲人等。

2）护理措施

A. 了解患者不安心住院的原因，给予安慰、解释，并与患者达成不擅自外走协议。

B. 对由于症状支配下的外走患者，护士应严密看护，患者活动范围不离工作人员视线，严防患者外走。

（5）生活自理紊乱的风险

1）危险因素及诱因：患者常因被害妄想、幻觉及自知力缺乏、精神运动性抑制致木僵状态或兴奋，行为紊乱、阴性症状及药物反应致吞咽困难等因素导致患者进食、沐浴、如厕等生活自理能力下降甚至完全不能自理。

2）护理措施

A. 饮食护理：根据患者不同的症状给予相应的护理措施。由于症状影响不敢进食的患者，可以单独进食，陪伴进食；对于木僵兴奋患者应协助进食；对于由于药物不良反应造成的进食困难应给予半流食或流食，严禁患者食用面食、鸡蛋等不易吞咽的食物，防止噎食意外事件的发生。

B. 排泄护理：对于生活自理差的患者，定时督促患者如厕并观察患者如厕后大小便的量。

C. 洗漱、着装等自我照料：部分以阴性症状为主的精神分裂症患者，应为患者制订日常自理能力训练计划，并督促指导患者自我照料。

（6）康复护理

1）危险因素及诱因：精神分裂症患者由于疾病症状导致患者生活自理能力、学习生活能力、人际交往能力及遵守社会规则的能力部分或全面受损。

2）护理措施：评估患者社会功能的受损程度，根据患者疾病特点及治疗的不同阶段，为患者制订个性化的康复措施，为患者实施个案管理计划，安排患者参加不同的康复活动，最大程度地保持或提高患者的社会功能。

第二节 心境（情感）障碍患者的护理

学习目标

完成本内容学习后，学生将能：
1. 复述双相情感障碍的概念。
2. 列出双相情感障碍患者的主要护理问题。
3. 描述双相情感障碍患者的主要临床症状。
4. 应用护理程序评估患者的自杀风险及制订相应的护理措施。

知识拓展

阈下双相障碍

随着双相谱系障碍（bipolar spectrun disorder）日益获得认可，除传统意义上双相型Ⅰ和Ⅱ型外，"阈下双相障碍（subthreshold bipolar disorder）"甚至情绪不稳或烦躁等亦被归入双相谱系障碍。美国儿童与青少年学会推荐阈下双相障碍的定义为：不满足躁狂、轻躁狂或混合发作的病程标准，或心境发作症状不典型。2007年Merikangas等报道的美国双相障碍谱系患病率调查研究中，阈下双相障碍包括三种情况：①既有反复阈下轻躁狂发作史，又有抑郁发作史；②有2次或2次以上轻躁狂发作史，但无抑郁发作史，伴或不伴有阈下抑郁发作；③有反复阈下轻躁狂发作史，但无抑郁发作史，伴或不伴有阈下抑郁发作。

一、心境（情感）障碍概述

情感障碍（affective disorders），又称心境障碍（mood disorders），既往称为情感性精神病，是以情感或心境异常改变为主要临床特征的一组精神障碍，伴有与异常心境相应的认知、行为、心理生理学以及人际关系方面的改变或紊乱。多数患者有反复发作的倾向，每次发作多可缓解，部分患者可有残留症状或转为慢性。情感障碍还包括以心境高低波动但幅度不高为特征的环性心境障碍和以持久心境低落的慢性抑郁为主要特点的恶劣心境。本章节仅介绍临床常见的双相情感障碍。

二、双相障碍临床表现

（一）概述

双相障碍（bipolar disorder，BD）也称双相情感障碍，在临床上表现为抑郁（depression）和躁狂（mania）两种截然相反的极端心境。抑郁障碍可由各种原因引起，以显著而持久的心境低落为主要临床特征，重者可发生抑郁性木僵，部分病例有明显的焦虑和运动性激越，严重者可出现幻觉、妄想等精神病性症状。多数病例有反复发作的倾向，每次发作大多数可以缓解，部分有残留症状或转为慢性。双相障碍一般是指既有躁狂或轻躁狂发作，又有抑郁发作的一类心境障碍，包括至少一次轻躁狂、躁狂或混合发作。躁狂发作时，表现为情感高涨、思维奔逸、活动增多。双向障碍一般呈发作性病程，躁狂和抑郁常反复循环或交替出现，也可以混合方式存在，每次发作症状往往持续一段时间，并对患者的日常生活和社会功能等产生不良影响。

（二）病因与发病机制

本病病因和发病机制尚不清楚，大量研究资料提示遗传因素、神经生化因素和心理社会因素等对本病的发生有明显影响。

1. 神经生化

（1）5-羟色胺（5-HT）假说：该假说认为5-HT功能活动降低可能与抑郁发作有关，5-HT功能活动增高可能与躁狂发作有关。阻滞5-HT回收的药物（如选择性5-HT再摄取抑制剂）、抑制5-HT降解的药物（如单胺氧化酶抑制剂）、5-HT的前体色氨酸和5-羟色氨酸均具有抗抑郁作用。而选择性或非选择性5-HT耗竭剂可导致抑郁。一些抑郁发作患者脑脊液中5-HT的代谢产物5-羟吲哚乙酸含量降低，浓度越低，抑郁程度越重，伴自杀行为者比无自杀企图者更低。抑郁发作患者和自杀患者的尸脑研究也发现5-HT和5-羟吲哚乙酸的含量降低。

（2）去甲肾上腺素（NE）假说：该假说认为NE功能活动降低可能与抑郁发作有关，NE功能活动增高可能与躁狂发作有关。阻滞NE回收的药物（如选择性NE再摄取抑制剂等）具有抗抑郁作用。酪氨酸羟化酶（NE生物合成的限速酶）抑制剂α-甲基酪氨酸可以控制躁狂发作，并可导致轻度抑郁或抑郁障碍症状恶化，利血平可以耗竭突触间隙的NE而导致抑郁。抑郁发作患者中枢NE浓度降低，NE代谢产物3-甲氧基-4-羟基-苯乙二醇（MHPG）浓度增加，尿中MHPG明显降低，转为躁狂发作时则升高。

（3）多巴胺（DA）假说：该假说认为DA功能活动降低可能与抑郁发作有关，DA功能活动增高可能与躁狂发作有关。阻滞DA回收的药物（安非他酮）、多巴胺受体激动剂（溴隐亭）、多巴胺前体（L-多巴）具有抗抑郁作用；能阻断DA受体的抗精神病药物可以治疗躁狂发作。抑郁发作患者尿中DA主要降解产物高香草酸（HVA）水平降低。

2. 神经内分泌　许多研究发现，情感障碍患者有下丘脑-垂体-肾上腺轴（HPA）、下丘脑-垂体-甲状腺轴（HPT）、下丘脑-垂体-生长素轴（HPGH）的功能异常，尤其是HPA功能异常。研究发现，部分抑郁发作患者血浆皮质醇分泌过多，分泌昼夜节律改变，无晚间自发性皮质醇分泌抑制，地塞米松不能抑制皮质醇分泌。重度抑郁发作患者脑脊液中促皮质激素释放激素（CRH）含量增加，提示抑郁发作HPA功能异常的基础是CRH分泌过多。

3. 脑电生理变化　脑电图研究发现，抑郁发作时多倾向于低α频率，躁狂发作时多为高α频率或出现高幅慢波。睡眠脑电图研究发现：抑郁发作患者总睡眠时间减少，觉醒次数增多，快眼动睡眠（REM）潜伏期缩短（与抑郁严重程度正相关）。

4. 神经影像学　CT研究发现情感障碍患者脑室较正常对照组为大。MRI发现抑郁发作患者海马、额叶皮质、杏仁核、腹侧纹状体等脑区萎缩。功能影像学研究发现抑郁发作患者左额叶及左前扣带回局部脑血流量降低。应激所致抑郁模型动物神经病理研究显示，海马神经元萎缩以及海马神经再生受损，并且抗抑郁药可以激活促进神经可塑性的胞内信号传导途径，逆转该种病理改变。

5. 遗传学

（1）家系调查情感障碍患者的生物学亲属的患病风险明显增加，同病率为一般人群的10~30倍，血缘关系越近，患病概率也越高。在双相障碍中，这种趋势尤为明显。

（2）分子遗传学研究情感障碍的疾病基因或易感基因尚需深入研究。分子遗传学研究涉及多条染色体和基因，虽然有不少阳性发现，但目前尚缺乏肯定的研究证据。

6. 心理社会因素　应激性生活事件与心境障碍与抑郁发作的关系较为密切。抑郁发作前92%有促发生活事件。女性抑郁发作患者在发病前1年所经历的生活事件频度是正常人的3倍。个体经历一些可能危及生命的生活事件后6个月内，抑郁发作危险系数增加6倍。常见负性生活事件，如丧偶、离婚、婚姻不和谐、事业、严重躯体疾病、家庭成员患重病或突然病故，均可导致抑郁发作。另外经济状况差、社会阶层低下者易患本病。

（三）临床评估与判断

1. 病情评估

（1）抑郁发作：既往曾将抑郁发作的表现概括为“三低”，即情绪低落、思维迟缓和意志活动减退。这三种症状是典型的重度抑郁的症状，但不一定出现在所有的抑郁症患者中，甚至并非出现于多数抑郁发作中。抑郁发作的表现可分为核心症状、心理症状群与躯体症状群三方面，发作应至少持续2周，并且不同程度地损害社会功能，或给本人造成痛苦或不良后果。

1）核心症状：抑郁的核心症状包括心境或情绪低落、兴趣缺乏以及乐趣丧失。这是抑郁的关键症状，诊断抑郁状态时至少应包括此三种症状中的一个：

A. 情绪低落：患者体验到情绪低、悲伤。情绪的基调是低沉、灰暗的。患者常常诉说自己心情不好，高兴不起来。在抑郁发作的基础上患者会感到绝望、无助与无用。绝望：对前途感到悲观失望，认为自己无出路。此症状与自杀观念密切相关。无助：是与绝望密切相关的症状，对自己的现状缺乏改变的信心和决心。常见的叙述是感到自己的现状如疾病状态无法好转，对治疗失去信心。无用：认为自己生活毫无价值，充满了失败，一无是处，认为自己对别人带来的只有麻烦，不会对任何人有用，认为别人也不会在乎自己。

B. 兴趣缺乏：是指患者对各种以前喜爱的活动缺乏兴趣，如文娱、体育活动、业余爱好等。典型者对任何事物无论好坏都缺乏兴趣，离群索居，不愿见人。

C. 乐趣丧失：是指患者无法从生活中体验到乐趣，或曰快感缺失。

以上三种症状是相互联系的，可以在一个患者身上同时出现，互为因果，但也有不少患者只以其中某一、二种症状突出。有的患者不认为自己情绪不好，但却对周围事物不感兴趣。有些抑郁症患者有时可以在百无聊赖的情况下参加一些活动，主要是由自己单独参与的活动，如看书，看电影、电视，从事体育活动等，因此表面看来患者的兴趣仍存在，但进一步询问可以发现患者无法从这些活动中获得乐趣，从事这些活动主要目的是消磨时间，或希望能从悲观失望中摆脱出来。

2）心理症状群：焦虑与抑郁常常伴发，而且经常成为抑郁症的主要症状之一。主观的焦虑症状可以伴发一些躯体症状，如胸闷、心跳加快、尿频、出汗等，躯体症状可以掩盖主观的焦虑体验而成为临床主诉。

自责自罪患者对自己既往的一些轻微过失或错误痛加责备，认为自己的一些作为让别人感到失望，认为自己患病给家庭、社会带来巨大的负担，严重时患者会对自己的过失无限制的“上纲上线”，达到妄想程度。

A. 精神病性症状：主要是妄想或幻觉，如罪恶妄想、被害妄想、无价值妄想、躯体疾病或灾难妄想等。这些妄想一般不具有精神分裂症妄想的特征，如原发性、荒谬性等。

B. 认知症状：主要是注意力和记忆力下降。这类症状属于可逆性，随治疗的有效而缓解。认知扭曲也是重要特征之一，如对各种事物均作出悲观的解释。

C. 自杀观念和行为：抑郁患者半数左右会出现自杀观念。轻者常常会想到与死亡有关的内容，或感到活着没意思、没劲。重者会感觉生不如死，希望毫无痛苦的死去，之后则会主动寻找自杀的方法，并反复寻求自杀。偶尔患者会出现所谓的“扩大性自杀”，患者可在杀死数人后再自杀，导致极严重的后果。

D. 精神运动性迟滞或激越：精神运动性迟滞患者在心理上表现为思维发动的迟缓和思流的缓慢。患者将之表述为“脑子像是没有上润滑油”，同时会伴有注意力和记忆力的下降。在行为上表现为运动迟缓，工作效率下降，严重者可以达到木僵的程度。患者的动作和行为明显减少，并常常保持一种固定的姿势。严重的木僵患者称为僵住，患者不语、不动、不食，面部表情固定刻板，大小便潴留，对外界刺激缺乏反应。轻度木僵称为亚木僵，表现为问之不答，唤之不动，表情呆滞，但部分患者可以在无人时自动进食，自动解大小便。激越患者则与之相反，脑中反复思考一些没有目的的事情，思维内容无条理，大脑持续处于紧张状态。但由于无法集中注意力来思考一个中心议题，因此思维效率下降，无法进行创造性思考，在行为上则表现为烦躁不安、紧张激越，有时不能控制自己的动作，但又不知道自己因何烦躁。

E. 自知力：相当一部分抑郁患者自知力完整，主动求治。存在明显自杀倾向者自知力可能有所扭曲，缺乏对自己当前状态的清醒认识，甚至完全失去求治愿望。伴有精神病性症状者自知力不完整甚至完全丧失自知力的比例增高。双相障碍抑郁发作患者自知力保持完整的程度不如单相抑郁症患者。

3）躯体症状群

A. 睡眠紊乱：是抑郁状态最常伴随的症状之一，也是不少患者的主诉。表现为早段失眠、中段失眠、末段失眠、睡眠感缺失等。其中以早段失眠最为多见，而以末段失眠（早醒）最具有特征性。与这些典型表现不同的是，不典型抑郁症患者可以出现贪睡的情况。

B. 食欲紊乱：主要表现为食欲下降和体重减轻。食欲减退的发生率约为70%。轻者表现为食不甘味，但进食量不一定出现明显减少，此时患者体重改变在一段时间内可能不明显；重者完全丧失进食的欲望，体重明显下降，甚至导致营养不良。不典型抑郁症患者则常见有食欲亢进和体重增加。

C. 性功能减退：可以是性欲的减退乃至完全丧失。有些患者勉强维持有性行为，但无法从中体验到乐趣。

D. 精力丧失：表现为无精打采、疲乏无力、懒惰、不愿见人。有时与精神运动性迟滞相伴随。

E. 晨重夜轻：即情绪在晨间加重。患者清晨一睁眼，就在为新的一天担忧，不能自拔，到下午和晚间则有所减轻。

F. 非特异性躯体症状：抑郁症患者有时以此类症状作为主诉，因而长期在综合医院门诊就诊。与疑病症状不同的是这类患者只是诉说这类症状，希望得到相应的治疗，但并未因此而产生牢固的疑病联想，认为自己得了不治之症。当然，抑郁症伴发疑病症状的并不少见。这类非特异性症状包括头痛或全身疼痛、周身不适、胃肠道功能紊乱、心慌气短乃至胸前区疼痛、尿频、尿急等，常在综合医院被诊为各种自主神经功能紊乱。

（2）躁狂发作：躁狂发作的典型临床表现是情感高涨、思维奔逸、活动增多的“三高”症状，可伴有夸大观念或妄想、冲动行为等。发作应至少持续1周，并有不同程度的社会功能损害，可给自己或他人造成危险或不良后果。躁狂可一生仅发作一次，也可反复发作。

1）情感高涨：这是躁狂状态的主要原发症状。患者表现为轻松、愉快、热情、乐观、兴高采烈、无忧无虑。这种情感是愉快的并具有相当的感染力。症状轻时可能不被视为异常，但了解患者的人则可以看出这种表现的异常性。有时患者也可以易激惹的情绪为主，尤其当有人指责其狂妄自大或不切实际的想法时。表现为听不得一点反对意见，因细小琐事而大发雷霆，严重者可出现破坏或攻击行为。患者常常在患病早期表现为愉快而在后期则转换为易激惹。

2）思维奔逸：是指思维联想速度的加快。患者言语增多、高谈阔论、滔滔不绝、感到说话的速度远远跟不上思想。有时可出现音联、意联及随境转移。在心境高涨的基础上可以出现自我感觉良好、言辞夸大、说话漫无边际，认为自己才华出众、出身名门、权威显赫、腰缠万贯、神通广大等，并可达到妄想的程度。有时可在夸大基础上产生被害体验或妄想，但其内容一般并不荒谬，持续时间也较短暂。幻觉较少见。

3）意志行为增强：即协调性精神运动性兴奋。其内心体验与行为、行为反应与外在环境均较为统一。与精神运动性迟滞恰恰相反，患者活动增多，喜交往，爱凑热闹。与人一见如故，好开玩笑或搞恶作剧，好管闲事，整日忙碌。但做事虎头蛇尾，一事无成。尽管自己感觉什么都能干成，脑子灵光至极，但由于不能专心于某一事物之上，因而成事不足甚至败事有余。办事缺乏深思熟虑，有时到处惹事。

4）伴随症状：躁狂发作患者常伴有睡眠需要减少，终日奔波而不知疲倦。患者性欲亢进，偶可出现兴致所致的性行为，有时则可在不适当的场合出现与人过分亲热、拥抱、接吻而不顾别人的感受。由于活动过度，入量不足，可能会导致虚脱、衰竭，尤其是老年或体弱患者。轻躁狂患者可能保持一定自知力，而躁狂患者一般自知力不全。

2. 辅助检查　双相障碍目前尚无特异性生物学指标，体格检查及实验室检查宜结合病史资料排除躯体疾病或物质依赖所致的情绪表现。

（1）部分双相障碍患者（尤其女性）可能存在临床或亚临床甲状腺功能减退，应做甲状腺功能测定。

（2）对于过度兴奋及饮食欠佳的患者应做水、电解质及酸碱平衡的检查。

（3）对于服用丙戊酸、碳酸锂的患者，治疗中应进行血药浓度的监测。

（4）长期治疗的患者，应注意监测心电图，肝、肾功能及糖脂代谢水平，常规检查还包括筛检血清梅毒（syphilis）及人类免疫缺陷病毒（HIV），合并物质依赖患者筛查血中酒精浓度或精神活性物质的浓度。

（5）脑电生理学检查技术通过检测前额叶脑区血氧饱和度评估情绪而成为临床测评热点。

3. 诊断情感障碍的诊断标准　可分为抑郁、躁狂发作的诊断标准以及各种类型情感障碍的分类标准。对于抑郁、躁狂发作的诊断标准各主要诊断分类系统之间差别不大。定义抑郁发作需首先考察病史中是否出现过躁狂发作，如果曾经出现躁狂发作，则纳入双相障碍之中，否则列入抑郁发作之中。

（1）抑郁发作：抑郁发作是指首次发作的抑郁障碍和复发的抑郁障碍，不包括双相抑郁。患者通常具有心境低落、兴趣和愉快感丧失、精力不济或疲劳感等典型症状。其他常见症状有：①集中注意和注意的能力降低；②自我评价降低；③自罪观念和无价值感（即使在轻度发作中也有）；④认为前途暗淡悲观；⑤自伤或自杀的观念或行为；⑥睡眠障碍；⑦食欲下降。病程持续至少2周。根据抑郁发作的严重程度，将其分为轻度、中度和重度三种类型。

轻度抑郁：是指具有至少2条典型症状，再加上至少2条其他症状，且患者的日常工作和社交活动有一定困难，患者的社会功能受到影响。

中度抑郁：是指具有至少2条典型症状，再加上至少3条（最好4条）其他症状，且患者工作、社交或家务活动有相当困难。

重度抑郁：是指3条典型症状都应存在，并加上至少4条其他症状，其中某些症状应达到严重的程度；症状极为严重或起病非常急骤时，依据不足2周的病程作出诊断也是合理的。除了在极有限的范围内，几乎不可能继续进行社交、工作或家务活动。作出诊断前，应明确排除器质性精神障碍或精神活性物质和非成瘾物质所致的继发性抑郁障碍。

（2）躁狂发作

A. 轻躁狂：心境高涨或易激惹。对于个体来讲已达到肯定的异常程度，且至少持续4天必须具备以下3条，对个人日常的工作及生活有一定的影响：①活动增加或坐卧不宁；②语量增多；③注意集中困难或随境转移；④睡眠需要减少；⑤性功能增强；⑥轻度挥霍或行为轻率、不负责任；⑦社交活动增多或过分亲昵。

B. 躁狂发作：心境明显高涨，易激惹，与个体所处环境不协调。至少具有以下3条（若仅为易激惹，需4条）：①活动增加，丧失社会约束力以致行为出格；②言语增多；③意念飘忽或思维奔逸（语速增快、言语急促）的主观体验；④注意力不集中或随境转移；⑤自我评价过高或夸大；⑥睡眠需要减少；⑦鲁莽行为（如挥霍、不负责任或不计后果的行为等）；⑧性欲亢进。严重者可出现幻觉、妄想等精神病性症状，严重损害社会功能，给别人造成危险或不良后果。病程至少已持续1周。排除器质性精神障碍或精神活性物质和非成瘾物质所致的类躁狂发作。

（四）护理措施

知识拓展

治疗康复联盟

治疗康复联盟也被称做帮助联盟、工作联盟，是指在医护与患者相互作用过程中建立的互动性、操作性和建设性的合作关系。治疗联盟本身就具有一定的治疗作用，它也是精神科治疗护理的核心之一。建立良好的医患关系和构建积极的治疗康复联盟有利于提高患者的治疗依从性，在治疗联盟中重点发挥患者的主观能动性，使其积极参与疾病的治疗及康复，对保持和提升患者的社会功能起到积极的促进作用。

1. 护理评估　护士应利用观察、交谈、病历和病史回顾、量表测量、躯体检查等方式，从生理、心理、社会文化等方面去了解、收集主客观资料，动态评估患者的精神行为。对情感障碍患者的抑郁、兴奋的情感体验，护士除了观察患者的外显行为外，还应评估患者的内心感受。双相障碍的患者抑郁时重点评估患者的自杀行为，躁狂发作时重点评估患者的冲动伤人行为，对服用丙戊酸及碳酸锂的患者还应密切评估患者的药物不良反应，防止药物中毒的发生。

2. 主要护理问题及护理措施

（1）自杀、自伤的危险

1）危险因素及诱因：患者受抑郁情绪的影响，出现自我评价降低、自责、自罪观念和无价值感（即使在轻度发作中也存在），认为前途暗淡悲观，常常出现自伤或自杀的观念甚至自伤，自杀行为。

2）护理措施

A. 双相障碍患者的自杀行为常常发生在抑郁发作期，特别是反复发作的抑郁症患者，常常处于无助、无望的心理状态。患者自杀观念此时会比较强烈，但此时患者体力和思维处于相对迟缓状态，虽自杀观念强烈，但实施的能力受限。当患者情绪状态缓解时，患者的自杀风险反而增加，患者的思维和身体体能方面有能力实施自杀计划，此时护士对患者自杀风险的评估应更加关注患者对疾病的认知、家庭支持系统是否良好等对患者的自杀起到促发因素的相关心理社会诱因。

B. 对自杀风险等级较高的患者应实施精神科特护或监护，确保患者的安全。对于此类患者，护理人员首要的是做好患者病房的安全管理工作，提供安全、安静、舒适的环境，其次做好患者的心理护理，讲解疾病的可治疗性，增加患者治疗的信心。

C. 向患者讲解自杀意念是疾病的症状之一，随着治疗的进行症状会缓解消失。患者若在治疗过程中出现强烈的自杀意念时及时寻找工作人员的帮助，不采取行为。与患者达成不自杀安全治疗协议，为治疗和护理干预提供时间及空间。

（2）冲动、攻击行为的危险

1）危险因素及诱因：患者受情绪高涨、意志活动增强、情绪不稳易激惹或紧张恐惧、冲动控制能力下降等精神症状的影响，部分患者可出现幻觉、妄想等精神病性症状，容易出现攻击他人或破坏周围环境的行为。

2）护理措施

A. 对于此类患者，护理人员首要的是做好病房的安全管理工作，确保患者的周围环境中无冲动易得的物品，提供安全、安静、舒适的环境，预防由于环境因素诱发患者冲动行为的发生。对于冲动、兴奋较严重的患者应单独病室居住，给予精神科监护或特护，防止患者在症状的影响下冲动、攻击其他患者。

B. 针对双向障碍患者合并幻觉、妄想的患者，应全面评估患者的幻觉、妄想有无针对病区患者及医护人员的具体内容、有无伤害自己及周围环境的命令性幻听的内容，做到有针对性的防范，防止伤害自己及他人的行为发生。

（3）生活自理紊乱的风险

1）危险因素及诱因：患者常因情绪低落少语、少动，抑郁严重时可出现精神运动性抑制致木僵状态或亚木僵状态，患者表现为不语、不动、不食，大小便潴留等症状。

躁狂发作时行为紊乱，进食、沐浴、睡眠等生活自理处于完全紊乱状态。部分患者由于抗精神病药物副反应致吞咽困难等生活自理能力下降甚至完全不能自理。

2）护理措施

A. 饮食护理：根据患者不同的症状给予相应的护理，对于抑郁症状影响食欲而进食量少的患者，讲解食欲的下降是疾病的症状，减少患者不必要的担心，鼓励患者进食以保证基本的摄入量。对于木僵兴奋患者应协助其进食。对于兴奋患者也应特别关注其进食量，防止过度进食及预防过度消耗而入量相对不足造成电解质的紊乱。对于入量不足的患者必要时给予静脉补液治疗从而保证患者机体的基本需求。对于由于药物不良反应造成的进食困难应给予半流食或流食，严禁患者食用面食、鸡蛋等不易吞咽的食物。防止发生噎食的风险。

B. 排泄护理：主要针对抑郁性木僵或亚木僵的患者，定时督促患者如厕并观察患者如厕后大小便的量。

C. 着装及沐浴护理：对于躁狂患者督促，协助患者保持适宜的着装，提升患者自我照顾的能力，对于抑郁的患者特别是木僵或亚木僵的患者督促，必要时协助患者洗漱沐浴，协助患者完成基本的自我照顾。

（4）药物不良反应的风险

1）危险因素及诱因：双相障碍患者的治疗中常常使用丙戊酸盐及碳酸锂作为情绪稳定剂。锂离子为高毒性的离子，中毒剂量与治疗剂量比较接近。躁狂发作时常常使用抗精神病药物控制患者的兴奋症状。患者躁狂发作时自我保护能力下降，对于药物不良反应造成躯体的不适往往不易觉察。

2）护理措施

A. 掌握丙戊酸盐和碳酸锂及所服抗精神病药物的不良反应。服用碳酸锂的患者嘱其用温盐水送服药物，密切观察患者有无恶心、呕吐、腹泻、手抖、不安等碳酸锂中毒的早期症状，若出现上述症状应及时检查血锂浓度，给予相应的处理。

B. 宣教患者所服药物的治疗作用及自我管理技能。对长期服药的患者需教会患者自我观察药物的不良反应，提高自我管理的能力。

（5）精神残疾的风险（康复护理）

1）危险因素及诱因：双相障碍疾病本身为慢性、复发性、进展性精神疾病，部分患者可以发展为精神残疾。

2）护理措施

A. 加强疾病知识宣教，使患者及其家属了解疾病的性质，与其建立治疗康复联盟，进一步提高患者长期治疗的依从性，防止疾病的复发造成患者社会功能的损害。

B. 开展患者的个案管理，为患者制订详细的社会功能康复计划，保持和提升患者的社会功能。

C. 鼓励患者出院尽可能的回归社会工作或参加社区的各种康复组织来保持及提升社会功能。

第三节　神经症患者的护理

学习目标

完成本内容学习后，学生将能：

1. 复述强迫症的概念。
2. 列出强迫症主要护理问题。
3. 描述强迫症的核心症状。
4. 应用护理程序制订出强迫症的主要护理措施。

一、神经症患者临床特点

神经症性障碍，旧称神经症，是一组精神障碍的总称。起病常与心理社会因素有关，病情多有一定的易感素质和人格基础，症状主要表现为脑功能失调症状、情绪症状、强迫症状、各种躯体不适感等，疾病痛苦感明显，但社会功能相对完好，病程大多迁延。此疾病组主要包括强迫症、焦虑症、恐惧症、躯体形式障碍、神经衰弱。本章节重点介绍强迫症。强迫症相对其他几种神经症来说症状较重，对患者社会功能影响相对来说比较大。

知识拓展

强迫症是一种“神经环路”疾病

目前普遍认为强迫症是一种“神经环路”疾病。在修订 ICD-11 和 DSM-V 的过程中，曾经一度有专家建议将焦虑障碍、创伤后应激障碍（post-traumatic stress disorder，PTSD）和强迫症更名为“应激相关及恐惧环路障碍”。强迫症的“神经环路”异常可能与遗传因素有关，也可能与个体在生长发育中的环境因素有关。某些神经系统疾病如额颞叶痴呆、帕金森病、额叶或者颅底损伤、哈姆舞蹈病、亨廷顿病及某些细菌感染诱发的自身免疫系统疾病都会表现出类似强迫的症状，从另一角度证实了强迫症确实存在神经病理基础。

二、强迫症临床表现

（一）概述

强迫症（obsession）又称强迫性神经症（obsessive-compulsive neurosis），是以强迫症状为主要临床相的一类神经症。有意识的自我强迫和反强迫并存，是强迫症的特点。患者体验到强迫症状来源于自我，但违反自己的意愿，因无法控制、无法摆脱症状而痛苦。强迫症状包括强迫思维和强迫行为（强迫动作 / 仪式）。强迫思维是指以刻板形式在头脑中反复出现的观念、表象或冲动，强迫动作或仪式是指反复出现的刻板行为。强迫症的发病年龄多在25岁以前，病前可能有强迫性人格特点，起病缓慢，病程长者愈后欠佳。

（二）病因与机制

1. 神经生物学因素

（1）遗传：对强迫症的家系遗传研究发现，51.1%的患病者有一、二级亲属精神疾病的阳性家族史，而对照组为13%。强迫症患者的父母中，亚临床强迫症、焦虑症、其他神经症、精神分裂症、抑郁症患病率明显高于对照组，而强迫症的患病率并无增高。强迫症患者的同胞中，抽动障碍的患病率明显增高，且均为男性患者，其次是精神分裂症和心境障碍，提示强迫症与焦虑性障碍、抽动障碍、精神分裂症及抑郁症有遗传上的联系。强迫症患者一级亲属中亚临床强迫症及慢性抽动障碍患病率明显增高，而强迫症的患病率并不高。如将亚临床的强迫观念和强迫行为考虑进去，患者家系中OCD的患病率较一般人群更高（10%），其一级亲属中患病率达20%。OCD的单卵双生子其同病率为65%~85%，而双卵双生的同病率为15%~45%。

（2）强迫症的神经化学基础：近十年对强迫症神经化学研究主要集中于血清素能神经递质系统的研究。通过测定中枢和周围血清素代谢的产物或使用5-羟色胺能（5-HT）药物探针的方法以及选择性5-HT回收抑制剂的抗强迫作用，发现强迫症有5-HT功能的异常。

（3）强迫症的脑代谢活动：强迫症的动态脑影像研究显示，静息状态下的区域脑血流特点为大脑皮质内多个脑区的放射性分布稀疏、缺损。脑功能异常区包括顶叶、额叶、颞叶、枕叶，尤以顶叶、额叶的异常为突出，表明大脑皮质多个脑区的代谢活动低下。

2. 心理社会因素　近期及远期的社会心理因素在强迫症的发病中起了重要的作用。近期的社会心理因素包括精神应激、持久的心理社会冲突及认知信息加工超载。远期社会心理因素包括童年或成长过程中所经历的各种创伤及不利于人格成长的家庭和环境因素等。近期的社会心理因素常常成为强迫症发病的扳机点或促发因素，远期社会心理因素则称为患病的心理素质和人格易感因素。

（三）临床评估与判断

1. 病情评估　强迫症状的主要特点是反复或重复出现的想法或行为，明知不合理或过分但难以控制或摆脱，需要通过重复或反复确认来减轻痛苦。强迫涉及各个心理活动领域，包括感知觉、注意力、记忆、思维、情感、动作和行为、人际关系等。临床上一般分为强迫思维和强迫行为两方面。对于具体患者而言，可以是单一的强迫思维或行为，也可以是强迫思维与强迫行为均存在，或以某一症状更为突出。部分患者症状严重达到妄想程度、缺乏自知力，也有的症状与其他精神症状共存，难以简单区别（如抽动症状、先占观念等）。

（1）强迫思维：也称强迫思想或强迫观念，常见有强迫怀疑、强迫回忆、强迫性穷思竭虑、强迫联想、强迫意向等。

1）强迫怀疑：患者总是担心自己做过的事、说过的话会出错，反复怀疑自己言行的正确性，如关好门窗后马上又怀疑门窗没有关好或锁好、信发出后怀疑地址未写对、离开办公室后怀疑或担心抽屉未锁好等。明知这种怀疑和担心是过分的、没必要的，但无法使自己停止怀疑。

2）强迫性回忆：对于往事和经历等进行反复地、无休止地回忆，一些过去的事或情景不由自主地出现在患者的脑海中，明知无实际意义，不愿去回忆，但难以自控。如果这种回忆达到表象的程度，则称为强迫表象。

3）强迫性穷思竭虑：患者脑子里总是没完没了地想一些毫无意义的、不可能有定论的问题，难以控制。

4）强迫联想：脑子里出现一个观念或一个词语时，便会不由自主地联想到另一个观念或词语。如果联想的内容与原来的意义相反，则称为强迫性对立思维。

5）强迫意向：这是一种冲动性的、违背自己意愿的思维，具有攻击性的特点，如见到刀子就想到持刀伤人或杀人，或出现伤害自己所爱的亲人的冲动，担心控制不住会付诸实施，为此有负罪感，并伴有明显的焦虑。

（2）强迫行为：患者表现反复重复某种行为或动作，明知这种行为是过分的、不必要的，但难以自控。强迫行为可在强迫思维的影响下产生，通过强迫行为可暂时缓解由强迫思维导致的焦虑不安情绪。常见的强迫行为有强迫洗涤、强迫检查、强迫计数、强迫性仪式动作等。

1）强迫洗涤：患者常因害怕自己的手或其他物品不干净、被污染而表现出反复洗手（甚至出现皮肤损害）、洗身体、洗涤衣物等，难以控制。

2）强迫检查：患者反复检查门是否锁好了、窗户是否关严了、是否关好了煤气的开关、灯关了没有、是否锁好了抽屉、文章中是否有书写错误等。

3）强迫计数：如对表格、地砖、楼层等，一遍遍地数，如中途出现错误还会返回，并重新计数。

4）强迫性仪式行为：如到了家门口前总是要先退几步或默读几个数字再开门回家，转右弯时总要先迈左腿等，如果做错了，则必须重做一遍。

2. 辅助检查　虽然强迫症的诊断主要来自患者的临床表现及医生的精神检查，但是临床上辅助检查对排除患者的强迫症状是否为其他疾病的继发症状具有很大的参考意义。

（1）血液学：常规检查：尿常规，电解质，肝功能，全血细胞计数，血糖。根据病史 / 查体可进行甲状腺机能、甲状旁腺机能及肿瘤标记物检查。

（2）影像学：检查 CT（计算机断层扫描）或 MRI（磁共振成像），体格检查或病史提示共患呼吸系统或心血管系统问题时，进行 CXR（胸部 X 线）检查。

（3）其他：进行脑电图检查。

（4）体格检查：判断是否合并躯体疾病。

3. 诊断　目前，强迫症的诊断主要根据病史和精神检查发现，特别强调强迫思维或行为必须是耗时的（每日至少要占用 1 小时或以上），给患者带来巨大痛苦或功能损害。

（1）患者在 3 个月的大部分日子里反复出现强迫思维或强迫行为。

（2）明知强迫症状无意义，试图摆脱、控制，但难以奏效。

（3）强迫症状来源于自身，而不是受别人的影响或外界强加的。

（4）症状给患者带来很大痛苦，病情重者可明显影响日常活动和生活。

强迫症状也可出现在其他精神障碍中，因此应注意鉴别诊断。精神分裂症患者可表现有强迫症状，但不伴有明显的焦虑情绪，缺乏自我克制的意向，求治欲不强，自知力不全。抑郁症状与强迫症状如果同时存在，应根据最先出现的优势症状进行诊断，如果难以诊断哪种症状占优势，则应诊断为抑郁症。恐怖症与强迫症的不同之处在于，恐怖症患者主要是对特定的情景感到恐惧，缺乏自我克制的愿望，有明显的回避行为。

（四）护理措施

知识拓展

护患关系的基本模式

在制订护理措施时，首先需要了解在护理活动中护患关系的基本模式。根据疾病的不同特点及不同时期，恰当地选择适当的护患模式对患者的康复起到重要的促进作用。

主动－被动型：这是一种最常见的单向性的、以生物医学模式及疾病的护理为主导的护患模式，其特征为“护士为患者做什么”。护士在护患关系中占主导地位，护患双方的心理为显著的心理差位关系。

指导－合作型：这是一种微弱单向性的护患关系模式，其特征是“护理人员教会服务对象做什么”。护士在护患关系中仍占主导地位，护患心理为微弱的心理差位关系，护患双方在护理活动中都是主动的。尽管患者的主动性是以执行护士的意志为基础，并且护士的权威在护患关系中仍起主要作用。

共同参与型：这是一种双向性的、以生物医学－社会心理模式及健康为中心的护患关系模式，其特征为“护士启发患者自我成长、恢复健康”。护患双方的关系建立在平等地位上，双方为心理等位关系。

1. 护理评估　对强迫症患者进行护理评估时，除重点收集患者的主观资料即患者的强迫症状及症状的应对方式外，还应重点收集患者的人格特点、心理社会因素、患者的应激水平等客观资料。全面地收集资料，作出全面的护理诊断，制订出切实可行的护理措施。对于强迫症的患者，在护理评估过程中，首先应重点评估患者的强迫症状对其社会功能的影响及严重程度，其次评估患者对强迫症状的应对方式、对疾病治疗的认知及患者的人格特征可能对其治疗的影响。

2. 主要护理问题及护理措施

（1）焦虑情绪

1）危险因素及诱因：患者面对强迫思维及强迫行为时应对无效，强迫思维或强迫行为被打断时患者出现的不安、烦躁、害怕等负性情绪。

2）护理措施

A. 向患者做好入院的环境介绍，详细介绍医院的有关规章制度、主管医生、主管护士以及病房内的病友，以减轻患者由于环境改变造成的焦虑情绪。

B. 做好详细的病史资料收集，掌握病情，了解患者的发病原因、发病经过、主要症状、患者的性格特征以及焦虑时的主要临床表现。

C. 做好支持性心理护理，对患者的症状给予接纳、关心和理解，与患者建立信赖、协调的护患关系。

D. 鼓励及接受患者以适当的方式表达其对生活的压力、焦虑及害怕等情绪，减少其心理负担。

E. 教会患者如何应对强迫症状，当患者出现强迫症状时，护士可以以语言或行为帮助患者减少强迫动作的持续时间和次数或采取转移其注意力的方式缓解症状。

F. 减少环境的刺激，以免增加焦虑的程度。

G. 教会患者使用缓解或减轻焦虑的方法，如做深呼吸运动及肌肉松弛的技巧，静坐、散步、慢跑等。

H. 鼓励患者积极参加工娱文体活动，以分散注意力，减轻对强迫症状的关注。

I. 患者严重焦虑时，护士应陪伴患者，必要时遵医嘱给予抗焦虑药物，以减轻患者的痛苦体验。

J. 教会患者掌握“森田疗法”的顺其自然、为所当为的理论，并要求患者带着症状去做该做的事情，在行动中改变自我。

（2）有皮肤完整性受损的危险

1）危险因素及诱因：反复的洗涤、使用对皮肤刺激较大的洗涤剂，过冷、过热的水温、皮肤护理的知识缺乏。

2）护理措施

A. 每日对患者洗涤处皮肤的健康状况作详细的评估，了解其损伤的程度，并做好交班记录。

B. 指导患者使用性质温和的、对皮肤刺激小的洗涤剂，嘱患者临睡前在皮肤上涂护肤的营养霜及药膏。

C. 患者洗涤时的水温要适宜，不可过热或过冷，以免烫伤或冻伤患者的皮肤。为患者制订每日的活动计划，督促患者多参加工娱治疗活动，减少患者洗涤的时间。必要时，协助患者减少接触洗涤的环境，以减少患者洗涤的次数和时间。

D. 保证患者的合理饮食，有助于提高机体及皮肤的抵抗能力，可以预防皮肤的损伤。

（3）部分生活自理能力缺陷的危险

1）危险因素及诱因：过度的强迫行为或强迫思维，刻板的仪式化动作。

2）护理措施

A. 评估患者生理及营养状况，患者的进食量、饮水量、如厕、沐浴、着装等基本生理需求是否由于其强迫症状受到影响及影响的程度，根据患者不同的受损程度给予有针对性地干预与协助，保证患者的基本生理需求得到满足。

B. 根据患者的具体情况与患者一起制订日常生活计划，计划的制订要具体、可行，患者在强迫症状的影响下生活自理有困难时护士应及时给予帮助。协助患者带着强迫症状实现自我基本生理需求的满足，从而提升患者的自尊，增加患者应对强迫症状的能力。

（4）个人应对无效：无法独立应对强迫症状

1）危险因素及诱因：患者无法自我应对强迫思维及强迫行为。

2）护理措施

A. 向患者讲解强迫症的治疗知识，药物治疗的同时，患者自身参与治疗的动机及行为矫正的实施对患者的治疗至关重要。

B. 对于过度强迫行为的患者与其达成矫正计划，对于其独立完成的行为矫正计划给予正向性强化，增强患者的治疗动机。

C. 教会患者“顺其自然，为所当为”的森田理论，督促患者带着痛苦去做自己应该做的事情，在行动中增强战胜疾病的信心。

D. 教会患者身心放松法、正念减压法等身心调节的方法，应对强迫症状带来的焦虑情绪，从而促进患者更好的应对强迫症状。

第四节　精神活性物质所致精神障碍患者的护理

学习目标

完成本内容学习后，学生将能：

1. 复述精神活性物质所致精神障碍的概念。
2. 列出酒精依赖患者主要护理问题。
3. 描述慢性酒精依赖患者临床表现。
4. 应用护理程序制订出酒精依赖患者的主要护理措施。

一、精神活性物质所致精神障碍的临床特点

精神活性物质所致精神障碍是指使用各种精神活性物质引起的精神障碍。而所谓的精神活性物质则是指来自体外、可显著影响人的精神活动并可导致成瘾的物质。常见的精神活性物质主要有：①酒类；②阿片类；③大麻类；④镇静催眠药或抗焦虑药；⑤兴奋剂；⑥致幻剂；⑦烟草；⑧挥发性溶剂；⑨其他或待分类的精神活性物质。精神活性物质对人体的最大影响是成瘾，又称依赖（dependence）。依赖是个体对物质的强烈渴求并反复地使用，以取得快感或避免不快感为特点的一种精神和躯体性病理特点。依赖又可分为精神依赖性（psychological dependence）和躯体依赖性（physical dependence）。在形成依赖之前，患者往往对物质产生耐药性，而当患者突然减量或停用时还可以出现戒断综合征（withdrawal syndrome）的症状。临床中以酒精依赖和镇静催眠药依赖患者常见，本章仅介绍酒精所致精神障碍的护理。

知识拓展

物质依赖患者认识疾病并改变的阶段

沉思前期：使用者还没有认识到问题的存在，虽然这些问题已经很明显地存在。

沉思期：使用者可能接受自己面临的一些问题，并且开始去思考继续使用物质的正性和负性后果。

决定期：在这个时期，使用者决定是继续使用还是尝试去改变。

行动期：有动机的时期，这时使用者尝试去改变。有多种多样的方式去尝试改变，可能包括也可能不包括医疗的服务。

维持期：维持的时期，尝试去改善由于药物使用而损害的生活的各个方面。

复发：返回到以前的行为，但是也可能获得有用的策略，从而延长使用者下一次尝试戒除、维持的时期。

二、酒精依赖临床表现

（一）概述

酒精是最常使用的精神活性物质之一，饮酒相关问题可以是有害的行为问题（如急性酒精中毒、酒后驾车等）、躯体健康问题（涉及全身的各种躯体的损害），也可以是精神心理问题（酒精依赖、酒精型人格障碍）。饮酒相关问题不仅发生在长期慢性饮酒后，也可能发生在大量饮酒之后。可以将家庭、个人易感素质、社会文化环境理解为饮酒问题的起始因素，可以将酒精依赖、躯体功能损害、冲动暴力理解为结果因素，把神经系统适应性改变理解为生物学的中介因素，将心理人格特征、社会习得理解为社会、心理的中介因素，这些因素相互作用，有时互为因果，构成复杂的临床现象。

（二）病因与机制

引起酒精依赖的因素并不是单一的，一般认为可能与生物因素、社会因素和心理因素有关。

1. 生物因素　①遗传因素：酒精依赖有家族聚集性，一般来说，一级亲属中有酒精依赖者发生饮酒问题的是没有此遗传者的 2 倍，同卵双生子酒精中毒的概率明显高于异卵双生。②神经生化因素：酒精依赖患者的血小板 5- 羟色胺水平低，脑脊液中 5- 色胺代谢产物——5- 羟色胺酸水平也较低，特别是具有冲动与暴力行为的酒精中毒患者，有人将这种现象作为酒精中毒的生化指标。③酶的异常理论：如乙醛脱氢酶（ALDH）缺乏，可使饮酒后乙醛在体内堆积而造成醉酒反应，反之则易于形成酒精依赖等。

2. 社会心理因素　酒精依赖患者并没有共同的病前人格特点，但在临床上还是可以见到酒精依赖患者往往比较外向、冲动、乐于寻求刺激。饮酒问题的严重性在不同社会、不同文化环境中有所不同，主要的影响因素有价值观、社会习俗、社会角色、经济发展、饮食习惯、社会应激等。以下社会因素与饮酒相关问题关系较大：男性、受教育程度较低、婚姻破裂、重体力劳动、社会对醉酒者的容忍度、收入低等。

（三）临床评估与判断

1. 病情评估

【急性酒精中毒】

（1）普通醉酒：普通醉酒是指由于一次过量饮酒出现的急性中毒状态，通常先出现兴奋期，可表现为话多、欣快、对人无拘无束、行为轻佻；继续饮酒则可进入麻醉期，兴奋程度加重，吵闹、易激惹，并常表现对不满事情的情绪宣泄，亦有人表现情绪抑郁，少语或悲泣；如进一步醉酒则可出现意识障碍，包括意识清晰度下降和（或）意识范围狭窄，严重者可出现昏睡、昏迷，甚至可发生意外死亡。普通醉酒时还常伴有吐字不清、步态不稳、共济失调、反射亢进以及心跳加快、面色潮红、呼吸急促等神经系统和躯体症状。一般普通醉酒后均可自行恢复，且不留后遗症。

（2）病理性醉酒：病理性醉酒是指酒精引起的特异质反应，主要发生于对酒精耐受性极低的人。临床表现为，少量饮酒后突然意识障碍，可出现极度兴奋、紧张恐惧、攻击和危害行为，并常伴有被害妄想，发作一般持续数小时或1天，多以深睡结束发作，醒后对发作经过不能回忆，发作中没有言语增多、欣快以及自主神经功能亢进等症状。

（3）复杂性醉酒：亦发生于对酒精耐受性下降的患者，但其耐受性下降时因既往已存在脑器质损害或严重脑功能障碍病史和（或）体征，如既往已存在颅脑损伤、脑炎、癫痫等脑病病史，或有影响酒精代谢的躯体疾病史，如肝病等，以致饮酒量不大却突然出现急性中毒表现，临床常见意识障碍，可表现幻觉妄想、兴奋、激惹、无目的的刻板动作、攻击或破坏行为等，一般病程短暂，事后遗忘。

【慢性酒精中毒】

（1）酒精依赖：酒精依赖是指长期、反复大量饮酒引起的一种特殊心理状态，这一过程约需要5~10年。临床主要表现为：①对饮酒的强烈渴求，且无法控制；②固定的饮酒模式，如晨饮或固定时间而不顾场合地饮酒；③饮酒成为一切活动的中心；④耐受性，即饮酒量不断增加；⑤一旦停饮可出现恶心、呕吐、出汗、静坐不能、肢体震颤等戒断症状，严重者甚至可出现惊厥、意识模糊或震颤谵妄，而恢复饮酒后戒断症状可迅速消失；⑥酒精依赖者经过一段时间戒断后，如重新饮酒则可迅速再现酒精依赖的全部症状。

酒精依赖者因长期饮酒还常伴有身体多器官、多系统的损伤，如脑萎缩、周围神经炎、胃肠道炎症、胰腺炎、肝硬化、心肌病变等，孕妇酗酒可致胎儿畸形以及智力低下。此外，酒精依赖者还可出现人格改变，如缺乏责任感、道德感，甚至出现犯罪或自杀行为等。

（2）震颤谵妄：为长期饮酒后突然骤减或停饮而出现的一种短暂意识障碍状态，多为依赖的一种严重戒断症状，少数亦可由躯体疾病或精神刺激诱发。临床主要表现为意识障碍，可出现大量错觉、幻觉、片段被害妄想、惊恐、激动甚至冲动行为，同时还可见另一组症状，即四肢粗大震颤、共济失调以及发热、大汗、心动过速、血压升高、瞳孔散大等，严重者可危及生命。患者的发作时间不等，一般持续3~5天，恢复后对发病情况全部遗忘或部分遗忘。

（3）酒中毒性幻觉症：为一种因长期饮酒引起的幻觉状态。发作时没有意识障碍，也没有精神运动性兴奋或自主神经功能亢进等症状，临床以幻听、幻视为主。幻听多以第三人称多见，内容常见斥责、诽谤、辱骂或威胁，夜间加重，幻视则多见原始性或各种小动物等。在幻觉的基础上，还可有片段继发妄想和相应的情绪、行为障碍，病程一般不超过6个月。

（4）酒中毒性妄想：为一种因长期饮酒引起的妄想状态。与酒中毒性幻觉症相似，患者无意识障碍，亦无精神运动性兴奋或自主神经功能亢进等症状，临床以妄想为主，且常见嫉妒妄想，因此，又被称为酒中毒性嫉妒妄想症。除嫉妒妄想外，临床还可见被害妄想等。其病程大多迁延，在妄想的基础上，患者亦可出现相应的情绪反应和行为。

（5）柯萨可夫精神病：为长期大量饮酒引起的酒中毒性脑病之一。临床以严重的近记忆力障碍，遗忘、错构、虚构以及定向力障碍为主，而遗忘又主要为顺行性遗忘。此外，患者表情欣快、行为幼稚、懒散，严重者智能减退，并常伴有周围神经炎等症状和体征。

（6）酒中毒性痴呆：为另一种因长期大量饮酒引起的酒中毒性脑病。临床主要表现为长期饮酒后缓慢发展的记忆、智能障碍，并最终发展为痴呆状态。除痴呆外，患者还常伴有人格改变，严重者甚至生活完全不能自理。CT检查则可见额叶显著萎缩。文献认为，约有10%的酒精依赖患者最终出现痴呆。

2. 辅助检查

（1）血液检查：全血细胞分析、电解质、血生化、肝功能、甲状腺功能、维生素 B_{12}、叶酸、乙醇浓度等检查。

（2）影像学：检查CT（计算机断层扫描）或MRI（磁共振成像）、CXR（胸部X线检查）。

（3）其他：进行脑电图检查。

（4）体格检查：判断是否合并躯体疾病。

3. 诊断

（1）症状标准：有精神活性物质进入人体的证据，并有理由推断精神障碍系该物质所致，出现躯体或心理症状，如中毒、依赖综合征、戒断综合征、精神病性症状及情感障碍、残留性或迟发性精神障碍等。

（2）严重标准：社会功能受损。

（3）病程标准：除残留性或迟发性精神障碍之外，精神障碍发生在精神活性物质直接效应所能达到的合理期限之内。

（4）排除标准：排除精神活性物质诱发的其他精神障碍。

当临床诊断某一种精神活性物质所致精神障碍时，首先应符合上述诊断标准，其次为有理由推断精神障碍确系由这一物质引起，如为多种精神活性物质所致精神障碍，则应分别作出诊断。

知识拓展

戒酒互助协会（Alcoholic Anonymus）

AA是最著名、范围最广泛的志愿者自助组织，为问题饮酒者提供帮助。1953年，Bill Wilson和Bob Smith在美国建立AA，而这两个人都是问题饮酒者。

AA的观点是酒精依赖是一种终身不能治愈的疾病，但是它的症状可以通过终身停止饮酒而被阻止。许多其他的组织的都基于AA的“12步”步骤进行了部分修改。AA是有用和有效的干预，所有患者都应该了解这个组织的相关信息，并且考虑参与这种方式。

AA的会议通常都遵循一定的程序，每个小组有10~20个成员。在开放的会议中，朋友、家庭成员以及感兴趣的专业人员都可以参加；而封闭的会议，则只有成员可以参与。

（四）护理措施

1. 护理评估　对于酒精依赖患者的护理评估内容主要包括以下几部分：①戒断症状的评估：戒断症状的出现一般在停酒或减少饮酒量后6~8小时出现，主要从自主神经功能紊乱的表现如心慌、手抖、大汗、恶心、呕吐、腹泻等，以及有无幻觉、妄想精神病性症状，情绪状态及躯体状态等几方面进行评估。②治疗动机的评估：根据患者的不同治疗动机，在患者的康复期给予相应的康复指导。

2. 主要护理问题及护理措施　酒精依赖患者的护理问题根据患者戒断症状、治疗动机、长期饮酒对患者身心损害程度的不同，不同患者之间的护理问题有一定的不同。

（1）摔伤的风险

1）危险因素及诱因：绝大部分患者都存在摔伤的风险，且由于患者长期饮酒，造成患者的骨质疏松，患者摔伤后容易骨折。患者一旦骨折会加重其戒断症状，对于躯体合并症较多的患者，甚至危及生命。故对于酒精依赖的患者应详细评估其摔伤风险，按摔伤风险等级做好护理措施，严防摔伤的发生。患者摔伤的风险与以下因素紧密相关：患者的心慌、手抖、出汗、腹泻、呕吐、末梢神经损害等自主神经的戒断症状；临床上使用苯二氮䓬类药物来减轻患者的戒断症状，苯二氮䓬类药物的肌松作用会导致患者不同程度的腿软、无力等症状；另一种就是在幻觉支配下，如看见地上或者墙上有虫子而不顾自己的情况去抓打的行为会导致摔伤；在幻听的影响下，如听见有人叫自己，患者就会跑出去寻找，听见有人命令自己做事情，就会不顾自己的身体状况按照幻听的内容去实施造成意外摔伤。

2）护理措施

A. 详细评估患者摔伤、跌倒的危险因素，根据患者的具体情况采取具体的干预措施。对于戒断症状及使用苯二氮䓬类药物导致的摔伤风险，护士应首先告知患者腿软、无力易摔伤的原因，同时做好患者的基础护理。根据患者戒断期戒断症状的程度，有针对性地做好患者的饮食、沐浴、更衣、如厕等基本生活自理的照护，必要时专人协助，嘱患者穿舒适、合脚防滑的鞋袜，床旁备轮椅保证患者的基本生理需求。

B. 对于精神症状导致的异常行为，护士应密切观察患者的精神症状，有针对性地采取预防摔倒的措施，如精神症状常常出现在夜间，对风险较大的患者夜间设专人看护。

（2）暴力行为的风险——自杀

1）危险因素及诱因：酒精依赖患者的自杀风险主要源于以下几方面：患者戒断期出现幻觉、妄想等精神病性症状时，患者在听幻觉和视幻觉的影响下出现自杀、自伤行为，这种行为具有冲动性、突发性的特点；部分患者停酒后出现严重的抑郁情绪，甚至达到抑郁症的诊断标准，患者在抑郁情绪的影响下出现自杀的意念甚至行为，此种情况的自伤患者常常是有计划、有准备、很容易实施成功；部分患者由于长期饮酒造成严重的躯体疾病，家庭、社会支持系统不良，如离异、无工作、人际关系差等这些不良的心理社会因素也是患者出现自杀的促发因素。如患者存在以上相关不良心理社会因素时，护士应加强其自杀风险的评估。

2）护理措施

A. 详细评估患者戒断期的精神症状，对于症状严重且风险高的患者应给予精神科监护或特护，确保患者的安全。针对精神病性症状，与医疗合作，加强治疗，防止患者伤人、伤己行为的发生。

B. 对于就酒精依赖患者合并抑郁的患者，详细评估患者的抑郁情绪并评估有无自杀的风险，向患者讲解目前的抑郁情绪与长期饮酒有关，随着治疗的进行，抑郁的症状会逐渐改善，增加患者治疗的信心。与患者达成不自杀安全治疗协议，给治疗提供充足时间。

C. 由于患者长期饮酒，部分患者家庭支持系统较差，造成患者的自卑、无助、无望，护士首先要理解患者及家属双方，其次向家属讲解酒依赖是一种慢性复发性脑病，不是患者的道德品质问题，取得家属对疾病及患者的理解，从而改善家庭支持系统，促进患者治疗的信心，预防由于心理社会因素导致患者自杀行为的发生。

（3）暴力行为的风险——冲动、伤人

1）危险因素及诱因：酒精依赖戒断期出现意识障碍时，在幻觉妄想的支配下，患者情绪不稳，激惹度增高，常因小事发脾气甚至出现冲动伤人风险。

2）护理措施

A. 酒精依赖患者的冲动、伤人行为大部分发生在患者的意识障碍时，护士应密切观察患者的意识状态及精神病症，特别在患者停酒或减酒的 48~72 小时，此时患者戒断症状最为严重时，大部分患者的意识障碍出现在此阶段。对于意识障碍的患者应专人看护，提供安全、安静的病室环境，必要时单独隔离于单人间，确保患者、周围环境及其他人员的安全。

B. 加强药物治疗控制症状的同时，护士应密切观察患者用药后的不良反应，此时患者的自我保护能力降低。

（4）感染的风险

1）危险因素及诱因：长期大量饮酒造成电解质紊乱，戒断期患者胃肠道反应如恶心、呕吐、腹泻等情况，身体一般营养状况差，部分患者合并各种躯体疾病，戒断期间患者卧床时间增加，均增加了肺部感染的风险。

2）护理措施

A. 对于躯体情况较差的患者首先做好饮食护理，给予易消化吸收的清淡饮食，并加强饮食卫生的宣教，防止由于饮食不当加重患者的恶心、腹泻等症状。

B. 对于戒断症状严重而卧床的患者，每日协助患者床上翻身、叩背，促进痰液的排除。

C. 保证病室环境及患者床单位的清洁，对于戒断症状出汗较多的患者，及时更换衣服及床单位，防止患者风寒感冒而诱发肺部感染的发生。

（5）复饮的风险

1）危险因素及诱因：患者在急性戒断期过后，身体逐渐恢复，对酒的心理渴求开始增加，在强大的“瘾”的驱动下患者复饮的风险增加。

2）护理措施

A. 对于康复期的患者，护士应详细评估患者的“瘾”的强烈程度，采取相应的护理干预措施保证患者在瘾来临时，能主动寻求医护人员的帮助，防止复饮。

B. 启发患者治疗的动机，使患者自行寻找长期康复的环境及支持系统。

C. 做好家属有关疾病知识的宣教，使家属认识到疾病复发的危险因素，帮助患者，并理解患者面对物质时的无能为力。

D. 向患者及家属介绍互助对患者康复的帮助，并鼓励患者及家属各自参加互助会，彼此在康复的过程中不断地学习与成长，以促进患者的长期康复。

第五节 器质性精神障碍患者的护理

学习目标

完成本内容学习后，学生将能：

1. 复述器质性精神障碍的概念。
2. 列出阿尔茨海默病主要护理问题。
3. 描述阿尔茨海默病常见症状。
4. 应用护理程序制订出阿尔茨海默病主要护理措施。

一、器质性精神障碍的临床特点

器质性精神障碍是指一组由脑部疾病或躯体疾病导致的精神障碍。脑部疾病导致的精神障碍又称脑器质精神障碍。脑器质精神障碍是指一组由脑变性、脑血管病、颅内感染、颅脑创伤、颅内肿瘤或癫痫等器质性因素直接损害脑部所致的精神障碍。主要临床症状以脑衰弱综合征、急慢性脑病综合征等为主要临床症状。常见的脑器质精神障碍有阿尔茨海默病、多发梗死性痴呆、匹克病及颅内感染等。本章主要介绍临床上常见的阿尔茨海默病。

知识拓展

老龄化的神经生物学改变

随着年龄的增长，大脑的重量和容积不断下降，从30岁到70岁下降5%，80岁以前下降10%，90岁前下降20%，脑室和蛛网膜下腔相应增大，皮层和灰质萎缩，额叶、颞叶和丘脑的血流量随着年龄的增加而下降。

在皮层、海马、黑质和小脑浦肯野细胞存在一定程度的神经元缺失，树突也可能减少，神经细胞浆内有色素沉着，即脂褐质，同时细胞骨架成分也有所改变。

老年斑（细胞外淀粉样沉积和神经炎性过程）可见于正常老化大脑的新皮层、杏仁核、海马和内嗅皮层中。淀粉样蛋白沉积，可广泛分布于浅表皮层血管，并呈斑片状分布。

二、阿尔茨海默病临床表现

（一）概述

阿尔茨海默病（Alzheimer's disease，AD）是一种中枢神经系统原发退行性变性疾病，主要临床相为痴呆综合征。本病起病徐缓，病程呈进行性，病因迄今未明，在老年前期和老年期痴呆中AD较多见。依据美国的研究资料，AD患者约占总痴呆例数的55%，占用老人院床位半数以上，为老年人第四位主要死因。由于人均寿命延长，老年人口迅速增加，AD患病人数必然相应增加，已成为许多发达国家和发展中国家的主要保健和社会问题之一，AD在老年医学和老年精神病学中的地位，日益受到人们的重视。

（二）病因与发病机制

本病的病因与发病机制目前尚未阐明，近年的研究认为阿尔茨海默病可能是一种家族遗传性疾病。另外，本病还可能与正常老化过程的加速、铅或硅等物质的脑内蓄积中毒、免疫功能低下和衰弱、机体解毒功能减弱、慢性病毒感染以及脑部外伤等因素有关。各种心理社会因素如丧偶、独居、低教育水平等亦可成为发病诱因。

病理检查可见大脑皮层弥漫性萎缩，神经元大量减少，另可见特征性的老年斑、神经元纤维缠结、颗粒性空泡小体等病变，生化检查则可见脑部的胆碱乙酰化酶及乙酰胆碱含量明显减少。

（三）临床评估与判断

1. 病情评估痴呆是一个综合征，临床表现主要为认知功能障碍，但往往还伴有非认知的精神行为症状。本病起病潜隐，患者及家人常说不清何时起病。多见于60岁以上老年人。

（1）认知症状：充分发展的临床相为典型皮质型痴呆综合征。临床表现可按疾病早、中、晚或第1、2、3期描述，但各期存在重叠交叉，并无截然分界线。按主要症状叙述如下：

1）记忆障碍：是AD早期突出症状或核心症状。一般病情在头2~4年进展缓慢，早期主要累及短程记忆，记忆保存（如5分钟内不能记住3个无关词）和学习新知识困难。表现为忘性大，好忘事，丢三落四，如：①家中物品常放错，不能在熟悉的地方找到，或是遗留在商店里、汽车上；②常需核对做过的事，常常依靠记事本，即使如此，也常常忘记回电话、赴约会；③重复地说同样的话，一次又一次地问同一问题；④故事未讲完之前就忘了开头，因此很难看懂剧情或电影；⑤有些事可能重复做两次以上，如刷牙、洗脸、服药；⑥不能记住新地址、新场所，常常迷失方向；⑦熟悉的面孔、地点和场所感到陌生，可在居住区或自己的宅院走失；⑧记不住日期、时间、可能半夜要外出购物；⑨不认识至亲好友，视若路人，而遇生人热情招呼，宛如故友或亲人。疾病早期学习新知识，掌握新技能的能力减退，只能从事简单刻板的工作。随着病情进展，远记忆力也逐渐受累，记不住自己的生辰、家庭住址和生活经历。严重时，连家里几口人，他们的姓名、年龄、职业都不能准确回答，在记忆长河中只剩下一鳞半爪的印迹。可出现错构和虚构症。

早期有的患者对自己目前状况尚有一定自知之明，知道自己记忆不如从前。有的力图掩饰或试图弥补自己的记忆缺陷，有的则持否定态度或归咎于他人“我的记忆好，没有问题”“我能记得多年前的往事”“都是别人捉弄我，想贬低我，只要他们离我远点，就什么事都没有了”。

2）视空间和定向障碍：是AD早期症状之一，由于记忆是人物、时间、地点定向力的要素，因此定向力亦进行性受累。如常在熟悉环境或家中迷失方向，找不到厕所在哪儿，走错自己的卧室，散步或外出迷途不知返而浪迹街头。画钟测验不能精确临摹简单的立体图，韦氏成人智力量表检查视空间技能（如积木设计）分值较低，时间定向差，不知道今年是何年何月何日，不知道现在是上午还是下午。不论定向力损害如何严重，但意识水平未受损。

3）言语障碍：AD 患者常有言语障碍，DSM-Ⅳ就将失语列为诊断标准之一。言语障碍特点为含糊、刻板啰嗦、不得要领的表达方式。患者言语障碍呈特定模式，其顺序先是语义学词意出现障碍，表现为找词困难，用词不当或张冠李戴。可出现病理性赘述，也可出现阅读和书写困难，继之出现失命名能（能认识物体或能正确使用，但不能确切命名）。最初仅限于少数物品，以后扩展到普通常见物体命名。有报道早期 AD 患者波士顿命名测验（Boston naming test）出现的差错比 MMSE 多，提示命名困难可能较记忆减退早。神经病理学改变主要位于 Wernicke 区后部。经皮质的感觉性失语也很常见。言语障碍进一步发展为语法错误、错用词类、语句颠倒，最终音素也遭到破坏而胡乱发音、不知所云，或变得缄默不语。

失认（感觉功能正常，但不能认识或鉴别物体）、失用（理解和运动功能正常，但不能执行运动）也颇常见。前者如不能识别物体、地点和面容（面容失认，不能认识面容），不能认识镜中的自我。失用有两种，即观念性失用，不能正确完成系列动作；观念运动性失用表现为不能按指令执行可以自发完成的动作，如穿衣将里外、前后、左右顺序穿错，进食不会使用刀、叉、勺或用手抓食或用嘴舔食。

4）智能障碍：智能包括既往获得的知识、经验以及运用这些知识和经验解决新问题、形成新概念的能力。智能活动与思维、记忆和注意密切相关。记忆本身虽不属于智能，但严重的记忆障碍往往伴有智能缺损。AD 患者是一种全面性智能减退，包括理解、推理判断、抽象概括和计算等认知功能。AD 患者思维能力迟钝、缓慢，不能进行抽象逻辑思维，不能区分事物的异同，不能进行分析归纳，表现为思维缺乏逻辑性，说话常自相矛盾而不能察觉。

（2）精神行为症状：痴呆的非认知行为症状有焦虑、抑郁、幻觉、妄想等。这些症状不仅加剧病情、严重影响患者的生活质量，而且是造成看护人员精神紧张、心境压抑的主要原因。

历来人们都把重点放在痴呆患者认知症状的研究及治疗上，近年来才逐渐认识到非认知的精神行为症状对患者本人、家庭和社会的巨大影响，从而引起人们的关注。1996 年国际老年精神病协会（IPA）正式将此类症状确定为“痴呆的行为和心理症状”（亦称“痴呆的精神行为症状”，behavioral and psychological symptoms of dementia，BPSD）。

1）妄想：AD 患者因记忆力减退、不记得把东西放在哪儿而出现一种具有特征性的“偷窃”妄想。与此相似的有因人物定向障碍，不认识家人或配偶，而被认为是骗子，是冒名顶替者（Capgras 综合征）。

2）幻觉：AD 患者幻觉发生率约 21%~49%，平均为 28%。幻听最常见，其次为幻视，多出现在傍晚，常为小人、儿童或矮子，其他幻觉少见。听觉或视觉有缺损的患者较易出现幻觉。应注意的是，幻觉可能为重叠于痴呆的亚急性谵妄状态，医生应排除药物或合并躯体疾病的可能。

3）错认：有人将此症状归为幻觉或妄想，但 Burns 认为痴呆患者的错认往往具有独特性，应视为一种独立的症状类别。有错认的患者混淆现实与视觉的界限，他们往往把荧屏中的人像、照片和镜中人误认为真人并与之对话，仿佛镜中的自我为另一陌生人，或认为室内有他人入侵。

4）焦虑、恐惧和抑郁：对即将发生的事件的预期性焦虑和害怕独处都是痴呆、特别是 AD 患者最常见的症状。抑郁也很常见，有报道可高达 80%。一般而言，主诉抑郁心境比无抑郁主诉者的认知损害程度低，CT 显示大脑萎缩也较轻。

5）躁狂：痴呆患者除中枢神经梅毒外，躁狂症状相对少见。Burns 报道 AD 患者躁狂症状发生率为 3.5%。Folstein 最近报道躁狂或轻躁狂可能为 BPSD 表现之一，并认为这是因为脑中胆碱能系统功能不足，继发引起脑中单胺类神经递质相对增强之故。

6）人格改变：痴呆患者尽管人格改变常见，但系统研究较少。固执、偏激、自我中心、自私、依赖性、漠不关心、敏感多疑、不负责任、骂人、言语粗俗、行为不顾社会规范、不修边幅、不讲卫生、不知羞耻可发生于痴呆早期。Petry（1988）认为痴呆患者人格改变是比较普遍的现象，而且是比较特异性的，多见于额、颞叶受损患者。

7）行为症状：痴呆患者除动作单调、刻板外还有无目的或怪异行为，如藏匿物品、拾破烂、无目的漫游、攻击行为等。行为症状往往随痴呆程度而加重。

8）睡眠障碍：约半数患者正常睡眠节律紊乱或颠倒。白天卧床，晚上到处活动，骚扰他人。EEG 显示 REM 睡眠潜伏期长，慢波睡眠减少。

9）异常行为：患者动作重复刻板、愚蠢笨拙，如反复关启抽屉、无目的地把东西放进拿出、反复扭转门锁、玩弄衣扣，或回避交往，表现退缩、古怪、纠缠周围人，不让家人走开。

（3）其他症状

1）灾难反应：指主观意识自己智力缺损，却极力否认，在应激状态下产生的继发性激越。

2）夕阳综合征：其特征为白天烦躁、夜间失眠、定向障碍、激动、猜疑、嗜睡、精神错乱、共济失调或意外摔倒。

3）Kluver-Buck 综合征（KBS）：系一种与颞叶功能有关的行为异常，与双侧颞叶切除动物的 KBS 类似。例如视觉认识不能，不能识别亲人面貌或镜中的自我。用口探索物体（口探索症），也可表现为强迫性咀嚼口香糖或抽烟以及用手抚弄、触摸眼前物体和饮食过度、随便乱吃。有报道其发生率可高达 70%，但不一定表现出上述全部症状。

4）神经系统症状：肌张力增高、震颤、动作迟缓等椎体外系症状，也可出现伸跖、强握、吸吮等病理反应，晚期可有癫痫样发作。

2. 辅助检查

（1）心理学检查：心理学检查是筛查有无认知障碍及评估痴呆严重程度的重要方法。近年来我国引进和修订了许多国际通用的简洁快速的筛查工具，诊断效度、敏感性和特异性均较高。

（2）实验室检查

1）脑电图检查（electroencephalography，EEG）：对鉴别诊断有帮助，脑瘤、脑血管病、癫痫等非变性病所指的痴呆，EEG 常有相应改变。AD 的 EEG 改变尤其是早期相对不明显，主要为 α 节律减少、波幅降低，少数 AD 患者早期就有 α 波明显减少。随着病情进展可出现广泛中波幅不规则 θ 活动，额、顶叶较明显，典型者在 θ 波背景上叠加 δ 波，可出现弥漫性慢波。局灶性或阵发性异常罕见，少数 AD 患者 EEG 可能正常。

2）计算机断层扫描（computed tomography，CT）：有助于 AD 诊断和鉴别诊断，可确定为脑瘤、脑脓肿和脑积水。纵向监测脑室改变可用于区分 AD 和正常人。AD 的 CT 为弥漫性脑皮质萎缩、脑沟、脑池扩大。因部分正常人也可有脑萎缩，而有些 AD 患者 CT 也可能正常，因此缺乏特异性。但颞叶萎缩（如颞角双边径 >5mm）和实质性改变如颞叶内外侧皮质萎缩、全额叶萎缩等则颇具诊断意义。

3）磁共振（magnetic resonance imagine，MRI）：MRI是观察颞叶、海马较理想的影像技术。AD患者常有海马神经元脱失，MRI检查可见海马透明区扩大这一重要特征，因此，MRI是AD病首选检查方法。有报道AD患者MRI白质改变与认知程度相关，且有助于区分非痴呆与血管性痴呆患者。

3. 诊断要点　①存在痴呆的认知及精神行为障碍；②潜隐起病，缓慢衰退，通常难以指明起病的时间，但他人会突然察觉到症状的存在，疾病进展中可出现一个相对稳定的阶段；③无临床依据或特殊检查结果能够提示精神障碍是由其他可引起痴呆的全身性疾病或脑的疾病所致（例如甲状腺功能低下、高血钙、维生素B_{12}缺乏、烟酸缺乏、神经梅毒、正常压力脑积水或硬膜下血肿）；④缺乏突然性、卒中样发作，在疾病早期无局灶性神经系统损害的体征，如轻瘫、感觉丧失、视野缺损及运动协调不良（但这些症状会在疾病晚期出现）；⑤部分病例AD与血管性痴呆二者并存则可并列两种诊断，如血管性痴呆先于AD发生时，临床也许不能做出AD诊断。

（四）护理措施

知识拓展

老年患者处方药物的一般原则

护士在护理老年患者，特别是痴呆患者时应注意药物的护理，首先应掌握老年患者处方药物的原则：

1. 起始剂量很低，应该缓慢加量，与年轻患者相比，老年患者较低剂量常可获得最大疗效。

2. 注意药物不良反应，如体位性低血压和心率失常的危险，警惕老年人多种药物治疗所致的药物相互作用。

3. 非典型神经阻滞剂比传统药物耐受性更好，需要服用碳酸锂的老年人，密切关注锂盐的血液浓度，并关注长期服用对甲状腺及肾功能的影响。

4. 长期服用药物的老年人，做好药物的管理，持续关注使用药物自杀的问题，因为年老合并各种疾病是自杀的危险因素。

1. 护理评估　对AD患者的护理评估除了通过家属提供的主观资料外，需要对患者总体的认知功能水平、执行功能、语言能力、运用功能、视空间和结构能力、精神行为症状进行详细的评估，除此之外护士对患者的日常生活能力评定尤为重要。日常能力包括2个方面：基本日常能力（basic activities of daily living，BADL）和工具性日常生活能力量表（instrumental activities of daily living scale，IADL）。前者指独立生活所必需的基本功能，如穿衣、吃饭、如厕等，后者包括复杂的日常和社会能力，如打电话、购物、做家务、洗衣、使用交通工具、服药和理财等。日常能力减退是痴呆的核心症状之一，能够帮助护士制定合适的护理目标和策略，而且能够帮助医生判断患者是否需要专人照料或者入住专业护理机构。

2. 主要护理问题及措施

（1）沟通障碍

1）危险因素及诱因：AD患者常有言语障碍，言语特点为含糊、刻板啰嗦、不得要领的表达方式，患者会表现为找词困难、用词不当或张冠李戴，也可出现阅读和书写困难，继而出现命名困难。

2）护理措施：①痴呆患者在不同阶段会表现出交流困难，早期常常表现为找词困难、理解表达困难、主动交流的意愿减退，这时需要护理人员耐心倾听，鼓励患者主动表达，并建议患者使用记事本等协助记忆。②与患者交流时使用清晰、简短、简单的句子，避免用成语和不明确的词语表达，不使用命令性语言，应用温和、委婉的话语对患者进行劝导。③交流时从正面靠近，保持目光的接触，避免开放性问题，帮助减少选择性，不与患者争论，交流时保持耐心和镇静。④护理人员要通过适当的手势、平和的声音、温柔的触摸以及微笑来传递信息，从患者的身体语言、含糊不清的语言甚至喊叫中体会患者的意图与需求。

（2）生活自理能力下降

1）危险因素及诱因：AD患者存在智能障碍。智能包括既往获得的知识、经验以及运用这些知识和经验解决新问题、形成新概念的能力。AD患者是全面性的智能减退，包括理解、推理判断、抽象概括和计算等认知功能。

2）护理措施：轻度痴呆患者生活自理能力保持较好，随着疾病发展，逐渐出现自理能力下降甚至完全丧失。

A. 进食护理：一日三餐定时、定量，尽量保持患者平时的饮食习惯，选择营养丰富、荤素搭配、无刺、无骨、易消化的食物。多吃水果、蔬菜，督促患者喝足够的水。提供安静、舒适、固定的进食环境。鼓励患者自行进食，延缓功能衰退。缓慢进食，不催促患者，以防噎食及呛咳。暴饮暴食者应适当限制入量，防止因消化不良而出现呕吐、腹泻，注意患者异食的情况。不停要求吃东西的可以少量给予饼干、水果等，不宜过多，以免影响正餐的进食量。根据患者的牙齿和咀嚼功能调整饮食种类，如流食、半流食或软食，进食困难的患者必要时护理人员给予喂食，喂食时注意速度要慢、食物要碎、患者身体要坐直，进食时预防呛咳和呛噎，吞咽困难的患者必要时鼻饲或静脉补液，保证营养和水分的摄入。

B. 二便管理：痴呆患者因记忆损害和视空间障碍，会出现大小便不知入厕，找不到厕所，随地大小便或尿湿衣裤的情况，所以厕所要有明显标识，定时引导患者如厕。尽量采取坐位，避免疲劳。避免大便秘结，及时处理便秘。及时发现患者排便示意，避免患者因找不到厕所而发怒或随地大小便。对于大小便失禁的重度患者，应定时督促患者如厕，如尿湿衣裤应及时更换，注意保持会阴部皮肤清洁干燥。

C. 个人卫生照料：协助患者做好个人卫生，定时督促协助患者完成生活自理，如帮助患者时可从后面或旁边进行，减少患者压力。洗澡之前做好沟通，取得患者配合，如患者拒绝，要了解原因（不会洗、懒得做、担心衣服会被偷走、认为已经洗过），给患者恰当的解释劝说，可以让患者比较亲近或信赖的人与患者沟通。洗澡时先洗身体再洗头，注意水温。如用浴盆，水不要放得太满，注意安全，防滑到。卧床的患者应定时进行肢体关节的被动活动，保持肢体功能位置，防止关节畸形和肌肉萎缩。保护患者皮肤，定时翻身进行皮肤按摩，促进血液循环，预防压疮发生。

D. 衣着照料：患者的衣物要单独存放，只放简单应季的衣服，避免过多，减少患者因认知下降出现的选择错误。护理人员可协助患者挑选应季衣物，患者难以选择衣物时，照料者应帮助选择，避免患者较大情绪反应。衣服要穿脱方便，避免拉锁、扣子较多、较为繁琐的衣物，便于患者穿着。疾病晚期，照料者要手把手指导患者穿衣、穿袜子、系扣子等，尽量保持患者自理能力。

（3）睡眠障碍

1）危险因素及诱因：约半数患者正常的睡眠节律紊乱或颠倒。白天卧床，晚上到处活动、骚扰他人。EEG 显示 REM 睡眠潜伏期长，慢波睡眠减少。

2）护理措施

A. 帮助患者安排合理的作息时间表，督促患者按时起床、按时就寝，养成良好的作息习惯。

B. 创造良好的睡眠环境，房间不要太黑，可以开暗灯，消除患者因明亮度明显变化而产生的恐惧感。

C. 调整患者睡眠颠倒的情况，白天尽量不让患者睡觉，可安排患者做一些益智游戏和手工活动，减少白天打盹的情况，以保证夜间睡眠质量。

D. 半夜患者吵闹，不要突然开灯，也不要大声斥责患者，对患者要轻声解释，引导入睡。

E. 睡前给患者温水泡脚，听一些安神催眠的音乐让患者精神放松、舒适入睡。

F. 睡前做好安全措施，如门、窗、水、电等，以防发生意外事故。

（4）潜在的安全风险

1）危险因素及诱因：患者失忆、失认、智能障碍等痴呆症状导致其可能失去使用工具的能力，而煤气灶、电水壶等家用电器成为威胁患者安全的因素。

2）护理措施

A. 照料者应管理好厨房用具，如刀、叉、剪刀等应上锁保存，电器不用时应拔掉插销或关掉电源，电源插座应加放电源封口。在患者可视范围内，保证摆放物品对患者安全。

B. 照料者协助患者管理药品，在患者经常活动的区域关掉电和煤气。

C. 禁止患者单独外出，以免走失。

（5）精神行为问题

1）危险因素及诱因：痴呆的非认知行为症状有焦虑、抑郁、幻觉、妄想等，这些症状不仅加剧病情、严重影响患者的生活质量，而且增加患者意外的风险。

2）护理措施

A. 患者尽量生活在自己熟悉的环境，不随意改变生活环境。频繁更换住所会加重患者视空间障碍，如房子装修也应尽量保留老人比较熟悉的东西，减少不良刺激。患者应当有适当的活动空间，保证活动空间的安全性。

B. 调整生活节奏：生活简单有规律，可以让患者参与购物、散步、逛公园、做简单家务等活动，让患者白天有事可做，不勉强做能力达不到的事，不要伤害患者的自尊心，对患者要多鼓励、多表扬，不取笑、不批评。

C. 积极识别诱发因素：精神行为问题的发生会有一定的诱发因素，如被强迫做不愿意做的事时患者会发脾气、骂人，甚至会有冲动伤人行为。环境改变会使患者感到紧张、恐惧、不知所措，继而出现行为问题。照料者要细心观察，避免诱发因素导致的行为问题。

第六节　应激相关障碍患者的护理

学习目标

完成本内容学习后，学生将能：
1. 复述创伤应激障碍的概念。
2. 列出创伤应激障碍主要护理问题。
3. 描述创伤应激障碍常见症状。
4. 应用护理程序制订出创伤应激障碍主要护理措施。

一、应激障碍临床特点

应激性精神障碍是指一组在严重或持久的精神创伤下引起的精神障碍。其临床症状特点和病程经过与创伤的体验密切相关。主要包括急性应激障碍（acute stressdisorder，ASD）、创伤后应激障碍（post traumatic stress disorder，PTSD）和适应性障碍（adjust disorder）。ASD是个体在突然遭遇强烈的精神应激后出现的短暂的应激障碍；PTSD是个体面临一场强烈的精神应激后出现的延迟发生而又较持久的应激障碍；适应性障碍则见于个体在经历程度较轻的但较持久的精神应激事件后，尤其是生活的变迁和迁居、地位的变迁等，逐步出现的程度较轻但持久的应激障碍。他们的共同特点是无论个体有什么样的易感素质，疾病的发生一定与精神应激有关，这是与其他精神障碍明显不同之处。因此这三种障碍被归为应激障碍，其中创伤性应激障碍是临床症状严重、预后较差、可能有脑损害的一类，本章节重点介绍。

知识拓展

Ⅰ型和Ⅱ型创伤

“Ⅰ型创伤”：单一、危险而无法抵抗的事情，包括突然、令人惊讶和具灾难性的孤立（常罕见）的创伤经历，持续时间有限。

“Ⅱ型创伤”：源于持续而重复的令人痛苦的应激源（一系列创伤事件或暴露于长期的创伤），应激源可以是可变的、多重的、慢性的、重复的、可预料的，而且通常是人为的（如正在进行的躯体或性虐待、打斗）。这可能导致“复杂的创伤后应激障碍”伴以躯体化、分离、冷漠、情感范围受限（失调）以及情绪不稳（冲动控制能力差、自伤行为和病理性人际关系模式）。

二、创伤后应激障碍临床表现

（一）概述

简单来讲，应激相关障碍是环境中的精神应激事件与个体的易感素质相互作用的结果，因此，无论是研究它的发生发展规律、病理机制，还是诊断与防治，都离不开这两个因素。然而，人类对这两个因素以及他们之间的相互关系至今知之甚少。例如，精神应激事件究竟要强烈到什么程度才会致病？这个强度怎样测评？面对某一个应激事件时，个体表现出怎样的反应和持续多久的反应是异常的？出现反应异常的人中，为何有的人出现ASD，有的人出现PTSD，有的人出现适应性障碍？既然任何强烈的精神应激事件都会导致小部分人最终发生应激相关障碍，那么个体有哪些易感因素和保护因素呢？对于这些问题，至今尚无定论。下面就目前已有的研究结果做一个简要介绍。

（二）病因与机制

1. PTSD的脑神经影像学特征　无论是应用PET、SPECT，还是fMRI的方法，在PTSD患者脑功能和脑结构方面的研究结果比较集中的发现是患者的海马与海马旁回、杏仁核、内侧前额叶（mPFC，包括前扣带回、前额叶眶回、前额中部皮质等脑区）有某些异常，有些专家因此提出PTSD的前额叶－杏仁核－海马环路。前额叶调控着杏仁核对恐惧刺激的过度反应，前额叶功能减弱时，对杏仁核的调节和控制作用减弱，导致杏仁核对恐惧反应的过度增强，而海马本身的损害以及与之前额叶、杏仁核之间联系的失调则主要参与了PTSD患者的陈述性记忆的损害过程。然而，PTSD患者这些脑区神经影像学的改变，是疾病发生的脑病理基础还是精神创伤导致的后果，在精神创伤性事件和易感因素的相互作用下是如何发生的，是否还有其他脑区的参与，是否PTSD确实存在这样一个神经环路的异常，都有待深入的研究证实。

2. PTSD的脑事件相关电位特征　事件相关电位（event-related potentials，ERPs）是一种长潜伏期诱发电位，是指受试者对接收到的特定刺激进行认知加工时，从头皮上记录到的电位活动，可以展现大脑神经细胞活动在时间单位为毫秒的认知过程。有关PTSD的研究发现，在非创伤性干扰刺激中，PTSD患者对中性靶刺激，P3b波波幅降低，潜伏期延长，反映了对非威胁因素的信息加工资源分配降低。而在创伤相关刺激中，对中性靶刺激，P3b波波幅增大，波幅增大程度与任务难度相关，反映了PTSD患者在被干扰的情况下反应增大，与创伤相关刺激下认知加工过程增强有关，提示PTSD患者偏向注意创伤相关刺激。

3. PTSD的神经内分泌特征　面临精神创伤性事件时，虽然机体所有的器官最终都会发生变化，但神经内分泌的改变是其他器官功能改变的先导和基础，是中枢神经系统功能可塑性变化的基础之一。这种变化在应激状态下是一种“异稳态平衡”或“异稳态负荷”，即代偿期可能有利于机体应对应激，而失代偿期则损害机体功能。应激状态下的神经内分泌变化错综复杂，目前比较肯定的有兴奋性氨基酸系统、GABA能抑制系统、胆碱能系统、多巴胺系统、5-HT系统、神经甾体系统以及其他的神经递质或调质如垂体后叶素、HPA轴的激活，俗称应激系统（stress system）。

（三）临床评估与判断

1. 病情评估

（1）闯入性再体验：是指与创伤有关的情景或内容在患者的思维、记忆中反复地、不自主地涌现，闯入意识之中，萦绕不去，也可在梦中反复出现，或者在清醒状态时或酩酊状态下表现为仿佛处于创伤性时间的体验中，出现与创伤有关的错觉、幻觉或分离性的“闪回”（flash back）症状。闪回是一种生动的分离性体验，就好像创伤事件再次发生一样。创伤性体验的反复重现是PTSD最常见的也是最具特征性的症状。

（2）警觉性增高：几乎每个患者都存在这种症状，为一种自发性的持续高度警觉状态。表现为过度警觉，惊跳反应增强，可伴有注意力不集中，激惹性增高以及焦虑情绪。焦虑的躯体症状如心慌、出汗、头痛、躯体多处不适等很明显，睡眠障碍表现为入睡困难和易惊醒，持续时间比较长，因此在美国的精神疾病诊断标准中，PTSD 被归为焦虑性障碍一类。

（3）回避或麻木：患者表现为长期或持续性极力回避与创伤经历有关的事情或情境，拒绝参加有关的活动，回避创伤的地点和与创伤有关的人或事。有些患者可出现选择性遗忘，记不起与创伤有关的事件细节，回避到“浅意识”的层次，在临床这种表明病情比较严重。回避的同时，患者可出现情感的麻木，对周围环境的刺激普遍反应迟钝，出现社会性退缩，对以往的爱好失去兴趣，疏远周围的人，忽略自己的责任、义务。如患 PTSD 的母亲，可以表现为自己默默流泪，而不管近在咫尺的幼儿在痛哭吵闹，对未来生活、学习、工作都失去憧憬。外表给人木讷、淡然的感觉，但机体实质上处于警觉状态。

（4）其他症状：上述三类症状决定 PTSD 的核心症状，有些患者还可表现出滥用成瘾物质、攻击性行为、自伤或自杀行为等，这些行为往往是患者心理行为应对方式的表现。同时，抑郁症状是很多 PTSD 患者的常见伴随症状。

2. 辅助检查　PTSD 诊断主要来自患者的临床表现及医生的精神检查，但是临床上辅助检查对排除患者的应激性障碍是否为其他疾病的继发症状具有很大的参考意义。

（1）血液学：常规检查：尿常规，电解质，肝功能，全血细胞计数，血糖。根据病史 / 查体可进行甲状腺机能、甲状旁腺机能及肿瘤标记物检查。

（2）影像学：检查 CT（计算机断层扫描）或 MRI（磁共振成像），体格检查或病史提示共患呼吸系统或心血管系统问题时，进行 CXR（胸部 X 线检查）检查。

（3）其他：进行脑电图检查。

（4）体格检查：判断是否合并躯体疾病。

3. 诊断根据　ICD-10 诊断标准

（1）患者暴露于异乎寻常的威胁性或灾难性的应激事件或情境（短暂或长期的），这类事件几乎能使任何人产生深切的痛苦。

（2）患者必须有持续的创伤性记忆，包括对创伤事件闯入性的经验再现、生动记忆或反复梦中再现创伤，以及当暴露于类似创伤源或与之相关的情境时，患者经受相当的痛苦。

（3）患者必须回避或尽可能回避易使其联想到创伤的活动或情境，而这种回避在受创伤之前并不存在。

（4）以下两种情况中必有一种存在：①对创伤过程的重要方面全部或部分地失去记忆能力；②持续性的心理敏感增强和过度觉醒症状（为创伤之前所不存在的），其表现如下（至少要有两项）：

A. 入睡困难或睡眠不能持续。

B. 易激惹或暴怒。

C. 注意力不能集中。

D. 过度警觉。

E. 过分的惊跳反应。

（5）症状必须全部符合所有 B、C、D 项诊断标准，且在创伤或创伤事件结束后 6 个月内出现（在有些情况下，6 个月后出现的症状也包括在诊断中，但需要注明清楚）。

知识拓展

焦虑处理训练

焦虑处理训练是应用一系列的步骤和方法，如反馈、放松、认知重建、正性的自我语言提示和打断思维等，来治疗因焦虑干扰了日常功能的患者。在这项方法中，重点不是过多地集中在修复病理性的记忆，而是帮助患者怎样控制他们的焦虑从而治疗患者的恐惧。创伤后应激障碍肯定的特征包括特殊的恐惧和广泛性的慢性警觉性增高，因此焦虑处理训练对处理创伤性应激障碍是肯定有效的手段。

（四）护理措施

1. 护理评估　对PTSD患者的评估首先应评估应激源的刺激强度、持续的时间、患者的精神状态、是否出现典型的闪回症状、情绪状态如何、有无自杀倾向、有无精神病性症状的出现，其次还应评估患者的个性特征、应激水平、独立解决问题的能力，有无敏感、多疑、自我中心、固执、胆怯等性格特征。

2. 主要护理问题及护理措施

（1）焦虑

1）危险因素及诱因：患者应激创伤之后常见的情绪反应，并且伴有躯体的不适，创伤事件的不断“闪回”。

2）护理措施：①面对患者的焦虑情绪，护士首先要对患者进行有关创伤应激障碍的心理教育，告诉患者创伤应激时常出现的各种情绪反应，特别是出现的焦虑情绪反应是常见的，不必紧张害怕。②教会患者使用呼吸放松、肌肉放松，或静观呼吸、觉察自己的情绪体验等方法处理焦虑情绪。以上各种练习对于缓解创伤应激障碍患者的焦虑情绪是非常有效的，而且简单、随时可以使用。但是开始练习时是很困难的，患者常无法坚持，此时护士应陪伴患者练习，并从5~10分钟的短时练习开始，逐步增加练习的时间。从护士陪伴指导下的练习逐步过渡到患者的自我练习。③如果患者焦虑情绪严重，无法安静下来进行各种放松、静观呼吸练习时，护士应陪伴患者做简单的步行、伸张运动，配合呼吸放松训练，将放松、静观呼吸的练习带到患者的日常活动中，这样患者会学会一种时时缓解焦虑情绪的方法。④患者焦虑情绪严重时可以遵医嘱给予相应的抗焦虑药物治疗以减轻患者的不适体验。⑤做好患者的心理护理，鼓励患者表达自己的感受，给予患者情感上的支持和心理上的安慰。

（2）睡眠型态紊乱

1）危险因素及诱因：创伤应激后的焦虑、抑郁等情绪反应，对未来生活的担心、恐惧，创伤画面的不断的“闪回”。

2）护理措施：①认真评估患者发生睡眠障碍的相关因素，找出并尽量避免诱发因素，创造良好的睡眠环境，保持病室的空气新鲜、温度适宜、周围环境安静，窗帘的色调避免选择鲜红或者灰暗的颜色，选择安静、温暖的色调，有助于患者保持情绪的稳定性。夜间病室应加开暗灯，以减轻或消除患者夜间醒后焦虑与恐惧不安的情绪。②鼓励患者白天尽量参加各项活动，减少白天卧床时间，即使夜间睡眠不足，也鼓励患者按时起床，养成良好的睡眠习惯。③嘱患者睡前不看刺激紧张的电视，不读惊险的小说，不进行长久的谈话，不喝浓茶、咖啡等影响睡眠的饮料，并教会患者一些促进睡眠的方法，如睡前热水泡脚、饮牛奶、静观呼吸等方法（把注意力放在身体感觉呼吸最明显的部位去感觉呼吸带给身体的变化）。④严密观察和记录患者的睡眠时间和失眠的表现，必要时遵医嘱给予镇静安眠药物以辅助睡眠，减轻患者由于睡眠障碍带来更加焦虑、恐惧的情绪反应。

（3）部分自理能力缺陷

1）危险因素及诱因：患者在应激状态下可出现情感的麻木，对周围环境的刺激普遍反应迟钝，出现社会性退缩，甚至其基本生活自理能力也受到不同程度的影响，同时对以往的爱好失去兴趣，疏远周围的人，忽略自己的责任、义务。

2）护理措施：①认真评估患者的营养、水、电解质的基本生理需要，保证患者每日基本入量，根据患者病情给予督促进食、协助进食、遵医嘱给予静脉输液等不同的护理措施来保证患者的基本饮食需求。②做好患者的基础护理，保持床单位的清洁整齐，定时督促、协助患者更衣、洗澡，保证患者头发、皮肤以及会阴的清洁卫生从而使患者在应激状态下的自尊得到保障。③做好患者大小便的护理，观察次数及颜色，遇到尿潴留及大便异常时，及时给予处理，预防合并症的发生。④在保证患者基本生理需求得到满足的同时，护士切记首先鼓励或协助患者独立完成日常生活活动，以保持患者的基本社会功能。

（4）自杀、自伤的风险

1）危险因素及诱因：PTSD 除了“闪回”等核心症状，有些患者还可表现出滥用成瘾物质、攻击性行为、自伤或自杀行为等，这些行为往往是患者心理行为应对方式的表现。同时，抑郁症状是很多 PTSD 患者的常见伴随症状。

2）护理措施：①认真评估患者的情绪状态、病前的人格特征，评估患者是否存在物质滥用或抑郁症等，评估患者自伤、自杀的风险等级，根据患者的的危险因素及风险等级，及时采取相应的护理措施。②对自杀、自伤风险等级较高的患者做好生活环境内的安全护理，减少环境中的危险物品，必要时对高危患者实施精神科监护护理级别，确保患者不发生自伤、自杀行为。必要时与患者达成不自杀安全治疗协议。③做好患者的心理护理。当患者出现情绪焦虑、抑郁或情感爆发时，及时给予支持性心理治疗，鼓励患者采取适当的形式疏泄情感，鼓励患者在无法控制自己情绪时，采取有效的方法寻求帮助，及时发现自杀的先兆。必要时遵医嘱给予药物缓解患者的负性情绪。④鼓励患者积极参加集体活动，从集体活动中感悟情绪的变化过程（生起—持续—消退），增强患者应对情绪变化的能力，从而增加患者康复的信心，促进患者自我情绪管理能力的提升，减少自伤、自杀等冲动行为的发生。

（柳学华）

第七章 精神科意外事件的护理

学习目标

完成本内容学习后，专科护士将能：

1. 复述精神科有哪些常见的意外事件。
2. 列出常见意外事件的原因及先兆。
3. 描述常见意外事件的主要临床表现。
4. 应用护理评估技术为患者提供有效的护理措施。

精神科意外事件是指精神疾病患者在精神症状、心理因素或药物不良反应的影响下，突然出现且难以防范的危害个人、他人及环境安全的异常行为。常见的有自杀自伤、攻击暴力、出走、噎食、跌倒等。医护人员加强防范意识、及时发现并迅速救治是保障患者安全的重要护理措施。

第一节 冲动和暴力行为的防范与护理

知识拓展

冲动和暴力行为的描述

冲动和暴力行为本身实质上不是一个精神症状，冲动暴力行为体现了价值观紊乱下的攻击驱力，也可见于正常人。

此节介绍了精神疾病患者发生冲动和暴力行为的特点。精神疾病患者在幻觉妄想支配下兴奋冲动，自我控制能力下降，患者处于兴奋状态时精神运动性普遍增高、易激惹，冲动和暴力行为往往成为患者解决问题的唯一方式。患者对他人的暴力主要是针对其躯体进行攻击，性质为突发性、危险性，可致伤、致残性甚至伤害生命。因此，降低患者冲动和暴力行为，预防伤害；给予积极的药物治疗、心理治疗和人文护理是临床至关重要的措施。

一、概述

冲动和暴力行为是需要精神科紧急处理的。冲动和暴力行为的高危人群多为初发精神疾病、精神疾病急性期、物质滥用、人格障碍、躁狂、意识障碍等患者。

（一）冲动行为（impulsive behavior）

冲动行为是指突然产生、通常导致不良后果的行为。

（二）暴力行为（violent behavior）

暴力行为是指患者一种强烈的攻击行为，对自己、他人及环境做出危害的行为，是精神科最为常见的危急事件之一，具有极强的暴发性和破坏性，会对攻击对象及环境造成不同程度的躯体损伤、心理伤害、环境伤害，甚至威胁他人的生命安全。这种危机的发生常常不受患者意识支配，具有多变性、突发性，可以发生在家中、社区或医院。

暴力行为包括身体暴力和心理暴力。身体暴力包括打、拍、扎、推、咬等行为，心理暴力则包括口头辱骂、叫喊、言语威胁。精神疾病患者处于兴奋状态时，其精神运动性普遍增高，有的出现攻击性暴力行为，攻击对象以人为主（亲属、亲朋好友、熟人、同事、陌生人），也可是物或环境。对他人的攻击主要是身体攻击，可使人致伤、致残，严重者致死。因此，精神科护理人员需要提高对患者暴力行为的认识，提高识别暴力行为先兆的技能，对患者现存的或潜在的暴力行为的原因进行分析和总结，找出最佳的预防和护理措施，减少暴力行为的发生。及时预测和快速处理是避免患者发生暴力行为的最佳护理方法。

二、冲动和暴力行为发生的主要危险因素

（一）精神症状

幻觉、妄想、意识障碍等精神症状与暴力行为的发生多有直接或间接的关系。如患者受命令性幻听的支配攻击他人，受妄想的影响误认为某人在监视自己或正在陷害自己，于是先发制人伤害对方，或意识障碍下出现冲动性的暴力行为。这类行为最难预防，因为意识障碍的患者其行为往往为突发性，缺少明确目的。

（二）常见的精神疾病

精神疾病患者在精神症状的支配下，出现难以防范的攻击和暴力行为。

1. 精神分裂症患者自知力缺乏，在幻觉妄想影响下出现冲动和暴力行为，被害妄想多见，其次为关系妄想、嫉妒妄想及命令性幻听。

（1）偏执型：患者在言语性幻听和被害妄想支配下出现攻击他人行为，暴力性质是突发的，暴力手段严重伤害对方生命。

（2）青春型：患者的行为杂乱无章，表现兴奋、冲动、粗暴、谩骂、毁物和无目的的暴力行为。

（3）紧张性兴奋：患者突发精神运动性兴奋，表现为不可理解的冲动、言语单调刻板、伤人毁物、行为古怪离奇。

2. 躁狂发作患者激惹度高、要求未得到满足、活动范围受到限制等易发生冲动和暴力行为。暴力行为的性质带有破坏性。

3. 抑郁发作患者出现扩大性自杀时采取暴力行为伤害无辜亲人的生命。

4. 器质性精神障碍谵妄、痴呆均可导致患者的冲动和暴力行为。暴力性质为突发性、紊乱性、波动性及突然消失性。

5. 精神活性物质滥用意识清晰度下降、依赖的物质未得到满足可出现冲动暴力。长期使用依赖物质出现人格改变，多采取暴力行为应对问题，攻击的性质带有伤害性。

6. 强迫症患者易对干扰其进行强迫性仪式动作或行为的人使用暴力。

7. 人格障碍特别是反社会型人格障碍患者对冲动和暴力行为控制能力差，一般为爆发性冲动。

（三）自知力缺失

因否认有病往往被强制住院，刚入院被隔离和严格的防范环境使其内心产生恐惧而出现暴力行为。

（四）心理因素

个体受到挫折或受到精神症状控制时，是采用暴力攻击还是以其他方式来应付（如退缩、压抑、否认等），与个体的性格、心理应对方式、行为反应方式等有关，同时也与患者的性别、家庭地位、家庭环境特点、人际交往和社会活动等有关。有研究表明，既往有暴力史是最重要的暴力行为预测因素之一。男性、体格健壮、生活在频发的暴力环境，习惯以暴力行为来应付挫折的个体最易发生暴力行为。

（五）社会因素

社会环境、文化等因素影响患者冲动和暴力行为的发生。如易模仿他人不良行为的个体遇到挫折后采取冲动暴力行为的倾向明显。

（六）精神药物不良反应

目前精神疾病的治疗主要以药物治疗为主。药物治疗的同时也会产生常见的和比较严重的药物不良反应，如药物副作用使患者难以耐受，药源性焦虑等易引起患者兴奋和冲动风险。

三、冲动和暴力行为的临床评估与判断

暴力行为的预测非常困难，评估冲动和暴力行为时可从以下几方面考虑：一般危险因素，冲动和暴力行为史，人口学特征；近期遭受的生活事件；情绪激惹的外在行为；暴力行为可能导致的危害。

（一）评估冲动和暴力行为发生的概率

不同精神疾病冲动和暴力行为的发生率、严重性、针对性均不同。精神分裂症患者暴力行为的发生率最高，其次为心境障碍、精神活性物质滥用及强迫症等。另外与暴力行为有关的精神症状包括幻觉、妄想、意识障碍等也是临床评估与判断的重点。

（二）评估冲动和暴力行为发生的征兆

临床依据患者语言和非语言行为的征兆进行风险的评估与判断。语言方面：患者高声大叫且发出威胁性言语、固执强求；情感方面：患者表现出突然激动、愤怒、敌意、易激惹、情绪不安；疾病方面：精神症状突然加重或波动，拒绝接受治疗、拒绝执行院规；先兆行为：患者常不停的踱步、不能静坐，活动量较平时增加、来回走动，可有甩门、捶打物体，动作增加、全身肌肉紧张度增加，表现在面部及手臂的肌肉，如握拳或用拳击物，对周围人或特定人员持敌对态度，并以杀（伤）人相威胁；意识方面：部分患者处于意识障碍时发生冲动行为的概率会增加。

（三）评估不同疾病发生冲动和暴力行为的特点

精神分裂症的冲动和暴力行为发生前对被攻击的对象有敌意态度，评估中重点观察精神分裂症患者对医护人员、病友等的态度；躁狂发作患者的控制能力下降，判断力受损，入院

24 小时是评估重点，国外有研究提示，26% 的躁狂患者入院 24 小时内出现冲动和暴力；焦虑症患者在激越症状、恐惧症状影响下可出现冲动行为；抑郁症患者有扩大性自杀风险也是评估重点；强迫症患者重点评估患者对控制其强迫行为时的情绪和态度。

（四）冲动和暴力行为风险的评估工具

1. 精神科暴力评估量表、外显攻击行为量表（表 7–1）、生活事件量表、症状自评量表、明尼苏达多项人格测试等量表在一定程度上能增加对患者冲动风险的判断。

表 7–1　外显攻击行为量表

1. 言语攻击：言语敌对，即用平时讲话或辱骂的方式，试图通过贬低某人的话或脏话来使人遭受心理伤害，或者是体力袭击的威胁。
   - 0　无言语攻击
   - 1　愤怒的喊叫，适度的咒骂或人格侮辱
   - 2　恶毒的咒骂，带有严重的侮辱性，可以有情绪的爆发
   - 3　对他人或自己的带一时冲动性质的暴力威胁
   - 4　对他人或自己反复的或蓄意的暴力威胁（如要抢钱或发生性关系）
2. 对财产的攻击：盲目地或不顾后果地毁坏病房的设备或他人的财物。
   - 0　无对财产的攻击
   - 1　愤怒地冲门、撕衣物、在地板上小便
   - 2　摔东西、踢家具、毁损墙壁
   - 3　击打房间内的东西、打碎玻璃
   - 4　放火、危险地扔东西（如将贵重或易碎品扔出窗外或砸碎）
3. 自身攻击：对自己的体力伤害，如自残或自杀企图。
   - 0　无自身攻击
   - 1　挖或抓皮肤、拔头发、击打自己（未造成损伤）
   - 2　撞头、用拳击墙、自己跌倒于地上
   - 3　使自身遭受轻度的切割伤、烫伤、烧伤或殴打伤
   - 4　使自身遭受重伤或企图自杀
4. 体力攻击：故意的暴力行为致人疼痛、身体损伤或死亡
   - 0　无体力攻击
   - 1　作出恐吓的姿态、对人挥拳、抓住别人的衣服
   - 2　拳击、踢、推、抓他人或抓住别人的头发（未造成损伤）
   - 3　袭击他人，造成轻度损伤（水疱、扭伤、皮肤伤痕等）
   - 4　袭击他人，造成严重损伤（骨折、牙齿脱落、深度刀伤、意识丧失等）
5. 总评

量表	量表分	加权分
言语攻击		×1=
对财产的攻击		×2=
自身攻击		×3=
体力攻击		×4=
总加权分		

2. 精神分裂症防治指南推荐的冲动行为风险评估表，具体见表 7-2。

表 7-2 冲动行为风险评估表

内容	分值	
	评定分	复核分
1. 既往经常出现冲动毁物、肇事肇祸等暴力行为	5	5
2. 偶尔发生冲动暴力行为	3	3
3. 既往有暴力冲动的口头威胁，但无行为	1	1
4. 有药物、酒精滥用史	1	1
5. 一个月内有明显的与被害有关的幻觉、妄想、猜疑、激越、兴奋等精神病性症状	2	2
6. 有明显的社会心理刺激	1	1
7. 治疗依从性差	1	1
得分		

注：≤2 分低风险；3~4 分中度风险；≥5 分高风险

四、冲动和暴力行为的护理措施

（一）冲动和暴力行为的防范护理

1. 护士应详细了解患者的病情是否在精神症状的支配下有冲动伤人及周围环境的风险，进行护理风险评估，并掌握患者病情及易诱发暴力行为的因素，严密监护患者行为以及心理变化，加强专科护理培训，通过观察患者，快速掌握患者出现暴力行为先兆的评估能力，如突然击打物体、握拳不放等，并随时记录行为变化，为预防各种暴力行为的发生做好充足准备和紧急预案。

2. 以人为本，做好人性化的护理，要做到尊重患者，所有的医疗、护理及管理工作都应围绕着维护患者的利益而进行。护士要注意营造舒适、和谐的病房环境和医、护、患关系，可以有助于稳定患者的情绪，取得患者的合作，防止暴力冲动行为的发生。

3. 重在预防暴力行为的发生，对有多次暴力行为史或现在具有某些暴力行为征兆的患者，应采取预防措施减少暴力行为的发生。减少诱发因素，及时去除噪音、强光刺激，减少环境的刺激作用。满足患者的合理需求，如打电话、会客。提前或推迟一些可能造成患者不安的治疗或护理项目，如留取检验标本、物理治疗。去除环境中的安全隐患，定期检查，随时去除各种安全隐患，如刀、棍、锐器、绳索、破玻璃、火柴、打火机等。提高患者的自控能力，鼓励患者以语言等适当方式表达和宣泄情绪，告知患者求助方法等。

4. 加强对精神症状的控制，对于患者的暴力倾向及时与医生沟通，以便做出及时有效的医学处理。临床实践表明长期有效的抗精神病药物治疗，可控制和减少由于精神障碍引起的暴力行为。

（二）冲动和暴力行为的紧急处理

发生暴力行为时紧急处理方法有多种，在确保安全的情况下一般多采用保证安全、紧急救治、言语安抚、身体约束和应用药物等多种方法，并视患者具体情况而定。

1. 保证安全　患者一旦发生冲动、伤人及破坏周围环境时，首先要保证患者及其他人员的安全，将冲动、伤人患者隔离。处理暴力行为应遵循的原则是：安全第一，将危害降到最低限度。首先应考虑人员安全，医护人员在接近有暴力行为的患者时，保持一个手臂的距离，并且预留可以很快离开的出口。确定身上没有被患者当做武器的物品，取下首饰、笔等尖锐物品，站在患者侧方，不要面对患者。保证其他患者的安全，尽快疏散围观人群，转移被攻击对象。移开现场可能被患者作为武器的物品，在确保不激惹患者的情况下，清理患者手中身上可能的危险物品。

2. 冲动暴力行为已发生　如患者在命令性幻听的支配下，用手抠挖自己眼睛或追打其他患者等，严重危害自身及他人安全时，必须立即制止，控制危机事件的发展，请示医生给予患者保护性约束。

3. 保证现场有足够的人力　保证人力控制患者的暴力行为，必要时请求外援，在人力优势的情况下迫使患者安静，尽可能不采取强制手段。应按照危机处理预案，选派有经验的医护人员参与，以减少或避免医护人员受到患者的伤害。

4. 言语安抚　通过对话劝诱患者停止暴力行为。由于精神疾病患者发生暴力行为的原因及诱因各异，言语安抚效果有限，通过好言劝慰患者，尽量满足患者提出的合理要求，一方面尽可能稳住患者，另一方面赢得充足时间，以寻求专业人员的帮助。可用直接、简单、清楚的语言提醒患者暴力行为的后果，必要时由患者信任的亲属或医护人员出面对话劝诱也有一定的效果。

5. 身体约束　如言语劝诱无效，可采用适当的形式制服并约束患者。严格执行保护性约束护理常规，确保患者在保护下的安全与舒适。身体约束常用方法是以约束带约束四肢限制于床上或椅子上，其目的是通过具体的身体约束来保护患者，避免更大的伤害，并希望患者在保护期间能尽快恢复自我内在的控制。在执行身体保护时，应有多名工作人员同时控制患者四肢及头部，一起将患者仰卧在床上给予保护。约束前以缓和口气告知执行约束的目的、时间，做好保护性约束后的护理。在应用强制保护措施过程中要注意知情同意及可能涉及的相关法律条款。

6. 医学干预　有效的药物治疗可用来代替约束或隔离患者或与约束隔离同用。快速镇静是当今最常用的药物干预冲动和暴力行为的方法。适用药物有氟哌啶醇、苯二氮䓬类（地西泮、氯硝西泮、劳拉西泮）。一般采用肌内注射给药，以氟哌啶醇最为常用。用药后应注意观察患者生命体征、症状缓解情况及用药反应等，也可采用电痉挛治疗快速控制患者的冲动和暴力行为。

（三）暴力行为发生后的措施

暴力行为控制后，应帮助患者建立新的行为方式，宣教如何应对挫折、如何控制自己的情绪、如何作出自己的决定、如何正确地评估自己的行为等，使患者重建起正常行为方式，同时做好详细记录。如患者接受医学保护性约束，可参照第十章第二节医学保护性约束相关内容对患者实施干预。

第二节 自杀行为的防范与护理

一、概述

自杀是一种严重的精神健康问题，也是患者到精神科就诊最常见的问题之一，精神障碍者自杀占总自杀者的50%以上。自杀是指患者自愿、主动、有意识地伤害自己的身体，以达到结束生命的目的。自杀是精神科较为常见的危机事件之一，也是精神疾病患者死亡的最常见原因。自杀行为按照程度的不同可分为自杀意念、自杀威胁、自杀未遂、自杀死亡。自杀的原因很多，但精神疾病都会增加自杀的风险。自杀率较高的精神疾病包括抑郁症（单相或双相）、精神分裂症、精神活性物质依赖以及人格障碍。与自杀有关的精神症状包括抑郁情绪、妄想、幻觉、睡眠障碍等。抑郁症患者由于情绪低落、无助、无望而产生生不如死的想法。抑郁症患者自杀的行为往往会有计划，隐蔽不容易被发现。精神分裂症的患者往往在幻觉、妄想的支配下采取冲动性的自杀行为。以上两种情况自杀成功率均较高。对于自杀防范，护士应详细了解患者的病情，做好自杀的风险评估，前瞻性地防范自杀行为的发生。

知识拓展

关于自杀行为的描述

自杀（suicide）是指个体蓄意或自愿以各种手段结束自己的生命。根据自杀结果，一般分为自杀意念、自杀未遂和成功自杀三种形态。

精神障碍患者是自杀的高危人群，国外报道自杀者中有90%可被诊断为各种精神障碍，在我国这一比例为63%。在各种精神障碍中以抑郁症、物质滥用最常见，其次为精神分裂症。这三种疾病的终身自杀率分别为6%~15%，7%~15%，4%~10%。毋庸置疑，了解精神障碍患者自杀的危险因素，识别患者的自杀先兆，及时评估积极干预对预防自杀的发生至关重要。

二、自杀行为发生的主要危险因素

自杀原因很复杂，是社会心理因素、生物学因素共同作用的结果，其中精神疾病是自杀的常见原因之一。精神障碍患者自杀的共同危险因素包括：既往未遂自杀史、自杀家族史及冲动史；严重的生活负性事件或应激；未婚、离异或家庭冲突；低社会经济地位或失业；病前人格特征明显；伴发严重躯体疾病；焦虑抑郁情绪突出，抑郁症状评分高。

（一）精神疾病

自杀与精神疾病密切相关，所有精神疾病因受症状的影响都会增加自杀的危险性。自杀率较高的精神疾病包括：抑郁症（单相或双相）、精神分裂症、酒精和药物依赖以及人格障碍，其中抑郁症是自杀的最常见原因。与自杀有关的一些精神症状包括抑郁、妄想、幻觉、睡眠障碍等。

1. 抑郁发作 严重抑郁发作者存在认知功能损害，在极端情况下可出现自杀行为，抑郁症导致的自杀最为常见。抑郁患者在精神运动性抑制明显的状态下自杀行为较少，当抑制解除后自杀危险性增加。患者的自杀，往往事先计划周密、行动隐蔽，甚至伪装病情改善，降低医护人员的警惕性，采取的方式以自缢为多见。一般发生于隐蔽的地方如卫生间、角落等。多数抑郁患者自杀前有严重的生活事件，患者绝望、无助，部分患者向周围人如医生、家属、朋友等流露出一些言语或非言语的呼救信号，如及时给予恰当的处理，可以避免。急性抑郁发作的自杀危险性较高，常伴有生物学症状如早醒、自主神经功能紊乱，要仔细地评估患者有无自杀的意念和付诸行动的可能。据 WHO 研究报告，抑郁症的发病高峰在老年人群，其中 55~74 岁的女性患病率高于 7.5%，患者消极厌世，自杀风险高，要加强对老年患者自杀的评估。

2. 严重躯体疾病 难治性躯体疾病困扰患者继发抑郁状态，患者不堪严重躯体疾病带来的痛苦和折磨，负性思维使患者走向自杀。

3. 精神分裂症 急性期患者在幻觉妄想影响下出现自杀自伤行为，如命令性幻听、被害妄想等使患者产生绝望、恐惧，发生自杀，自杀性质往往是突发难以预料，带有冲动性，自杀方式比较极端，如咬舌、吞食异物、跳楼、用锐器伤害自己身体的器官等。患者在自杀实施前表现激惹度高、易怒、情绪不安、敌意、激越行为。精神分裂症后抑郁患者在抑郁情绪影响下出现自卑和轻生观念，自杀风险大。老年精神分裂症患者抑郁较普遍，在用药物治疗方面比较慎重，一般起始剂量为成人的 1/4 或 1/2，自杀风险高，应高度关注这类患者精神症状的缓解与情绪的评估。

4. 强迫障碍 顽固的强迫症状困扰着患者不能摆脱，为此患者痛苦不堪，有潜在的自伤自杀风险，自杀特点为犹豫不决。

5. 焦虑障碍 老年广泛性焦虑患者出现烦躁、激越和长期失眠等，影响了正常生活，此时易发生自杀风险。

6. 物质滥用 患者住院 24 小时内因暴饮或吸食毒品出现戒断综合征，幻觉、妄想、焦虑抑郁情绪等，自杀风险高。

7. 进食障碍 进食行为紊乱特别是神经性贪食症患者对暴食行为有强烈的失控感，负面情绪的积累易罹患抑郁症，采取自残自杀方式寻求解脱，个体的自杀风险较高。

（二）精神症状

1. 妄想 妄想也是导致精神障碍患者自杀的常见原因之一。如被害妄想的患者，感到周围有强大的力量在迫害他，走投无路而自杀；罪恶妄想的患者，觉得自己犯了不可饶恕的罪行，只能以死赎罪；疑病妄想的患者觉得自己身患不治之症，病入膏肓，无法医治，只有死路一条等。

2. 幻觉 幻觉中与自杀关系最大的是命令性幻听，患者在“命令”的支配下付诸自杀行为。其他幻觉如议论性幻听、某些恐怖的幻视可能成为自杀的原因。

（三）生物学与社会心理学因素

1. 遗传因素 研究表明自杀行为有一定遗传学基础，家庭中有自杀行为者自杀的风险较高。

2. 个性特征 不良的心理素质和个性特征与自杀有一定的关系。一般说来具有多疑、敌意、自卑、不自信、固执、以偏概全、情绪不稳定、易冲动等心理特征者，在精神应激状态下自杀的可能性比较大。

3. 社会心理因素　失恋、离婚、家庭不和、人际冲突、经济问题等社会心理因素，当患者缺少社会支持容易自杀。

（四）药物因素

许多药物可引发不同程度的抑郁，如抗精神病药、抗高血压药等，可以使患者发生药源性抑郁，引起严重的焦虑、静坐不能而导致自杀。既往有心境障碍史者容易发病引起自杀风险。

三、自杀行为的临床评估与判断

（一）自杀危险因素的预测

患者自杀行为的发生并非完全是突然的和不可预测的，大多数自杀行为的发生存在一定的征兆，可以通过对相关因素的分析，提高对自杀行为的预测和防范。下列情况要高度警惕患者近期内可能出现自杀行为：

1. 自杀企图 / 自杀计划　对患者自杀行为的线索进行评估，预测患者自杀发生的危险度。如目前有自杀企图或自杀计划者、自杀态度坚决、留有遗嘱、已暗中准备好自杀用品者，独处、有其他人来不及进行干预的时间段者危险性较高。近期内有过自我伤害或自杀未遂的行为，其自杀死亡的可能性比没有类似情况的患者高十倍或几十倍，表明自杀行为是该患者的一种行为应对方式。如果导致患者采取自杀行为的原因没有解决或重视，患者有可能还会采取自杀行为。

2. 有家庭精神病史或自杀史　家庭成员间行为模式，无论是从生物学还是心理社会学的角度都会相互影响。

3. 存在严重的精神症状　如严重的抑郁情绪、影响行为的命令性幻觉、妄想等。

4. 应对失败　有些精神障碍患者因病使其社会功能受损，如遇到自己无法应付的事件，如离婚、改变职业、社会隔离或人际交往减少等，感到自己社会角色的失败。而在疾病缓解后，患者对发病时的表现感到自卑，或对长期的病程难以接受，常常感到绝望而选择以死解脱。

5. 社会支持系统缺乏　家人及亲友是患者重要的社会支持系统，也是患者处理危机的生命线，社会支持系统的缺乏，自杀的危险性会大大增加。

6. 行为改变　患者日常行为方式突然改变，表现异常配合，整理物品向他人馈赠，过分关注、收集与自杀有关的信息，购买工具、药物，甚至表露过自杀意愿等。

（二）自杀风险的评估与观察

1. 了解自杀的高峰期　有研究表明患者自杀有两个高峰期，即住院后接受治疗早期及出院后的 1 周或 3 个月。对患者自杀风险的评估应该是动态的、持续的。

2. 仔细观察患者的行为　大多数患者实施自杀前有一定的临床表现，在较长时间的抑郁情绪后，突然变得很开心，且无任何理由；情绪突然显得非常冲动、易激惹；谈论死亡与自杀，表示想死的意念，常常发呆；有些患者会收集和储藏绳子、玻璃片、刀具等可用来自杀的物品。

3. 自杀观念程度的评估　自杀观念的程度取决于自杀想法出现的频率和这种心理活

动的程度以及是否有明确的自杀计划。对患者是否存在自杀行为的线索进行跟进与评估，如患者有无流露自杀企图、计划、遗嘱、搜集与自杀相关的资料用品等。自杀观念较轻的患者，一般口头诉说想结束生命，但未采取行动。自杀观念强烈的患者，对自杀有一个周密的计划，包括计划实行的具体方式等，这类患者自杀的危险性就非常高。

4. 量表的评估　如贝克抑郁量表、抑郁自评量表、自杀评估量表等。量表的分值在一定程度上能反应患者自杀观念的强烈程度。

5. 综合性评估　对于患者自杀风险的判断应综合性地评估，准确判断患者自杀风险的严重程度，根据患者自杀风险的严重程度，采取护理措施，防患于未然（表 7–3）。

表 7–3　护士用自杀风险因素评估量表

内　容	评估结果	
（1）绝望感	是 3	否 0
（2）近期负性生活事件	是 1	否 0
（3）被害妄想或有被害内容的幻听	是 1	否 0
（4）情绪低落 / 兴趣丧失或愉快感缺乏	是 3	否 0
（5）人际和社会功能退缩	是 1	否 0
（6）言语流露自杀意图	是 1	否 0
（7）计划采取自杀行为	是 3	否 0
（8）自杀家族史	是 1	否 0
（9）近亲人死亡或重要亲密关系丧失	是 3	否 0
（10）精神病史	是 1	否 0
（11）鳏夫或寡妇	是 1	否 0
（12）自杀未遂史	是 3	否 0
（13）社会 – 经济地位低下	是 1	否 0
（14）饮酒史或酒滥用	是 1	否 0
（15）患晚期疾病	是 1	否 0

注：≤5分低风险；6~8 分中度风险；9~11 分高风险；≥12 分极高风险

四、自杀行为的护理措施

自杀的预防非常困难。对于有自杀行为和自杀意念的患者，要动态评估，及时提供预防自杀的措施，如抗抑郁药物治疗、电痉挛治疗、心理和行为治疗等。住院期间需要严密的医疗监护，在家中或社区的患者需要 24 小时专人陪伴，建议及早到专科医院接受治疗。

（一）自杀行为的防范

1. 自杀的预防　自杀与其他原因所致死亡相比，更具有可预防性，这是因为所有自杀患者对于生命的取舍都是自相矛盾的。在护理自杀风险较高的患者时，其中一个重要方面是向患者提供一个人文关怀的、治疗性的环境。患者任何自杀的征兆，护理人员都应高度重视，不可忽视。

2. 病情观察

（1）加强监护，将患者置于医护人员的视线之内，对高度自杀危险者应专人护理。

（2）掌握患者病情变化，连续评估自杀危险，了解既往自杀行为的形式、程度等，掌握患者自杀发生的规律。如抑郁症患者在抑郁情绪开始减轻时，通过观察患者的情感变化、行为、语言和书写的内容等，早期辨认自杀的意图及可能采取的方式，及时采取有效的阻止措施。掌握精神分裂症患者幻觉、妄想的症状表现及患者应对方式，评估患者是否有可能发生自杀行为。

3. 预防二次自杀　严密监护，患者不离开监护人的视线，签署自杀风险知情同意，积极给予药物、物理及心理的综合治疗。

4. 安全护理

（1）对于自杀风险较高的患者除采取积极治疗外，应严密观察，提供安全的环境，防止患者接触可用于自杀的物品，如刀、剪、绳、玻璃、药物等。日常生活设施应确保安全，以免成为自杀工具。必要时采取专人看护，防止意外的发生。

（2）保证患者遵医嘱服药，确保治疗顺利进行。注意防止患者藏药，以防患者积存药物用于自杀。

5. 心理护理

（1）建立治疗性护患关系，在真诚、接纳、理解、支持的基础上与患者建立一种治疗性护患关系。

（2）学会倾听，了解患者内心感受，给患者以心理支持。

（3）与患者一起分析导致痛苦或自杀企图的原因，告知患者自杀观念的产生绝大部分是疾病的原因，随着治疗的进行、症状的缓解，自杀的观念会缓解消失。

（4）关心和同情患者，引导和帮助患者诉说引起焦虑、抑郁、愤怒的原因和内心感受。在病情稳定时，帮助患者认识自己的病情，以缓解抑郁、愤怒、恐惧等不安情绪及增进自控能力，与患者建立一种融洽的关系，本身就是一种最佳的预防自杀的措施。

（5）帮助患者建立正向的感知和自信，同时要鼓励患者参加建设意义的活动，而不是单纯限制其活动环境，让患者感受到被关心及被尊重，缓解患者的紧张、焦虑的情绪，转移患者的注意力，使患者在活动中增加自我价值感及治疗的信心。

（6）在建立良好护患关系基础上与患者签订安全契约，口头不伤害或不自杀协议对自杀患者行为的预防是有一定帮助的，告知患者当有自杀冲动时与工作人员联系寻求帮助。在此协议中，医护人员与患者口头达成不自杀协议，给医疗及护理赢得一定的时间。

6. 家庭与社会的支持　充分利用家庭资源和社会支持系统，动员家属和社会的支持力量帮助及陪伴患者，培养患者在家庭生活和社区的生活能力，建立生活信心，与社会保持联系，接纳患者，提供患者与社会交往的平台，提供患者参与社会服务的机会。

（二）对常见自杀行为的紧急处理

精神疾病患者多采用自缢、服药、坠楼、撞墙、割腕、触电等方式进行自杀。当自杀行为发生时，护理人员应立即和医生一起对患者进行抢救。

1. 自缢　是精神疾病患者常用的一种自杀方法。引起死亡的主要原因是由于身体的重力压迫颈动脉使大脑缺血缺氧，处理方法如下：

（1）将患者向上托起，立即解脱自缢的绳带套，可用刀切断或用剪刀剪断。

（2）将患者就地放平，松解衣领和腰带。如患者心跳尚存，可将患者的下颌抬起，使呼吸道通畅，并给予吸氧。

（3）心跳呼吸停止者，立即进行心肺复苏。

（4）复苏后期要纠正酸中毒和脑水肿，并给予支持治疗。

（5）患者抢救成功清醒后，及时给予相应的心理干预，防止自杀再度发生。

2. 服药中毒自杀　住院精神疾病患者发生的中毒事件多为精神药物中毒，患者为蓄意自杀，将平时所发的药物藏匿起来一次吞服。而门诊患者发生的中毒则比较复杂，除了精神药物中毒的概率较高以外，还可以见到有机磷等农药中毒。

护士首先应检查中毒患者的生命体征和意识状态及瞳孔变化，如果出现危及患者生命的休克及呼吸、循环衰竭情况，应配合医生立即处理危及生命的问题。其次是尽快判明导致患者中毒物质的种类、剂量和服用时间，然后根据患者的躯体情况和毒物性质的不同，配合医生进行抢救，包括排除毒物、抗休克、保肝、维持酸碱及电解质平衡、抗感染，对症处理等。当患者清醒后应进一步做好心理护理，安抚患者的情绪。

3. 触电　又称电击伤触电是人体直接接触电源受到电流通过而造成的伤害。电流对人体的损伤，主要是电热所致的烧伤和强烈的肌肉痉挛，可引起心跳骤停，处理如下：

（1）立即切断电源。救护者不可直接用手接触触电患者，当找不到电源时，可穿上胶鞋，用绝缘物体如被服类套住触电患者，牵拉其脱离电源。

（2）意识清醒者就地平卧休息，松解衣领和腰带，抬起下颌，保持呼吸道通畅。

（3）心跳呼吸停止者，立即进行心肺复苏。

（4）复苏后期要维持血压稳定，纠正酸碱平衡失调，防治脑水肿，彻底清创电灼伤创面。

4. 坠楼及撞击自伤、自杀　精神科临床常见坠楼及撞击伤，其原因主要是企图自杀、欲从病房逃跑等。坠跌伤可根据患者坠下高度的不同、坠落地面坚硬程度的不同，伤势的轻重也可以不同，一般会发生出血、骨折、颅脑损伤、内脏损伤等，严重者当时即可死亡。撞击伤则以头部的外伤比较多见。当患者发生外伤时，应注意保护患者，避免再次发生外伤，然后立即检查患者的受伤情况，确定受伤的部位、种类、是否有危及生命的体征和意识状态等。首先处理危及生命的问题，如发生大出血，应立即就地取材迅速止血，包括指压、填塞、加压包扎止血等；如发生骨折，不要随意搬动患者，防止骨折端损伤血管、神经，应根据骨折部位的不同给予固定，搬运时要保持正确的姿势。再将患者送至专门的抢救医疗单位，过程中要严密观察病情，例如有无休克、脑疝和内脏出血的征兆。当出现上述严重情况时，应配合医生给予相应的急救措施。

5. 吞服异物自伤及自杀　吞服异物也是患者自伤、自杀常采取的方法之一，吞服的异物有牙刷、体温表、别针、碎玻璃片、纽扣、铁钉等。根据异物种类的不同，可导致患者咽喉部及消化道黏膜的损伤、出血等，患者也可以因为异物对局部刺激的不适而感到焦虑不安、恐惧。对吞服异物的患者，首先应劝慰、稳定患者情绪，了解所吞服异物的种类、有何不适的感觉。检查患者的咽喉部，观察是否可见到异物。如果异物所在位置较浅，视线可及，则可以用镊子轻轻取出，注意不要损伤局部的黏膜。如果部位比较深，应立即进行X线检查，以确定异物所在位置。若异物较小，而且边缘比较圆钝，可让患者服用富含纤维素的食物如韭菜，将异物包裹后排出体外，观察患者每次排出的粪便，直至排净为止。若异物的体积较大不易从消化道排出，则应采取手术的方法取出。总之，整个抢救过程中应做到判断准确、方法得当，同时观察有无内出血的情况。

第三节　出走行为的防范与护理

一、概述

出走行为(flee behavior)是指没有准备或没有告诉亲属突然离家外出。对精神疾病患者而言,出走行为是指患者在住院期间,未经医生批准,擅自离开医院的行为,是精神科的重要急危事件之一。

由于精神疾病患者自我防护能力较差,出走会使治疗中断,可能造成自己受伤或伤害他人,还可能因走失而导致各种意外造成严重后果。因此,护理人员应掌握患者出走行为的防范和护理,严防出走行为的发生。

二、出走行为发生的主要危险因素

(一)精神症状

1. 自知力缺乏,否认有精神疾病,拒绝接受治疗而出走。

2. 妄想和幻觉,认为住院是对其迫害或受听幻觉的支配而逃离医院,或为实现某种病态心理而脱离医院,如上访、告状、复仇等。

3. 有自杀观念的患者因医院防范严密,达不到目的而寻找机会离开医院。

4. 意识障碍,处于朦胧状态或意识不清楚的患者,也可能受到错觉和幻觉的影响为躲避恐怖或迫害而外走。

5. 智能障碍,如严重精神发育迟滞和严重痴呆患者,外走后找不到回家的路。

(二)心理因素

精神专科封闭管理的住院环境不符合患者的要求,有些患者被强制住院后既不愿接受治疗,也担心住在精神病院,以后会受到社会的歧视,影响自己的名誉与前途;住院生活使患者感到单调、受拘束和限制;有的患者可能牵挂家庭,想念孩子、老人;有的患者对治疗手段恐惧亦可导致患者外走。

(三)其他因素

工作人员工作方法简单、态度生硬等也是造成患者出走的原因;病房设施有漏洞或损坏未及时修补;患者借外出做检查或活动机会出走。

三、出走行为的临床评估与判断

(一)出走行为的临床先兆

患者出走前,多数都有一些异常表现,通过仔细观察,采取相应的护理措施,可避免患者出走行为的发生。

1. 患者有出走行为史。

2. 非自愿住院,对精神疾病无自知力的患者,易发生出走行为。

3. 强烈思念亲人急于回家、不适应住院环境、对住院和治疗恐惧等的患者有出走行为的风险。

4. 意识清楚的患者在幻觉妄想支配下，多采用隐蔽的方法，寻找外走的机会，如常在门口附近活动，趁门前人员杂乱或工作人员不备时外走。有些患者事先计划好，在会客时通过非监护人适当更改装束回避工作人员监护达到外走目的。

5. 意识不清楚的患者，不知避讳，会旁若无人地从工作人员身边走出，外走无目的、无计划，一旦外走，寻找困难，且危险性较大。

6. 部分患者外走前表现为不安心住院，焦虑、坐卧不宁、睡眠障碍，关注周围环境和人员的变化寻找外走的途径等。

（二）出走行为的评估与观察

1. 患者的病情特点不同，出走的原因因病情而异　评估中应结合患者病史资料，详细观察患者临床症状，访谈时重点了解患者对住院的依从性，对患者进行全面的动态评估。

2. 护士应详细评估患者外走的危险性，及时发现患者外走的意图　如病史中有无外走经历，患者有无明显的幻觉、妄想，对疾病是否有自知力，是自愿住院还是强制住院等多方面来判断患者外走的风险。

3. 及时发现患者外走的征兆　意识清楚的患者多采用隐蔽的方法，如常在门口附近走动，窥探情况，趁工作人员没有防备时外走，观察病房的各项设施，寻找可以外走的途径寻机外走等。与这些活动相伴随的是患者经常会有焦虑、坐卧不宁、失眠等表现。意识障碍的患者，外走时无目的、无计划，一旦外走成功，危险性较大。

4. 精神分裂症评估要点　精神分裂症患者一般采取悄然离开医院的方式，要重点评估患者对自身所患精神疾病的认识。如患者缺乏自知力又不愿意住院治疗，则出走的风险较大。评估患者出现精神病性症状如幻听、妄想后的应对行为，以此判断患者出走风险的程度。部分患者也可由于意志活动的减弱、无目的地到处游走而走失，如慢性精神分裂症、精神分裂症单纯型的患者易发生出走风险。以上内容提示护理评估时，需遵循全面、客观、准确、及时并详细的评估方法。

5. 躁狂发作评估要点　躁狂发作患者易采取冲动性强行离开医院的方式，达到出走的目的。重点观察患者是否存在情感高涨及夸大妄想，评估时重点评估患者情绪表达的方式。

6. 精神发育迟滞和痴呆评估要点　评估患者的智商，评估患者对护患沟通内容的理解程度。严重精神发育迟滞和痴呆患者由于智能障碍的影响，出现无目的性出走而走失等（表 7-4）。

表 7-4　精神分裂症防治指南推荐的出走风险评估表

项目		日期	日期	日期	日期
1. 曾有出走史	5 分				
2. 有记忆力减退、定向障碍者	2 分				
3. 无自知力、强制住院	1 分				
4. 有明显的幻觉、妄想	1 分				
5. 对住院治疗感到恐惧	1 分				
6. 有寻找出走机会的表现	2 分				
得分					

结果分析：≤2 分，低风险；3~4 分中度风险；≥5 分高风险

四、出走行为的护理措施

（一）出走行为的急救处理

患者出走行为发生后的处理：发现患者出走后，护理人员应镇定处置，立即报告病区领导，通知其他医护人员，与患者家属联系，分析与判断患者出走的时间、方式、去向，并由院方尽快组织力量寻找，找到后要做好患者的医疗与护理，尽可能地消除患者的顾虑和恐惧心理，防止再次发生出走。寻找遇到困难时请公安部门或其他人员予以协助。

（二）护理措施

1. 出走行为的预测

（1）护士应详细评估患者外走的危险性，及时发现患者外走的意图。如病史中有无外走经历，患者有无明显的幻觉、妄想，对疾病是否有自知力，是自愿住院还是强制住院等多方面来判断患者外走的风险。

（2）及时发现患者外走的征兆。意识清楚的患者多采用隐蔽的方法，如常在门口附近走动，窥探情况，趁工作人员没有防备时外走，观察病房的各项设施，寻找可以外走的途径寻机外走等。与这些活动相伴随的是患者经常会有焦虑、坐卧不宁、失眠等表现。意识障碍的患者，外走时无目的、无计划，一旦外走成功，危险性较大。

2. 病情观察

（1）动态观察病情，对不安心住院有外走可能的患者，加强沟通取得患者信任，介绍医院的环境和周围的人员，帮助患者适应医院环境，增加住院的安全感，消除不适。

（2）精神发育迟滞、痴呆及伴有意识障碍的患者做好重点监护，必要时专人看护。

3. 安全管理

（1）严格执行病区安全管理制度，锁好各门户。做好日常环境安全检查，确保环境安全。

（2）做好风险识别，住院患者佩戴腕带，穿患者服装。评估患者的外走风险，明确防范标识，重点监护。

（3）外走行为风险高的患者，活动范围应在工作人员视线范围内，班班交接。

（4）重点环节的安全管理，患者外出活动或做各种医疗辅助检查时要专人陪护，探视时做好家属的安全宣教。

4. 保证治疗　保证治疗的有效执行，缓解患者出走意念。

5. 丰富患者的住院生活　鼓励参加集体活动，根据患者的个性特点安排其感兴趣的活动，转移患者出走的意念。

6. 心理护理　护理人员以耐心、热情、接纳的态度，与患者建立良好的护患关系。运用心理护理技巧，了解患者的内心想法，满足患者的合理需求。对不安心住院者，多与其接触，了解其想法和原因，给予安慰和解释，力求消除患者出走的想法，安心住院。

7. 家庭支持　加强与患者家属的沟通，鼓励家属按时探视，减轻患者的孤独感。家庭中重大事件需告知患者时，应与医护人员共同协商后决定。

第四节　噎食的防范与护理

一、概述

噎食(choking food)是指食物堵塞咽喉部或卡在食管的狭窄处，甚至误入气管，引起通气障碍，导致窒息。精神疾病患者发生噎食者较多，其原因主要是服用抗精神病药物后，发生锥体外系副反应，出现吞咽肌群运动不协调、吞咽困难等所致。噎食的临床征象为患者在进食时突然不能说话或严重呛咳，出现痛苦的表情，并用手指口腔或咽部，重者喘鸣，出现海姆立克(Heimlich)征象：手不由自主以V字状放到喉部，嘴唇面色青紫，双手乱抓或痉挛，双眼发直，重者意识丧失，全身瘫软，大小便失禁，呼吸停止，心率快而弱进而停止。如抢救不及时或措施不当，死亡率较高。

噎食是一种十分紧急的情况，一旦发生，必须争分夺秒积极采取有效的急救措施。

二、噎食发生的主要原因

1. 抗精神病药物不良反应　精神病患者因服用抗精神病药物出现严重的锥体外系副反应，引起吞咽肌群运动不协调，抑制吞咽反射，而使食物误入气管。

2. 精神症状患者　出现抢食、急骤进食而发生噎食。

3. 脑器质性疾病患者　吞咽反射迟钝，进食快而发生噎食，癫痫患者进食时如抽搐发作也可能造成噎食。

4. 电痉挛治疗　电痉挛治疗后患者未完全恢复意识，在意识模糊状态下仓促进食也可引起噎食窒息。

5. 老年患者　老年患者牙齿脱落，咀嚼不便时易发生噎食。

6. 其他患者在进食过程中打闹、大笑，或进食大块硬食、黏食时咀嚼不够。

三、噎食的临床评估与判断

临床评估中要掌握噎食的征兆，具备迅速作出判断的能力。噎食是患者在进食过程中，由于各种原因导致吞咽反射迟钝，食物堵塞在咽喉部或卡在食管的狭窄处，甚至误入气管导致通气障碍甚至窒息。

1. 评估噎食征象　患者在进食过程中突然停止进食，口中塞满食物，护士首先要判断患者意识是否清醒、面色是苍白还是发绀，如观察到患者出现面色灰暗、不能说话、咳嗽、呼吸困难、失去知觉、双眼直视、抽搐、无力、意识丧失、呼吸停止的症状，要及时保证呼吸道通畅，给予CPR复苏救治，否则患者可因窒息而死亡。

2. 评估发生噎食的高危因素　导致噎食的高危因素有抗精神病药物所致的严重锥体外系反应、电痉挛治疗后意识尚未清醒即进食、抢食、癫痫患者在进食过程中抽搐发作等。详细观察患者的病情，动态评估噎食的风险，及时处理危险因素。

3. 评估抗精神病药的不良反应　评估患者服用药物的种类、剂量，严密观察患者用药后的反应，发现肌张力问题及时与医生沟通，严格进食过程的监护。

4. 评估电痉挛治疗后患者的意识　电痉挛治疗后要评估患者意识情况，如醒转不好或治疗后两小时内，应禁食、水。

5. 评估患者　进餐过程防止进餐过快，防止进食黏食及硬块食物，有抢食行为的患者要单独进餐，专人监护。

6. 评估食物状况　评估食物是否存在风险，如坚硬的食物、刺太多的鱼、大块的排骨、黏食、煮熟的整个鸡蛋等，未加工处理直接发给患者造成的风险极高（表 7–5）。

表 7–5　住院精神疾病患者噎食风险评估表

病区　　姓名　　性别　　年龄　　诊断　　评估日期　　评估者

序号	可能导致噎食的因素		评估结果
1	既往发生过噎食现象者		
2	药物副反应	锥体外系反应者	
		唾液分泌减少、口干者	
3	脑器质性疾病	中、重度痴呆者	
		抢食者	
		脑血管意外后遗症者	
		有癫痫发作史者	
4	精神症状	极度兴奋者	
		躁狂饥饿感增加者	
		暴饮暴食者	
		进食速度过快者	
		言语过多者	
5	生理因素	老年人牙齿脱落影响咀嚼功能者	
		老年人咳嗽、吞咽反射减退者	

注：有上述风险因素之一者均列为噎食危险者，具有上述 2 种以上风险因素者列为噎食高风险者，需制订相应护理措施防范意外发生，每周评估一次

四、噎食的护理措施

（一）噎食的紧急救护

按窒息患者急救原则处理，就地抢救、分秒必争，畅通呼吸道，防止并发症，预防再次发生噎食窒息。

1. 疏通呼吸道　当患者出现噎食时，护士应立即清除口咽部食物，就地抢救，使患者侧卧位或仰卧位，并解开领口，迅速用手掏出患者口中食物。如患者牙关紧闭，可用筷子或压舌板、张口器等撬开口腔掏出食物，亦可刺激患者咽喉部引吐，拍击胸背部，促其吐出食物。

2. 海姆立克急救法　意识尚清醒的患者可采用立位或坐位，抢救者站在患者背后，双臂环抱患者，一手握拳，使拇指掌关节突出点顶住患者的腹部正中线脐上部分，另一只手的

手掌压在拳头上，连续快速向内、向上推压冲击6~10次（注意不要伤及肋骨）。若患者意识已经丧失，昏迷倒地，则让患者取仰卧位，护士骑跨在患者的髋部，双手重叠放在患者的剑突下脐上部位，然后向上、向后用力冲击，通过加大腹压，抬高膈肌，使气道瞬间压力增大，肺内空气被迫排出，使阻塞气道的食物上移并排出。按上法推压冲击脐上部位，如果无效，隔几秒钟，重复操作一次，可连续操作5~6次。

3. 环甲膜穿刺　如果噎食部位较深或已窒息，应将患者就地平卧，肩胛下方垫高，头后仰，摸清甲状软骨下缘和环状软骨上缘的中间部位即环甲韧带（在喉结下），用粗针头（12~18号）稳准地刺入气管内，可暂缓缺氧状态，以便争取抢救时间。

4. 气管插管或切开　必要时行气管插管进行吸引或气管切开进行机械通气，并做好气管插管、切开的护理。

5. 胸外心脏按压　如患者心跳停搏，立即进行胸外心脏按压，同时给予对症抢救处理，如给氧、输液、强心升压药、呼吸中枢兴奋剂等，专人守护直到患者完全恢复。

6. 预防并发症的发生　常见的并发症为吸入性肺炎。

（二）预防噎食窒息的发生

1. 病情观察　观察患者病情及抗精神病药物的副反应，如锥体外系反应（主要表现为痉挛性斜颈、动眼危象、运动不能、肌张力增高以及静坐不能、烦躁不安等）。对有锥体外系副反应的患者，按医嘱给予拮抗药物。

2. 饮食管理

（1）集体用餐：患者进餐时需有专职护士管理进餐过程，按规定集中在餐厅集体进餐，不得将食物带回房间。根据患者的病情特点调整饮食结构，避免带刺食物及黏性食物如鱼、年糕等。老年、儿童患者可将煮鸡蛋切成小块或改为蛋羹。同时观察患者中有无抢食、暴食、进食过急者，以便及时发现并给予处理。

（2）个性化饮食护理：针对生活自理能力差的患者需现场监护进餐，帮助患者把一些粗大食物分细切碎，指导患者每口进食量要少，细嚼慢咽；有呛咳或吞咽困难者，应根据患者情况给予碎食、半流质或流质饮食；对抢食及暴饮暴食者，应限量分次进食，适当控制其食量，逐步改进不良的进食习惯；重度精神发育迟滞和自理能力低下的老年痴呆患者，给予喂饭，速度不要过快，每口的量适宜；电休克治疗后应待患者完全清醒2h，经过标准吞咽功能评估（详见第十章第一节）后方可进半流质饮食200~300ml。

3. 观察患者的药物反应对　出现药物不良反应的高危患者需要评估吞咽情况，评估食物的性质，并在护士监护下进餐。若患者在进食过程中出现舌头发硬，感觉咽东西费力时，护士应即刻嘱患者停止进食，给患者进食碎食，严重者可遵医嘱进食半流质或流质，防止噎食的发生。

4. 进食中的安全护理　严密监护患者的进餐过程，进餐中按病情及风险安排餐桌。进餐时保持安静，禁止说笑打闹，遇有不合作患者，应单独进餐，安排专人监护。如有鼻饲的患者需要安排在单间，严格按鼻饲操作执行。

第五节　跌倒的防范与护理

知识拓展

跌倒的描述

跌倒是指人在行走、坐卧、跑步、跳跃、躯体不适时不慎倒在地上或更低的平面上。跌倒是突发、不自主的、非故意的体位改变。按照国际疾病分类ICD-10对跌倒的分类，跌倒包括两类：从一个平面至另一个平面的跌落；同一平面的跌倒。

在医院期间跌倒是指住院患者在医疗机构任何场所，未预见性地倒于地面或倒于比初始位置更低的地方，可伴或不伴有外伤。

跌倒是我国意外伤害死亡的第四位原因。跌倒可发生在任何年龄组，但老年人跌倒的发生率较高。65岁以上老人每年至少有1/3的人跌倒1次以上，而80岁以上老年人跌倒的年发生率约50%。美国的统计资料表明，有1/3的居家老人发生过跌倒事件，且50%的跌倒事件会重复发生。5%~15%的跌倒会造成脑部组织损伤、骨折和脱臼等损害，严重者危及生命。跌倒的损害限制了患者的活动范围，对其身心健康造成影响，50%的跌倒者对再次跌倒产生恐惧心理。

精神障碍患者的跌倒因素与抗精神病药物的不良反应、认知功能损害、生理、躯体合并症、年龄及环境等因素有直接关系。特别是对老年患者的关注尤为重要。因此，观察和评估患者的高危因素是预防跌倒的重要护理措施。

一、概述

跌倒（tumble）是一种突然意外的倒地现象。跌倒可发生于任何年龄，其中老年人多见，女性明显高于男性（约2∶1）。老年女性因活动少、肌力差、平衡受损等因素导致跌倒风险增加。据文献报道，跌倒后5%~15%会出现脑部组织损伤、骨折或脱臼等。突发跌倒的因素很多，如年老体弱、身体不便、行走不稳，神经系统疾病，平衡功能减弱，穿不合脚的鞋、过长的裤子，光线不足，移动身体时未看清地面、环境等性质，突然转换体位等。跌倒后患者的躯体可受到伤害，如软组织损伤、皮肤组织破损、骨折、神经血管损伤、心理创伤，严重跌落可造成脑部损伤甚至危及生命等。跌倒的伤害给个体带来痛苦，给家庭造成负担。住院患者的跌倒可发生于在院的任何人群，但精神障碍患者跌倒的因素有别于其他人群。因此，动态观察、及时评估精神障碍患者跌倒的风险是至关重要的。

二、跌倒的相关因素

1. 精神症状患者精神活动紊乱、兴奋、自我照顾能力下降、认知功能改变、不能正确判断环境的结构和障碍物，遇到障碍物不能及时躲避，自我防御跌倒的能力下降，易发生跌倒。

2. 生理因素　患者年龄大（老年患者跌倒的结果是严重的）、女性、长期住院造成活动减少、身体过于肥胖或过于消瘦、机体功能损害、骨质疏松、视力模糊、无力、反应慢、晕厥、神经系统疾病及多种合并症等导致各种防御功能下降，各器官功能改变从而造成患者跌倒。

3. 药物因素　抗精神病药物引起的不良反应如锥体外系EPS症状、药物的过度镇静使患者走路不稳、体位性低血压，抗焦虑药物的不良反应如肌肉松弛、走路不稳、头晕等。

4. 环境与自身因素　环境因素与患者自身因素共同作用增加跌倒发生的危险性。如地面不平整、水渍、湿滑、打蜡、地板过亮、台阶、房间家具杂物太多、灯光太暗、照明过亮刺眼、睡床过高或过低、卫生间和浴室无扶手、椅子太矮或无靠背、鞋不合脚、裤子过长、有跌倒史、排泄型态改变等都是患者跌倒的高风险因素。

三、跌倒的临床评估与判断

1. 评估患者的一般情况　患者的年龄（高龄是跌倒的危险因素）、生命体征、视力、肢体活动功能、体重（肥胖或体重过轻是跌倒的风险）、是否携带护理导管，是否合并糖尿病、高血压、心脏病、脑血管病等合并症，生活自我管理能力、排泄状态等，这些因素均为跌倒的风险因素。

2. 评估患者的跌倒史　重点评估患者有无跌倒史，跌倒的时间、次数、方式、原因，跌倒后有无发生伤害、目前肢体功能的情况等。

3. 评估患者的精神症状　评估患者精神疾病的严重程度、认知功能，有无行为异常、人际沟通的能力（有困难是否能够及时求助）等。

4. 评估患者用药情况　跌倒高风险的药物如苯二氮䓬类药物有肌肉松弛作用，患者服用后可能出现行走不稳；使用镇静药物引起患者体位性低血压，移动身体时易导致跌倒；使用扩血管药，引起头晕从而走路不稳（表7-6）。

表7-6　住院患者预防跌倒护理评估表

病区　　床　　　　姓名　　　　性别　　　　年龄　　　　入院时间　　年　月　日

评估内容	评分		发生频率	曾发生日期及时间
	0分	1分		
1. 身体虚弱	否	是		
2. 三月内在家或住院有跌倒史	无	有		
3. 意识状态/判断力受损	清醒或昏迷	有意识障碍		
4. 行动能力/脚抬不高/拖着脚走	稳定自主或完全无法移动	无法稳定行走		
5. 体位性低血压	无	有		
6. 排尿或排便需他人协助	不需	需要		
7. 心脑血管疾病所致的头晕、昏厥、心律不齐	无	有		
8. 兴奋、躁动、焦虑不安、冲动行为	无	有		
9. 癫痫/有无癫痫发作史	无	有		
10. 听力、视力丧失/视物模糊	无	有		

续表

评估内容	评分		发生频率	曾发生日期及时间
	0 分	1 分		
11. 智力减退、反应差	无	有		
12. 不良姿势、骨质疏松、肌肉无力	无	有		
13. 年龄 >65 岁	无	有		
14. 使用降糖药物 / 低氧血症药物	无	有		
15. 服用易导致嗜睡、头晕、共济失调的药物	无	有		
总分				
评估时间		签名		

注：评分 >8 分为有跌倒风险，每周进行评估一次

四、跌倒的护理措施

（一）紧急处置

1. 救治危重患者，暂不移动，检查受伤部位，固定及制动骨折部位。
2. 测量生命体征，判断患者意识情况。
3. 清除环境的障碍物、保证环境的安全。
4. 评估患者发生跌倒的原因，给予对症护理。

（二）预防与护理

1. 跌倒重在预防跌倒是由环境、生理、病理等综合作用的结果。国内外相关研究证实，给予患者综合性预防能有效降低住院患者跌倒发生率。

2. 对住院的患者进行跌倒风险评估，对跌倒高危因素的患者给予积极的关注与干预。

3. 指导患者移动身体或变换体位时要缓慢；出现不适症状或走路不稳时需要寻求他人协助；患者的衣裤要合适不能过长，鞋要防滑，不提倡老人穿系鞋带的鞋子。

4. 对服用易引起跌倒的药物的患者，指导其独立活动时缓慢，必要时有他人协助活动；对电休克 MECT 治疗后醒转不好的患者，需要有专人协助活动。

5. 重视防跌倒的教育，利用多种形式对患者及家属进行预防跌倒的培训与告之。

6. 医院的环境设置警示牌、预防跌倒的宣传栏。

7. 定期对医护人员进行防跌倒的相关培训。

（马　莉）

第三篇

专科技能与操作

第八章 精神科护理的基本技能

第一节 精神障碍患者的护理常规

学习目标

完成本内容学习后，学生将能：

1. 复述精神障碍患者护理常规及安全制度；护理评估的方法；沟通的要素；饮食、睡眠障碍的影响因素。

2. 列出精神科一般患者和危重患者的护理重点；护理评估的内容；常见的沟通技巧；饮食障碍、睡眠障碍的护理措施。

3. 描述开放式管理和封闭式管理的措施；护理记录的内容及注意事项；影响沟通的因素；将沟通技巧应用于不同的护理情境中；个人卫生管理的技巧。

4. 将安全管理的理念和技术应用于临床工作；对精神障碍患者进行评估并准确记录评估的内容；将沟通技巧应用于不同的护理情境中；对不同病情的患者饮食护理技巧。

精神障碍患者由于认识、情感、意志、行为等精神活动过程常有障碍，故其行为既危害自身，又影响他人，甚至扰乱病房正常秩序。目前大部分的医院采取封闭式管理模式，患者的活动范围局限。随着管理模式的改革，越来越多的医院采取开放管理的模式，这在促进患者回归社会、促进康复、提高治疗依从性方面有很大的益处，同时，也给管理带来了挑战。因此，患者的护理常规及安全制度是精神科病房管理的基础，是顺利开展医疗护理的关键，是临床护理工作的重要环节。

一、精神疾病一般护理常规

1. 接入院服务中心通知后，根据患者情况，做好床位和床单位的准备。自杀风险高的患者尽量安排靠近护士站，暴力风险高的患者尽量安排在病房的尽头。

2. 热情接待患者和家属，介绍医院环境、主管医生、责任护士、护士长及同室病友。

3. 评估患者的病情，特别重视自杀、冲动、出走、压疮、跌倒的风险以及生活自理能力的评估，与家属沟通患者存在的风险。

4. 向患者和家属介绍医院的规章制度，特别是陪伴制度、危险物品管理制度、探视制度等。

5. 简单介绍医院治疗、护理工作流程。

6. 按要求测量生命体征，如患者发热，按发热患者护理常规处理。

7. 责任护士动态了解患者的病情、诊断、治疗、心理状态和用药后的反应。

8. 定时或不定时巡视病房，了解患者的情况，预防意外事件的发生。

9. 加强晨晚间护理，关心患者的生活，定时督促或协助患者的生活料理，女性患者应注意月经期的护理；生活不能自理的患者，护士应协助定期洗澡、更衣、修剪指甲、理发等，保证患者做到六洁（脸、头发、手足、皮肤、会阴、床单位清洁），四无（无压疮、烫伤、坠床、交叉感染）。

10. 进行各种操作时应做好健康教育。发药时，亲自看患者服下并检查。

11. 关注患者的饮食情况，特别是有被害妄想或木僵的患者。对需要的患者应耐心喂食，并做好饮食记录。

12. 观察患者的大小便情况，如有尿潴留或三天未解大便的，要汇报医生并处理。

13. 根据医嘱和患者的情况，做好分级护理。

14. 严格执行交接班制度。除按一般病房交接班外，还应交接患者人数、约束带、特殊风险患者等。

15. 根据患者病情、医嘱制订相适宜的康复训练计划，组织参加适当的团体治疗和工娱治疗活动。

16. 关注患者的心理状态，根据情况做好心理咨询及危机干预工作。

二、精神疾病危重患者护理常规

精神疾病危重患者是指合并严重的躯体疾病或精神疾病的危急状态，由于病情重而复杂，变化快，随时可发生生命危险，护士应全面而仔细地观察患者的病情变化，判断疾病转归；加强各方面的护理，预防并发症，减轻患者痛苦，促进早日康复。

1. 严密观察病情变化（精神症状：认知、情感、意志行为；躯体症状：意识、瞳孔、生命体征、心电图、电解质等以及治疗情况和心理状态）。

2. 做好急救物品和药品的准备，随时检查，保证处于功能状态。

3. 根据患者病情执行分级护理制度，给患者提供适宜的、舒适的卧位。

4. 保持呼吸道通畅　清醒患者，教会并督导患者做深呼吸和咳嗽运动，并行排痰护理，如叩拍背部，帮助痰液松动，促进痰液排出。对于咳痰无力或昏迷患者经口鼻腔吸出分泌物，保持呼吸道通畅，防止坠积性肺炎的发生。

5. 加强基础护理

（1）保持床单元的“三化十字”（三化：陈设规范化、管理制度化、工作秩序化；十字：安静、整齐、清洁、舒适、安全）；保持患者的“三短六洁”（三短：头发、胡须、指甲短；六洁：脸、头发、手足、皮肤、会阴、床单位清洁）。

（2）口腔护理：保持口腔清洁，增进食欲，对于不能进食者，要预防口腔溃疡的发生。

（3）眼部护理：对于昏迷眼睑不能自行闭合的患者，眼部涂眼药膏或用油纱覆盖，预防结膜炎的发生。

（4）皮肤护理：保持皮肤的清洁、干燥，大便或小便失禁的患者要及时清洁，更换污染的床单和衣裤，并保护肛周皮肤（如涂皮肤保护剂或鞣酸软膏）。必要时行压疮风险评估，有压疮高危者在腕带和床头卡上贴标识，与患者家属沟通并签字。对保护性约束的患者，注意观察局部皮肤情况，定时改变体位。

6. 安全护理

（1）评估患者的幻觉、妄想等精神症状以及症状对患者造成的影响，评估自伤、自杀、暴力的风险，及时予以心理干预。

（2）对于谵妄、意识模糊、躁动不安的患者应合理使用保护性措施，如拉起床档、使用保护性约束带等。

（3）抽搐患者使用牙垫、开口器等保护牙齿及黏膜，防止咬伤。

7. 其他护理　发热按发热护理常规护理，留置尿管患者应每日行会阴部清洁和尿管护理。

（1）肢体被动功能锻炼：患者卧床时要被动活动肢体，每日 2~3 次行伸屈、内收、外展、内旋活动；病情平稳时嘱患者主动活动肢体，促进血液循环，防止肌肉废用性萎缩。

（2）保证营养和水分的供给，纠正水电解质紊乱：监测血液生化、电解质变化，正确补充水分和电解质。对于不能自行进食或进食困难者可留置胃管或行胃肠外营养，在营养科指导下调整饮食搭配。对于大量丢失体液者，按需要补充水分。

（3）保持各种管道的通畅：妥善固定各种管道，保持管道引流通畅，防止管道扭曲、受压、堵塞、脱落；观察引流物的颜色、量、性状；严格遵守无菌操作，防止逆行感染。

（4）心理护理：了解患者的心理状况，及时进行鼓励、支持、解释、安慰等工作，必要时行心理治疗。

知识拓展

治疗性环境

在 20 世纪 60 年代后期，“治疗性环境”的概念出现了，主要包括两个目的：①限制令人不安的和不适应的行为；②教会患者适应心理社会状态的技能。在控制不适应的行为后，治疗性环境为患者提出了 4 种适应心理社会的技能：①定向力（Orientation），是指一个人对时间、地点、人物以及自身状态的认识能力。前者称为对周围环境的定向力，后者称为自我定向力。②主张（assertion），在治疗性环境中适当表达自己的能力。③职业（Occupation），通过勤勉的活动可以感受到自信和成就感。④娱乐（Recreation）参与并享受空闲时光，以获得愉悦和放松。

治疗性环境的最重要的概念源于 1978 年，Gunderson 明确地阐述了 5 种功能：保护（containment）、支持（support）、结构性（structure）、包含（involvement）和确认（validation）。①保护：旨在满足身体上的需求，如提供食物、住宿、医疗照护等；②支持：指医护人员有意识地帮助患者感到更好，并提升患者的自尊，包括为患者提供避难所以及无条件地接纳患者。其目的在于使患者感受到安全和减轻焦虑；③结构性：指环境的每个方面都致力于提供一个可预测的时间、空间和人物组织。可依赖性的环境会使患者感受到安全、控制自己的不合理的行为；④包含：指帮助患者融入社会并与社会良性互动的过程，其目的在于修正患者不合理的行为模式；⑤确认：指认识每个患者的个人特质和价值，这强调了每个人都是独一无二的观点。

第二节　精神障碍患者的评估与记录

一、护理评估

护理评估的目的在于通过全面、细致地收集患者相关资料，为医疗护理提供可靠的诊断依据，确定患者现在的和潜在的健康问题。护理评估是护士开展临床工作最初也是最关键的一步，护士通过与患者的交往、交流、询问、观察患者语言和非语言的行为以及与家属的晤谈来评估患者。护理评估应注意：①客观性：评估应尽量保持客观，避免主观臆断。②整体性：患者是一个完整的个体，不仅要注意患者的生理状况，还要关注心理、智能、行为模式、社会因素等。

（一）评估资料来源

通过患者、患者家人朋友、医务人员、其他人（如警察）和门诊病历、既往住院病历、出院记录、各种检查报告等获得患者的信息。

（二）评估方法

1. 观察法　观察从患者入院后护士与患者的初次见面开始，如何对患者进行有意识地观察和收集资料，需要护士不断地应用所学的知识并有意识地培养自己的观察技巧、能力和素质。观察法包括直接观察法和间接观察法。

（1）直接观察法：是护理工作中最重要、也是最常用的方法。通过与患者直接接触、面对面交谈获得信息，通过交谈，了解患者的思维内容、情感体验、应对方式；也能观察患者的应答是否切题、注意力是否集中、理解能力如何；还可以观察到患者外观、仪表、面部表情、步态、动作、言语的速度、流畅性等。通过直接观察得到的资料相对客观、真实、可靠。

（2）间接观察法：护士通过患者的家人、朋友、病友了解患者的情况，或通过患者的作品、日记、娱乐活动等了解患者的思维内容，是直接观察法的有力补充。

2. 交谈　包括正式和非正式的交谈。护士与患者及家属进行交谈时要考虑合适的时间、地点、环境和气氛，注意沟通交流的技巧，让患者及家属感到信赖和安全。

3. 体格检查　护士通过护理查体，评估患者生命体征及各系统器官的功能状态，以便及时发现问题和了解病情变化。

4. 查阅资料　护士通过查阅各种书面文字材料，获取患者的有关健康资料，包括既往健康记录、病史、各种检查报告和化验结果、治疗情况等。

（三）护理评估的内容

护理评估的内容应包括生理、心理、社会三方面。

1. 生理方面

（1）躯体评估：生命体征、药物副反应、全身营养状况及皮肤状况、睡眠情况、饮食情况、排泄情况、体重、生活自理能力等。

1）生命体征：意识状态、体温、脉搏、呼吸、血压。

2）药物副反应：尤其是要注意评估患者有无锥体外系反应（如静坐不能、肌张力障碍、迟发性运动障碍）、抗胆碱能副作用、中枢神经系统副作用、心血管系统副作用等。

3）皮肤：观察患者皮肤有无丘疹、红斑等过敏现象，皮肤的完整性、弹性及清洁卫生，皮肤是否有水肿或脱水等。

4）排泄功能：评估患者的排便习惯，有无小便困难、便秘、大小便失禁等。

5）营养：评估患者三餐进食情况、活动量、身高、体重、饮食习惯、特殊禁忌、液体摄入量、体重有无变化等。

6）睡眠：评估平时睡眠情况、近来睡眠情况、睡眠时间、有无失眠、有无借助睡眠药物帮助入睡等。

7）自理能力：评估患者生活自理情况，是否需要照顾或协助。

（2）既往健康状况：评估家族史、患病史、药物过敏史。

（3）实验室检查及其他辅助检查：血常规，血生化，大、小便常规，心电图，脑电图等检查结果。

2. 心理评估

（1）认知活动：包括患者的感觉、知觉、思维、注意、记忆及智能等内容。

1）感知觉：有无错觉、幻觉、感知综合障碍。注意这些障碍出现的时间、持续的时间、频率、强度、性质、对社会功能影响的程度和患者采取的应对措施。

2）思维：通过与患者交流，从患者的言语行为中评估是否有以下症状；①思维过程障碍：思维迟缓、联想松弛、思维中断、思维破裂、思维被广播及思维插入等；②思维内容障碍：如关系妄想、被害妄想、罪恶妄想、钟情妄想、夸大妄想等；③思维逻辑障碍：是否有病理性象征性思维、语词新作等。

3）评估患者的自知力、注意力、记忆力、智能等内容。

（2）情感：通过询问和观察，了解患者的主观感受，有无情绪低落、焦虑、恐惧、情感淡漠、情感不协调、情感倒错等，以及这些障碍出现的时间、持续的时间、频率、强度、性质、对社会功能影响的程度。

（3）意志行为：观察有无行为怪异、兴奋冲动、幼稚行为、意向倒错、食欲亢进或拒食等，以及这些行为出现的时间、持续的时间、频率、强度、性质、对社会功能影响的程度。

3. 社会功能评估　社会方面的评估包括自我概念、人际关系、家庭状况、角色功能、文化因素及环境因素等。

（1）自我概念：是患者对自己的看法，它的形成受到人际关系和社会文化等因素的影响。通过询问了解患者对自己的看法、期望，对自己优点、缺点的认识，哪些是患者自己喜欢的特质和哪些是希望改变的等。

（2）人际关系：评估患者与家人、朋友的关系，患者对别人的信任度及平时与家人相处的情形。

（3）家庭状况：评估患者的家庭结构、家庭成员之间的关系、家庭的沟通形式、家庭对患者的态度与看法、家庭对患者能够提供哪些支援、患者在家庭中的地位等。

（4）角色功能：评估患者的角色功能，对自己所扮演角色是否满意。

（5）文化因素：了解文化因素对患者情绪表达、生活形式、子女教育等的影响。

（6）环境因素：了解患者最近或目前面临哪些压力源（如患病住院、家人死亡、离婚等）、可利用的资源有什么、家庭环境如何（包括居住条件、经济条件等）。

二、护理记录

护理记录是护理人员对患者的病情观察和实施护理措施的原始文字记载，它是临床护理工作的重要组成部分，是护理教学、科研工作的重要资料之一，也是维护护患双方在护理活动中合法权益的法律性文件，《医疗事故处理条例》明确了护理记录为客观资料，患者有权复印，是护士在医疗护理活动中的举证资料。

（一）护理记录的内容

根据卫生部《病历书写基本规范（2010）》及《卫生部办公厅关于在医疗机构推行表格式护理文书的通知》（卫办医政发〔2010〕125号），文件要求护士需要填写、书写的护理文书包括：体温单、医嘱单、病危（病重）患者护理记录单、手术清点记录单。临床上常用的护理文书还包括各种评估单（压疮评估单、自理能力评估单、自杀风险评估单、暴力风险评估单、跌倒/坠床风险评估单等）、交接班记录单、护理计划单、出入量记录单等。

1. 体温单　用于记录患者的体温、脉搏、呼吸及其他情况（如出入院、体重、血压、大便、出入量等），注意记录内容一致性。

2. 医嘱单　包括长期医嘱单、临时医嘱单，是医生根据患者病情拟定的书面嘱咐，由医护共同完成。注意执行的准确性、及时性。

3. 病危（病重）患者护理记录单

（1）根据《中华人民共和国病历书写基本规范》要求，病危（病重）患者护理记录是指护士根据医嘱和病情对病危（病重）患者住院期间护理过程的客观记录。病危（病重）患者护理记录应当根据相应专科的护理特点书写，内容包括患者姓名、科别、住院病历号（或病案号）、床位号、页码、记录日期和时间、出入液量、体温、脉搏、呼吸、血压等病情观察、护理措施和效果、护士签名等，记录时间应当具体到分钟。根据精神科特点，记录的专科内容应包括精神症状（最好记录患者的原话）、心理状态、治疗措施及效果、风险评估结果及护理措施、实验室阳性检查结果以及安全宣教、特殊沟通等。

（2）记录频次：根据2010年“优质护理服务示范工程”简化护理记录的指导意见，非手术科室凡告病危者均要填写护理记录单，记录频次；根据医嘱、病情变化随时记录，至少每班记录一次；凡告病重者，根据医嘱或病情变化记录；有心电监护者至少每班记录一次，病情变化随时记录。

4. 各种评估单　是护理记录方法的发展和补充，根据患者的情况，进行风险评估（自杀、暴力、压疮、跌倒、坠床等）、病情评估（如护士用住院患者观察量表NOSIE、精神病患者护理观察量表NORS）和自理能力评估。根据评估结果，加强与患者家属的沟通，指导护士临床工作，避免意外事件的发生。

（二）记录的注意事项

1. 根据《中华人民共和国病历书写基本规范》要求，护理文书记录内容应当客观、真实、准确、及时、完整、规范。

2. 一律使用阿拉伯数字书写日期和时间，时间采用24小时制，具体到分钟。

3. 书写应当使用中文、医学术语（精神科尽量引用患者的原话）和通用的外文缩写，文字工整，字迹清晰，表述准确，语句通顺，标点正确。

4. 书写过程中出现错字时，用双线划在错字上，保留原记录清楚、可辨，并注明修改时间，修改人签名。不得采用刮、粘、涂等方法掩盖或去除原来的字迹。

5. 实习护士、试用期护士、未取得护士资格证书或未经注册护士书写的护理记录，应由本医疗机构具有合法执业资格的护士审阅并签名。

第三节 与精神障碍患者的护理沟通技巧

一、精神科护理中沟通的重要性

沟通是人与人之间信息交流的过程，借助语言、文字、表情、手势、符号等方法来表达。护士作为健康照顾者，主要作用是为患者提供信息，给患者以指导和咨询，帮助患者清楚传达信息的内容，解答患者的疑问。因此，沟通对各科护理人员来说都是必备的能力，对精神科护理人员更为重要。因为精神障碍患者一般表现出较多的人际关系冲突和心理问题，此外，由于受精神症状的干扰，如抑郁、兴奋、幻觉、妄想、冲动、行为紊乱、思维破裂等，增加了护理人员与患者之间的沟通难度，这就要求精神科护理人员需要熟练的沟通技巧。

二、沟通的基本要素

1. 信息源是指发出信息的人，也称作信息的来源。

2. 信息是指信息发出者希望传达的思想、感情、意见和观点等，即沟通内容。

3. 通道信息传递的载体：如电视、网络、电话、交谈，还可以运用沟通器官如视觉、听觉、触觉、嗅觉器官等。如拍拍患者肩膀、默默陪伴、关怀的注视、微笑、点头等都可以反映出对患者的关心和在意。

4. 信息接收者是指信息传递的对象，即接收信息的人。

5. 反馈是一种双向交流，从反馈里可以获知接收者是否真正了解发信息者所发出信息的意义，发信息者也可依据接收者反馈的信息调整或修正信息的内容。

6. 障碍影响沟通的各种因素。

7. 背景沟通时的情景（心理背景：参与沟通者的人格特质，如情绪；物理背景：包括场所、环境等，如病房、办公室；文化背景：参与沟通者的知识水平、经历等）。

三、沟通的分类

（一）按表达方式

1. 语言性沟通　占沟通的35%，主要目的是传达个体的意念、思想及感情与他人，以获得双方共同了解。包括：

（1）书面语言：以文字及符号为传递信息的工具的交流方法。

（2）口头语言：以言语为传递信息的工具，包括交谈、演讲、汇报、电话、讨论等形式。

（3）类语言：伴随沟通所产生的声音，包括音质、音域及音调的控制、嘴形的控制，发音的清浊、节奏、共鸣、语速、语调、语气等的使用。

2. 非语言性沟通　占沟通的65%，如手势、表情、姿态、身体的接触、彼此之间的距离等来表达个体的态度与思想，以达到双方的交流。

（二）按性质

1. 治疗性沟通（therapeutic communication）是指发生在治疗者和患者之间的信息沟通，其目的是通过沟通收集资料，确定问题，给予患者情绪支持和提供信息。

2. 社交性沟通（social communication）普遍用在人与人社会交往的意见互换过程中，沟通的目的只为了共同达到某种娱乐、消遣、做伴等意义。

四、护理沟通技巧

护理沟通是护士与患者和家属之间交流信息和感情、建立良好护患关系的过程。良好的沟通可以提高患者的治疗依从性，增强康复信心，减少护患纠纷。护患沟通带有专业性，因此，护士应该起主导作用。埋怨患者拙于表达是错误的，护患沟通中最重要的是护理人员的态度，真诚、热情、无条件接纳、以患者为中心是基础，而掌握沟通技巧是必备的技能。

（一）倾听

这是最重要也最基本的一项技巧，倾听是发展护患间良好关系最重要的一步。倾听可以给患者表达自己意见的机会，创造良好的气氛，使患者感到与你的沟通愉快且获得尊重。倾听的技巧包括：

1. 听内容，获得信息（说什么？）。
2. 听情绪、态度、认知（如何说？）。
3. 患者想表达什么？
4. 患者的期望是什么？
5. 通过倾听表达护士的接纳和尊重但做一个安静的倾听者不是一件容易的事情。护士可能因自身的焦虑，或急于提供自己的意见而打断患者的谈话。与人沟通，首先要学会有耐心，带着同理心去听，顾及对方言谈、措词的意义，而且不随意中断对方的谈话，能全神贯注，有目光接触，适时地点头表示回应。这样，就能无形中传递你对患者价值的尊重，也鼓励了患者继续言语表达。

（二）提问

提问在护患沟通中具有十分重要的作用，可以快速获取有关患者疾病的全部必要信息、个人背景资料及沟通治疗信息。提问的有效性将决定资料的有效性，提问大体上有两种：

1. 封闭式提问　封闭式提问只允许患者回答“是”或“否”，或者在两三个答案中选择一个。如：今天解大便了吗？这样的提问限制了患者的主动精神，容易使患者陷于“受审”地位而感到不自在。但封闭式提问能使护士在短时间内获得大量信息，具有效率高的特点，而且在某些情况下是必要的，如为了弄清楚某个症状的确切部位和性质等，但一般情况下应尽可能少用。

2. 开放式提问　开放式提问使患者有主动、自由表达自己的可能，而不受限于护士本身的知觉，使沟通能继续下去。如问：“请说的再详细点”“声音什么时间出现，具体内容是什么？”又如，你希望患者告诉你更多一些他的事情，你可以这样问：“关于这件事，你能告诉我多一些吗”这比问“关于这件事，你还有没告诉我的”更能拓宽话题。这既体现了护士对患者独立自主精神的尊重，也为全面了解患者的思想情感提供了最大的可能性。患者愈是感到受尊重，感到无拘束，他就愈是可能在护士面前显露出自己的真实面目。

（三）无条件的接纳

不能有任何拒绝、厌恶、嫌弃和不耐烦的表现。例如，患者有些急躁，护士就更加要心平气和与冷静。这就是说，护士要努力营造一种气氛，使患者感到自在和安全、享有充分的发言权。

（四）支持、理解

患者总是容易对自身的疾病产生过多的担心和顾虑，或将疾病扩大化而引起不必要的恐惧和不安。而安慰性的语言对于患者是一种心理支持，它可使新入院的患者消除恐惧感、陌生感，使幻觉、妄想的患者产生安全感，建立护患之间的信任。在安慰患者时，护士需运用共情技巧，理解、体谅患者，如：患者听到很多声音在骂他，感到很恐惧、愤怒，护士要肯定声音对患者的影响，对患者的情绪表示理解，下一步再指导患者怎样识别幻觉、怎样应对幻觉、怎样处理幻觉。

（五）澄清疑问

就是弄清楚事情的实际经过，以及事件整个过程中患者的情感体验和情绪反应。当患者表达不明时，或护士对某些问题有猜测时，护士可采用如下技巧请求患者作出更清楚的解释。如护士问："抱歉，我不太明白你的意思，你能再告诉我一遍吗？"或"刚才说的重点是在何处？""我不知道是否已真正了解了你的意思，让我重复一遍好吗？"

（六）集中焦点

由于精神障碍患者可能出现思维迟缓、思维散漫、思维奔逸的情况，在与患者交流时，注意将患者的话题集中在一个较有意义的主题上，尤其是当患者的话题不固定时。例如护士问："刚才到现在我们讨论了……对于听到讨厌的声音是怎样处理的，我们可不可以多谈一些？"使患者讨论其中心问题，并使沟通能按预定目标进行，当事情了解到相当的程度，才可以转换话题。但是，当患者对某个话题特别焦虑时，可避开该话题，待患者的焦虑减轻后再议。

（七）沉默

在交流过程中，沉默本身也是一种信息交流，是超越语言力量的一种非语言沟通方式。沉默的优点是：让患者有机会表达和有时间考虑；放慢沟通的脚步，使患者感到不困难；让患者觉得有人愿意陪伴他、接纳他，并传递护士对患者的支持、理解和接受；同时，也给护士提供观察患者非言语性行为的机会。沉默在沟通中，用的好有利于沟通，用的不好则会被患者解释成拒绝、敌意，令患者产生困惑而有距离感，故要善用沉默。在使用时，护士要通过观察患者一切非言语行为的表现，来判断使用沉默或结束沉默。

（八）观察技巧

护士要学会用眼、用心去观察患者的非语言信息，如仪表、面部表情、人际距离、声音的语气、语调等，并将结果反映给患者。这样最能传递护士对他们的关怀，让患者觉得有人在意他。如："今天你家人来看你，我看见你一直在笑""我注意到你一直在来回走动，怎么啦？""我发现你一直皱着眉，有什么烦心事？"

观察技巧也是发现病情变化的重要手段，如：精神分裂症患者出现愤怒表情、凭空说话，双目圆睁、紧握拳头有可能是暴力行为的先兆；抑郁症患者突然的情绪好转、主动送病友礼物等可能是病情变化的标志。总之，护士要善用观察技巧了解病情变化，促进护患沟通。

（九）提供信息

护士通过给患者提供信息，让患者了解自己的疾病诊断、症状表现、治疗、护理过程，帮助患者正确认识疾病，积极配合治疗，同时，针对性地做好健康指导，促进患者康复。给患者提供信息，还可以促进沟通，减少猜疑和焦虑，尤其是在患者刚入院时，护士更应该主动向患者介绍环境、病房制度、住院要求、介绍病友、工作人员等以减少患者的陌生感和恐惧感。但是，护士在提供信息时应避免让患者感觉是在说教，注意提供信息的技巧，如护士说："我叫某某，是你的责任护士，……""关于你的治疗，是……"。

五、影响护理沟通的因素

（一）患者方面的因素

1. 生理因素　年龄（老年人可能存在听力、视力方面的障碍）、性别（如隐私方面的问题不愿和异性间交流）、躯体的疼痛不适（如服药后疲乏）以及注意力不集中、言语表达不清、伴有的躯体疾病等都会影响护理沟通。

2. 心理因素　不同的疾病诊断和疾病的严重程度影响护患沟通。由于精神症状的影响，患者不能准确表达自己的观点和想法，也可能由于思维紊乱、词不达意，使护士无法理解患者的思想，还有可能由于自知力缺失或木僵状态，患者拒绝沟通。另外，焦虑、紧张、抑郁、悲伤、愤怒等情绪也会影响沟通。

3. 社会因素　不同的文化背景、知识水平、风俗习惯、语言种类、语言运用能力等使护患双方对沟通内容的理解也会产生差异。

（二）护士方面的因素

1. 耐心热情的态度　富于热情和爱心，会让患者感到和蔼可亲，产生信任，愿意对护士敞开心扉，畅所欲言。

2. 护士的知识面及操作水平是影响护患沟通的直接因素　护士具有扎实的专业知识和操作水平，言谈举止中能自然流露，一开口就能言简意赅，抓住重点，充满自信，能很快取得患者的信任和尊重。如护士专业技能、沟通技巧不熟练，加之知识面窄，无法满足患者的要求，难以得到患者的信赖，将妨碍护患之间的良性沟通。

3. 护士的心理素质、身体素质及表达能力也是影响护患沟通的一个重要因素　一个情绪不稳定、心理不健康、身体处于亚健康状态的护士很难与患者取得有效的沟通，所以，护士在接触患者前，应该首先调整好自己的情绪，以免其不良情绪影响患者。注意保持谈话双方的平等地位，护士应避免审讯式的提问、过多地发表自己的意见或观点、说话直来直去。这些都会使患者产生被审问、被批评的感觉，或感到自己无知和无能力，从而阻碍与护士的交流。也要注意切勿不切实际的保证和与事实不符的形容与赞美，避免与患者争论和对患者进行说教。

4. 事前的计划　护士在与患者沟通前未做好准备，无计划，使谈话零散、无重点，让患者感到护士不是真心想与之交谈，或认为护士根本不了解他，因而不愿意交谈。

5. 护士的非语言交流技巧　护士的仪表，是一种无声的语言。整齐的服装，大方的仪表，恰当的举止，可以使患者感到安全和可信赖；微笑的表情可以使患者感到被尊重；恰当的手势配合可以提高表现力和感应力。如当患者在病室大声喧哗时，护士做食指压唇的手势凝视对方，要比以口语批评喧闹者更为奏效。

（三）环境的因素

1. 外界的噪音、光线过强或过弱、温度过热或过冷、令人不悦的味道等。

2. 无保护患者隐私的环境或有其他人在场等。

第四节　精神障碍患者的基础护理

由于精神障碍患者在思维、情感、意志、行为等方面的异常，常常导致其生活自理能力低下，自控能力差或丧失，严重的出现自伤、自杀、伤人、毁物等意外事件。因此，精神科护理人员必须认真做好各项基础护理工作，确保患者的安全和健康。

一、饮食护理

（一）精神障碍患者在饮食上可能的各种异常行为

1. 拒食行为　有被害妄想、幻嗅、幻味的患者会认为食物有毒或有怪味而拒绝进食；有自罪妄想的患者会觉得自己有罪不配进食；有精神运动性抑制的患者不能自行进食。

2. 暴饮暴食　躁狂患者可能会出现食欲增加；痴呆患者不知饥饱，会出现暴饮暴食、抢食行为。

3. 吞咽异物　意向倒错的患者可能吞食异物、垃圾等。

4. 吞咽困难　抗精神病药物出现锥体外系反应时，或抗精神病药物干扰了咽喉部环状括约肌的正常反射，造成咽喉肌群运动的共济失调时会导致患者出现吞咽困难甚至噎食。因此，精神科护士要认真做好饮食护理，协助监护患者正常有序地进食，要对容易出现噎食的患者进行重点观察。

（二）评估

1. 评估患者饮食情况、营养状况、皮肤黏膜及有无体重改变、脱水等症状。

2. 评估患者进食障碍的原因。

3. 评估患者饮食习惯及禁忌。

4. 评估药物副反应。

5. 评估患者的精神症状及症状对患者进食的影响。

（三）护理措施

1. 密切观察病情变化，了解饮食情况。

2. 进餐前的准备

（1）就餐环境整洁宽敞，光线明亮，桌椅摆放整齐，使用清洁消毒、安全性较高的餐具，用时发放、用后收回，按规定清洁消毒或使用一次性餐具。

（2）进餐前指导所有患者洗手，养成良好的卫生习惯，避免因不洁的双手造成消化道感染。

（3）可采用集体分区的进餐方式，按医嘱、病情以及特殊情况进行分区（普通饮食区——饮食无特殊要求的患者；特殊饮食区——如糖尿病、低盐、低脂、素食等患者；其他区——如暴饮暴食、抢食、吞食异物的患者）。

（4）拒食、保护性约束以及输液的患者安排床旁进餐，必要时协助喂食。

3. 进餐时的护理　维持患者进餐秩序，观察患者进食量、进食速度，防止患者倒食、藏食，防止用餐具伤人或自伤，随时提醒患者要细嚼慢咽，防止噎食。

（1）安排在特殊饮食区的患者，要了解所进餐的食物是否满足病情的需求，有疑问时要及时解答、指导，避免患者发现饮食不同而拒食等。

（2）年老体弱或吞咽困难的患者，要给予软食或流质饮食，在进餐时勿催促，避免发生意外。

（3）暴饮暴食、抢食的患者，要劝其放慢进食速度，以免狼吞虎咽发生喉头梗阻，要适当限制进食量，以防过饱发生急性胃扩张等意外；喜吞食异物的患者要重点观察，必要时要进行隔离，需专人看护，防止进食不洁物品、危险物品等。

（4）精神症状影响进食者，根据情况采取针对性措施，必要时给予鼻饲或静脉输液，并做好记录，重点交接班。被害妄想的患者，可以和其他患者共同进餐或请患者亲自参与分发饮食，任其挑选一份，以消除顾虑；兴奋患者应与其他患者分开进食，尽量避免环境的刺激，使其安心进食；对违拗而拒绝进食的患者，在开饭前注意督促和提醒，将准备好的食物放在患者面前，暗示其自动进食；对抑郁、食欲不良的患者，可用劝解和诱导的方法，应尽量改善饮食质量，注意食物的色香味以刺激其食欲；对暴饮暴食、痴呆及生活不能自理的患者，应专人管理，监护患者进食；有罪恶妄想的患者，可将饭菜混合给之；木僵患者喂食要耐心，必要时给予流质饮食，注意口腔清洁。

（5）当患者拒食时，应检查患者有无躯体不适，如发热、腹泻、疼痛等，及时处理。

4. 食品的管理　向患者及家属宣传饮食卫生知识，注意家属所带食品是否卫生、适量和安全，预防胃肠道疾病。封闭管理病房的患者食品可由护士代为集中保管，适时、适量地发送给患者食用。

二、睡眠护理

睡眠是一种周期性的、可逆的静息现象，是由不同时相组成的一种休息形式，睡眠和觉醒是维持生命活动所必需的生理现象。睡眠障碍是个体由于心理和环境因素的影响，或由于各种精神疾病、神经系统疾病、躯体疾病的影响，或由于各种药物和精神活性物质的影响所产生的睡眠发动和维持障碍、过度睡眠障碍、睡眠觉醒节律障碍以及特定睡眠阶段有关的各种功能障碍的总称。对睡眠障碍患者的评估应该是多方面的，包括生理、心理、社会和药物史。对于精神障碍患者来说，睡眠的好坏往往预示着病情的好转、波动或加剧，因此，要做好患者的睡眠护理，保证患者的睡眠。

（一）精神障碍患者睡眠障碍表现形式

精神障碍患者可以出现各种形式的睡眠障碍，如抑郁症患者睡眠障碍的特征性表现是早醒，一般比平时早醒 2~3h，有的表现入睡困难，睡眠浅，少数患者表现睡眠过多。躁狂患者表现为睡眠需要量的减少，患者精力旺盛，不知疲倦。睡眠障碍的患病率在精神分裂症急性期患者和慢性精神分裂症患者之间是不同的，一项研究报告显示 83% 的精神分裂症急性期患者有睡眠障碍，而在慢性精神分裂症患者中的患病率为 47%，在抗精神病药物的干预效果临床试验研究发现，16%~30% 的患者在治疗过程中存在失眠，而 24%~31% 的患者则存在嗜睡。

（二）护理评估

1. 评估患者的精神症状、情绪状态以及对睡眠的认知。

2. 评估睡眠障碍的表现，是否存在入睡困难、早醒、多梦，再次入睡的难易程度以及次日的精神状况。

3. 了解患者睡眠习惯，评估 24 小时睡眠情况，区分是夜间睡眠问题还是白天睡眠过多问题。

4. 评估睡眠的环境。

5. 评估患者是否有其他躯体疾病引起的不适。

6. 评估是否受药物或兴奋性物质影响，比如酒精、咖啡因、尼古丁、抗抑郁药等。几乎所有作用于神经系统的药物都会影响睡眠。

7. 评估患者身高、体重与体重指数（BMI）、颈围、口鼻腔气道、颅面部异常（如下颌后缩），判断有无出现睡眠呼吸暂停的风险。

（三）护理措施

1. 严密观察病情变化，了解睡眠障碍的原因（如精神分裂症患者由于幻觉妄想的影响而感到恐惧、害怕，焦虑障碍患者的紧张、担心等），针对性地做好解释安慰工作。

2. 创造良好的睡眠环境

（1）保持病室空气清新，温度适宜，光线柔和，床单位整洁、干净、舒适。

（2）保持周围环境安静：将兴奋躁动患者安置于隔离间；护士合理安排夜间治疗护理活动，尽量少惊扰患者；巡视病房时注意“四轻”：说话轻、走路轻、操作轻、开关门窗轻。

3. 合理安排作息时间　帮助患者分析睡眠障碍的原因、特点及规律，指导患者正确对待睡眠障碍，制订合理的作息时间并督促执行，白天除了安排 1~2 小时午睡外，其他时间尽量减少卧床，组织参加适宜的康复活动，有利于夜间睡眠。

4. 指导养成良好的睡眠习惯

（1）睡前避免服用引起兴奋的药物、饮料、茶。

（2）睡前避免吃得过饱，饮水不要过多，但也不能在饥饿状态下就寝，睡前要排空膀胱，避免中途醒后难以入睡。

（3）睡前避免参加兴奋刺激的娱乐活动，不看情节紧张恐怖的小说和影视剧。

（4）睡前可以用温水泡脚，以减缓脑部血流量，促进睡眠。

（5）注意睡卧姿势，不蒙头盖面，不俯卧睡眠，取健康的仰卧或侧卧姿势。

5. 采取促进睡眠的放松措施

（1）睡前听轻音乐或看轻松愉快的电视节目。

（2）采用放松技术（呼吸放松技术、渐进式肌肉放松技术、冥想技术等）。

6. 加强对患者睡眠的观察　加强巡视，采取定时与不定时的方式进行，仔细观察患者睡眠，包括观察睡眠姿势、呼吸音、呼吸时胸廓起伏节律等来判断是否入睡等，要特别注意是否佯装入睡，尤其对有自杀风险的患者，要做到心中有数。发现未入睡患者，要及时通知医生进行处理，保证患者的睡眠，防止意外发生。

三、个人日常卫生的护理

精神障碍患者由于意志活动减退、行为紊乱等影响，个人生活自理能力下降甚至丧失，有些患者不能表达自己的需求和不适，因此护理工作的重点是日常生活的照顾（个人卫生习惯、排泄、衣着卫生及日常仪态），满足患者合理的需求、正常的作息安排、娱乐活动，同时，培养患者生活自理能力，恢复自我照顾能力和社会功能。

（一）评估

1. 患者的个人卫生自理情况。
2. 患者的精神症状及症状对患者个人卫生自理的影响。
3. 患者的治疗情况、用药情况以及药物副作用。
4. 患者对排泄困难的情绪反应、应对措施及效果。
5. 患者的自我形象和自我概念。

（二）护理措施

1. 个人卫生

（1）进行个人卫生习惯宣教，促进养成良好的卫生意识和卫生习惯。

（2）定期安排患者洗澡、理发、剃须、修剪指甲。督促患者晨晚间刷牙、饭前便后洗手。

（3）新入院患者做好个人卫生处置，协助给予沐浴、更换衣裤，检查有无外伤、肢体活动情况、皮肤情况，有无头虱、体虱，头发是否洁净适宜等，发现异常要及时处理并记录，做好交接班。

（4）指导缓解期的患者对个人的日常生活进行自理，训练患者自我照顾的能力，先从简单的整理个人的床单被褥、洗漱用具、餐盒等做起，进一步训练居家生活的技能，促进患者回归家庭、社会。

（5）对因病情影响、生活自理困难者，护士要做好生活护理，满足生理需要；做好皮肤护理，定时给予翻身拍背，防止压疮发生；帮助肢体活动；协助床上沐浴洗头等，并根据患者的自理能力情况给予动态的评估、记录和护理。

（6）特别注意女性患者的月经期个人卫生，保持清洁卫生。

2. 排泄护理　由于精神药物抗胆碱能副作用的影响，患者容易出现排泄障碍，如便秘、排尿困难等情况，因此，需每日观察记录排泄情况，并进行健康教育，减轻患者的紧张、焦虑。由于精神症状的影响，患者可能出现大小便不能自理，对该类患者要定时督促协助，并进行耐心地训练，如果衣裤或床褥被尿湿要及时给予更换。

（1）便秘：鼓励患者多饮水、多食蔬菜水果（香蕉、梨等）、适当饮用蜂蜜水、多活动、按摩腹部等，以预防便秘发生；对三日无大便的患者，要遵医嘱及时给予恰当地处理，可给予开塞露或肥皂水清洁灌肠，或给予适宜的药物（如番泻叶、甘油灌肠剂、聚乙二醇4000散等）帮助通便，以解决患者便秘的痛苦，并预防肠梗阻、肠麻痹的发生。

（2）排尿困难：可以先热敷腹部、听流水声等进行诱导排尿，如果无效可按医嘱进行药物治疗或导尿，并注意尿管的护理。

3. 衣着卫生及日常仪态

（1）关心患者衣着，随着季节变化及时督促协助增减衣物，以免感冒、中暑等。

（2）帮助患者整理服饰，保持衣着干净，定时更衣，随脏随换。

（3）督促、训练患者修饰仪表仪容的技巧，鼓励适当打扮自己，尤其是病情缓解或康复期的患者。

知识拓展

精神障碍、睡眠紊乱与生物钟疗法

很多精神障碍患者均存在睡眠紊乱，这一状况与精神疾病本身共同降低了患者的生活质量。以下为精神障碍患者睡眠紊乱的几个知识点，以及生物钟治疗（chronotherapy）在重性抑郁（MDD）及其他精神障碍中的应用。

1. 精神障碍与睡眠紊乱

（1）目前，治疗睡眠紊乱最常用的还是苯二氮䓬类药物及新型助眠药。

（2）尽管因果关系并不太密切，确实有越来越多的证据显示，睡眠－觉醒周期节律越不合拍，患者的临床症状越重。

（3）精神分裂症患者睡眠－觉醒周期的紊乱与认知损害相关。

（4）边缘型人格障碍患者睡眠－觉醒周期的紊乱与非典型抑郁症状及日间嗜睡相关。

（5）生物钟疗法的基本原理为：作为生物钟最显著的外在表现，完好的昼夜节律可促进各种精神障碍的患者更好地行使功能。

（6）光照疗法（light therapy）或为有效的辅助治疗选择。

2. 精神障碍与生物钟疗法

（1）光照疗法可用于治疗季节性情感障碍（SAD）、非季节性抑郁及妊娠期抑郁。

（2）光照疗法联用 SSRIs 可用于治疗非季节性抑郁、慢性抑郁及难治性抑郁，联用锂盐可用于治疗双相障碍。

（3）全睡眠剥夺可用于治疗 MDD。

（4）后半夜的部分睡眠剥夺可用于治疗 MDD。

（5）睡眠时相提前可用于治疗 MDD。

（6）睡眠管理联合抗抑郁药、锂盐及光照疗法可用于治疗 MDD。

（7）光线剥夺疗法（dark therapy）可用于阻断心境障碍的快速循环。

（8）光线剥夺疗法可用于治疗躁狂发作。

（9）晚间服用褪黑素可强化昼夜时相的提前，进而改善抑郁症状。

（10）褪黑素可用于治疗盲人及视觉损害患者的睡眠紊乱，并改善抑郁症状。

作者：Anna Wirz-Justice，PhD，瑞士巴塞尔大学精神病院荣誉教授

（张倬秋　江　葳）

第九章 精神科护理常用的专科护理操作

学习目标

完成本内容学习后，学生将能：

1. 复述出精神科常用专科护理操作的流程。
2. 列出精神科常用专科护理操作的适用场景。
3. 描述精神科常用专科护理操作中需要注意的要点。
4. 应用精神科常用的专科操作技巧于护理工作中。

第一节 限制活动范围与隔离

在精神科病房中，为保障患者安全，在某些情况下患者需要被限制活动范围或隔离。关于隔离的定义，西方各个国家或行政当局定义基本一致，美国康涅狄格州《残疾人人身限制法》将“隔离”定义为：“将一个人单独监禁于一个房间内，并限制其离开”。美国联邦医疗保险和医疗补助服务中心（CMS）对“隔离”的定义是：“将患者非自愿的限制在单独的房间或某个特定区域，以阻止其离开”。从上述概念可见，隔离首先是单独监禁行为，即将精神障碍患者单独安置于特定的封闭空间，并阻断其与外界的联系。其次，在隔离状态下，患者在一定期限内被阻止离开隔离区域。从上述各国表述来看，通常意义上所指的限制活动范围和隔离的涵义基本相同。

相对于医学保护性约束，隔离对患者人身自由的限制度更小，在隔离状态下，患者可以在隔离室内自由活动，包括随意走动、躺坐、跳跃等。与约束相比，隔离对人身的危险性要比医学保护性约束小。尽管医学保护约束和隔离存在着一定区别，但是可以根据患者的具体情况决定采取医学保护性约束还是隔离。然而在不同的文化背景下，两者使用的频率有很大差异。例如，在英国一般不使用约束，隔离被广泛使用。在挪威，隔离被认为会唤起强烈的不良感觉，因而不使用隔离，机械性约束更被接受。在美国、德国、瑞士等国家，医学保护性约束和隔离均同时被使用。在我国，由于受到病房设置等方面的限制，相比较医学保护性约束而言，隔离被使用的较少。

一、使用范围

（一）适应证

1. 患者出现严重的兴奋。
2. 患者出现严重的躁动、吵闹。

3. 患者出现对护理严重不合作。

在无其他可替代措施时，方可实施隔离。

（二）禁忌证

1. 患有严重的心血管疾病者。
2. 患有严重的脑血管躯体合并症者。
3. 有严重的自伤、自杀倾向者。
4. 65 岁以上患者。

二、操作步骤

（一）隔离前的干预

1. 当患者出现隔离指征时，医护人员应第一时间进行干预，方法参照“精神科医学保护性约束”操作中的操作前干预。

2. 当使用上述干预方法无效，患者仍符合隔离指征，且无其他可替代措施时，方可实施隔离。

3. 实施隔离措施必须出于医疗需要，应尽最大努力劝说和避免，禁止利用隔离措施惩罚患者，也不能为方便工作人员而滥用。

（二）隔离前的准备

1. 评估　因患者在出现隔离指征时多与医学保护性约束的场景类似，因此评估方法参照精神科医学保护性约束操作前评估。

2. 操作者准备　除精神科参照医学保护性约束准备外，隔离准备时更多使用的是人力约束法，即非器械约束法，特别是工作人员人力应安排到位。

3. 用物准备　参照精神科医学保护性约束准备，必要时准备约束带。

4. 患者准备　参照精神科医学保护性约束准备中的身份识别部分。

（三）隔离的实施

1. 告知在隔离时要对患者进行相应告知，避免患者由于恐慌而激烈反抗给患者和工作人员带来伤害。告知内容包括：

（1）你现在病情波动，我们为了保障你和其他住院患者的安全，需要带你到一个单独的房间休息。

（2）请你不要紧张，尽量放松，否则可能对你造成伤害。

（3）请你尽量配合我们，隔离也是一种治疗，我们会定时对你进行评估，在你病情稳定后，会及时为你解除隔离。

2. 对患者实施隔离　带患者到隔离室，如遇患者剧烈抗拒，可参考精神科医学保护性约束操作方法。

（四）隔离后的记录

1. 隔离记录单按要求填写隔离记录。
2. 护理记录　参照精神科医学保护性约束的要求，据实书写。

（五）隔离后的交接

对接受隔离的患者交接，应做到以下方面：

1. 医护进行床旁交接每日晨、晚间交接班时，对接受隔离的患者应进行床旁交接班。

2. 交接班的内容

（1）患者接受本次隔离时的指征变化情况。

（2）患者在接受隔离前、中、后的表现及心理反应情况。

（3）患者在隔离期间的病情变化情况。

（4）对患者隔离地点进行交接，如病室、床单位或座椅整洁度、牢固程度、是否有安全隐患等方面进行交接。

（5）患者接受治疗的情况。

（6）患者的饮食、睡眠、安全、二便等基础护理情况。

（7）对患者进行宣教，告知患者护士即将交接班，接班护士要向患者介绍自己会在其身边对患者继续进行护理。

（六）隔离的解除

1. 评估患者

（1）隔离指征：评估患者是否已不再符合隔离的指征。

（2）情绪状态：评估患者的情绪状态是否已平稳，不再兴奋。

（3）躁动程度：评估患者的躁动情况，患者的易激惹情况是否已消失，是否可以与周围人融洽相处。

（4）合作程度：评估患者是否可以配合住院治疗，并且愿意遵守医院诊疗秩序，对护理是否配合。

（5）对本次隔离的认识：评估患者是否能够对本次接受隔离的原因有正确的认识，并了解自身的行为可能会对自己或他人带来哪些不利影响。

（6）风险评估：依据患者接受隔离的原因，利用如自杀风险因素或攻击风险因素等量表对患者进行风险评估，确认患者风险是否降低。

2. 健康教育　参照精神科医学保护性约束操作的健康教育。

3. 解除隔离

（1）带患者回到自己居住的病室。

（2）患者整理：指导或协助患者整理自己的衣着等物品。

（3）环境整理：整理患者床单位，对隔离室进行清理和检查，保证环境整洁、无杂物。

三、观察及处理要点

为患者实施隔离后，护士应每 15 分钟对患者巡视 1 次，每小时对患者评估 1 次，并记录于隔离记录表中。

（一）观察患者的情况

1. 观察患者的病情变化情况，了解患者的兴奋、躁动程度，是否加重或减轻。

2. 观察患者的呼吸和面色是否正常。

3. 观察患者活动情况，有无异常或危险举动。

4. 观察患者有无自伤、自杀行为或倾向。

（二）隔离效果的观察

1. 观察患者接受隔离后，相应的指征是否逐渐好转或消失。

2. 观察患者的病情变化情况。

（三）评估患者感受

参照本书第十章第二节“精神科医学保护性约束”相关内容。

第二节 给 药 技 术

精神疾病患者是一类比较特殊的人群，多数患者对医护人员的操作、治疗存在怀疑，不配合治疗，对于护理人员发放的药物不愿服下。这给疾病的治疗以及临床护理工作带来很多困难，同时也会造成患者的病情复发或者恶化。目前，国内外对精神疾病的治疗均采取药物治疗为主导的方法，因此患者的服药依从性直接关系到患者的病情。由于精神科患者的特殊性，对护理人员为患者用药的各个流程及环节也就有了更高的要求。

一、使用范围

（一）适应证

1. 需接受口服药物治疗的精神障碍患者。
2. 需接受肌内注射药物治疗的精神障碍患者。
3. 需接受静脉药物治疗的精神障碍患者。

（二）禁忌证

1. 对拟使用药物有过敏史者。
2. 对拟使用药物曾有过严重药物不良反应者。
3. 对拟使用药物曾有过疑似严重药物不良反应者。

二、操作步骤

（一）给药前的准备

1. 评估

（1）药物评估：精神药品在给药前需由护士对药品名称、剂量、浓度、给药方法、药品包装、药品性状、给药时间等方面进行核对评估，以确保用药正确。目前各医院在药品准备时对药物的核对依据有所不同，有摆药单、摆药袋、电脑记录、医嘱单、基于网络系统的PDA、扫码系统等多种方法。各种方法各有利弊，但最核心的核对依据仍为医嘱单或电子医嘱系统。核对时应做到双人核对，在核对无误后应在药物核对登记记录表上签核对者的全名。

（2）患者评估：根据患者病史及病情表现，评估患者对拟用药物的依从性。保证患者用药的连续性固然重要，但尊重患者的感受与需求同等重要。不可因保证患者的治疗需要，不顾患者的感受，对患者进行强制用药，尤其是对口服药物的进行强行灌药，过程中会对造成患者极大的心理伤害，也可能在灌药过程中出现误吸。

2. 患者准备　根据医嘱和药物的说明，选择合适的用药时间对患者给药。精神科在发放口服药物时一般应将患者集中安置，以保证护士在发药中和发药后对患者的服药情况和用药后反应进行观察。对于有藏药史或藏药风险的患者，可待多数患者服药后进行单独药物发放，以便护士重点进行观察。在日常工作中责任护士负责患者用药知识的健康宣教。

3. 用物准备　根据不同的给药途径准备不同的药物

（1）口服药物：准备发药车、摆药碗 / 摆药袋、已核对后的药物、已消毒的小水杯、温开水等。对于有藏药风险的患者应在患者腕带及摆药碗处贴特殊标识，如红色三角形标识，以便护士给予患者特别关注。如护士手工将药物加入摆药碗，应对摆药碗的颜色所对应早中晚服药时间加以区分，如绿色药碗代表早药，白色药碗代表午药，红色药碗代表晚药等。对于特殊的高危药品，如降糖药物等，应按照高危药品管理要求存放于单独的药柜，并张贴相应的高危药品标识。

（2）注射类或静脉滴注类药物：根据给药途径，依据肌内注射或密闭式静脉输液操作要求进行操作物品准备。对于特殊的高危药品，如氯化钾注射液、胰岛素类注射液等，应按照高危药品管理要求存放于单独的药柜或冰箱内，并张贴相应的高危药品标识。

（二）给药的实施

药物治疗时，严格执行查对制度，做到“三查十对一注意”（三查：治疗前、治疗中、治疗后。十对：患者姓名、性别、年龄、床号、药物名称、剂量、用法、有效期、治疗时间、浓度。一注意：用药后反应）。

1. 口服药物给药

（1）携带已准备好的药物，至患者集中好的地点。

（2）如无特殊情况，应依据患者床号顺序进行发放，以避免用药错误。

（3）发药时应双人发放，一名护士查阅患者年龄、姓名、腕带等信息（两项以上内容以确认身份），请患者自报年龄、姓名，核实患者身份，查对药品，将药袋交予另一名护士核对。另一护士再次核对患者年龄、姓名、拟发药品，嘱患者服下，并检查患者口腔。患者服药时应饮用温开水，不可用饮料、牛奶、茶叶等送服药物，以避免与药物相互作用，使药品效价发生改变，同时也降低藏药风险。患者未准备水杯时，可使用已消毒的小水杯服药。

（4）身份识别困难的患者由两名护士共同确认其身份。

（5）若患者对所服药物有疑问，护士应暂缓对该患者进行发药，在重新查对病历中医嘱及电子病历信息系统（如使用）的医嘱，确认无误后向患者说明并给药。

（6）患者服药后勿让患者立即离开，安置患者在发药区域或房间停留片刻，以便护士观察治疗效果及用药反应，及时发现藏药、吐药等异常情况并及时告知医生处理并记录。

（7）可疑患者有药物不良反应发生，即刻报告主管医生处置。

2. 肌内注射给药　除遵照本系列丛书中的通用护理操作部分的肌内注射操作规程外，在操作中还应注意以下几个方面：

（1）部位选择：由于氟哌啶醇注射液等精神科常用肌内注射药物对肌注部位组织多具有刺激性，为延缓或避免肌注部位产生硬结而给患者带的不适，肌注部位应选择臀大肌。护士在肌注前应评估患者肌注部位有无硬结，肌注时应选取左右两侧交替注射，并避开硬结部位。

（2）肌注进针：进针时应选择深部注射。

（3）注射方法：应选择 Z 字形注射法，避免药液外渗或与其他组织接触，以避免硬结产生。

（4）推药方法：若非紧急注射，应缓慢推注，避免组织间隙瞬间压力过大而产生硬结。

（5）患者指导：肌注后指导患者勿立即对肌注部位进行按摩，以免发生感染或加重硬结产生。指导患者侧卧或俯卧，避免肌注部位受压。

3. 静脉输液给药　除遵照本系列丛书中的通用护理操作部分的密闭式静脉输液操作规程外，在操作中还应注意以下几个方面：

（1）留置输液：针对治疗依从性差的患者不宜使用静脉留置针。如需使用静脉留置针，应先对患者进行管路滑脱风险评估，有管路滑脱风险的，应尽量选择普通针头。

（2）特殊患者输液：对于兴奋、躁动、对治疗不配合或意识障碍的患者必要时可使用约束用具对患者进行固定，以保证治疗的顺利完成。

三、观察及处理要点

（一）口服给药

1. 服药后检查患者口腔、水杯、手掌、袖口、衣袋等位置，防止患者藏药。

2. 患者服药后应观察 10~15min，观察患者是否出现催吐等异常举动。

3. 治疗护士每周检查急救药品有效期，按“近效期药品先用”原则使用，距失效期 1 个月及以内药品与医院药学部门沟通及时进行临床协调，确保药品有效使用。

4. 出现用药错误，即刻启动用药错误处理预案：

（1）发现用药错误后，应立即停止用药。如是注射用药应保留剩余药液，同时报告医生。

（2）评估患者误服药物的种类、数量，采取补救措施，遵医嘱进行相应地处理。如意识清楚应立即采取催吐法，将错服药物吐出。通知医生，遵医嘱进行相应地处理。病情严重者，及时进行抢救。

（3）做好患者及家属的解释工作，如家属有异议时，按有关程序对药物、输液器具进行封存。

（4）要如实、准确、及时书写护理记录，持续监测病情变化，并报告护士长 / 值班护士长。

（5）事后病区护士长要填写不良事件上报表，交由护理部备案，同时组织护士进行原因分析、制订并落实改进措施。

（二）肌注给药

1. 肌注前观察患者拟接受肌注部位的皮肤情况，并根据局部情况选择肌注部位。

2. 注射后观察注射部位有无渗血或药物渗出，如有渗出应增加按压时间。

3. 观察肌注部位是否有硬结产生，如产生硬结，可采用局部热湿敷或遵医嘱给予神灯治疗仪进行局部照射，在照射时距离约为 30cm，每次照射时间为 30~60min，每日照射 1~2 次。护士应随时对患者照射部位进行评估，避免烫伤。

（三）静脉输液给药

1. 在输液过程中应将患者安置在重症室等有专人监护的病室，随时对患者的病情及输液部位进行观察。

2. 对于使用约束带的患者，应按照约束护理常规，每 15min 巡视患者 1 次，并对约束部位进行评估。

（四）自备药物的管理

如果医院有该类用药，应尽量避免家属自备药物，若必须使用自备药物，则应符合如下要求：

1. 为保证患者用药安全，家属所带药物必须有外院或销售药店开具的正规票据，药物必须包装完整，病区内应自设药物接收登记本，内容包括床号、姓名、药物名称、规格、数量、有效期、家属签名、护士签名。

2. 自备药品须由主管医生交于护士手中，由治疗护士检查药品的名称、规格、数量、有效期、形状、包装是否完好，医生开具医嘱后方可使用。

3. 医生开具自备药物（包括家属外带自备药物、科研药物）医嘱后，治疗护士将口服药物医嘱分别打印或转抄至患者自备口服药物治疗单及口服药摆药单上；外用药物打印或转抄至患者自备外用药物治疗单上，要求字迹清晰，准确无误。

4. 治疗护士负责自备药物的摆放，按照药物核对流程进行核对。

5. 每周查对医嘱，要求自备口服药物治疗单与口服药摆药单相一致。

6. 自备药物由治疗护士统一管理，定期检查。

第三节　重复经颅磁刺激治疗

经颅磁刺激（transcranial magnetic stimulation，TMS）技术是Barker等在1985年创立的一种无电极刺激形式，是利用时变磁场，无创伤、无疼痛地穿过皮肤和颅骨作用于大脑皮层，通过不同频率对大脑局部神经元进行干预（兴奋或抑制）的一种检查和治疗技术。随着技术的发展，具有连续可调重复刺激的经颅磁刺激（rTMS）出现，并在临床精神病、神经疾病及康复领域获得越来越多的认可。重复经颅磁刺激（repetitive transcranial magnetic stimulation，rTMS）是在其基础上对某一特定皮质部位给予重复刺激的过程。它主要通过不同的频率来达到治疗目的，高频（>1Hz）主要是兴奋的作用，低频（≤1Hz）则是抑制的作用。因其无痛、非创伤的物理特性，实现人类一直以来的梦想——虚拟地损毁大脑探索脑功能及高级认知功能，与PET、FMRI、MEG并称为“二十一世纪四大脑科学技术”。

目前经颅磁刺激技术得到了广泛的使用，国内的经颅磁刺激技术达到世界先进水平，在神经心理科（抑郁症、精分症）、康复科、儿科（脑瘫等）等各个方面都得到了应用。其中对抑郁症、睡眠障碍等疾病的疗效，作为一种非药物治疗在临床取得了可喜的成绩。

一、使用范围

（一）适应证

1. 精神分裂症（阴性症状）。
2. 抑郁症。
3. 强迫症。
4. 躁狂症。
5. 创伤后应激障碍（PTSD）。

（二）禁忌证

头皮处有外伤或严重皮损患者。

二、操作步骤

（一）用物准备

经颅磁刺激治疗仪、磁刺激定位帽、木床或木椅。

（二）操作方法

1. 保持治疗室环境整洁、舒适，空气新鲜。

2. 核对患者身份识别信息，了解患者目前病情，做到心中有数。

3. 通过与患者交谈，对患者的疾病类型、情绪状态进行详细评估。向患者简单介绍经颅磁刺激治疗的原理，并讲解注意事项。

4. 嘱患者放松躺下或坐着，两手掌心向上，放于身体两侧或膝盖上，为患者正确佩戴磁刺激定位帽。

5. 手持线圈拍在患者肘窝部进行单刺激，让患者感受到刺激但不应疼痛，无强烈不适症状。

6. 测运动阈值手持线圈拍在定位帽红色区域手的部位附近（皮质运动功能区），手动触发，对患者一侧手进行刺激，观察患者对侧手部有微弱抽动的最小强度，在此强度基础上调整降低 5%~10%（目测法测量运动阈值简单直观但比实际阈值偏大），确定相应磁场强度即被确定为运动阈值 100%。

7. 依照患者资料，选择患者相应的治疗方案，确定刺激参数，固定线圈拍到治疗方案指定的治疗部位，嘱患者头不要移动，方可开始治疗。

8. 若开始治疗后，患者感觉头部刺激强度大，无法耐受，应立即点击停止，减小强度到患者耐受的强度（阈值 80%~120% 为安全刺激范围，可低于 80%，但不能高于 120%），嘱患者头别动，再次开始治疗。

9. 当患者接受第二次以上治疗时，可直接调用上次所保存参数，直接固定线圈拍到方案指定的治疗部位，嘱患者放松，头不要移动，即可开始治疗。

三、观察及处理要点

1. 与患者建立良好的护患关系，对患者要热情，取得患者的信任，从而增加患者对治疗的依从性。

2. 在治疗前，检查患者是否携带金属物品、电子产品及磁卡类物品，不可接打电话。有癫痫病史及癫痫病家族史者禁止使用高频强刺激治疗（低频可有效治疗癫痫）。

3. 测运动阈值满足以下要求后，可观察到患者手部节律性抽动：

（1）调整到合适的磁刺激强度。

（2）精确的手部刺激部位。

4. 特别要关注患者治疗时的线圈拍定位，包括刺激部位和角度，治疗时选用的刺激参数的设置可以参考基础方案，再依照患者的个体情况适当调整参数。治疗过程中随时观察患者，同患者沟通，了解患者的实际感受，并实时调整强度，保证患者可耐受。

5. 一般每 10 次治疗为一个完整疗程，可连续做几个疗程，推荐每天治疗不超过两次。多数患者治疗 3~4 次后疗效开始显现。

第四节　脑循环和脉冲治疗技术

脑循环和脉冲治疗技术是通过脑循环综合治疗仪，应用生物信息模拟技术及计算机软件技术合成脉冲组合波形，通过粘贴于两耳侧乳突的电极贴片，无创引入小脑顶核，对人的脑部进行电刺激治疗。维持脑组织正常代谢的能量依赖于持续和丰富的氧及葡萄糖供给，即使轻微的局部脑血流量减少也可能导致神经功能的损害，严重者可导致大量神经元坏死凋亡。刺激脑的不同部位尤其小脑顶核可以明显增加局部脑血流，改善脑循环。当脑内固有的神经传导通路受到特定的电刺激时，会影响脑循环和脑血管自动调节功能，扩张大脑血管，改善脑微循环，增加脑部血流量，促进神经功能恢复。

脑循环和脉冲治疗技术易操作且无创，该治疗可以克服颅骨屏障，增加脑供血效果确切，多种输出治疗模式，临床应用广阔，优选仿真生物电，有效输出小于10mA，更安全。治疗机制为增加大脑局部血流量（rCBF），改善微循环；启动脑内源性神经保护机制，保护神经细胞；降低神经细胞兴奋毒性损害；改善脑卒中患者心脏自主神经功能失调。

一、使用范围

（一）适应证

1. 精神分裂症。
2. 抑郁症。
3. 强迫症。
4. 焦虑症。

（二）禁忌证

全身及颅内出血性疾病的急性期患者、颅内感染、颅内肿瘤、孕妇、重症心脏病及使用心脏起搏器的患者禁用。

二、操作步骤

（一）用物准备

脑循环治疗仪、一次性体表粘贴电极、生理盐水、医用酒精、棉球、绑带、屏风。

（二）操作方法

1. 治疗前准备

（1）护士准备：衣帽整洁、态度和蔼、语言温柔、举止大方，洗手，戴口罩。

（2）治疗仪器及用物准备：接通脑循环治疗仪电源，打开电源开关，开机自检，确定仪器处于完好状态，操作各按钮功能正常，安装输出线路。

（3）患者准备：核对患者身份识别信息，评估患者症状、相关因素、既往史及心理状态等，对患者进行相应地健康宣教，告知患者在接受治疗过程中局部出现针刺样感觉是正常的治疗感觉，是脑循环治疗仪的特定电刺激局部后产生的，打消患者对电刺激的顾虑，取得患者配合，并协助其取合理体位。

2. 仪器操作

（1）治疗开始前应使用棉球蘸生理盐水清洁患者两耳侧乳突，在上述部位体表粘贴一次性电极片。将主输出线的一对夹持器分别固定在两侧电极上，难以固定时，可利用松紧绑带辅助固定。另有一对辅助输出线主要用于肢体或人体其他部位的电刺激。

（2）根据医嘱及患者躯体状况，设置各参数指标：模式、比率、强度、频率、时间。

（3）按下启动钮启动治疗仪，开始进行仿生电刺激，计时器进行倒计时，后续可根据患者反馈情况随时调整强度，以患者可以耐受为宜。

（4）治疗仪自动计时，治疗完成后，主机会发出蜂鸣声，并自动恢复到待机状态。去除患者的绑带，取下主输出线的夹持器，再关闭治疗仪电源，取下粘贴电极，最后在患者乳突处擦生理盐水做清洁处理，必要时用酒精清洁，将主输出线和终端夹持器用酒精清洁处理。

3. 治疗后处置

（1）协助患者离开，整理床单位。

（2）观察患者接受脑循环治疗仪治疗后的疗效，根据医嘱的要求，进行治疗方案的调整。

三、观察及处理要点

1. 治疗前应检查治疗仪是否处于完好备用状态，保证电极片在有效期内并且粘贴部位准确，与皮肤接触充分、良好。

2. 皮肤清洁应使用生理盐水，在去除难以用生理盐水清洁的电极片痕迹时，可使用医用酒精清洁。

3. 脑循环治疗仪在开机治疗过程中，不可随意切断电源，以免造成设备损坏。

4. 治疗结束后要先取下主输出线的夹持器，再关闭电源，以免造成输出线损坏或输出不良。

5. 因治疗仪属于精密仪器，不可让患者随意拉拽各类治疗线。

6. 脑循环治疗仪在使用过程中要避免靠近微波治疗、高频手术设备。

7. 脑循环治疗仪在治疗时应避免靠近胸部使用，因其可使心脏纤颤的危险增加。

8. 护士在治疗前应认真评估患者，严格掌握治疗禁忌证。

9. 治疗中要随时观察患者，了解患者对治疗的反应，以便对治疗做出及时正确的调整。

第五节　森田疗法

“森田疗法”又叫禅疗法，森田疗法是20世纪20年代日本精神病学家森田正马博士创立的一种基于东方文化背景的、独特的、自成体系的心理治疗理论与方法。这种具有独特哲学色彩和人生理论的日本认知行为疗法，不仅仅作为心理疾病的治疗方法存在，其中许多理论亦可用于调节我们平常的心理健康。森田博士认为，发生神经质的人都有疑病素质，他们对自己身体和心理方面的不适都很敏感，而这种过敏的感觉又会促使其自身进一步注意体验某种感觉。这样一来，感觉和注意就出现一种交互作用，而这一现象就是“精神交互作用”。“顺其自然，为所当为”是森田疗法的基本治疗原则。消除思想矛盾，并对疑病素质的情感施加陶冶锻炼，使其摆脱疾病观念，针对神经交互作用这一症状发展的机制，顺应注意、情感等心理状态来应用此措施，并按照患者的症状和体会，经常使用使之体验顺其自然。

森田疗法强调不能把简单的消除症状作为治疗的目标，而应该把自己从反复想消除症状中解放出来，进而重新调整自己的生活，患者不要指望也不可能立即消除自己的症状，目的是让患者学会带着症状去生活。

森田理论要求人们把烦恼等当作人的一种自然的感情来顺其自然地接受和接纳，不要当作异物去拼命地想排除，否则就会“求不可得”而引发思想矛盾和精神交互作用，导致内心世界的激烈冲突。如果能够顺其自然地接纳所有症状、痛苦以及不安、烦恼等情绪，默默承受和忍受这些带来的痛苦，就可以从被束缚的机制中解脱出来，达到“消除或者避免神经质性格的消极面的影响，而充分发挥其正面的生的欲望的积极作用”的目的。

一、使用范围

（一）适应证

1. 神经症。
2. 精神分裂症。
3. 人格障碍。
4. 酒精依赖综合征。

（二）禁忌证

有严重自伤、自杀行为或风险的患者。

二、操作步骤

（一）用物准备

密闭的屋子（无窗仅有门），卫生间，床，生活用品。

（二）操作方法

1. 绝对卧床期　把患者隔离起来，禁止患者与他人会面、谈话、读书、吸烟及其他一切消遣活动，除进食、大小便外几乎绝对卧床，大约1周左右。这一期是让患者得到心身的平静，使之解除烦闷，树立人生的欲望，引导进入作业期。

2. 轻作业期　禁止交际、谈话、外出，卧床时间限制在7~8小时，白天到户外接触新鲜空气和阳光，此期大约3~7天。第一天禁止仰望天空和到高空、无意义的散步等，仅可以在庭院站或蹲一会，引导患者把自己的意向转向观赏花草、昆虫等动植物。第2、3天患者逐渐产生兴趣。第4、5天逐渐减少对工作的限制，允许患者做各种劳动。晚上开始写日记，这样便于了解患者的身体和精神状态。

3. 中作业期　进入第三期让患者随意选择打扫卫生、做饭、手工制作等，使之反复体验对工作成功的喜悦，以培养其勇气。此期间要教患者工作的方法，让患者在这种体验中得到满足和快乐，但禁止交际、游戏、共同作业、无目的地散步、体操等，只是自己做事或读书。此期大约1~2周。

4. 生活训练期　为第四期，让患者进行适应外界变化的训练，为各自回到实际的日常生活中做准备。患者要书写以行动为准则的日记，并交给医生批阅。让患者融入社会，回到家庭单位去适应生活，要消除这种兴趣及执着，脱离所有的框框，进行适应外界的训练，为各自回到实际日常生活做准备。

三、观察及处理要点

1. 在患者接受治疗之前向其介绍森田疗法，要让患者对森田疗法产生信任。

2. 概要说明治疗经过，卧床期、轻作业期、重作业治疗直至出院。

3. 要正确地理解森田疗法里的治疗方法，顺其自然不是指患者在疾病波动犯病的时候去想如何解开困惑，而是不去重视症状，继续做自己该做的事情。

4. 对患者提出疑问要耐心细心地给予解答，打消患者对森田疗法的疑虑。

5. 接受森田治疗期间，必须要断绝患者与外界的所有联系，因此在治疗前一定要做好与患者家属的沟通，取得其理解与配合。

第六节 生物反馈治疗

生物反馈治疗（biofeedback therapy）是利用现代生理科学仪器，通过人体内生理或病理信息的自身反馈，使患者经过特殊训练后，进行有意识的“意念”控制和心理训练，从而消除病理过程、恢复身心健康的新型心理治疗方法。生物反馈治疗仪可以将个体在通常情况下不能意识到的体内生理功能，如皮温、皮电、肌电、脑电予以描记，并转换为数据、图形或声、光等反馈信号，让患者根据反馈信号的变化在指导下有意识地通过呼吸、放松等方法，了解并学习调节自己体内不随意的内脏机能及其他躯体机能，达到防治疾病的目的。

一、使用范围

（一）适应证

1. 各种睡眠障碍。
2. 各类伴紧张、焦虑、恐惧的神经症。
3. 某些心身疾病，如原发性高血压、支气管哮喘、经前期紧张性头痛、书写痉挛等。
4. 儿童多动症、慢性精神分裂症（伴社会功能受损）。

（二）禁忌证

1. 各类急性精神病。
2. 有自伤、自杀观念，冲动、毁物、兴奋不合作的患者。
3. 训练过程中出现头晕、头痛、恶心、血压升高、失眠、幻觉、妄想症状的患者。

二、操作步骤

（一）用物准备

治疗室（非常安静，光线柔和，温度26℃左右）、有扶手的靠椅、沙发或呈45° 角的躺椅、生物反馈仪（肌电反馈仪、皮肤温度反馈仪、皮电反馈仪、脑电反馈仪及脉搏反馈仪等）、头部靠枕、电极片、导电膏、医用酒精，棉签。

（二）操作方法

以肌电生物反馈为例。

1. 治疗前准备

（1）设立专门治疗室，要求环境安静、光线柔和，不应有噪音和其他外来干扰。安置患者坐在一张有扶手的靠椅、沙发或呈45°角的躺椅上，解松领扣、腰带，穿拖鞋或便鞋，坐时双脚不要交叉，避免身体受压。软凳宽椅使患者感到轻松、舒适，头后放置靠枕。

（2）开机检查生物反馈治疗仪是否处于备用完好状态。

（3）向患者简单介绍生物反馈疗法的方法和功效。患者的信任和主动配合是确保治疗效果的关键。

2. 生物反馈训练

（1）患者进入心理治疗室后休息5~10min，治疗师与其交谈以了解病史、介绍仪器、讲解原理。讲解的内容包括生物反馈在国内外的应用情况、生物反馈的工作原理、声光信号的意义等，例如，“当你听到机器嘟嘟响起时，你就会感到舒适放松”“机器的响声是对你的奖励”。

（2）启动全身肌肉放松程序：安置患者取仰卧位，双手臂自然平放于身体两侧，枕头的高低应利于颈部肌肉的放松，也可以让患者坐在有扶手的靠椅或沙发上，头后要有依靠。训练开始前应松解衣领、腰带、胸衣、换拖鞋等，肌肉放松依次为上肢、下肢、躯干（腹部、腰部、肩背部）、颈部、面部肌肉。首先做肌肉的收缩与放松的交替练习，最后做全身肌肉放松练习。呼吸要求自然、缓慢、均匀。不要考虑任何问题，排除头脑中所有杂念，使自己处于旁观者的地位，观察自己头脑中自发地涌现什么思想，出现什么情绪，这就叫作被动集中注意。如无法排除杂念，可在每次呼吸时，反复简单数数字如“一、二”，或是默念“我的胳膊和腿部很重，很温暖”，达到自我暗示作用。

（3）安放电极，肌电反馈：粘电极前用酒精棉棒对额头皮肤进行脱脂去污，油脂分泌较多或化妆较重者应脱脂两次。两个电极粘在眉弓上1~2cm处，参考电极放于中间，电极之间相距1cm左右。如做紧张训练，电极放在相应肌肉附近。粘上电极后以纸胶布固定之以防脱落。

（4）测肌电水平的基线值：正常人安静时，肌电水平在2~4安静之间，前臂一般低于前额。让患者安静闭目休息，尽量全身放松。记录治疗前肌电水平的基线值，与治疗结束时的肌电值进行比较以观察训练效果。

（5）反馈训练：经训练应使肌电水平逐渐下降，肌电水平在预置值周围上下变动时，声、光反馈信号会发生改变。训练开始，在指导语的引导下，患者体验到身体放松的感觉时，要维持反馈信号，当肌电水平达到预置的目标时，嘱其继续放松。每次治疗结束时，记录当日能保持5~10min的目标值，供下次治疗参考。每次治疗结束，让患者做几次肢体屈伸运动，使其带着轻松愉悦的感觉离开治疗室。指导语也可以采用播放录音磁带的方式。

（6）再次进行诊室治疗前，护士要和患者交谈（约5min），了解患者进行诊室训练的体验，并查看患者家庭训练的记录，肯定患者的治疗效果，增强患者通过非药物治疗战胜疾病的信心。

（7）待患者初步掌握放松技巧后，护士可让患者变换体位（如坐位或站立）进行双向训练，给患者增加精神负荷，如连续计算100-7、回忆惊险和痛苦经历等，同时观察肌电、皮肤电导、指端皮温、脉搏血压等的变化，找到最敏感的反应指标，作为下一次训练的选择指标；在精神负荷下无显著变化的生物反应指标，以后训练中亦无法判定疗效，不宜选择。

治疗前、治疗过程中与治疗结束后，由观察者填写记录单，这样可作出对比，确定有无疗效。

（8）疗程安排：每次训练 30min，第一周 1~2 天 1 次，第二周起可每周 2 次，共 4~8 周。因个体差异，疗程以能掌握本治疗的技术为度。

三、观察及处理要点

1. 在生物反馈治疗前，必须向患者解释清楚治疗的目的和治疗方法，以消除患者对电子仪器的顾虑。

2. 必须让患者懂得，生物反馈治疗有别于普通的医学治疗。普通的治疗，如打针、吃药、手术，只要被动接受就行，而生物反馈治疗却是一个主动参与的过程。生物反馈仪本身对患者没有任何治疗作用，除了提供信息以外，它没有给患者任何物理的、化学的干预。

3. 要让患者明白，是他在支配那些反馈信号，而不是仪器在支配他，如果不能理解各种声、光反馈信号的意义，坐在反馈仪前无所用心，患者将一无所获。仪器监测与反馈只是初步帮助自我训练的手段，而不是治疗的全过程，持之以恒才会有良好的效果。

4. 由临床医生或已掌握技术的其他医生对患者神经系统、疾病性质、病残情况及可能恢复的程度做全面的评估，并经心理咨询后方可投入治疗。

5. 护士应耐心、热情，与患者建立友好的医患关系。每次治疗结束时，应与患者讨论治疗中的体验和疗效，鼓励患者树立战胜疾病的勇气和信心，这对提高治疗效果有积极的作用。

6. 开始治疗时不要着急，指导患者绝不可持一种与仪器抗争竞争或抗衡的心理状态，要指导其逐步对照反馈信号，去体验自己的意念和身体感觉，通过不断地扩大这些效果，以达到预期的治疗目的。

7. 观察患者在治疗后的反应，根据反应随时调整下一步的治疗方案。

（蔡　壮）

第十章 精神科特殊专科治疗

学习目标

完成本内容学习后，学生将能：
1. 复述精神科医学保护性约束和无抽搐电休克治疗的概念。
2. 列出精神科医学保护性约束及无抽搐电休克治疗的适应证。
3. 描述精神科医学保护性约束操作的干预方法。
4. 应用和理解精神科医学保护性约束及无抽搐电休克治疗的实施方法。

第一节 无抽搐电休克治疗

一、无抽搐电休克治疗的现状与发展

（一）概述

无抽搐电休克治疗，又称改良性电抽搐治疗（modified electroconvulsive therapy，MECT），是由电休克，也称电抽搐（eletro-shock therapy，EST）发展而来。这是一项非药物治疗，能有效治疗某些严重的精神疾病，是精神科一项重要的治疗方法。电休克（EST）是指用短暂适量的电流刺激大脑，引起患者意识丧失、皮层广泛性放电和全身抽搐，以达到控制患者精神症状的目的。无抽搐电休克治疗（MECT）是在电休克治疗前加用静脉麻醉药物和肌肉松弛剂，使患者抽搐明显减轻和无恐惧感。除此之外，电抽搐治疗不断改进和改良，包括电流、电压、通电时间、电疗次数、疗程的间歇时间、电极的放置、相关药物的使用、吸氧、治疗的应急措施和设备等，这些将在以后的章节详细介绍。

由于精神疾病病因不明，对症治疗是目前的主要治疗方法。自 19 世纪末弗洛伊德开创精神分析以来，心理治疗开枝散叶、门派丛生，试图从心理学上缓解人们的痛苦。20 世纪 50 年代氯丙嗪在临床的应用，开辟了精神疾病治疗的新纪元。精神科药物至今研制出数十种，但是，尽管如此，仍有一些临床难题不能为之解决。在临床上，相当一部分患者，他们接受药物治疗、心理治疗无效，或因严重的药物副作用而无法耐受治疗，或者有严重的自杀、自伤、伤人行为，兴奋躁动、紧张、木僵等，需要紧急处理，在这种危急时刻，无抽搐电休克治疗无疑是最有效的办法。

电抽搐治疗对脑组织的损害，尤其对于认知功能的损害至今仍存在很多争议，其引起的副作用也不能不引起重视。于是多年来，仍在不断地改进、改良和完善。值得提出的是，在不断改进和规范电抽搐治疗方面，美国精神病学协会（APA）做出了重要贡献。1978 年

APA 首先发表了介绍电抽搐治疗的文章；20 世纪 80 年代末，APA 授权新一届的电抽搐治疗特别委员会推广该项治疗；1990 年，APA 首次出版了《电抽搐治疗使用手册》，此后 10 年电抽搐治疗有了长足发展。为了使所推广的电抽搐治疗方法不但具有临床疗效，而且更具科学性、合法性并符合伦理要求，APA 电抽搐治疗特别工作小组还邀请了众多专业机构（如精神病学、神经病学、麻醉学、护理学以及心理学等领域）、相关专家（精神病学专家、神经病学专家、心理学专家、麻醉学专家、心内科专家、产科专家、医学伦理学专家以及律师等）、法规部门（保健监督委员会和 FDA）以及大量的非专业性精神健康组织对《电抽搐治疗使用手册》进行审核再版，从而体现了该手册的科学性、合法性和权威性。

电抽搐治疗在我国开展比较迟，始于 20 世纪 40 年代，随时代变迁几经起落。如今在北京、上海、南京、成都等各地均有开展，并有在各地不断增加的趋势。应该指出，电抽搐治疗对治疗精神疾病有其积极重要的作用，但同时对于认知功能的损害以及其副作用也不容忽视。另外，它用于治疗一些特殊人群（如儿童、青少年、老年人、孕妇及其他躯体疾病的患者）以及作为重性抑郁症的维持治疗，更有待进一步研究明确。

（二）无抽搐电休克治疗的发展历史及现状

电，在人类历史上用来治疗疾病，最早可追溯至罗马时代。当时人们利用电鳗鱼的尾巴来治疗头痛，治疗时只是简单地将电鳗鱼放在痛点旁边，这种疗法除了带有一个“电”字以外，与我们讨论的内容实在没有什么相关。

抽搐，用来治疗精神疾病的依据是基于“癫痫和精神分裂症不会同时出现”的错误观念。人们发现患有癫痫并出现精神病症状的患者，在癫痫自发性发作后，精神病症状明显好转；另外，患癫痫的患者，若出现精神分裂症的临床表现，其预后良好。于是人们用人工诱导癫痫发作的方法以求改善精神分裂症的症状。然而，试行后的结果却是，改善最明显的不是精神分裂症而是严重的抑郁症。

抽搐能有效缓解精神疾病症状这一不争的事实，燃起了研究者们的极大热情。那么如何引起抽搐？最早用抽搐来治疗精神病的是 16 世纪的瑞士内科医生 Paracelus，他发明了口服“樟脑酊”产生抽搐来治疗精神病。此后历经 200 年之久的药物抽搐治疗，樟脑注射、溴剂注射、戊四氮注射都先后登场。然而这些药物引起心脏损害、血栓形成等危及生命的副作用令人望而却步。

电抽搐，1934 年，Chiauzzi 于动物的口腔和直肠之间放置相同的电极片，通过 220V、50Hz 的电流 0.25s 后，发现动物出现抽搐大发作。后来意大利医生 Bini 和他的同事 Cerletti 通过这一起发现和摸索以及一系列的动物试验后，正式放置电极在人的头部，通过用电刺激引起抽搐的方法来治疗精神患者，并成功使一名 39 岁的精神分裂症患者康复——他表现有幻觉、妄想、手势语言、木僵、语词新作等。与以往药物抽搐治疗相比，这种方法安全、可靠、简便。

电抽搐治疗精神患者虽然疗效可靠，但其副作用不容忽视。如骨折、脱臼、脊椎压缩性骨折、心血管副作用、脑损害、自发性癫痫，甚至死亡，其中骨折和脱臼是相对常见的严重并发症。这是由于电流直接通过整个躯体，出现癫痫样大发作，强直期会引起肌肉强有力收缩的缘故。

就是由于电抽搐治疗的危险性比较大，而且患者对该项治疗深怀恐惧。所以，自 1940 年以来人们不断尝试使用一些肌肉松弛剂在电抽搐治疗前给患者肌注以减少骨折。1955

年以后 Saltman 等改用在治疗前注射麻醉镇静剂和肌松剂，先静脉诱发患者入睡，再静脉注射肌松剂，等肌肉松弛后才开始通电。这种改良的方法可以消除单用肌松剂所产生的窒息感，又可以减少肌肉突然强烈收缩而产生的骨折等并发症。这就是早期阶段的无抽搐电休克治疗，或称改良后的电抽搐治疗（MECT）。

以后又对所使用的药物进行改进，对电流的种类和电流量的大小以及通电时间进行控制。患者在治疗过程中易引起缺氧，为减少缺氧副作用发生，在电抽搐前后给予面罩吸氧等。到了 20 世纪 80 年代，对电抽搐治疗技术的改良变得更加现代化，特别是在美国。为了做到安全有效，在治疗的过程中还配合使用多种监护仪，如脑电监护、心电监护等。有这些仪器的配合使用可以及时了解患者在治疗过程中癫痫样放电的情况以及心脏是否有异常等。

然而随着精神药物的不断出现，尤其是 1958 年利用丙咪嗪治疗抑郁以来，电抽搐治疗的发展受制于精神药物的发展而有所降低。同时由于设备过期和操作规程不规范以及电抽搐治疗操作者所受的教育和培训有限等，电抽搐治疗有减退现象。即使美国也不能例外，依旧存在对治疗的推广不够、设备陈旧、操作不规范和没有认真进行资格认证等问题。英国自 1980 年开始，用了整整 25 年时间多次对电抽搐治疗进行全面系统地调查和整顿。英国皇家精神病学会（RCP）还制定了电抽搐治疗的指南（1989），建立了电抽搐治疗认证委员会（ECTAS），每 3 年一个周期对每一个设有电抽搐治疗的医疗机构进行审查、考核和评估，经过多年努力才使得这项治疗工作得以不断发展。

电抽搐治疗在我国则开始于 20 世纪 40 年代后期。首先在广州市立精神病院（现广州精神病医院前身）和华东精神病防治院（现南京脑科医院前身）开展，随后推广至全国。在文革期间，曾把电抽搐治疗说成是对患者的刑罚，并受到严厉批判，一度在各医院停用。文革后，随着我国针灸和电针治疗的兴起，电抽搐治疗又不断得到应用。

20 世纪 70 年代，我国精神科医生将电抽搐治疗和我国传统医学针灸相结合发明了电针治疗，即用电针作为电极、穴位作为电极放置处，通过强刺激引起抽搐而达到治疗的目的。美国精神科学会对该治疗方法很重视，并于 1986 年先后 2 次在美国的《抽搐治疗杂志》发表了 2 篇评论，给予了很高评价，认为这种创新对进一步研究电抽搐治疗的机制和改进有重要意义。在电针抽搐治疗方面，四川绵阳市精神卫生研究所在 20 世纪 80 年代做了大量研究工作，并在当时处于全国领先地位。然而随着时代变迁，电针治疗给患者带来的巨大的躯体痛苦的事实，使其带有一定的惩罚色彩，逐渐被各医院禁止使用。

无抽搐电休克治疗，即改良后的电休克治疗（MECT），于 20 世纪 90 年代末逐渐引入我国。因其在改良后大大降低了治疗的危险性，并更加人性化地减少了患者对于该项治疗的恐惧感，所以，自 1998 年广州市精神病医院引进第一台电抽搐治疗仪后，逐渐在南京脑科医院，以及其他大城市开展，尤其在各直辖市、省会城市的大型精神病医院均逐渐出现该项治疗，在北京、上海、广州等均有 MECT 培训中心。电抽搐治疗经过半个多世纪的改良和完善，始终在精神疾病的治疗领域占据一席之地。无论是传统的标准法（ECT）还是和麻醉剂与肌松剂相结合的无抽搐改良方法（MECT），目前在全世界各个国家仍广泛应用，只是其广度、频率、操作指南各不相同，其教育培训及认证审查的程度也参差不齐。全世界每年大概有 200 万左右的患者接受这项治疗。预计在未来相当长的一段时间里，电抽搐治疗在精神疾病治疗领域仍具有不可替代的地位。

二、无抽搐电休克治疗的作用机制、适应证及禁忌证

（一）无抽搐电休克治疗的原理及作用机制

电休克治疗是精神疾病治疗中应用比较广泛的一种非药物方法。尽管已经使用了超过60年，但是治疗的机制至今仍然未知。而无抽搐电休克，也就是改良电休克治疗（MECT）目前已被证明对多种精神障碍，尤其是重型抑郁障碍、精神分裂症及双相障碍均有确切的疗效。在某些难治性病例当中，其疗效甚至远超药物，但其治疗的原理及机制同样无法确知。电休克治疗是针对抑郁症最为有效的治疗方法之一。目前对于电休克治疗抑郁症的原理和机制方面存在着许多假说，而这些假说很可能对揭示电休克治疗的作用机制起着举足轻重的作用，现列举如下：

1. 单胺能神经递质和神经肽假说　动物实验已经发现，电休克可以削弱大脑海马部位突触前膜5-HT1A受体的敏感性，而且电休克之后五羟色胺前体物质——色氨酸的血浆水平明显增加，神经突触传导中重要的5-HT神经递质功能可能由此而得到增强，同时电休克治疗明显伴随有神经肽Y的浓度增加和促肾上腺皮质激素释放因子水平的降低，高香草酸和五羟吲哚乙酸（P=0.002）均显著在电休克治疗后有增加，通过以上递质变化从而达到治疗抑郁的效果。

2. γ-氨基丁酸能（GABA）神经递质假说　电休克可能代偿性地增加γ-氨基丁酸能（GABA）神经传递来达到治疗效果，而且这与抑郁症的γ-氨基丁酸能神经递质缺乏假说互相呼应。

3. 谷氨酸能神经递质假说　抑郁症患者左侧扣带回谷氨酸浓度的减少以及谷氨酸血浆水平的下降，均可以在电休克治疗后得到升高或改善。

4. 下丘脑-垂体-肾上腺轴（HPA）假说　电休克治疗可以即刻快速升高促肾上腺皮质激素及皮质醇在血浆中的水平，而在电休克治疗的过程中，上述两种激素的血浆水平出现逐渐下降，这也表明治疗有效引起负反馈机制，并促使HPA轴的下调。

5. 神经活性类固醇假说　脱氧硫酸表雄酮（dehydroepiandrosterone sulfate，DHEAS）是一种GABA-A受体的负性调节剂，伴有精神病性症状的抑郁患者以及对电休克治疗没有疗效的患者血浆中该物质的水平会有升高，因此可以假设DHEAS血浆中的水平较高可能是电休克治疗无效的一个预测标记。同样，我们也可以认为，如果在电休克治疗前通过药物诱导DHEAS血浆水平的下降可能会提高电休克治疗的疗效。

6. 信号流的传导通路假说　电休克治疗可能通过提高脑源性神经营养因子（BDNF）水平而导致神经再生或神经可塑性发生改变的效应，直接加强神经信号的传导能力，而且电休克治疗还可以增强神经突触间的联系。

7. 脑血流影响假说　正电子放射断层扫描（SPECT）发现抑郁症患者在电休克治疗后会出现额叶脑血流的短暂减少，但是经过一个疗程的电休克治疗后，抑郁症患者的脑血流会逐渐升高直至正常。

8. 糖代谢假说　抑郁症患者的额叶、顶叶、扣带回的前后部在电休克治疗后会出现区域性糖代谢的减少，这可能与电痉挛治疗发挥疗效的机制有关联。

9. 基因和分子生物学假说　抑郁症患者大脑皮层的兴奋性增强，GABA功能失调，需要重新调整。Homer 1a因电休克治疗而注入细胞内，也表现出削弱神经的兴奋性。MECT

的临床疗效至少可能通过削弱神经兴奋性和调节突触的可塑性而起作用，如海马部位的SNAP29上调，以及突触结合蛋白 III 下调。而且进一步来说，尽管海马部位的突触结合蛋白 III 在重复电休克治疗后明显下调，但是SNAP29、突触蛋白Ⅰ、突触蛋白Ⅲ、VAMP2和VAMP5都有明显的上调，因此基因在电休克治疗的长期效果中发挥着重要的作用。

基于以上的各种治疗原理和机制的假说，我们可以看出针对电休克治疗抑郁障碍的机制探索很多，但由于脑活动的复杂性，目前尚不能完全阐明。正因为如此，尽管其疗效肯定，现阶段电休克治疗的推广仍受到一定的限制。但是，相信随着分子生物学、神经遗传学和影像学日新月异的发展趋势，在不久的将来，我们会对电休克治疗的原理和机制作出更加清晰的阐释，对于该项治疗的改进和完善也会逐步进行并发展。

（二）无抽搐电休克治疗的适应证

1. 抑郁状态、严重抑郁，有严重消极观念、自伤、自杀企图和行为或明显自责自罪者。
2. 极度兴奋躁动、冲动伤人者。
3. 缄默、违拗、拒食、拒药、木僵状态或亚木僵状态。
4. 精神疾病处于精神运动性兴奋，或有严重的焦虑、强迫者。
5. 明显幻觉、妄想。
6. 癫痫性精神障碍、分离转换障碍、严重应激反应等。
7. 药物治疗效果不明显、对药物不能耐受或不适于药物治疗者。
8. 难治性精神疾病或须长期维持治疗者。

（三）无抽搐电休克治疗的禁忌证

除对麻醉药物和肌松剂过敏者，MECT治疗无绝对禁忌证。尽管如此，有的疾病可增加治疗的危险性（即相对禁忌证），必须高度注意，具体如下：

1. 最近的颅内出血、大脑占位性病变或其他增加颅内压的病变。
2. 嗜铬细胞瘤、出血或不稳定的动脉瘤畸形。
3. 心脏功能不稳定的心脏病、心肌炎、严重的心律失常。
4. 严重高血压。
5. 青光眼、视网膜脱离。
6. 急性重症全身感染性疾病。
7. 严重呼吸系统疾病，如严重的支气管炎、哮喘、活动性肺结核。
8. 服用对循环及呼吸有明显抑制作用的药物，如利血平片等。
9. 严重的肝、肾及内分泌疾病。
10. 由于躯体疾患引起的明显营养不良者。
11. 严重骨和关节疾病、韧带断裂等。
12. 儿童、孕妇应慎用。

三、麻醉技术在无抽搐电休克治疗中的应用

（一）无抽搐电休克治疗麻醉前的访视及评估

1. 麻醉前的访视及评估　治疗前一天麻醉医师必须到病房访视即将进行无抽搐电休克治疗的患者，访视内容包括以下几个方面：

（1）了解患者的发育情况、营养状况及精神状态。

（2）了解患者的现病史、既往史、麻醉手术史、家族史、药物过敏史及烟酒嗜好等，精神患者的精神检查、主要的精神症状。

（3）查阅治疗前有关检查资料，并进行必要的体格检查。

（4）有无并存疾病及其程度与治疗控制情况及用药种类剂量。

（5）评估患者身体状况对治疗麻醉的耐受能力。

（6）检查治疗前准备是否充分，放置电极部位有无异常，还需要进行哪些必要的准备等。

（7）询问患者及家属对治疗和麻醉的理解和（或）顾虑，听取和解答患者及家属提出的有关问题，消除患者及家属的思想顾虑和焦虑心情，并签署麻醉之情同意书。对于不能正常交流的、不合作的精神患者，要充分与其主管医生、护士沟通，必要时再次与家属联系，详细了解患者可靠病史。

（8）对于危重或疑难、罕见诊断或症状的病例应与治疗医师进行麻醉前讨论。

2. 阅读病历

（1）根据临床诊断和病史记录初步了解和评估患者的病情。

（2）根据病情制订对患者重点询问和检查的计划，需复查的项目及时复查。

（3）查阅与麻醉有关的化验及检查是否完备，是否为近期检查结果。

3. 访视和检查

（1）对合作的患者询问手术麻醉史、吸烟史、药物过敏史及药物治疗情况，并存疾病的严重程度及治疗情况、平时体力活动能力及目前的变化，不合作的与主管医生沟通。

（2）以适当的方式向患者或其亲属介绍麻醉的方法、可能发生的麻醉并发症及意外、药物不良反应等，耐心听取和解答患者及家属提出的问题，以取得患者及家属的理解、信任和合作。以关心和鼓励的方法消除患者及家属的思想顾虑和焦虑心情，必要时可酌情将麻醉方法、治疗中可能发生的不适感及应该配合的情况，向患者及家属进行恰当地解释。由患者监护人或被授权的亲属签署麻醉及治疗知情同意书。

（3）进行全麻和治疗的特殊检查，如有无义齿、龋齿及牙齿松动，张口程度、头颈活动度等，以判断在治疗过程中是否有牙齿损伤的风险，评估呼吸管理及气管内插管的难易程度及运动系统有无异常，有无骨质疏松等。

4. 麻醉风险评估　无抽搐电休克治疗一般采取6~12次为一疗程的治疗方案。患者的病情和并存疾病会给麻醉带来许多困难，为了提高麻醉安全性，应根据访视和检查结果，对患者的病情和其对麻醉及治疗的耐受能力做出全面评估。美国麻醉医师协会（ASA）将病情分为5级（表10-1），有重要参考价值。

表10-1　ASA病情分级和围术期病死率

分级	标准	病死率（%）
Ⅰ	体格健康，行一般手术	0.06~0.08
Ⅱ	除外科疾病外，有轻度并存病，功能代偿健全	0.27~0.40
Ⅲ	并存疾病较严重，体力活动受限，但尚能应付日常工作	1.82~4.30
Ⅳ	并存病严重，丧失日常工作能力，经常面临生命威胁	7.80~23.0
Ⅴ	无论手术与否，生命难以维持24小时的濒死患者	9.40~50.7

Ⅰ~Ⅱ级患者对麻醉和治疗的耐受良好，风险性较小。

Ⅲ级患者的器官功能虽在代偿范围内，但对麻醉和治疗的耐受能力降低，风险性较大，如治疗前准备充分，尚能耐受麻醉及治疗。

Ⅳ级患者因器官功能代偿不全，麻醉和治疗的风险性很大，即使麻醉前准备充分，围术期的病死率仍很高，无抽搐电休克治疗的风险会很大。

Ⅴ级患者为濒死患者，麻醉和治疗都异常危险，不宜行无抽搐电休克治疗。

围术期的死亡率与ASA分级的关系密切，ASA分级是无抽搐电休克治疗的麻醉风险评估的重要依据。

5. 常规检查项目

（1）血常规。

（2）血生化检查，包括肝功能、肾功能、脂肪代谢功能、电解质等。

（3）传染病免疫筛查。

（4）内分泌。

（5）心电图、必要时的超声心动。

（6）胸部X线片，必要时腰椎X线片。

（7）必要时的头颅CT或核磁检查。

（8）脑电图。

6. 纠正或改善病理生理状态

（1）精神患者常有拒食拒药的，营养不良状态需要改善，应使血红蛋白高于80g/L，纠正脱水、电解质紊乱和酸碱平衡失调。

（2）有并存疾病者，应请相关专业医生和麻醉医生会诊，对其严重程度做出评价，并做相应的麻醉和治疗前准备，如牙齿活动度较大，需先请牙科会诊治疗。

（3）长期服用β受体阻滞剂治疗心绞痛、心律失常和高血压者，治疗前应持续服用至治疗当日晨，治疗后及时恢复服用。

（4）合并高血压者，应经内科系统治疗控制血压至稳定，收缩压低于160mmHg、舒张压低于95mmHg较为安全。在选择抗高血压药时，应避免用中枢性降压药或酶抑制药，以免麻醉期间发生顽固性低血压和心动过缓。其他降压药可持续用到治疗当日，避免因停药而发生血压剧烈波动。

（5）合并糖尿病者，治疗前应控制空腹血糖不高于10mmol/L，尿糖低于（++），尿酮体阴性。

（6）合并呼吸系统疾病者，治疗前建议停止吸烟至少2周，痰多患者可行雾化吸入和胸部物理治疗以促进排痰，应用有效抗生素3~5天以控制急慢性肺部感染。

7. 胃肠道的准备　应常规排空胃，以免发生反流、呕吐或误吸，及由此导致的窒息和吸入性肺炎。

成人麻醉前应禁食6~8小时，禁饮4小时。

无抽搐电休克治疗前的评估及访视需在治疗前一天完成，如有异常情况须复查、会诊、控制病情及完善项目须推迟治疗者，需在确定治疗的前一天再次评估与访视，以保证麻醉及治疗的安全进行。

（二）麻醉操作技术

1. 无抽搐电休克治疗麻醉设备、用具及药品的准备

（1）麻醉前必须准备和检查麻醉和监测设备、麻醉用具及药品，药品贴好标签。

（2）无论实施何种麻醉，都必须准备麻醉机和急救药品、简易呼吸器、氧气等。

（3）麻醉期间必须全程监测患者的生命特征。麻醉治疗中所用药品（包括口头医嘱）必须经过两人核对后方可使用，麻醉实施前对已准备好的设备、用具和药品等，应再一次检查和核对。

2. 麻醉前应做的准备

（1）核对治疗患者的腕带、病区、姓名、病案号、诊断等，高血压患者晨起是否服用降压药，是否按要求禁食禁饮，需要医护人员或家属协助提供可靠病史，保证麻醉前的禁食水。

（2）麻醉时检查义齿是否已取下，有活动牙齿应通知主管医生，与家属沟通及时处理。

（3）检查麻醉机、监测仪、气管插管用具、急救物品及药品、氧气和吸引器等的工作状态，核对所准备的药名、剂量，查看注射器上的标签标识。

（4）测血压、心率、呼吸频率，监测心电图和脉搏血氧饱和度（SpO_2），并作为基础值记录。

3. 麻醉期间的观察和记录

（1）观察

A. 专职麻醉科医师必须在现场观察，不得擅离职守。

B. 主要任务是观察患者的生命特征，结合必要的监测措施，及时发现和积极处理麻醉期间出现的异常变化，以保证患者的生命安全。

C. 保持自主呼吸时，观察患者的呼吸运动类型（胸式或腹式呼吸）、呼吸幅度及频率，口唇黏膜、皮肤的颜色，以初步判断是否存在呼吸道梗阻、缺氧或二氧化碳蓄积。

（2）监测：是指采用特殊仪器或设备来测定患者的某些生理参数。

A. 常规监测项目为：血压（无创性）、心电图（心率和心律）、呼吸频率和 SpO_2。

B. 全麻患者使用麻醉机进行呼吸管理的应监测潮气量和呼吸频率、每分通气量或呼气末 CO_2 浓度（$ETCO_2$），以保证患者的通气功能正常，并设置气道压和通气量的报警界限，以便发现呼吸环路的意外脱离给予及时处理。

（3）记录

A. 专职麻醉科医师实施麻醉者，都必须记录麻醉相关记录单，临床技术操作规范中要求记录的内容要在治疗或护理记录单上有所体现。

B. 麻醉相关记录单上的内容应逐项填写，记录必须全面完整。

C. 需记录的内容包括：①患者的一般资料；②入室时及治疗结束时的血压、心率、血氧饱和度和呼吸频率，必要时记录体温。由于麻醉开始到治疗结束历时 2~3min，发作时长一般不超过 1min，发作期间常有不同程度地肌肉抽动，无法准确测量生命特征，只能待发作结束测量并记录。③麻醉期间用药的药名、剂量、用药途径和给药时间。

4. 麻醉治疗结束后患者的转运　麻醉和治疗结束后，麻醉及治疗对患者的生理影响并未完全消除，患者的各种保护性反射仍未完全恢复，潜在的危险仍然存在。因此，在转运患者时，至少应有麻醉医师、治疗医师和护士各一人共同护送。麻醉医师应位于患者的头部，

负责观察病情，及时发现和处理紧急情况。转运到治疗后的醒复室，与醒复室的工作人员做好交接。

一般患者治疗后应等待病情稳定后才能离开醒复室，包括患者的神志恢复，有指令性动作；定向力恢复，能辨认时间和地点；肌张力恢复，平卧抬头能持续5秒以上，肢体活动自如；各种反射恢复，包括吞咽反射、咳嗽反射等；能自主保持呼吸通畅，呼吸频率为12~30次/分，自主呼吸（吸入空气）时能维持 SpO_2 在95%以上；血流动力学稳定，血压、心率不超过麻醉前 ±20% 并稳定30min以上，心律正常，ECG无ST-T改变或恢复到麻醉前水平；无急性麻醉或治疗并发症。对于不合作的精神患者要密切观察，做好正确判断。

5. 麻醉后随访　住院患者在治疗结束后的24小时内应对患者进行随访，并将随访结果记入病案内的麻醉相关记录单上。门诊治疗的患者治疗结束完全清醒后，需再休息一段时间确认无不适后方可离开。主要了解麻醉后恢复情况，及有无与麻醉相关的并发症，有麻醉并发症者，应继续随访，并参加有关的讨论和处理。

（三）静脉麻醉的用药及方法

应用于无抽搐电休克治疗的麻醉剂应具备的条件为：麻醉作用起效迅速而平稳，作用时间短，消除率高，体内蓄积少，副反应少，代谢产物无活性，苏醒快而完全，无不适感；诱导过程中血流动力学稳定，无循环系统并发症，对重要器官有保护作用；适用范围广而安全，效果肯定，且可用于重症患者；即时使用，无需溶解或稀释，无刺激性。

经临床实践，静脉麻醉药丙泊酚、依托咪酯与短效肌松剂琥珀胆碱组合可满足无抽搐电休克治疗的需要。

1. 丙泊酚　又名异丙酚，为2，6-二异丙基苯酚化合物，是一种快速、短效静脉麻醉药，苏醒迅速而完全，起效迅速，反复给药或静脉输注时蓄积少，作用时间短，可控性强，目前普遍用于麻醉诱导、麻醉维持，也常用于麻醉中、手术后与ICU病房的镇静，是非常适合无抽搐电休克治疗的麻醉用药。

（1）理化性质：丙泊酚为烷基酚的衍生物，具有高脂溶性，室温下为油状，不溶于水。其乳剂内含1%丙泊酚、10%大豆油、2.25%甘油、1.2%精制蛋黄卵磷脂。

（2）药代动力学

1）分布与清除：丙泊酚具有非常强的亲脂性，故注入体内后即迅速而广泛地从血液分布到各器官和身体各部位的组织中。丙泊酚起效很快，到达峰效应的时间为92s。单次静脉注射后，其消除半衰期为4~23.5h，即便延长输注时间也能很快苏醒。丙泊酚麻醉时心排血量下降，肝血流减少，从而使其室间的清除与肝脏自身的清除受到影响。肝肾功能受损者丙泊酚的清除不受影响，清除率大于肝血流量，提示肝脏代谢的能力很强，并有肝外代谢部分。

2）代谢与排泄：丙泊酚在肝内与葡萄糖醛酸和硫酸盐发生共轭作用，很快代谢为水溶性的化合物而经肾脏排泄。丙泊酚的代谢产物无药理活性，故适合于连续输注法静脉给药。丙泊酚对细胞色素P450有抑制作用，从而会影响依赖此酶的药物代谢。丙泊酚的代谢与排泄很快，故苏醒期迅速而完全。

（3）药效学

1）中枢神经系统：此药是较理想的催眠性静脉全身麻醉药。静脉注射丙泊酚诱导起效迅速，经过平稳，无肌肉不自主运动、咳嗽、呃逆等副作用。

丙泊酚对中枢的作用主要是催眠、镇静与促遗忘，且能达到短时间镇痛，用于镇静较为理想。丙泊麻醉后脑电图的变化与其他静脉麻醉药相似。双频谱指数（BIS）反映中枢镇静的程度，与血药浓度相关良好，麻醉前清醒患者BIS一般在90以上，麻醉加深时可降至0。丙泊酚麻醉时BIS指数降低，呈血药浓度依赖性抑制。BIS值在77时95%的患者无回忆，受试者95%神志消失时的BIS值均为50或略低。静脉注射丙泊酚2.5mg/kg然后连续输注时脑电图初期为仅节律增加，继之为γ和θ频率，快速输注时可出现突发性抑制。脑电图功率分析显示诱导后振幅增加，此后在血药浓度3~8ug/ml时无改变。血药浓度高于8ug/ml时，振幅明显降低，并有突发性抑制。

与其他静脉麻醉药一样，丙泊酚有抗惊厥作用，为剂量依赖性，可用于处理癫痫发作。丙泊酚可降低颅内压正常与升高患者的颅内压，对于急性脑缺血具有脑保护作用，且可降低脑氧代谢率。丙泊酚能快速使眼内压降低30%~40%，因此，可用于预防琥珀胆碱与气管内插管时眼内压升高。

2）呼吸系统：丙泊酚对呼吸的影响：注药后先有短暂的呼吸急促，然后呼吸呈轻度抑制，呼吸渐浅、变慢，潮气量、每分通气量和血氧饱和度（SpO_2）均稍有下降，但持续时间很短便恢复正常的呼吸，一般不用处理。

丙泊酚对喉反射有一定程度的抑制，由气管内插管引起的喉痉挛很少见；对慢性阻塞性肺疾患的患者，丙泊酚有支气管扩张作用。

丙泊酚维持麻醉期间，呼吸对CO_2的反应减弱，CO_2反应曲线的斜度下降，对缺氧的反应也受到抑制。

3）心血管系统：诱导剂量的丙泊酚对心血管系统有明显的抑制，可使动脉压显著下降，静脉注射丙泊酚2~2.5mg/kg，收缩压下降可达25%~40%，舒张压与平均动脉压的变化也是这样。给药后5min时血压、心脏指数等下降最明显。动脉压的下降与心排血量、心脏指数、每搏指数和全身血管阻力的减少有密切关系。这种变化是由于外周血管扩张与直接心脏抑制的双重作用，且呈剂量与血药浓度依赖性。丙泊酚的血管扩张作用可能是交感神经抑制与对细胞内平滑肌钙移动的直接作用的结果。

丙泊酚对心血管系统的抑制作用与患者的年龄和注药速度有关。使用同样剂量的老年人可能发生严重低血压，而青年人则较轻微。缓慢注射时降压不明显，且发生率减少，但麻醉效果减弱。

4）过敏反应：丙泊酚乳剂不刺激组胺释放，但有报告指出丙泊酚可引起类过敏反应，与脂乳剂无关。这种患者多有过敏反应史，因此对药物有过敏反应的患者，宜慎用丙泊酚麻醉。

5）抗呕吐作用：亚催眠剂量的丙泊酚有明显的抗呕吐作用，一次静脉注射10mg可用于处理手术后呕吐，丙泊酚麻醉清醒后抗呕吐的效果仍能持续数小时。

6）副作用与不良反应：最明显的副作用是呼吸与循环抑制，呼吸暂停现象较常见，并用阿片类药时呼吸暂停时间延长，且可增强丙泊酚降低动脉压的作用，还有注射点疼痛、肌阵挛与血栓性静脉炎较少见。注射点疼痛较依托咪酯少，疼痛部位主要是在手背和腕部小静脉穿刺注药处。

丙泊酚麻醉可能会使致命性全身感染增多，此药可抑制对金黄色葡萄球菌与大肠杆菌的吞噬作用与杀伤作用。

（4）临床应用：丙泊酚适用于不同年龄及大、中、小各类手术，各种内镜检查、无痛治疗及无抽搐电休克治疗等，可进行全麻诱导和维持，也可用作清醒镇静以及ICU镇静。

丙泊酚的作用时间短，在体内消除快，苏醒迅速而完全，故单次注射适合于无抽搐电休克治疗操作的麻醉镇静。诱导剂量为1~2.5mg/kg，95%有效量（ED95）成人未给术前药者为2.25~2.5mg/kg，治疗前给阿片类或苯二氮䓬类药者应酌减。60岁以上诱导量，给术前药者为1mg/kg，未给术前药者为1.75mg/kg；儿童诱导量需稍增加，其ED50为2~3mg/kg。在无抽搐电休克治疗中，丙泊酚诱导剂量酌减，以患者进入睡眠状态为宜，常用剂量为1.2~2mg/kg，以患者的血压、心率、正在使用的精神科药物种类及剂量、患者的精神状态、体质等因素为参考，综合考虑后确定给药剂量。

2. 依托咪酯　为咪唑类衍生物，是非巴比妥类催眠性静脉麻醉药，对呼吸循环影响轻微，诱导与苏醒均较快，相对安全，故临床应用较多。目前临床应用的多为依托咪酯脂肪乳注射剂。

（1）理化性质：依托咪酯为咪唑的羟化盐，有两种异构体，只有其左旋异构体才具有催眠效应。此药是白色结晶粉末，其盐易溶于水，但不稳定，仅在24小时内可安全使用。

（2）药代动力学

1）分布与清除：静脉注射后，很快进入脑和其他血流灌注丰富的器官。注药后1min脑内浓度达到峰值，患者便进入睡眠状态，然后很快从脑向其他组织转移。脑内药物浓度下降后，患者迅速苏醒。消除半衰期相对短，清除相对快，使此药既适合单次注射或重复给药，也适合连续静脉输注。依托咪酯进入血液循环后，有76.5%与血浆蛋白结合（几乎全是白蛋白），血浆白蛋白减少，游离部分增多，药效增强。低蛋白血症患者，结合量减少，会出现麻醉作用加强的现象，剂量需酌减。

2）代谢与排泄：依托咪酯在肝脏和血浆中被酯酶迅速水解，最初30min最快，以后则慢，6h水解不完全，除2%~3%以原形随尿排泄以外，85%的代谢产物随尿排泄，仅13%的代谢产物经胆系排泄。依托咪酯在体内代谢的速度很快，其时效短，不仅与药物在体内再分布有关，更主要是迅速水解代谢的缘故。

（3）药效学

1）中枢神经系统：依托咪酯起效非常快，静注后30s内意识消失，睫毛反射消失，已达诱导用量。诱导期安静、舒适、平稳，无兴奋挣扎且有遗忘现象。

未用术前药的成年患者，其最小麻醉剂量约为0.25mg/kg，但临床推荐剂量为0.3mg/kg。在临床剂量范围内（0.1~0.4mg/kg），7~14min自然苏醒。依托咪酯无镇痛作用。

依托咪酯在不影响平均动脉压的情况下，脑血流减少34%，降低颅内压，使脑氧代谢率（$CMRO_2$）降低45%，脑灌注压稳定或稍增加，有利于脑的氧供/需比值提高。

2）心血管系统：此药对于不能借助冠状血管自动调节功能以增加心肌血供者很重要。临床实践认为易保持心血管系统稳定是依托咪酯的突出优点之一。对心率无明显影响，对冠状血管有轻度扩张作用，使其阻力减小，血流增加，心肌耗氧量降低，心肌收缩力一般无明显改变，这有利于心肌氧供或血供受损的患者。

3）呼吸系统：依托咪酯与巴比妥类静脉麻醉药类似，均对延髓呼吸中枢有抑制，但程度显著轻，呼吸对CO_2的反应和通气的驱动减弱。但是，不管在任何CO_2张力条件下，依托咪酯麻醉后的通气量均大于巴比妥，提示CO_2并非刺激通气的唯一原因。因此，欲保持自主呼吸时采用依托咪酯诱导有许多优点，值得选用。

麻醉诱导后咳嗽与呃逆并不常见，持续时间很短，一般不影响麻醉过程。麻醉前给阿片类或苯二氮䓬类药物可减少并减轻这种并发症。

4）相互作用及其他影响：依托咪酯轻度增强非去极化肌松药的神经肌肉阻滞作用。血浆胆碱酯酶活性低的患者，在依托咪酯诱导后再给琥珀胆碱，后者的作用会明显延长。精神抑制药、镇痛剂、酒精可增加依托咪酯的催眠效果。

5）不良反应：依托咪酯脂肪乳注射剂所致的注射部位疼痛发生率约 20%，选择较粗大的静脉注射可避免明显疼痛；肌震颤或阵挛发生率为 32%，肌震颤程度与用药总量和静注速度有关；局部静脉炎发生率为 8%，采用乳化依托咪酯可使发生率下降；有时出现咳嗽、呃逆和寒战。依托咪酯给药后可能有恶心、呕吐及注药后不能自主肌肉活动，麻醉前应用安定类药物可有效预防。

（4）临床应用：依托咪酯对循环功能基本无影响，适用于危重症和心血管功能不全患者的麻醉诱导，常规诱导剂量 0.3mg/kg，危重症患者可酌情减量至 0.1~0.2mg/kg，麻醉诱导和恢复非常迅速，特点是对血流动力学影响轻微，安全性高，特别适合于高龄、危重、休克、心衰患者的麻醉诱导。

依托咪酯属于快速作用的静脉麻醉药，诱导期作用时间短，对循环、肝功能影响小，故适用于不同年龄、不同部位的大小手术的全麻诱导，尤其适用于心血管疾病、反应性呼吸道疾病，以及颅内压升高症患者的手术，亦适于短小手术的操作、无抽搐电休克治疗等，用于镇静催眠。因缺乏镇痛作用，故只用于麻醉诱导。此药麻醉时循环稳定，呼吸抑制轻微，安全界限较大，这些特点在快速诱导药物中是唯一的。所以，依托咪酯适合于心血管疾病、呼吸系统疾病、颅内高压等疾病，以及不宜采用其他药物的患者的麻醉诱导。

1）使用方法：依托咪酯诱导剂量为 0.2~0.6mg/kg，一般剂量为 0.3mg/kg，注入 15s 左右，起效甚快，持续时间与剂量相关。在无抽搐电休克治疗中，依托咪酯诱导剂量酌减，以患者进入睡眠状态为宜。

2）注意事项

A. 依托咪酯不宜稀释使用。

B. 老年患者由于药代动力学和药效动力学的改变，且常并存多种慢性疾病，如缺血性心脏疾病、高血压病等，对麻醉药物敏感性增加，诱导宜逐步加大药物剂量，避免麻醉过深，可酌情使用血管活性药物。

3. 肌肉松弛剂——琥珀胆碱　琥珀胆碱是目前最常用的去极化肌肉松弛剂，此药与神经肌肉接头后膜的胆碱受体结合，产生与乙酰胆碱相似但较持久的除极化作用，使神经肌肉接头后膜的 N 胆碱受体不能对乙酰胆碱起反应。该药起效快，时效短，肌松佳。成人首次静脉注射量为 0.8~1mg/kg，作用在 1~2min 内出现，一次静注药效仅能维持 2~5min，呼吸停止可持续 4~5min。适于短小手术如气管插管、气管镜、食管镜、无抽搐电休克治疗等。

（1）药理作用：注药后在血中浓度消除迅速，主要原因为可迅速被血浆假性胆碱酯酶水解，故作用在 5min 内消失。静注琥珀胆碱 10~30mg，先发生短暂的肌肉颤动，尤以胸腹部肌肉为明显，1min 后肌肉松弛，2min 内作用达高峰。肌松作用顺序为先眼睑和颜面部肌肉，次为颈部，再发展到四肢、躯干、肋间肌，最后才是膈肌。肌松作用的消失与上述顺序相反。长时间的去极化结果是肌细胞失钾，血钾浓度增加，如患者同时有大面积软组织损伤，则可产生危及生命的高钾血症。

（2）体内过程：琥珀胆碱进入体内即为血液和肝中的假性胆碱酯酶水解为琥珀酰单胆碱，后者又可水解为琥珀酸和胆碱。由于代谢迅速，只有 10%~15% 的药量到达作用部位，可能有 2% 以原形，其余以代谢产物的形式从尿液中排出。

（3）不良反应：琥珀胆碱毒性低，组胺释放少，在常用剂量范围对一般患者不产生严重心血管反应，但在临床应用中可能发生一些不良反应与并发症。

1）窒息：长时间窒息可见于遗传性胆碱酯酶活性低下者，亦可在大剂量或多次重复应用琥珀胆碱时产生Ⅱ相阻断时发生。

2）脱敏感阻滞：多发生长时间麻醉，琥珀胆碱总量超过 1.0g 容易发生，控制总量在 0.5g 以下发生机会较少。重症肌无力、电解质紊乱、血浆假性胆碱酯酶异常的患者容易发生。琥珀胆碱易引起脱敏感阻滞可能是停药后肌张力恢复延迟的一个重要原因。

3）类过敏反应：偶有极少数患者出现类过敏反应，以皮疹多见，少数患者出现支气管痉挛，极少数人发生循环虚脱，琥珀胆碱释放组胺作用是箭毒碱的 1%，故无临床意义。

4）肌纤维成束收缩：琥珀胆碱首次静脉注射在肌松出现前可引起不规则肌颤动，25%~50% 的患者主诉手术后肩胛部、胸腹部肌肉疼痛，这是肌纤维间不同步非协调的收缩引起的，但肌痛不一定与肌束颤动有关。它可引起一些不良反应，如升高胃内压、眼内压和颅内压，引起治疗后肌痛、肌球蛋白尿，以及增加耗氧量等。这种不同步非协调性收缩可能造成肌纤维损伤。

5）高钾血症：琥珀胆碱引起去极化作用时可使血钾由肌纤维内向细胞外转移，可使血清钾升高 0.2~0.5mmol/L，这对肾衰竭已有高钾血症的患者有一定危险，但对一般患者无碍。

6）诱发恶性高热：这是一种遗传性疾病，许多因素可激发其发生，其中包括琥珀胆碱。

总而言之，电休克治疗过程中麻醉给药的注意事项，可以贯穿这样一条主要线索，那就是麻醉程度要尽量浅，以第二信号系统消失为妥，或仅以瞬目反射消失为停止给药的指征；肌肉松弛度要尽量深。

（四）常见静脉麻醉并发症的处理

1. 反流与误吸　全麻时容易发生反流和误吸，无论误吸物为固体食物还是胃液，都可引起急性呼吸道梗阻，误吸胃液可引起肺损伤、支气管痉挛和毛细血管通透性增加，导致肺水肿和肺不张。完全性呼吸道梗阻可立即导致窒息、缺氧，如不能及时解除梗阻，可危及患者的生命。预防措施：减少胃内容物的滞留，促进胃排空，降低胃液的 pH，避免增加胃内压。

2. 上呼吸道梗阻　最常见的原因为舌后坠、口腔内分泌物及异物阻塞、喉头水肿、喉痉挛等。舌后坠时可将头后仰，托起下颌，置入口咽或鼻咽通气道，同时清除咽喉部的分泌物及异物，即可解除梗阻。发生喉痉挛时应先加深麻醉并以面罩加压给氧冲开声门，或经环甲膜穿刺置管加压给氧，必要时静注氯化琥珀胆碱后再行气管内插管。喉头水肿轻者可静注糖皮质激素或雾化吸入肾上腺素，严重者应行紧急气管内插管或气管切开。

3. 通气量不足　麻醉药和电刺激可引起中枢性呼吸抑制，应以机械通气维持呼吸直到呼吸功能完全恢复。机械障碍也可导致供氧不足。

4. 低氧血症　吸空气时，$SpO_2<90\%$，$PaO_2<60mmHg$ 即可诊断为低氧血症。临床表现为呼吸急促、发绀、躁动不安，心动过速、心律紊乱、血压升高等。常见原因和处理原则如下：

（1）吸入氧浓度过低、通气量不足、未完全打开气道等使呼吸道有部分梗阻，应立即开大氧流量阀，充分打开呼吸道，解除梗阻，加压给氧。

（2）给肌松药后呼吸停止、辅助呼吸过程中进行其他治疗操作，应避免呼吸停止时间过长。

（3）肺不张：出现肺不张应以纤维支气管镜吸痰，严重者以呼气末正压通气（PEEP）治疗。

（4）肺误吸：轻者吸氧治疗有效，严重者应进行机械通气治疗。

（5）肺水肿：发生于急性左心衰或肺毛细血管通透性增加，治疗包括强心、利尿、扩血管、吸氧及正压机械通气治疗。

（6）醒复期间恢复早期呼吸较微弱，会再度进入呼吸抑制状态，导致低氧血症必须给予足够重视。

5. 低血压

（1）麻醉期间收缩压下降超过基础值的30%或绝对值低于80mmHg者应及时处理，应在减浅麻醉的同时补充血容量。

（2）过敏反应、肾上腺皮质功能低下时，全麻药物作用均可引起血管张力降低而导致低血压治疗包括补充血容量、恢复血管张力（应用血管收缩药）及病因治疗。

（3）术中牵拉内脏、电休克治疗等常可引起反射性血压下降，同时发生心动过缓，应及时解除刺激。电休克治疗大多在电刺激结束后很短时间内血压、心率可自行恢复至正常水平，如不能自行恢复者静注阿托品。

6. 高血压

（1）麻醉期间舒张压高于100mmHg或收缩压高于基础值的30%，应根据原因进行适当治疗。

（2）常见原因：与并存疾病有关，如原发性高血压、甲状腺功能亢进、嗜铬细胞瘤、颅内压增高等；与电休克治疗有关，电刺激导致的交感神经兴奋、通气不足引起CO_2蓄积；药物所致血压升高，如氯化琥珀胆碱可引起一过性血压增高。

（3）处理原则：采用必要措施，减轻各种刺激对心血管的反应；根据血压上升程度调节麻醉深度，适当调整下一次治疗麻醉肌松用药量；已有高血压诊断者合理应用降压药，调整精神科用药，以维持治疗过程的循环稳定。

7. 心律失常

（1）窦性心动过速与高血压同时出现，是无抽搐电休克治疗最常见的并发症之一，一般是一过性的，与基础心率血压有关，大多无需处理，也可是麻醉过浅的表现，对于基础心率快血压偏高的患者治疗时应适当加深麻醉。

（2）低血容量、贫血及缺氧时，心率均可增快，精神疾病急性期较为常见，应当针对病因进行治疗。

（3）电刺激时可因迷走神经反射致心动过缓，严重者可致心脏骤停，必要时静注阿托品。

（4）房性早搏多与并存的心、肺疾病有关，偶发房性早搏对血流动力学的影响不明显，无需处理。频发房性早搏有引发心房纤颤的可能，应给予毛花苷C治疗。

（5）麻醉治疗下发生的偶发室性早搏无需特殊治疗。因浅麻醉或CO_2蓄积所致的室性早搏，适当加深麻醉或排出CO_2后多可缓解。如室性早搏为多源性、频发或伴有R-on-T现象，表明有心肌灌注不足，应积极治疗。如发生心室纤颤，应立即进行电除颤，并进行心肺复苏。

8. 恶性高热　为一隐匿性的药物引起的肌肉代谢异常病变，当易感者接受氯化琥珀胆碱或氟烷等吸入麻醉药后易诱发此病，病死率很高。易感人群多有先天性疾病，如斜视、眼睑下垂、先天性肌张力增高等。临床表现为持续肌肉收缩、代谢显著增加，$PaCO_2$迅速升高、体温急剧上升（1℃/5min），可达43℃，皮肤斑状潮红发热；全身肌肉强烈收缩，上肢屈曲挛缩，下肢僵硬挺直，直至角弓反张，肌松药不能使强直减轻，反而使强直加重；急性循环衰竭多表现为严重低血压，室性心律失常及肺水肿；伴有混合性酸中毒及血清钾、钠、钙、肌球蛋白及肌酸磷酸激酶（CPK）升高。应用丹曲林（dentrolene）治疗效果较好，立即静注丹曲林2mg/kg，5~10min重复一次，总量可达10mg/kg，直到肌肉强烈收缩消失、高热下降为止。

9. 高钾血症　将10U常规胰岛素置于50%葡萄糖液50ml中静脉推注，以缓解高钾血症。给予纠酸、利尿及激素治疗。转ICU病房，监测治疗48h。

10. 咳嗽、呃逆与恶心呕吐　引起术后恶心呕吐的药物主要是阿片类药物，静脉麻醉药氯胺酮、依托咪酯均可诱发。术前焦虑、手术部位、缺氧、低血压、早期进食、提前下床活动等都与术后恶心呕吐有关。术前充分禁食，使用甲氧氯普胺促胃排空，静脉注射地塞米松、氟哌利多等也可以预防。避免术后低血压、缺氧、疼痛等刺激，可减少术后恶心呕吐的发生率。临床应用恩丹西酮4~8mg静脉注射或甲氧氯普胺10~20mg静脉注射，另外小剂量的丙泊酚也具有止吐作用，机制尚不清楚。

恶心呕吐不仅增加患者痛苦，剧烈呕吐还可以造成脱水、电解质紊乱和吸入性肺炎。

11. 全麻后谵妄　发生率为8%~70%，与手术类别、年龄等因素有关，老年人发病率更高。发生原因与代谢紊乱、围术期所用药物以及低氧血症有关。术后应监测SpO_2并保持其正常，可减少或避免谵妄的发生。

12. 过敏反应　麻醉期间的过敏反应多数是静脉麻醉药引起的，往往发生迅速且以严重的循环紊乱为突出征象，可迅速导致过敏性休克。

临床表现：轻者出现皮肤反应、红斑、风疹，多见于颜面部、颈部、上胸部；严重者循环系统出现心悸、胸闷、心动过速、血压迅速下降、神志不清等过敏性休克表现；呼吸系统出现喘息、呼吸急促、支气管哮喘、喉头水肿、支气管痉挛，甚至肺水肿等表现。

预防：术前应详细询问病史，特异体质或者有过敏史的患者尽量选择其他麻醉方式和麻醉药物，并给予肾上腺皮质激素等，避免重复患者用过的静脉麻醉药。

处理：立即停止使用可疑药物，高流量吸氧或面罩给氧。

对症处理：地塞米松、葡萄糖酸钙静推，低血压使用麻黄碱，支气管痉挛或者哮喘发作应解痉平喘处理；过敏性休克首选肾上腺素1mg静脉注射；并发肺水肿则强心利尿等处理；喉水肿静脉注射地塞米松，紧急气管插管。

13. 静脉炎　丙泊酚、依托咪酯等对静脉壁有刺激性，可致注射部位疼痛和静脉炎。静脉炎与药物浓度、酸碱度、渗透压、患者个体对药物的敏感性、血管通透性、血管应激状态的缓冲能力以及穿刺对血管的机械性损伤和输液量、温度、速度、不溶性微粒的危害有关。依托咪酯静脉注射后血栓性静脉炎较多，丙泊酚也可引起但较少见。

预防：穿刺尽量选上肢静脉和管腔大、弹性好、回流通畅、血流量多、血液流速快的血管。

治疗：抬高患肢，局部毛巾或者50%硫酸镁溶液湿敷，至红肿痛等症状消失。静脉变硬可将如意黄金散用醋调成糊状涂于患处，无菌纱布覆盖，每天换药。

四、无抽搐电休克治疗的操作

（一）无抽搐电休克治疗前的评估及准备

为了减少医疗上的风险，无抽搐电休克治疗前必须做好术前评估及术前准备。

1. 术前评估

（1）主管医生提供病历，审阅病史。

（2）药物史，过敏史：了解患者治疗用药情况，确定术前哪些药物应该停用，哪些药物应该减量。

（3）既往治疗经过：是否接受过该治疗，以前对该治疗的反应，既往接受该治疗的次数，每次治疗效果，治疗期间是否出现危险。

（4）体格检查：包括意识、血压、心率，口腔及咽部，牙齿是否松动，有无脱落，有无义齿，眼部检查，心肺腹听诊及患者肢体活动情况。

（5）明确实施治疗可能的禁忌证，包括相对及绝对的禁忌，并严格评估禁忌的风险等级。

（6）评估插管困难及发生舌后坠的风险：访视时一定要做好对患者是否为发生舌后坠或在不能无创通气情况下会发生插管困难的高危人群的判断，如果判断患者为发生此风险的高危人群，需与麻醉医师共同协商该患者的治疗是否进行，即使可以实施治疗也应该有充分的准备。最好有两名治疗医师同时参加治疗，并在术前向家属做好知情同意的工作。

2. 术前准备

（1）无抽搐电休克治疗医生或麻醉医生对病历进行复核。

（2）无抽搐电休克治疗医生或麻醉医生在知情同意书上签字。

（3）禁食禁水：原则上治疗前一天晚 10 点以后要做到严格的禁食禁水，如果因意外情况或不可抗拒的原因没有做到上述原则，应至少在治疗前做到禁食 6~8h，禁水 4h 以上，注意门诊治疗患者需严格按原则要求。

（4）牙齿：访视中一定要注意患者是否存在活动的牙齿或义齿。如为活动的牙齿，一定要事先处理，请牙科诊治，或采取规避风险的其他策略，应该明确知道如果在治疗中发生牙齿脱落是十分危险的。对于活动门齿或磨牙的问题，应该区别对待，如果牙科无法及时处置，可以在保证安全的前提下使用牙线来固定。如为义齿则需要在治疗前摘除，固定的或种植的义齿除外。

（5）治疗用药的问题：患者在做 MECT 治疗时经常会合并药物治疗，关于药物的慎用或禁用的问题：

A. 抗惊厥药物：此类药物有苯巴比妥、苯妥英钠、丙戊酸钠、卡马西平、拉莫三嗪、托吡酯及苯二氮䓬类药物，此类药物会引起发作阈值升高，而在治疗中出现阈下发作的可能，增加对人脑的损害。在无抽搐电休克期间，如果必须使用该类药品，应将剂量尽量减至最小治疗量，如丙戊酸钠片 600mg/d，缓释片 500mg/d；托吡酯 200mg/d；氯硝西泮 2mg/d。原则上尽量不用该类药物。

B. 情感稳定剂：碳酸锂因与去极化肌松药物——氯化琥珀酰胆碱共同作用于第二信使系统，故可能加强肌松的作用时间和强度，导致自主呼吸恢复延迟而引起危险。原则上尽量不使用该药物，但如果必须使用则应将剂量减至最小治疗剂量 0.5g/d，缓释片为 0.6g/d。

C. 降压药：钙离子拮抗剂或血管紧张素抑制剂、利尿剂、β 受体阻滞剂等降压药物在无抽搐电休克治疗期间使用不受限制。但是一些复合制剂中可能含有利血平成分的则应该禁用，例如复方利血平氨苯蝶啶片以及商品名为寿比山的降压药物。

D. 抗胆碱能药物：该类药物代表苯海索，可以干扰氯化琥珀酰胆碱的作用，削弱其拟胆碱能的效应，使肌松作用差，肌松药物的剂量不好掌握。故此应该尽量不使用该类药物，但如果必须使用，则应低于最低治疗剂量 4mg/d。

E. 抗精神病药物：主要应注意典型抗精神病药物的使用，对吩噻嗪类药物的使用要控制在一个低剂量，如氯丙嗪应在 200mg/d 以内；氟哌啶醇虽说合并使用的风险不大，但仍然应该控制剂量，避免出现意外，如肌注剂量最好不超过 20mg/d；另外一个使用风险较大的药物是氯氮平，剂量应该控制在 200mg/d 以内。此外，因为异丙嗪在药理结构上与氯丙嗪类似，而且对麻醉剂及肌松剂有协同作用，故选用时需谨慎，推荐使用日剂量不超过 50mg。

F. 抗抑郁药：经典抗抑郁药如阿米替林、丙咪嗪、氯丙咪嗪、多塞平等药物最好不使用，如必须使用，因为其对心脏的传导有影响，故应该使用最低的治疗剂量。单胺氧化酶抑制剂可以增强肌松作用，故最好不要在治疗期间合并使用，代表药物吗氯贝胺。

G. 抗肿瘤药物：环磷酰胺、氮芥、塞替哌等有增强肌松作用的效果，故尽量不合并使用。

H. 其他药物：抗胆碱酯酶药物、局麻药物（普鲁卡因）、抗心律失常药物（奎尼丁）、雌激素以及某些抗生素如卡那霉素、多粘菌素 B、新霉素等药物均因增强肌松作用而最好不要合并使用。

（6）血压及心率的问题

A. 血压高：既往无高血压病，血压升高由其他原因造成的，或一过性的高血压，治疗前收缩压不超过 150mmHg，舒张压不超过 100mmHg；既往有高血压病，服药后血压一直平稳，治疗前收缩压不超过 160mmHg，舒张压不超过 95mmHg。高血压患者晨起 6 时降压药的服用必不可少，可以适当饮用 50ml 水。

B. 血压低：治疗前收缩压不低于 85mmHg，舒张压不低于 55mmHg，如为器质性疾病造成的低血压则上述标准不适用，必须在积极纠正原发病后才能进行治疗。低血压患者需要多量几次（以三次为准，记录血压最低值）。如果低血压是与服用的药物有关，需要对药物的增减情况进行充分考虑。

C. 治疗心率需保持在 50 次 / 分以上（有器质性原因造成的心动过缓除外），必须为窦律（偶发的房早或室早不属于禁忌），而且如给予阿托品后心率必须达到 60 次 / 分以上（给予阿托品不能超过 2 支），否则不能实施治疗。其他严重的心率失常则必须在积极纠正之后方可尝试治疗。如为窦速则心率不能超过 120 次 / 分，如因其他器质性原因或药物所致，则必须在积极纠正之后才可以实施治疗（减慢心率的药物尽量不选用酒石酸美托洛尔）。

D. 超过 65 岁的老年患者，每次治疗必须全程心电监护。70 岁以上患者需采取隔日治疗的方案。

（7）采纳首次治疗后建议的问题：首次治疗中由麻醉医师及治疗师共同发现的问题或风险需要及时告知家属或主管医生，关于 MECT 治疗室提供的建议必须认真参考。

（8）实验室检查和物理检查的准备：对于无抽搐电休克治疗来说，实验室检查并不具有特殊性，实验室检查的目的就是用医学检查所得出的结果来评估医学风险因素出现的概率和严重程度，包括血常规、血生化。

胸片及心电图检查是实施无抽搐电休克治疗前必须要做的项目，其结果是判断心肺可能存在的并发症，但有些检查也是有必要的，如脑电图。

目前检验指标异常影响治疗前的问题集中表现在：

A. 电解质异常的问题，建议血钾高不能超过正常高限，低不能低于 3.3mmol/L，血钠不能低于 125mmol/L，但是有“水中毒”倾向或症状则不能进行治疗。即使在治疗的情况下，仍需连续复查电解质，直至有充分的理由说明其在正常范围之内。

B. 肝功异常及肾功异常的问题，建议 ALT 及 AST 值不超过 100U/L，GGT 不超过 150U/L（前提是没有严重的肝损害），BUN 不超过 8.6mmol/L，CRE 不超过 130μmol/L。

C. 心肌酶的问题：由于精神疾病患者的特殊性，心肌酶异常的较多，建议：①正常参考范围：24U/L≤CK-MB≤30U/L，则参考 CPK 必须不超过 2000u/L；②CK-MB<24U/L，则无需参考 CPK 值；③CK-MB>30U/L，不适于治疗。前提：没有既往存在的心脏器质性病变，参考心电图检查正常或大致正常可以进行治疗。

D. 血糖的问题：建议空腹血糖小于 10mmol/L（糖尿病患者，且血糖控制平稳），低血糖患者不能低于 3.0mmol/L。

（9）心电图检查结果的问题：心电图常见的异常对治疗的影响及准备：心肌缺血的表现，ST 段压低不超过 0.05mV，无弓背太高的表现，可以存在 T 波的低平或倒置，但 T 波倒置如果太深，或者多个导联出现倒置，则尽量避免进行治疗。前提：必须在没有临床症状或心功能Ⅱ级以上的前提下，可以进行治疗（如果不能对心功能进行评定，则需要参考超声心动的检查结果）。

（10）心律失常的问题：Ⅱ度及以上的房室传导阻滞、室上性心动过速伴差传或室性心动过速，频发室早或房扑、房颤等均为治疗禁忌。

束支阻滞的表现：完全右束支或不完全左束支阻滞均可进行治疗，而完全左束支阻滞如不影响心搏或无严重缺血表现理论上也可以进行治疗，但治疗前需要谨慎对待，检查超声心动很有必要，而且治疗需全程心电监护。个别情况由具体操作医生作出决断。

（二）抽搐电休克治疗中的操作技术

1. 打开 MECT 治疗仪和多参数监护仪，开通氧气；准备好所需药品及牙垫等；抢救设备为应急状态。

2. 患者平躺于治疗床上，连接好脑电、心电及 MECT 电极（双颞或顶颞，为避免患者紧张可在麻醉后安放），观察患者血氧饱和度及心率变化。

3. 依据患者体重计算麻醉药及肌松药的用量（麻醉药：丙泊酚：1.5~2.5mg/kg，依托咪酯：0.3~0.6mg/kg；肌松药：0.5~1.0mg/kg。如以前做过 MECT 治疗，要参考以前的用量）。开通静脉通道，确保静脉通畅后，依次推注下列三种药物：

硫酸阿托品 0.5mg（心率超过 100 次 / 分不用或减半），加强窦房结的自律性，兴奋心脏的传导系统，并减少心血管系统并发症，同时减少分泌物。

丙泊酚 200mg（1.5~2.5mg/kg）或依托咪酯 20~40mg（0.3~0.6mg/kg）作诱导麻醉，至睫毛反射迟钝即可，麻醉的深度根据患者躯体情况而定。推注时间应在 30~60s 以内，依托咪酯宜选用大血管，以减轻注射痛。

氯化琥珀酰胆碱 100mg 用注射用水稀释至 5ml（0.5~1.0mg/kg），迅速推入，使肌肉松弛。年轻、肌肉发达者和年老体弱者个体差异较大，剂量酌情而定。

4. 测量电阻（应为 200 至 2000 之间，低为短路，高为断路），此时尽量减少与患者的接触，不调试设备。

5. 使用麻醉药和肌松药时，注意观察患者血氧饱和度变化，保持呼吸道通畅，同时面罩加压给氧，使患者的血氧饱和度尽量保持在 90%~100%，待患者肌肉完全松弛（约 60~90s）后放好牙垫，行 MECT 治疗。

6. 强直期结束后取出牙垫,待仪器描记完毕后,取下头部所有电极片。使患者头部后仰,保持呼吸道通畅,根据血氧饱和度变化随时加压给氧,直到患者自主呼吸恢复,呼吸频率均匀,血氧饱和度平稳不再下降,取出静脉穿刺针,解除监护设备,将患者送入恢复室观察。记录治疗情况。

7. 患者在恢复室观察15~30min,当患者意识完全清醒,无明显头痛、恶心、胸闷、心悸等不适感时,由病房护士接回病房观察,或由家属接回家。以后患者如有以上不适速与医生联系。

(三)无抽搐电休克治疗后的评估

治疗结束后,将患者安置在观察室内,取平卧位,头偏向一侧,不要触摸喉咙部,防止喉痉挛。如患者意识尚未清醒或躁动时,护士应陪伴患者并拉上床档,防止患者坠床,直至患者清醒。治疗结束后,主要任务为维持呼吸道的通畅直至恢复自主呼吸,到最后的意识完全清醒。自主呼吸恢复后,才能将患者转到醒复区,并由受过专业训练的护理人员观察,同时检查患者肌力、意识及吞咽恢复情况。

1. 醒复室评估

(1)醒复室护士严密观察患者情况,包括呼吸、意识等情况,一旦有病情变化立即通知医师处理,并配合抢救。

(2)用格拉斯哥评定(GCS)评估患者意识情况,一般监护15~30min。待患者完全清醒,无明显头痛、恶心、胸闷、心悸等不适感时,与病房护士做好交接。患者起床时给予扶持,严防坠床。分别达睁眼反应(4分)、语言反应(5分)、运动反应(6分)(即总分达15分)表示意识清醒。备注:量表总分3~15分,分值越高,表明意识水平程度越好(表10-2)。

表10-2 格拉斯哥评定(GCS)

项目	得分	项目	得分
睁眼反应(4分)	4分=自发睁眼	运动反应(6分)	6分=按吩咐动作
	3分=语言吩咐睁眼		5分=对疼痛刺激定位反应
	2分=疼痛刺激睁眼		4分=对疼痛刺激屈曲反应
	1分=无睁眼		3分=异常屈曲
语言反应(5分)	5分=正常交谈		2分=异常伸展
	4分=言语错乱		1分=无反应
	3分=只能说出单词		
	2分=只能发音		
	1分=无发音		

注:包含睁眼反应、语言反应、运动反应三个条目

(3)用徒手肌力检查分级法(MRC)做好肌力评估,肌力达到4级或以上可以下地活动(表10-3)。

2. 病房评估 用标准吞咽功能评定(SSA)做好吞咽功能评估,若未发生吞咽困难、呛咳等情况,各项评分均达1分(即总分达18分)即可为患者提供进水、用餐及服药(表10-4)。

表 10-3 徒手肌力检查分级法（MRC）

肌力的等级	评估的内容	正常肌力
0	没有肌肉收缩	0
1	肌肉有收缩，但无关节运动，仅在触摸肌肉时感觉到	10
2	肌肉收缩可引起关节活动，但不能对抗地心引力，肢体不能抬离床面	25
3	肢体能抬离床面，但不能抗阻力	50
4	能做对抗阻力的活动，但较正常的差	75
5	关节抗充分阻力全范围运动，正常肌力	100

表 10-4 标准吞咽功能评定（SSA）

（分三步，共 18 项）

步骤	项目	得分
第一步：临床检查（8 项） （各项评分均达 1 分进行下一步）	意识	□ 1= 清醒； □ 2= 嗜睡，可唤醒并做出言语应答； □ 3= 呼唤有反应，但闭目不语； □ 4= 仅对疼痛刺激有反应
	头与躯干的控制	□ 1= 能正常维持坐位平衡； □ 2= 能维持坐位平衡但不能持久； □ 3= 不能维持坐位平衡，但能部分控制头部平衡； □ 4= 不能控制头部平衡
	呼吸方式	□ 1= 正常；□ 2= 异常
	唇控制（唇闭合）	□ 1= 正常，□ 2= 异常
	软腭运动	□ 1= 对称；□ 2= 不对称
	喉功能（声音强弱（发[a]、[i]音））	□ 1= 正常；□ 2= 减弱；□ 3= 消失
	咽反射	□ 1= 存在；□ 2= 缺乏
	自主咳嗽	□ 1= 正常；□ 2= 减弱；□ 3= 缺乏
第二步：饮一匙水（量约 5ml）重复 3 次（6 项） （各项评分均达 1 分进行下一步）	①口角流水	□ 1= 无 /1 次；□ 2=>1 次
	②吞咽时有喉部运动	□ 1= 有；□ 2= 没有
	③吞咽时有反复的喉部运动（重复吞咽）	□ 1= 无 /1 次；□ 2=>1 次
	④咳嗽	□ 1= 无 /1 次；□ 2=>1 次
	⑤哽咽	□ 1= 无；□ 2= 有
	⑥声音质量（吞咽后喉功能）	□ 1= 正常；□ 2= 减弱或声音嘶哑； □ 3= 发音不能

续表

步骤	项目	得分
第三步：饮一杯水（量约 60ml）（4 项） （各项评分均达 1 分进行下一步）	①能够全部饮完	□ 1= 是；□ 2= 否（饮完需要的时间秒）
	②咳嗽	□ 1= 无 /1 次；□ 2=>1 次
	③哽咽	□ 1= 无；□ 2= 有
	④声音质量（吞咽后喉功能）	□ 1= 正常；□ 2= 减弱或声音嘶哑；□ 3= 发音不能

注：1. 各项评分均达 1 分（即总分达 18 分）即可为患者提供进食及服药。

2. SSA 评定共 18 项，各因子得分越低说明患者的吞咽功能状况越好，该量表的最低分为 18 分，最高分为 46 分，分数越高，说明吞咽功能越差。

（四）无抽搐电休克治疗流程

根据无抽搐电休克治疗的操作流程，制订无抽搐电休克治疗交接记录单，主要内容包括治疗前病房内的评估、治疗室的评估、醒复室的评估及治疗完返回病房的评估。此表分为首页及续页，每次治疗打印一张，首页比续页增加麻醉师的评估并确认签字（表 10–5）。

表 10–5 MECT 治疗及交接记录单

<table>
<tr><td>姓名：</td><td>性别：□男□女</td><td>床号：</td><td>病案号：</td></tr>
<tr><td colspan="2">诊断：</td><td>年龄：</td><td>体重（Kg）：</td></tr>
<tr><td colspan="4">MECT 前病房内评估与记录</td></tr>
<tr><td colspan="4">访视患者：□已完成麻醉医师签字：</td></tr>
<tr><td colspan="2">确认并接收 MECT 医嘱□已完成</td><td colspan="2">通知营养科 / 家属准备加餐□已完成</td></tr>
<tr><td colspan="2">健康宣教（治疗目的、注意事项）□已完成</td><td colspan="2">治疗前夜 20：00 进食加餐□已进食□未进食</td></tr>
<tr><td colspan="4">年 月 日 7：30 T： ℃ P： 次 / 分 R： 次 / 分 BP： / mmHg</td></tr>
<tr><td colspan="2">意识□清醒□嗜睡□昏睡□昏迷</td><td colspan="2">治疗前 8h 禁食水□已完成夜班护士：</td></tr>
<tr><td colspan="4">风险：□无□自杀□自伤□攻击□外走□跌倒□压疮</td></tr>
<tr><td colspan="4">治疗前准备：□病历□腕带□皮肤清洁无涂染指甲□取下活动义齿、发卡□如厕□确认禁食水</td></tr>
<tr><td>对治疗前准备及患者身份交接</td><td>病房护士：</td><td colspan="2">等候室护士：</td></tr>
<tr><td colspan="4">MECT 治疗室评估与记录</td></tr>
<tr><td>交接：□治疗前准备□病历□核对腕带信息</td><td>等候室护士：</td><td colspan="2">治疗室护士：</td></tr>
<tr><td colspan="4">治疗前，时间： P： 次 / 分 R： 次 / 分 BP： / mmHg</td></tr>
<tr><td colspan="3">用药：阿托品 mg 丙泊酚 mg 琥珀酸胆碱 mg</td><td>发作情况：□良好□不良</td></tr>
<tr><td colspan="4">治疗后 P： 次 / 分 R： 次 / 分 BP： / mmHg SpO_2： %</td></tr>
<tr><td>离开治疗室前意识：□清醒□嗜睡□昏睡□昏迷</td><td>自主呼吸</td><td>□无□有</td><td>医生签字：</td></tr>
</table>

续表

<table>
<tr><td>穿刺部位</td><td>□无异常□红肿□留置针</td><td>体位</td><td>□仰卧头偏向一侧□侧卧</td></tr>
<tr><td colspan="4">备注：</td></tr>
<tr><td colspan="2">对治疗过程及身份交接时间：</td><td>治疗室护士：</td><td>醒复室护士：</td></tr>
<tr><td colspan="4">MECT 醒复室评估与记录</td></tr>
<tr><td colspan="3">醒复情况记录：</td><td>医师签字：</td></tr>
<tr><td colspan="4">离开醒复室前</td></tr>
<tr><td>体位</td><td>□仰卧头偏向一侧□侧卧</td><td>穿刺部位</td><td>□无异常□红肿□留置针</td></tr>
<tr><td>呼吸道</td><td>□呛咳□分泌物多□无异常</td><td>肌力评定</td><td>□ 1 级　□ 2 级　□ 3 级　□ 4 级　□ 5 级</td></tr>
<tr><td>格拉斯哥评定（15 分）</td><td colspan="3">睁眼反应：自发睁眼（共 4 分）分；语言反应：正常交谈（共 5 分）分；运动反应：按吩咐动作（共 6 分）分；总分：　　分</td></tr>
<tr><td colspan="2">醒复过程及身份交接，时间：</td><td>醒复室护士签字：</td><td>病区护士签字：</td></tr>
<tr><td colspan="4">返回病房后评估与记录</td></tr>
<tr><td>进食前，时间：</td><td colspan="3">标准吞咽功能评定：　　分</td></tr>
<tr><td>下床活动前，时间：</td><td colspan="3">肌力评定　□ 1 级　□ 2 级　□ 3 级　□ 4 级　□ 5 级</td></tr>
<tr><td colspan="2">进食　□已完成</td><td colspan="2">服药　□已完成　□无</td></tr>
<tr><td colspan="4">其他描述：</td></tr>
<tr><td colspan="4">护士签字：</td></tr>
</table>

（五）无抽搐电休克治疗的频率及次数

在美国，无抽搐电休克治疗的次数是恒定的，为每周三次。但在英国，则为每周 2 次。对这两种治疗频率的优劣比较中，McAister 等研究时发现，两种治疗频率，抗抑郁的效果是一致的。美国和英国的这种差异反映了在精神科治疗领域里的一些国情特点，美国人更加重视结果，而英国人喜欢有较多治疗间的闲暇时间。在英国，要是治疗得到充分的效果，必然要花费较多的时间，患者的经费负担可能加重。由于无抽搐电休克治疗的间隔较长，累计性记忆力损害的可能性较小，这点有利于患者。McAister 等研究时发现，单侧式无抽搐电休克治疗如果将每周 3 次改为每周 2 次，频率正好合适，且副反应较少，还会减少患者的记忆力障碍。但在我国，病情急重者，刚开始治疗时，多为每天 1 次，连续治疗 3~6 次，以后隔 1~2 日 1 次，一般情况下 3~4 次就能见到一定的效果。随着药物的调整，可逐步过渡到每周 1~2 次或更长间隔。

对一名患者进行一个疗程的无抽搐电休克治疗，总次数应该为多少，受很多因素的影响，如诊断是否正确、对起效时间快慢的要求、以往对无抽搐电休克治疗的反应程度、目前疾病的严重程度、已经接受该治疗的反应效果等。对一名不能表现出预期治疗反应的患者，需要专门确定治疗的次数是非常困难的。对一名重症抑郁症的患者来说，在已经接受 12 次无抽搐电休克治疗后，如果其所有的临床症状在总体上都获得了良好的反应，再增加治疗的次数，并未使剩余的1或2个症状有所改善的话，应停止治疗。在已经经过12次无抽搐电休克治疗，如果治疗效果不理想，需要继续治疗还是终止治疗，需要慎重考虑并停止治疗，继续观察几天或调整其他治疗方案。

躁狂治疗的次数应该多于抑郁治疗的次数，对于大多数躁狂患者而言，为获得满意的治疗效果，需要进行8~12次无抽搐电休克治疗，只有罕见的病例需要进行16次以上的治疗。

紧张症往往在接受几次治疗后，可获得改善，如在这时候停止治疗，病情可能反复。因此，对于紧张症患者而言，应进行6~8次，但这种紧张症多属于抑郁性木僵。

在获得最好疗效之后，再巩固进行2次无抽搐电休克治疗并未被证明是可取的方案，研究人员发现，在治疗后已经获得完全康复的患者与康复后再附加2次无抽搐电休克治疗的患者间，2周、6周及12周时改善状况均无差异。

五、无抽搐电休克治疗的风险控制

（一）治疗常见并发症的应急处理

1. 呼吸系统

（1）呼吸道梗阻

1）机械性

A. 舌后坠：头后仰，托起下颌，或置入口咽呼吸道。

B. 口腔内分泌物及异物：吸除分泌物，头转向一侧。

2）机能性

A. 喉痉挛：加压给氧，严重者给予环甲膜穿刺后加压给氧，对无效者可静注氯化琥珀胆碱25~50mg。

B. 支气管痉挛：解除痉挛诱因，可用氨茶碱0.25mg加入5%葡萄糖液中缓慢静点。地塞米松2~5mg皮下或静脉注射。

（2）肺不张：加压给氧，潮气量800ml/min以上。

2. 循环系统

（1）低血压：补充血容量，给予升压药，麻黄碱10~30mg静注，多巴胺20~40mg静注。

（2）高血压：舒张压100mmHg以上，收缩压高于基础值的30%；改善通气，可静注亚宁定25~50mg或硫酸镁5ml深部肌内注射。

（3）窦性心动过缓：静注阿托品0.25~0.5mg。

（4）窦性心动过速：吸氧，补充血容量，静注西地兰0.2~0.4mg或新斯的明0.5mg。

（5）频发室早：吸氧，利多卡因1~1.5mg/kg静注。以后需停止无抽搐电休克治疗。

3. 消化系统

（1）恶心、呕吐：密切观察患者有无颅压增高的体征，是否有脑血管意外的迹象。

（2）误吸：吸入性肺炎、化学性肺炎，对症处理。两者死亡率极高，故在术前应绝对禁食、禁水。

4. 药物引起的副反应

（1）麻醉药物：严防静注过快引起呼吸抑制、血压降低、心率增快，偶见荨麻疹。对症处理。

（2）氯化琥珀胆碱：心律失常，窦缓，高血钾，眼压、胃内压、颅压增高，吸氧及对症处理。

偶尔可见到恶性高热，死亡率极高，以对症为主。如肌松作用时间延长，持续加压给氧，直到自主呼吸恢复，半小时以上不恢复者可行气管插管，同时积极寻找病因。

5. 术后谵妄可给予丙泊酚 40mg 或安定 10~20mg 静注。

（二）无抽搐电休克治疗的急救用药

1. 抗心律失常药地高辛、盐酸胺碘酮、利多卡因、去乙酰毛花苷注射液。
2. 利尿剂呋塞米注射液。
3. 改善心肌供血药物硝酸甘油。
4. 呼吸系统兴奋剂尼可刹米、洛贝林注射液。
5. 降压药物卡托普利。
6. 治疗支气管痉挛氨茶碱注射液。
7. 抗过敏性休克的药物肾上腺素注射液、地塞米松磷酸钠注射液。
8. 升压药物盐酸多巴胺注射液。
9. 抗癫痫类药物地西泮注射液、氯硝西泮注射液。
10. 降颅内压药物 20% 甘露醇注射液。
11. 升糖药物 50% 葡萄糖注射液。
12. 补充血容量药物 0.9% 氯化钠注射液。

（三）躯体疾病对无抽搐电休克治疗的影响

1. 神经系统疾病

（1）颅内占位性病变：通常情况下，颅内占位性病变（如脑肿瘤、脑出血等）对无抽搐电休克治疗影响较大。目前研究显示，微小病灶或慢性占位性颅脑病变，如果无颅内压增高，对无抽搐电休克治疗影响不大。有颅内压增高或脑血管脆性增加的患者无抽搐电休克治疗时，由于颅腔相对固定，脑脊液、血液不能被压缩，无抽搐电休克治疗时颅内血流量增加，血脑屏障渗透性增加，会诱发脑疝，甚至死亡。

（2）脑血管疾病：对伴有血管疾病的患者，病情稳定，可行无抽搐电休克治疗，其引起脑梗死或脑出血的风险不大，但对脑肿瘤或近期有过脑中风患者风险较高。高血压患者无抽搐电休克治疗时，可通过降血压药物控制患者血压，以免引起脑出血。对于缺血性脑血管疾病，通常不使用强降血压药物，以防低血压。对于无临床症状的经核磁共振成像（MRI）诊断的脑血管疾病，不会对无抽搐电休克治疗造成风险，但基底节神经病变的患者无抽搐电休克治疗容易诱发精神障碍。

潜隐性动脉瘤患者在行无抽搐电休克治疗时一般不会产生不良反应，既往有出血又未经治疗的、伴有出血倾向的动脉瘤患者，是无抽搐电休克治疗的危险因素。一般认为，脑血管意外患者病情缓解约 3 个月后可实行无抽搐电休克治疗。

（3）痴呆：痴呆患者行无抽搐电休克治疗，会加重暂时性认知功能缺损，但对抑郁症患者的假性痴呆却有很好的疗效。

（4）精神发育迟滞：无抽搐电休克治疗对精神发育迟滞患者伴发的情感症状有效。

（5）迟发性运动障碍：有资料证实，无抽搐电休克治疗能增强突触后多巴胺受体的活性，尤其是抗抑郁治疗的帕金森患者，有可能会出现突发性运动障碍。因此无抽搐电休克治疗可能会加重迟发性运动障碍，但目前意见尚不统一。也有观点认为无抽搐电休克治疗能缓解迟发性运动障碍。

（6）多发性硬化：多发性硬化的影像学特征是，在磁共振成像（MRI）显示皮质下白质存在信号增强的小区域。常伴有情感症状（抑郁或欣快），病情严重时可予无抽搐电休克治疗，患者情感症状改善尚可，而其神经系统状况无明显变化。但也有个案报道，无抽搐电休克治疗后出现锥体束征。

（7）癫痫：无抽搐电休克治疗可提高抽搐发作的阈值，达到治疗癫痫的作用，尤其适用于复杂部分性发作的精神病性表现，通常为颞叶癫痫。治疗期间应与抗癫痫药物联合使用。也有观点认为，无抽搐电休克治疗会延长或引发抽搐发作。抗惊厥药物可协同无抽搐电休克治疗，使得抽搐发作阈值增加，从而提高治疗效果，因此在无抽搐电休克治疗时，抗惊厥药物的剂量应尽可能降低。

（8）帕金森病：无抽搐电休克治疗对原发性帕金森病短期治疗效果好，对持续或维持治疗同样有效。其机制尚不明确。无抽搐电休克治疗可引起多巴胺功能亢进，从而导致精神病性症状或运动障碍，这可通过降低多巴胺能药物的剂量来控制。

2. 心血管系统疾病　患者在行无抽搐电休克治疗时，心血管系统反应首先体现在心率、血压的变化。某些特定的心血管疾病会增加无抽搐电休克治疗的风险，如心肌梗死、充血性心衰、重症心瓣膜病、严重心律失常，血管动脉瘤等。此外，不稳定心绞痛、心肌缺血、严重房室传导阻滞、室性心律失常、室上性心律失常、未控制的高血压等也会增加无抽搐电休克治疗的风险。对有上述风险的患者，可请相关科室会诊，共同评估，探讨降低治疗风险的方案，尽量不作出因此排除无抽搐电休克治疗的决定。有数据显示，使用抗精神病药物治疗产生的心血管疾病发病率或死亡率要高于电休克治疗。

植入性心脏起搏器可改善患者心率及心脏节律，在无抽搐电休克治疗前，请心电生理医生会诊，协助调整起搏器工作模式。

3. 内分泌代谢

（1）糖尿病：糖尿病患者行无抽搐电休克治疗时需调整降血糖药物，保证血糖平稳，因为血糖过高会影响无抽搐电休克治疗的效果。

（2）甲状腺功能亢进：甲状腺功能亢进患者在行无抽搐电休克治疗时可引发甲亢危象，症状控制后可无抽搐电休克治疗，除非有其他禁忌证。但对亚临床型甲状腺功能亢进患者无抽搐电休克治疗则不存在这样的风险。

（3）血钾异常：无抽搐电休克治疗中使用琥珀酰胆碱会使血钾一过性增高，而增加心脏毒性，因此，高血钾患者应使用去极化肌松药。低血钾会延长无抽搐电休克治疗后麻痹或呼吸暂停的时间，因此治疗前应予以纠正。

（4）低钠血症：低钠血症可引起自发性惊厥发作，无抽搐电休克治疗前应及时纠正，尤其是急性重症低钠血症。

4. 其他　慢阻肺的患者无抽搐电休克治疗前应予支气管扩张剂治疗，同时终止或降低氨茶碱的使用，以免抽搐发作时间延长。

甲状腺功能低下、甲状旁腺功能低下者尚无数据显示无抽搐电休克治疗存在问题。对于嗜铬细胞瘤患者在行无抽搐电休克治疗时，要使用α受体阻断剂、β受体阻断剂、酪氨酸羟化酶阻断剂降低风险。因无抽搐电休克治疗可引起一过性肾上腺皮质刺激，故对于阿迪森氏病和其他类固醇依赖性的患者，治疗前给予一定量的类固醇激素。

六、无抽搐电休克治疗的护理

（一）护理人员岗位职责

1. 护士长职责

（1）在中心主任和护理部的领导下，负责完成本中心护理业务和管理工作。

（2）根据护理部及本中心工作计划，制订中心护理工作计划并组织实施。

（3）督促和检查护理人员执行各项规章制度，落实岗位责任制，遵守技术操作规程的情况。参加并指导危重患者的抢救及复杂的护理技术操作。

（4）做好护理人员的思想工作，关心群众生活，加强护理人员的素质教育，树立以患者为中心的服务理念，对中心各级人员的奖惩情况提出意见。

（5）对发生的差错事故，要及时组织讨论，查明原因及经过，提出处理意见，按规定上报。

（6）负责护理人员分工排班、出勤统计，按规定批准病事假，按时上报护理月报。

（7）指定专人负责各种物品、医疗器械的请领和保管。每周检查急救药品和器械的使用情况，做到用时完备有效。

（8）负责对无抽搐电痉挛治疗患者的时间做出计划和安排，经常与病房沟通，根据情况对治疗时间做出调整。负责协调与其他科室的工作关系。

（9）组织护理人员的业务学习和技术训练，积极参加护理科研。

（10）完成领导交办的其他工作。

2. 治疗护士职责

（1）在护士长的领导下，负责门诊患者及病房患者的无抽搐电休克治疗（MECT）的治疗护理工作。

（2）坚守工作岗位，严格执行无菌技术操作规程和消毒隔离制度，防止交叉感染。

（3）MECT治疗前为患者测量体温、体重、血压、脉搏、呼吸。

（4）做好治疗前用物及药品的准备工作。

（5）与等候室护士交接患者。

（6）将患者带入治疗室，让患者平卧于治疗床上，为患者开通静脉通道，遵医嘱静脉给药。

（7）治疗结束后，取出静脉穿刺针，将患者送入醒复室，与醒复室护士做好交接。

（8）MECT结束后，整理注射器、牙垫、面罩等用物，用有效含氯消毒剂浸泡，对治疗室进行紫外线照射消毒，认真做好呼吸机的消毒工作。

（9）负责治疗室物品及药品的领取工作，每周检查一次抢救药品及治疗仪器的使用情况，药品使用后及时补充，发现问题及时汇报。

（10）做好治疗患者的预约、登记等工作。

3. 醒复室护士职责

（1）在护士长的领导下，负责门诊患者及病房患者的无抽搐电休克治疗（MECT）的醒复护理工作。

（2）坚守工作岗位，严格执行无菌技术操作规程和消毒隔离制度，防止交叉感染。

（3）做好治疗前用物及药品的准备工作。

（4）检查并清洁、消毒简易呼吸器、氧气湿化瓶、心电监护仪、脉搏血氧饱和度仪，如有故障及时清理和更换保证正常运转。

（5）接受患者，与治疗护士做好交接，连接脉搏血氧饱和度仪，监测生命体征，保证患者安全。

（6）严密观察患者情况，一旦有病情变化立即通知医师处理，并配合抢救。

（7）评估患者醒复情况并做好记录。

（8）患者完全清醒后与病房护士做好交接。

（9）每日督促做好醒复室终末消毒。

4. 等候区护士职责

（1）在护士长的领导下，负责门诊患者及病房患者的无抽搐电休克治疗（MECT）的预约、等候管理工作。

（2）坚守工作岗位，严格执行无菌技术操作规程和消毒隔离制度，防止交叉感染。

（3）做好治疗前用物及药品的准备工作。

（4）MECT做好病房患者的预约安排工作，保证等候室患者不多于5人，保持环境安静，要求患者不离开护士视线，做好重点患者有效防护。

（5）与治疗护士做好患者交接，严格落实核对制度，保证患者安全。

（6）观察患者情况，一旦有病情变化立即通知医师处理。

（7）做好等候室终末消毒。

（二）护理人员的管理及要求

随着无抽搐电休克治疗的广泛应用和护理工作的不断深入，无抽搐电休克治疗需要具备更精湛的技术和更优质的护理服务，因此对其管理者和护理人员有了更高、更新的要求。

1. 护理人员的管理

（1）护士长必须加强自身修养，树立领导形象，更要有强烈的事业心和高度的责任感，勇于承担与担当。

（2）严格制定相关规章制度及工作流程，按照相关制度督促及检查工作。

（3）减少意外事件的发生，提高危机干预能力。

（4）树立科学有效的管理机制，要以制度管人，对护理工作做到量化、细化分析，合理安排工作。

（5）工作中做到以人为本，积极营造良好的工作氛围，提高工作积极性，注重团队合作精神。

（6）严格质量管理，提高护理服务质量。着重抓质量，消除隐患，预防和减少医疗差错事故的发生。

（7）定期组织相关学习与培训，不断提高团队专业技术水平，高质量完成工作。

2. 护理人员要求

（1）遵从科室领导管理及工作安排，认真完成本职工作。

（2）遵守医院内各项规章制度，落实相关岗位职责。

（3）具备良好的心理素质，遇事沉着冷静，要有慎独精神及处理应急事件的能力。

（4）不断提高专业技术水平，熟练掌握相关知识，不断学习并完善自己，提高业务水平及应变能力，定期参加学习与培训。

（5）有良好的职业道德，提升自身素质，要有爱心、耐心、责任心与事业心，善于发现及解决问题。

（6）工作中，要有主动服务意识，更大程度地满足患者需求，提供更优质的护理服务。

（三）患者的心理护理

1. 治疗前的心理护理

（1）积极主动地与患者和家属沟通，以诚恳的态度与患者建立良好的护患关系，取得其信任，耐心细致地讲解无抽搐电休克治疗的目的、过程、效果、疗程及注意事项。

（2）可以让以前做过无抽搐电休克治疗的患者及其家属表达对治疗的看法及感受，与其聊天，以解除或减轻患者及家属的紧张恐惧心理，争取主动配合治疗。

（3）对患者和家属担心疗效不佳、害怕治疗后出现后遗症等不愿接受治疗者，护士应做好解释工作，告知家属和患者，医生是根据病情决定治疗方案的。MECT 可快速控制精神症状，缩短住院天数，这是其他药物和治疗不可能达到的。

（4）治疗前用的麻醉药和肌肉松弛药，使患者在整个过程中无任何痛苦的感觉和不适，是一种安全、可靠的治疗。

（5）MECT 主要的副反应是对认知的影响，治疗后可有短暂的意识模糊状态，并伴有较长时间的顺行性及逆行性遗忘，记忆减退多在治疗停止后数周内自行恢复。常见不良反应主要有头痛、恶心及呕吐，不必特殊处理。

（6）根据患者的病情、性别、文化程度、社会角色的不同，找准心理问题，实施有效的心理护理，保障患者以良好的心态和稳定的情绪接受治疗。

2. 治疗中的心理护理

（1）认真核对患者信息。

（2）询问患者是否进食水，并告知治疗前不让进食水是为了避免食物反流吸入气管造成不良后果。

（3）再次给予心理疏导，解释治疗过程，告之其在治疗过程中一直都有医护人员在旁监护，消除其紧张恐惧心理。

3. 治疗后的心理护理

（1）将患者安置在安静的室内，密切观察患者的反应，如患者意识尚未清醒，兴奋不安，护理人员应在旁陪伴，并加床档或约束，防止意外，直至患者完全清醒。

（2）亲切地与患者交谈，询问其对 MECT 的看法，减少不良反应的发生。使患者感觉到无抽搐电休克治疗的效果，从而主动配合治疗，保证治疗次数。

（四）患者的其他护理

1. 醒复室护理

（1）醒复室护士严密观察患者情况，包括呼吸、意识等情况，一旦有病情变化立即通知医师处理，并配合抢救。

（2）用格拉斯哥评定（GCS）评估患者意识情况，一般监护 15~30min。待患者完全清醒，无明显头痛、恶心、胸闷、心悸等不适感时，与病房护士做好交接，患者起床时给予扶持，严防坠床。

（3）填写 MECT 交接记录单。

2. 病房护理

（1）责任护士协助患者坐轮椅返回病房，注意保暖，安置患者卧床休息。必要时加床档，防止患者坠床。

（2）观察患者反应，有异常情况及时向医生通报，安抚患者情绪，做好相关健康教育。

（3）用徒手肌力检查分级法（MRC）做好肌力评估，肌力达到4级或以上可以下地活动。

（4）用标准吞咽功能评定（SSA）做好吞咽功能评估，若未发生吞咽困难、呛咳等情况，各项评分均达1分（即总分达18分）即可为患者提供进水、用餐及服药。

（五）患者的健康教育

1. 治疗前宣教内容

（1）MECT相关知识：MECT是精神科常用的物理治疗。其原理是通过适量的脉冲电流刺激，使大脑皮层广泛性放电，促进脑细胞发生一系列生理变化的反应。无抽搐电休克治疗是患者在全身麻醉下入睡，并给予肌松剂及氧气，然后用一短暂电刺激，使大脑细胞释放化学物质以恢复大脑正常功能，在无抽搐发作的情况下达到治疗目的。它因具有抽搐轻、起效快、安全性高、副作用轻微、并发症少等特点，目前已成为精神科临床治疗中经常采用的一种治疗手段。

体格检查和实验室检查：MECT治疗前应完成体格检查（包括神经系统检查）和实验室检查。实验室检查包括血常规、尿常规、血生化（空腹）、空腹血糖、心电图、胸片等。可以让医生全面评估患者的躯体状况，并及时处理异常情况，保证治疗的顺利进行与安全。

（2）治疗前准备

1）监测内容：治疗前要测量患者体重（评估使用麻药剂量）、体温、血压、呼吸和脉搏。

2）饮食：按照麻醉药物要求，术前8小时禁食、禁水，否则患者易引起分泌物增多、呕吐、误吸或窒息。

3）二便：为了保证治疗顺利进行，术前请患者排空大小便。

4）装饰：取下所有义齿及珠宝首饰（防止术中脱落吸入或引起窒息），清除所有化妆品及指甲油（干扰血氧饱和度的测量）。

5）烟酒：香烟易引起分泌物增多，导致误吸，增加窒息风险。

6）糖尿病患者：告知患者当感到心慌、大汗、手颤、乏力时，及时告知医护人员或向其他人员求助。

7）腕带：腕带内容是确定患者身份的重要信息，在治疗过程中要多次核对。告知患者注意保护好腕带，如果字迹不清或损害时请及时告知医护人员。

8）睡眠：告知患者治疗前有轻微的焦虑和紧张属于正常现象，用平和的心态看待治疗，按照正常生物钟安排作息时间，积极配合完成治疗。如果有心跳加快、入睡困难（晚10：00以后）等不适感受时请及时告诉医护人员，尽快找医生处理。另外，向患者介绍几种常见的放松方法，对缓解焦虑、稳定情绪、改善睡眠会有帮助。

A. 肌肉松弛训练：当焦虑出现时，应当学会用自我放松疗法，来消除焦虑症状。具体做法是：先进行呼吸调节，放松全身肌肉，消除杂念，使肌肉紧张然后再放松，按照额部—颈部—胸腹—四肢遍及全身，每次15~20min，每天2次。同时，也可以静坐在安静环境里，闭目休息15~20min，注意力要集中于呼吸，并默念有意义的单词，这样可使焦虑症状缓解。

B. 腹式呼吸法："呼有意，吸无意"每次向外呼气时同时做到收腹、提肛、缩肾的动作。吸气时，唇轻合，舌抵上颚，全身放松，小腹自然隆起。"收腹"：腹肌稍用力，使小腹内收；"提肛"：在收腹的同时，将肛门慢慢收起；"缩肾"：就是胯关节的两侧的环跳穴向中间收缩之意。"松腹"就是随气下沉，小腹徐徐自然松开恢复常态，肛门也同时慢慢松开。腹式呼吸要由少到多，由浅入深的进行吐纳，反复练习，才能做到自然自如。

2. MECT 治疗后宣教内容

（1）体位：治疗后采用去枕平卧，头偏向一侧。

（2）进食和服药：治疗后经护理人员评估后可以进食或服药，进食或服药后，请配合护理人员检查口腔。

（3）活动：活动是由卧位到坐位、由坐位到站立、再到行走逐步推进的过程，护理人员会评估、协助患者完成整个过程。下午如果患者无不适感受，可以参加病区组织的各项康复内容。

3. 2~4 次 MECT 治疗　告知存在如下不良反应和并发症：

（1）头疼、恶心、呕吐：因为治疗是在麻醉下进行，可能会出现头疼、恶心、呕吐等麻醉药的常见的不良反应，这些症状会在麻醉药作用消失后自然改善。

（2）认知损害：有的患者可能出现短暂记忆障碍，以近记忆损害较明显，一般不需特殊处理，在治疗结束后 2 周左右多可以恢复。

（3）呼吸系统并发症：由于使用麻醉剂和肌肉松弛剂、分泌物增多等原因，患者可出现呼吸困难、呼吸恢复延迟、吸入性肺炎等并发症。由于整个治疗过程是在医护人员监护下进行的，一旦出现会及时处理。

4. 5~12 次 MECT 治疗　针对患者的病情变化，引导患者自我意识到 MECT 治疗对患者症状、情绪、睡眠、饮食等方面的作用，提高患者的依从性。MECT 治疗疗程根据病情确定，一般为 8~12 次，急性患者可每日一次后改隔日一次。对于极度兴奋、缄默状态、拒绝治疗的患者，可根据患者情况延迟宣教。

七、无抽搐电休克治疗的不良反应及处理

一般来说，如患者有心脏病史、肺部疾患、脑损伤病史或者其他一些医学疾病，进行麻醉和 MECT 治疗的危险性就可能会增加很多。因此，在 MECT 治疗前，首先要控制患者基础疾病的病情，从而减少治疗时不良反应的发生或减轻其严重程度。

（一）无抽搐电休克治疗的不良反应及处理

应用 MECT 治疗的过程中可能出现的不良反应有意识障碍、头痛、肌肉疼痛、恶心、骨折以及牙齿松动、脱落、牙龈出血、唇舌咬伤，还有主观性认知不良反应等。

1. 意识障碍　一般情况下从发作开始到意识恢复需要 5~15 分钟不等，抽搐发作后昏迷状态约持续几秒到几分钟，假如抽搐发作结束后仍有意识障碍，即可视为 MECT 所致的意识障碍。目前通常把 MECT 后出现的意识障碍纳入定向障碍的范畴，表现类型有精神错乱状态或意识模糊状态，通常持续时间为几分钟到 30 分钟不等。这种状态包括了思维、感觉、行为障碍，也包括了记忆障碍、理解障碍、自动症及时间、地点和人物的定向障碍。

2. 头痛　是 MECT 治疗最常见的不良反应之一，在 MECT 治疗后的最初几个小时内是很普遍的，大约 45% 的患者都会在治疗中或治疗后恢复期出现该症状。大多数患者的头痛症状都是很轻微的，少数严重的头痛有可能伴有恶心、呕吐等症状。典型的 MECT 后头痛是位于脑袋前部的搏动性头痛。

常见的原因有抑郁患者本身容易产生头痛、受服用药物的影响或者是停药反应造成的头痛，以及对头痛评判的标准不同等。MECT 后头痛在年轻患者中表现得尤为严重，特别是在儿童和青少年中。现在还不明确患者以前有头痛史（偏头痛等）是否会增加 MECT 后头

痛发作的风险，但可以明确的是，MECT 会加重患者以前的头痛症状。MECT 后头痛和刺激电极位置的放置（双前太阳穴位置）、刺激的剂量，以及对 MECT 治疗的反应都有一定的关系。MECT 后搏动性头痛的特征表明它可能是一种血管性的头痛，MECT 可能临时改变了患者头痛的性质，由肌肉收缩性头痛变为了血管性头痛；另外，MECT 可能改变了 5-HT_2 受体的敏感性，该受体的敏感性被认为和血管性头痛有关；其他有可能的机制还包括，电刺激诱导了临时性的肌肉痉挛（治疗时致颞肌痉挛），或者电刺激增加了大脑的血压和血流量。

MECT 后头痛的处置原则是对症治疗。Swartz 认为采用热疗和按摩可以有效缓解头痛。也有人认为在头痛刚开始时及时给予阿司匹林、对乙酰氨基酚或非甾体类抗炎药（NSAIDs）等药物，能够收到很好的疗效。或者皮下给予 6mg 的 Sumatriptan 或 Seroronin 5-HTlD 受体拮抗剂，也可口服 25~100mg，都有较好的疗效。有些患者可能还需给予强力的镇痛剂（可待因等），尽管这有导致恶心、降低患者呼吸功能、延缓患者的恢复等不良反应。绝大多数患者在安静和黑暗的环境中休息也会有助于头痛的恢复。

3. 肌肉疼痛　一些患者在 MECT 治疗后还会出现肌肉疼痛，尤其是在首次治疗后最常出现，在以后的治疗中出现的频率并不高。肌肉疼痛是由于肌肉痉挛所造成的，可以通过增加肌松剂的剂量来缓解疼痛。还可以采用对症治疗，常用的镇痛药有阿司匹林、对乙酰氨基酚或 NSAIDs。

MECT 治疗时直接刺激翼状肌、咀嚼肌和颞肌，导致这些肌肉中的神经去极化，这种去极化所产生的钳型电位并不能被肌松剂所减弱。在稳定的压力作用下，确保牙齿围绕防咬装置紧紧合拢，可以最大限度地减少疼痛。也可以通过服用阿司匹林、对乙酰氨基酚或 NSAIDs 缓解疼痛。

4. 恶心　MECT 后发生恶心的概率从 1% 到 23% 不等，但由于经常伴随头痛发生，因此很难准确说明恶心发生的概率。恶心经常继发于头痛，这样的患者可以通过镇静剂来缓解，尤其对血管性头痛疗效好。恶心也可能是由于麻醉剂的不良反应而单独出现，这是由于该类药物的突然停药而造成的，也可能还有一些其他的机制导致恶心。当恶心伴随头痛出现时，首先需缓解头痛症状，方法如上所述。MECT 后出现的其他恶心症状，通过服用多巴胺阻滞剂可得到较好的控制，该类药物有吩噻嗪类衍生物（氯丙嗪等）、丁酸苯类（氟哌啶醇）、苯甲酸胺、甲氧氯普胺等。如果恶心很严重并伴有呕吐，最好使用非肠胃给药或使用栓剂。当然，以上药物可能会伴随一些不良反应，如低血压、肌肉运动方面的不良反应和降低癫痫发作阈值等。如果上述药物对患者不起作用，或者不良反应太大而不能使用，也可以用 Serotonin 5-HT_3 受体拮抗剂来治疗。这些药物应该在 MECT 治疗前几分钟静脉内给药，剂量是 4mg 或者 12.5mg。常规情况下很少使用 Serotonin 5-HT_3 受体拮抗剂，主要由于该类药价格昂贵且疗效也并不比传统止吐药好多少。如果恶心是由于某种特定的麻醉剂造成的，可考虑更换麻醉剂来缓解恶心症状。

5. 骨折　在 MECT 治疗中，骨折一般很少见。部分对肌松剂不敏感的患者抽搐发作时由于突然剧烈的肌肉收缩可引起骨折，一般常见的好发部位为脊椎，以胸椎 4~8 节最常见，其次为腰椎和颈椎，长骨以下肢的股骨和上肢的肱骨多见。主要影响因素为：电量过大造成抽搐强烈，尤其是全身肌肉收缩猛烈；老年人骨质疏松；基本保护措施不当。预防措施：保护人员由左右两人分别操作，重点保护肩、肘、髋、膝关节以及四肢长骨，力度适当，仅仅对肢体的抽动给予缓冲，不能过度限制患者抽动。

6. 牙齿松动、脱落，牙龈出血，唇舌咬伤，牙齿松动、脱落，牙龈出血，唇舌咬伤多为抽搐剧烈而保护措施不当所致，要求保护者熟悉保护的基本要领。

7. 主观性认知不良反应　MECT 可导致广泛的认知不良反应，但不一定出现。可能引起的原因有：电流对颞叶的直接损害；抽搐本身引起的脑组织缺氧和中枢神经介质的损害；治疗过程中使用了阿托品等药物。认知不良反应有以下四个主要特征：

（1）每次治疗后会有一个短暂的方向缺失期，并伴有注意力、实践能力和记忆的损害。

（2）优化 MECT 治疗参数，可以减少患者短期认知不良反应的发生，并能够减轻长期认知不良反应的严重程度。

（3）MECT 后发生认知不良反应的范围和严重程度个体差异很大。

（4）MECT 会使患者认知特性发生重大改变。在 MECT 治疗过程中，注意力方面的缺陷有可能会加重，这些认知损害也可能随着患者症状的改善逐步消失。患者在瞬间记忆方面的缺陷，可能没有什么改变，或者会在治疗停止后几天内得到改善。

（二）无抽搐电休克治疗的并发症及处理

MECT 治疗过程中的临床并发症主要发生在心血管系统、中枢神经系统、呼吸系统。一般地，主要的临床并发症和死亡率与心脏功能有关。患者的心脏疾病、呼吸系统疾病的类型和严重程度直接影响并发症的出现。

1. 血管并发症　目前 MECT 治疗合理的死亡率为每一万个患者中死亡一个或者每 8 万次治疗中死亡一个，主要出现在癫痫发作后和治疗后恢复期这两个时段。死因中以心血管并发症占首位，包括心肌梗死和循环衰竭。尽管治疗在短时间内会增加大脑的血流量，使颅内压增加，但是很少有脑血管并发症发生。由于在治疗后恢复期心律失常发生的比率很高，因此在治疗中和治疗后，要通过心电图仪全程监护，直到患者的生命体征（脉搏、收缩压和舒张压）完全稳定后，才可以让患者离开恢复区。有心脏病史的患者治疗后发生心血管并发症的危险性会更大。实际上，有心脏病史的患者在治疗时基本上都会有不同程度的心血管并发症发生。

如果在治疗中患者突然出现皮肤苍白、血压下降、脉搏细速，应迅速注射中枢兴奋药和强心药，如肾上腺素、尼可刹米等，并应仔细寻找导致并发症的因素，给予及时处理，必要时酌情停用 MECT 治疗。

2. 神经系统并发症

（1）失语、失用、失认：在 MECT 治疗后可出现一过性的神经系统功能障碍，例如失语、失用以及失认。有医生对患者施行双侧式 MECT 治疗后立即出现的这些情况予以了报道，但是，并未进行过系统的研究。曾经有学者报道在单左侧式 MECT 治疗之后出现杂乱性失语。也有学者报道 MECT 后出现言语困难。但上述情况均可在治疗后的 30min 内消失。直至 1978 年 Kriss 等对此进行了系统性研究，在对患者进行了 62 次单左侧或单右侧式 MECT 治疗之前及治疗之后，立即进行神经系统检查。其中涉及 29 例右利手患者。结果发现电刺激治疗的对侧出现肌肉系统的高强度阵挛，形成了不对称性现象。这种抽搐的发生是在广泛性的、双侧性的抽搐过后、意识恢复之前。刺激侧的上肢反射一般首先恢复，约占 80%。上述现象恢复到正常状态一般需要 15min 左右。运动、视觉以及触觉障碍在刺激的对侧有时也会出现。所有接受左侧式 MECT 治疗的患者在治疗后都会立即出现一过性的言语困难，如部分患者出现命名性失语。另外，接受单左侧式 MECT 治疗的患者相比单右侧式

MECT 治疗的患者，睁眼反应的恢复时间较长，这就支持了优势半球在意识的维持和表现方面起着重要作用的观点。单右侧式 MECT 治疗之后会出现显著的疾病失认现象，甚至在意识完全清楚、能良好合作以后的患者中还可能会存在一段时间。也有学者提出，这些现象可以认为是 MECT 治疗过程中出现的正常反应而不是并发症。

（2）急性谵妄：约 10%的患者在 MECT 治疗后立即出现急性意识障碍或发展成一种自限性的谵妄状态。一些患者治疗后谵妄只在一次或两次治疗的时候发生，且不复发，而另一些患者可能每次治疗时都出现该症状。MECT 治疗所致急性谵妄可有以下临床表现：①不宁、激越；②定向障碍；③意识模糊；④反复出现刻板动作；⑤理解力受损；⑥不能应答指令；⑦继发阶段性记忆障碍。

在麻醉过程、MECT 治疗时的电刺激以及抽搐本身均有可能产生以上种种症状。其中，头昏、不宁患者可伴有低语、说话不连贯、摸索床上用品、擦和抓扯自己的皮肤、大声呻吟、拍打四周，以及试图爬离治疗床。对患者进行躯体上的约束以求预防这些行为，后果只能弄得更糟。可取的方法之一是派专人守护，只要患者的行为不构成自伤或对他人的伤害，适当顺其自然地保护即可。对这种谵妄状态无须特殊治疗，大多数的患者约 5~45min 便可自行恢复，在恢复期患者有健忘症状。但如果患者出现严重的谵妄，就可能需要支持治疗或药物治疗。

（3）T 诱发的急性（随意）运动障碍：在 MECT 治疗期间出现的急性（随意）运动障碍有几种表现形式，最常见的一种表现形式为在发作之后出现不自主的咀嚼和咂唇运动，这种现象经常被精神科医生在施行 MECT 治疗时发现。目前认为这种急性（随意）运动障碍是由于 MECT 治疗诱发的多巴胺受体突触后膜敏感性增强所导致。

（4）急性脑器质性综合征：MECT 后出现的急性脑器质性损害的表现，主要以情感欣快或迟钝综合征、偏执综合征、幻觉综合征多见，通常在治疗后一周内逐渐消失。

3. 呼吸系统并发症

（1）阻塞性呼吸困难：阻塞性呼吸困难即患者自主呼吸已经恢复，但由于喉痉挛，舌根后坠，分泌物或异物阻塞呼吸道所引起的呼吸困难。预防措施：喉痉挛的发生与抽搐发作后自主神经亢进有关，一般在治疗前应用阿托品可预防。出现阻塞性呼吸困难可以应用阿托品静脉注射予以缓解。舌根后坠通常是抽搐发作后咽部肌群麻痹松弛所致，简单的应对方法是：轻者适当提高下颌角让头部过伸即可缓解；重者可用开口器张开口腔，用舌钳定位拉舌即可。若分泌物过多，应及时用吸痰器吸出，通常发作后将躯体及头部侧卧，术前使用阿托品可以防止分泌物过多。

（2）呼吸暂停延长：呼吸暂停延长并不常见，主要在琥珀酰胆碱代谢率比较低的患者中出现。一旦出现这种情况，维持患者充足的氧气供给是关键，在氧气充足的情况下，患者一般可在 30~60min 内自行缓解。一般情况下，予以面罩持续正压给氧即可，无须进行气管插管。

值得注意的是，在发生呼吸暂停延长时，我们一定要通过对地布卡因用量的调查和对拟胆碱酯酶水平的检测来查清病因，在下次治疗前进行调整。可以通过降低琥珀酰胆碱的用量或者使用非去极化的肌松剂如阿曲库铵（Atracurium）来减少该类不良反应的发生。在少数情况下，患者处于麻痹状态下仍有部分意识存在。造成这种情况的主要原因是麻醉剂用量不足或者是使用麻醉剂和肌松剂之间的间隔时间短。因此，在使用肌松剂前最好要先看患者是否已经完全麻醉。

（3）吸入性肺炎：抽搐发作时或发作后的短暂意识丧失，咳嗽反射消失，分泌物增多等多种因素可导致吸入性肺炎。预防措施：一般在治疗前应用阿托品可预防。出现症状时可以应用阿托品静脉注射予以缓解。一般而言，在进行 MECT 治疗前患者有几小时的禁食和禁饮，治疗中又注射了肌肉松弛剂，故造成吸入性肺炎的可能性很小。但我们仍需对施行 MECT 治疗的患者仔细寻找出可致胃轻瘫的一些高危险性因素，如糖尿病、甲状腺功能减低症、淀粉样变性疾病以及硬皮病等。这就要求我们仔细收集病史，如有必要可进行一种 GI 系列或放射性核苷酸胃排空实验。预防呕吐的唯一有效办法是防止吸入胃内容物。如果证实患者有胃轻瘫表现，则应插入鼻胃管，在麻醉诱导之前，抽空胃内容物。

4. 癫痫发作　延长 MECT 治疗中还可能出现癫痫发作时间延长（癫痫发作时间超过 3min）或者患者处于癫痫状态（癫痫发作时间超过 30min 或者有两个或多个发作，患者没有恢复到清醒状态）。如果在 3~5min 内不能使患者从癫痫状态中恢复，可能会导致患者治疗后的意识丧失或健忘。癫痫发作延长，会造成患者的氧气摄入不足，从而使组织缺氧，大脑损伤和心血管并发症发生的概率大大增加。在动物实验中，如果癫痫发作超过了 30min，尽管已经采取了措施使动物的血气水平维持在一个合适的水平，但是动物出现脑结构损伤、心血管和心肺并发症的概率还是大大增加了。

癫痫发作延长或癫痫状态的出现可能和患者服用的药物有关，也可能和患者本身的一些病情有关，如癫痫发作阈值的降低或者存在对癫痫发作终止有干扰的因素。该种情况常见的如患者服用茶碱，即使是治疗剂量也会使癫痫发作延长；或患者本身存在水电解质失衡，在同一次治疗中也可能反复诱导癫痫发作（MECT 的多方面监测）；还有就是治疗时同时服用锂剂。在非发作期也会出现一些非抽搐性的癫痫症状，比如突然发作的妄想、反应丧失、易激惹等。出现这种情况可以通过短效的抗抽搐治疗［静脉注射氯羟去甲安定（Lorazepam）或地西泮（Diazepam）］来缓解症状。症状缓解的主要表现为：不正常脑电波消失，患者的认知功能恢复。

至于 MECT 是否会增加患者癫痫发作时间延长的概率，是人们比较关心的一个问题。有证据表明，该概率是很低的，可能和人群的群体反应出现的概率相同。目前临床上大量报道的在采用单脉冲单侧式 MECT 治疗时产生的延长性抽搐发作，多是靠脑电图监测的结果。但是脑电图的监测作为常规程序只监测了发作的时间长短，可临床医生却常常以此为依据作为终止发作的标准。其实运用脑电图监测下的反复连续观察，也没有发现单侧式和双侧式 MECT 治疗（不管是单脉冲刺激还是正弦波刺激）有延长性抽搐的发生。

近一段时间，有学者把对非抽搐性全身性癫痫持续状态的诊断技术运用到了 MECT 治疗领域。这种诊断方法涉及的典型临床表现应是患者在接受了 MECT 治疗之后，已完全从抽搐和麻醉过程中清醒，并返回到了自己的病区，之后却发现有不语或部分交流障碍的现象，并且仔细观察发现患者的意识水平呈波动现象。此时进行脑电图检查，发现有弥漫性 6 波活动，时有尖波融合的现象。这种意识模糊状态和脑电图异常可以持续几小时或几天，才会完全恢复或部分恢复，或许最后需要静脉注射安定才有可能消失。但是要明确非抽搐性全身性癫痫持续状态这个诊断并不容易，部分原因是该诊断缺乏诊断标准和排除标准。Weiner 和 Krystal（1993）提出，非抽搐性癫痫持续状态必须与典型的 MECT 治疗所诱发的谵妄状态鉴别。在这一点上，单靠脑电图是难以做到的。weiner 认为必须明确在发作性脑电图活动和运用了一种抗抽搐药物这两种情况都不存在的情况下，MECT 治疗所导致的抽搐状态才能确诊。

虽然目前还没有一个标准来判断究竟抽搐持续多久才算是过长，但仍需要医疗干预。

目前临床上的大多数 MECT 治疗所导致的抽搐经脑电图监测不超过 90s，而且治疗反应在 30s 时就过了。所以，一旦抽搐时间超过 3min，可以考虑终止发作。方法是静脉推注安定 10~15mg，这也是多年来临床上一直选用的用以终止长时间抽搐的药物。

5. 认知功能损害 MECT 导致的认知不良反应在广度和深度上有很大差异，是 MECT 使用受限的主要原因之一。认知不良反应有以下四个主要特征：

（1）每次治疗后，该类不良反应随着时间的推移，其类型和严重程度都会发生改变。最严重的认知不良反应一般发生在治疗后恢复期。这一时期患者的表现并不相同，但一般都会有一个短暂的方向缺失期，并伴有注意力、实践能力和记忆的损害。这些损害会随着时间推移而逐渐消退，但消退的速度因人而异。可以明确的是，MECT 所导致的认知损害是功能性的，其严重程度与其距最后一次治疗的时间有关。

（2）MECT 治疗方法的选择也会对患者认知缺陷的性质和严重程度产生重要的影响。一般而言，双侧电极放置方式、正弦波刺激、高的电刺激剂量、狭小的治疗空间、治疗次数的增多、高剂量的巴比妥盐麻醉剂，每一项都会造成严重的认知不良反应。相反，右单侧电极放置方式、简单波形刺激、低电量刺激、较宽阔的治疗空间、减少治疗的次数、低剂量的巴比妥盐麻醉剂，所造成的认知不良反应就要轻得多。故优化 MECT 治疗参数，可以减少患者短期认知不良反应的发生，并能够减轻长期认知不良反应的严重程度。

（3）MECT 后发生认知不良反应的范围和严重程度个体差异很大。目前，原因未明。

（4）MECT 会使患者认知特性发生重大改变。在 MECT 治疗过程中，注意力方面的缺陷有可能会加重，这些认知损害也可能随着患者症状的改善而逐步消失。患者在瞬间记忆方面的缺陷，可能会没有什么改变，或者会在治疗停止后几天内得到改善。

相对于患者神经、精神方面的改善，MECT 可能会选择性地导致顺行性或逆行性遗忘。有记录表明，相对于 MECT 治疗前，MECT 治疗几天以后患者对所列词条的及时记忆能力会改善，然而，其延迟记忆的能力会受到一定的损害。MECT 治疗结束后，顺行性遗忘会很快恢复，也不会对患者的学习和记忆能力造成长期的不良影响。MECT 治疗后，患者经常会发生逆行性遗忘。逆行性遗忘在 MECT 治疗刚刚结束时是最为严重的。MECT 完成几天后，患者对于很久远以前事件的记忆会完全恢复，但是对于 MECT 治疗前几个月或近一年内发生的事情，恢复起来就比较困难了。通常情况下，随着时间的推移，逆行性遗忘的程度会逐步减轻。越是时间久远的事件恢复记忆的可能性越大。逆行性遗忘恢复所需花费的时间常常比顺行性遗忘恢复所需花费的时间要多。但 MECT 也可能会导致患者部分记忆的永久性丧失，虽然这种情况极少见。所以，为了准确判定患者在 MECT 治疗前后认知改变发生的概率和发生的严重程度，在进行 MECT 治疗前和治疗中，最好对患者识别方位的能力和记忆能力进行评估。

当然，在部分精神病患者中，可能客观上确实存在这样的认知功能受损。在药物不良反应的干扰下，患者接受 MECT 后认知损害发生的范围和程度是不尽相同的。同时，这种破坏性损伤可能是由于患者自身的精神疾病造成的。认知损伤只是作为该病发作过程中的一部分而存在。这种严重损伤在年轻患者首次发病时发生的概率最大，在老年患者中，MECT 只是将这一过程给揭示了出来。该类患者认知功能破坏性损害的发生是不可避免的，MECT 治疗所产生的认知不良反应只是使患者更加敏感，从而加速了患者顽固性认知损伤的出现。而且，患者的心理因素对主观上评价认知功能也有一定的影响。

6. 急性躁狂 在 MECT 治疗过程中，有可能发生抑郁状态或双相障碍转为躁狂状态的现象。对于使用药物治疗的抑郁患者和其他一些混合型精神病患者，在 MECT 治疗中，有很少一部分会出现轻度躁狂或躁狂症状。这种情况尽管不多见，但在双相精神病患者中出现的概率很高。在这些患者中，躁狂可能随着 MECT 的进一步治疗而逐渐加重。因此，正确区分 MECT 治疗导致的躁狂和患者本身的欣快性谵妄是很重要的。这两种状态的表象是基本相同的。但是，欣快性谵妄有典型的思维混乱和记忆模糊症状。思维混乱和方向感缺失从患者发病开始就会表现出来。相反的，治疗所导致的躁狂是在思维感觉清楚的状态下发生的。因此通过对患者认知状态的评估，有助于我们区分患者的这两种状况。另外，欣快性谵妄经常伴随头晕，日常表现为无忧无虑的性情，而躁狂的典型特征是富有竞争性思维、性欲低下、易激惹，而其他一些性情可能是缺失的。欣快性谵妄的症状可以通过增加治疗的间歇期、减少刺激的强度、将双侧电极放置方式改为单侧电极放置方式等来缓解。

目前对 MECT 治疗所导致的躁狂并无一致的治疗方案。一些治疗者会继续进行 MECT 治疗来同时缓解患者的躁狂症状和患者的抑郁症状。另一些治疗者会延迟下一步的 MECT 治疗，在此期间对患者进行观察。目前大多数的临床医生认为，在 MECT 治疗期间出现躁狂样综合征，同时又无认知功能的损害证据，在临床上是有益的，可以在严密观察患者的基础上，停止进一步的 MECT 治疗。这种综合征可作为一种参考指标。绝大多数这类综合征中的症状都能获得充分缓解，甚至包括合并有认知损害的症状也能完全缓解。极少数患者后来又回到了抑郁状态或者继续维持一种躁狂样状态，此时可以采用附加 MECT 治疗或药物治疗的手段予以控制，理想的方案是两种方法合用，都能取得较好的治疗效果。

八、无抽搐电休克治疗室的设置及人员配置

（一）无抽搐电休克治疗室消毒隔离管理措施

隔离消毒在医院感染预防和控制中起着重要的作用，消毒隔离工作也是基础护理的一项重要内容。无抽室消毒隔离工作的好坏，直接影响着院内感染的发生率。因此，加强对无抽室消毒隔离工作的管理，是防止交叉感染、消除和减少无抽过程中可能诱发感染因素的重要措施。

1. 无抽室的清洁消毒

（1）无抽室设施及空气消毒：首先，应保持无抽室地面、墙壁、门窗等处清洁，每日无抽前后用有效氯 250mg/L 的含氯消毒剂擦拭无抽室桌、台面、门窗、地面等处。每日交换班前、每日无抽后，紫外线照射不少于 1h。每周 1 次彻底大扫除，再次消毒。

（2）消毒效果监测：为检查空气消毒效果，每月常规做细菌培养 1 次，要求菌落控制在 $500cfu/m^3$ 以内。

（3）消毒设备定时检查：及时更换紫外线灯管，在不能测定紫外线波长的情况下，对灯管设立台账，记录更换日期、灭菌时间，使用超过 1000h 的灯管申请更换。

（4）消毒情况记录：要求对紫外线或 84 消毒液的消毒日期、消毒持续时间，全部记录，使每位护士都自觉执行消毒隔离制度。

2. 物品消毒灭菌

（1）一次性物品的购置及使用：一次性物品除严格审核“三证”外，每一批物品必须先送检，合格后方可使用，包括一次性注射器、手套、套管针、给氧面罩等。

（2）物品的消毒：治疗时做到一人一牙垫。每日做完治疗后将牙垫用250mg/L的含氯消毒液浸泡30min后取出刷洗干净后再次用250mg/L的含氯消毒液浸泡30min，取出晾干待用，体温计用后浸泡在75%酒精中消毒。麻醉机管路一人一管，严禁重复使用，用后按医疗废物处理。简易呼吸器进行75%酒精擦拭消毒，每日1次，晾干后待干备用。保持床单清洁，每日更换床单，操作台及治疗车每日用消毒液擦拭。

（3）做好无抽室消毒、隔离管理

1）设施布局合理，严格控制人员进出：无抽室内布局合理，严格区分无菌区、清洁区，标记明显。非无抽室人员禁止入内，家属及陪同人员一律不得入内。工作人员进入无抽室内要严格按照规章要求，尽量减少走动。

2）医务人员手卫生的依从性：医护人员衣帽整齐、清洁，接触患者、治疗护理前后洗手，摘手套后必须进行手消毒，无菌操作时要严格遵守无菌技术操作规程。

3）完备无抽室用物：完备无抽室物品，如输液器、注射器、电极片、手套、液体、套管针等，由巡回护士及时登记补充。如无抽过程中遇特殊情况，可通过电话与供应室护士联系，尽量减少人员进出次数。

4）无抽后污物的处理：无抽后污染的一次性医疗废物，放入黄色垃圾袋内统一回收，包装材料放入生活垃圾内。牙垫、简易呼吸器由专人负责浸泡刷洗，严格按消毒浓度配比。

5）异常化验的患者的消毒管理：如肝功能表面抗原阳性、HIV阳性等其他传染病的患者，所用物品应按传染病消毒隔离要求单独使用及消毒。

（二）无抽搐电休克治疗室的设置

1. 治疗所需的环境　首先需要整体的环境舒适，光线充足，冷暖适宜。要将整体环境划分为候诊区、治疗区以及醒复区。在候诊区要有多排舒适的座椅供患者休息等候，提供大屏幕壁挂电视以方便患者在等候时能够娱乐和放松。同时候诊区需要有护士站，以方便护士在此值守，妥善完成患者进入治疗区前的交接工作，同时也防止患者在等候时间内发生任何意外。治疗区应与候诊区相连接，确保室内明亮、舒适，要有为每个患者在治疗时进行遮挡的拉帘以保护患者的隐私。同时需要有足够的空间以保证医务人员及设备的正常运转。治疗结束后可以将患者先推入醒复区，醒复区也强调室内的空间足够大，也要有可靠的供氧设施，光线要柔和、温馨。需要提供舒适安全的座椅，在患者完全醒复从治疗车上下来后可以再坐着休息一会儿。候诊、治疗、醒复这三个区域缺一不可，要做到最大限度地不相互干扰。

2. 治疗设备

（1）具有EEG、ECG监测功能的电抽搐治疗仪：使用矩形波刺激模式的治疗仪无疑是最佳的选择，比如思倍通SPECTRUM Q5000或M5000型。思倍通机型显示了ECT设备的显著改进。新的功能强大的多媒体处理器，以及液晶显示和触摸屏技术，都为工作者调控所有的仪器操作提供了无与伦比的灵活性。这些仪器也提供了与刺激输出给患者及患者的生理反应等有关的高水平反馈给工作人员。更高质量的刺激波形、准确的生理监控，以及连接远程监控器（个人电脑）以显示、贮存患者治疗和生理数据。只要轻触LCD，就可输入患者信息，激活或关闭生理监控通道，选择不同的电刺激参数范围，以及激活或取消各种其他的组成选项。

（2）可满足静脉全身麻醉的麻醉机及可靠的供氧设备：因为该项治疗需要静脉全麻，而且之后还需要立即进行快速推注去极化肌松药并完成肌肉松弛，所以从麻醉的实施难度来说要高于一些简易的静脉全麻手术（比如无痛人工流产术）。在这种要求下需要满足以上条件的麻醉机以及可靠的供氧设备投入使用。

（3）气管插管的配套设施：在治疗过程中，患者在麻醉后即进入深度睡眠和肌松的状态，自主呼吸基本消失。如果在患者意识恢复、自主呼吸恢复之前出现人工面罩通气困难，无法有效给氧的情况，则需进行紧急处理。可以先尝试给患者放置口咽通气道以辅助人工面罩给氧，如果仍无法奏效，则需要立即进行气管插管。所以在每次治疗操作前，一定要确保气管插管的所有配套设施处于随时备用的状态，包括进行过无菌处理的口咽通气道。

（4）生命体征监护仪及除颤仪：该项治疗需要严格的心电、血氧等的监护，在患者开始治疗前及治疗完成后要推入醒复区的期间需要持续地进行上述的监护。一旦在治疗过程中发生循环方面的紧急事件，如严重的心律失常甚或心脏骤停，则要立即进入抢救的流程。在符合除颤适应证的时候需要尽快、果断地实施电除颤。

（5）负压吸引器：如果在治疗过程中发现患者口腔内分泌物较多，则需要利用负压吸引器进行吸痰等操作。

（6）药品柜及备药工作台：可以放置治疗用药和抢救用药，并需要合适的工作台便于配药、准备治疗用药。

（7）简易的血氧监测设备：应该装备有指夹式血氧监测仪，用于在醒复区内患者的血氧水平监测，确保患者在醒复前不会发生严重的缺氧问题。

（8）6~10 架可移动的治疗车，配有床挡：治疗车主要是患者在治疗和醒复时使用，确保每位患者有一辆，能够推动，躺下舒适、安全即可。

（三）无抽搐电休克治疗室人员配置及要求

每一位接受治疗的患者均需有如下的医务人员配置：

1. 一名专业麻醉医师　麻醉医师符合医院准入标准后执行操作，由物理治理中心负责监督执行，不符合准入资格的医师进行操作，物理治理中心有权拒绝。违反规定的相关人员延迟半年审定其资格。若物理治理中心监管不力，造成违规事件发生，由相应责任人负责。

医院每两年对麻醉医师资格认定一次，定期对麻醉医师资格进行调整，对麻醉医师资格变动情况进行再授权。

操作中出现异常情况，应及时向上级医师和物理治理中心主任报告，如不请示上级医师所造成的后果由麻醉医师负责。发生意外，麻醉医师应及时处理，并立即向上级医师和物理治理中心主任报告，上级医师和物理治理中心主任要积极参与处理，严重情况应及时报告门诊主任及医务科，由门诊和医务科组织相关科室处理。

2. 一名高年资的精神科医生　工作满 5 年且职称为主治医师以上的临床医师根据个人工作能力提出申请。无抽搐电休克治疗医师资质评定小组结合申请者基本情况、实际技术操作水平、医德医风、患者投诉和纠纷发生情况，初步认定资质，由科室主任签字确认。

无抽搐电休克治疗医师资质准入管理委员会结合科室意见，由无抽搐电休克治疗医师资质准入管理委员会进行技术考核，主要考核内容包括沟通能力、术前准备、技能熟练程度、无菌操作等方面，提出同意，对资格准入或再授权申请进行审批。审定后的无抽搐电休克治疗医师资质下发无抽搐电休克治疗室，并报医务科备案。

无抽搐电休克治疗医师获得资格后执行操作，由麻醉医师负责监督执行，不符合准入资格的医师进行操作，麻醉医师有权拒绝。违反规定的相关人员延迟半年审定其资格。若麻醉医师监管不力，造成违规事件发生，由相应责任人负责。

医院每两年对无抽搐电休克治疗医师资格认定一次，定期对无抽搐电休克治疗医师资格进行调整，对无抽搐电休克治疗医师资格变动情况进行再授权。

3. 两名护士需要准确完成以下的工作

（1）治疗前准备：做好患者进入治疗区前的交接工作，核对患者身份信息及治疗医嘱等内容，向患者做好解释工作，争取合作。

治疗前准备：测体重、体温、血压、脉搏（如体温 >38℃时，暂停治疗一次），如有异常及时汇报医生。治疗前 8 小时绝对禁食、禁水。

治疗前排空大、小便，清除呼吸道及口腔分泌物，取下眼镜、首饰、发夹及活动义齿，解开领口及腰带。

治疗室内保持环境安静，避免其他患者及家属进入，并准备好各种必要的急救药物和器械（如气管插管等用物）。准备治疗所需物品，如牙垫、纱方、导电胶、胶布、碘酒、酒精、棉签和生理盐水等。

（2）治疗中的护理：请患者仰卧于治疗床上，嘱患者身体放松。作为助手协助医师做好诱导麻醉，遵医嘱安全给药。治疗中保持静脉的通畅，观察患者的情况。

（3）治疗后的护理：保证患者卧床休息，观察患者的呼吸、意识情况，直至意识完全恢复，一般监护 15~30min。待患者完全清醒后方可离开醒复室，起床时给予扶持，严防坠床。观察患者治疗后的反应，有无头痛、呕吐、背部及四肢疼痛等，如有不适立即报告医生处理。

4. 一名低年资的住院医师 该医生需要是有执业资格的临床住院医师，熟练掌握开放气道，清楚口腔分泌物，以及面罩人工给氧的操作技术，能够合理应用指夹式血氧监测仪，并知道观察患者有无异常呼吸、通气受限，以及是否恢复正常的自主呼吸等。

九、无抽搐电休克治疗的教育培训及知情同意

（一）无抽搐电休克治疗医生的教育及培训

1. 对精神科医生的要求

（1）充分掌握治疗技术。

（2）熟悉诱发抽搐的生理和生化知识。

（3）熟悉麻醉剂和肌松剂的药理特点。

（4）熟悉电刺激对躯体可能产生的各种影响。

（5）熟悉治疗仪的治疗原理和操作规程。

（6）掌握不良反应的对策以及意外事件发生时的紧急处理方法。

为此，实施这项治疗操作的医生必须经过严格的培训，通过理论和操作实践考核合格，方能参加这项医疗工作。以往不论在国外还是国内，都没有对无抽搐电休克治疗的培训提供任何的指导性意见。目前人们越来越认识到，一个全面的无抽搐电休克治疗的知识技能培训是很有必要并且十分重要的。

2. 对参加精神科临床工作的住院医师的要求

（1）对精神科住院医师在无抽搐电休克治疗方面的培训，与参加其他课程（内科、心电图、脑电图、康复科、急救科）轮训一样，必须保证并在就业的头 1~2 年完成。

（2）培训内容应包括电抽搐治疗发展史、治疗反应、副反应及其预防措施、禁忌证、躯体情况、认知效应、脑电图和心电图变化、电刺激对躯体生理变化与精神科用药的比较，以及两

者联合应用效应等。

（3）实践操作：精神科住院医生应在电抽搐治疗小组的成员老师监督下进行实践操作，至少20次，亦包括对治疗反应、术后清醒过程的观察。

（二）无抽搐电休克治疗护士的教育及培训

对治疗护士应做到如下内容的培训：

1. 带教人员要求

（1）具有良好的职业道德、丰富的理论知识、扎实的专业技术、严谨的工作作风和良好的责任心。

（2）在物理治疗中心工作一年（含）以上，经考核合格。

（3）严格做到放手不放眼，严格进行质量检查。

2. 培训内容

（1）学习物理治疗中心各项规章制度。

（2）参与物理治疗中心日常工作，了解各岗位工作流程及应急预案。

（3）学习物理治疗前各项评估细则。

（4）学习无抽搐电休克治疗的适应证、禁忌证及操作流程。

（5）培训一周后且能熟练掌握各项规章制度、掌握操作流程及能正确处理各种应急情况者才能进行操作。

3. 操作培训

（1）药物的准备过程、抽取过程。

（2）患者的监护程序、评估情况、核对流程。

（3）给药过程注意事项、观察情况。

（4）放置牙垫方法、通电时注意事项。

（5）通电完成后观察、意外情况的处理。

（6）醒复过程呼吸管理、简易呼吸器的使用方法。

（7）意识恢复的评定。

4. 培训时间　培训1个月，考核通过方能上岗。

（三）无抽搐电休克治疗的知情同意

医务人员在临床工作中，需如实告知患者及监护人MECT的疗效、安全性、可能存在的副作用及风险，由患者及家属选择是否进行此治疗。

1. 无抽搐电休克治疗（MECT）的内容

（1）简单介绍MECT及其安全性：MECT是在给予患者麻醉剂和肌肉松弛剂后，在头部给予短暂的电流刺激，从而达到治疗效果的一种物理方法，患者没有痛苦体验和恐惧感。MECT的意外死亡率约为0.02%，低于正常婴儿出生的危险性（死亡率0.12%），因此，MECT是一种较安全的治疗方法。

（2）介绍MECT的适应证：MECT是一种快速有效的治疗方法，尤其对于有严重抑郁、明显自责自罪、自伤自杀观念及行为的患者，极度兴奋极度躁动、冲动伤人的患者，拒食违拗和紧张性木僵的患者，药物治疗不佳及药物不能耐受或在药物治疗尚未生效的患者，以及症状难以控制的患者，具有较快速的疗效。

（3）介绍MECT的可能出现的副作用：最常见的副作用是治疗后短期的近记忆力障碍，

以及头痛、呕吐、恶心等不适感，偶尔出现呼吸困难、吸入性肺炎。由于麻醉剂、肌肉松弛剂等应用，心脏、呼吸骤停，脱臼、骨折均已罕见。

（4）麻醉意外：MECT需要在患者肌肉松弛的条件下进行，故治疗前要对患者进行麻醉诱导，可能出现各种麻醉意外情况。如：①偶有静脉诱导麻醉药过敏。②肌肉松弛药物过敏可能发生恶性高热，可引起心律失常、窦性心动过缓、短暂的高血钾，可使眼压、胃内压、颅内压升高，部分胆碱酯酶减少的患者可有电痉挛后肌张力恢复时间延长。

（5）偶有在静脉麻醉过程中出现呼吸、循环各种意外：患者符合哪些适应证，待患者及监护人阅读本知情同意书后，对MECT可能发生的意外表示知情、理解后，签署知情同意书。签字应包括以下内容：患者和（或）监护人签字，监护人与患者的关系，做MECT告知的医生签字、麻醉师签字、日期。

2. 知情同意告知书签署注意事项

（1）主管医生要向患者及监护人介绍MECT及知情同意书内容，包括建议此治疗的原因、可能存在的危险等。充分说明并确定患者监护人或患者理解上述内容后，方可建议患方签字。

（2）需告知患者及监护人，签署知情同意书后，患方仍有随时选择中止治疗的权利。

（3）知情同意书需在MECT术前签写，不可补签，需妥善保管。一旦疗程终止，再次进行MECT治疗时，需再次取得患者或监护人同意。

（李菲菲　杨可冰　王珍宝）

第二节　精神科医学保护性约束

一、概述

在精神科，对于发生或具有伤害自身或他人行为与倾向的患者以及扰乱医疗秩序的患者，常常需要医学保护性约束来控制患者。医学保护性约束就是利用物理或机械装置、材料或器械等，固定或减少患者自由移动身体，以控制患者的行为或限制患者活动自由为目的的非药物治疗。

医学保护性约束是一种带有强制性的护理行为，可以有效地预防和制止精神障碍患者出现的冲动、自杀、伤人、毁物等危险行为。因此，它是精神科一种非常必要的护理措施。

从2013年5月1日《中华人民共和国精神卫生法》实施以后，医学保护性约束这种护理行为就有了法律的保护和制约，该法从保护性约束的原则、目的及实施等多方面进行了相应的规定。从颁布之日到现在，已过去四个年头，结合临床护理工作实践，特制定医学保护性约束操作章节，旨在为广大临床工作的护理人员提供医学保护性约束有关的理论及操作依据，使医学保护性约束这项操作为住院精神障碍患者的安全提供有力保障。

二、精神科医学保护性约束的相关文件

1. 保护性医疗措施　相关法规在法律条文中，《中华人民共和国精神卫生法》中有下列条目直接对临床中实施的精神科医学保护性约束和隔离进行了规定。

（1）第四十条：精神障碍患者在医疗机构内发生或者将要发生伤害自身、危害他人安全、扰乱医疗秩序的行为，医疗机构及其医务人员在没有其他可替代措施的情况下，可以实施约束、隔离等保护性医疗措施。实施保护性医疗措施应当遵循诊断标准和治疗规范，并在实施后告知患者的监护人。

禁止利用约束、隔离等保护性医疗措施惩罚精神障碍患者。

（2）第四十七条：医疗机构及其医务人员应当在病历资料中如实记录精神障碍患者的病情、治疗措施、用药情况、实施约束、隔离措施等内容，并如实告知患者或者其监护人。患者及其监护人可以查阅、复制病历资料；但是，患者查阅、复制病历资料可能对其治疗产生不利影响的除外。病历资料保存期限不得少于三十年。

（3）第七十五条：医疗机构及其工作人员有下列行为之一的，由县级以上人民政府卫生行政部门责令改正，对直接负责的主管人员和其他直接责任人员依法给予或者责令给予降低岗位等级或者撤职的处分；对有关医务人员，暂停六个月以上一年以下执业活动；情节严重的，给予或者责令给予开除的处分，并吊销有关医务人员的执业证书：

违反本法规定实施约束、隔离等保护性医疗措施的；……

2. 保护性医疗措施管理办法

根据《中华人民共和国精神卫生法》第四十条、第四十七条的相关规定，为尊重患者人权，保护患者及其监护人权益，特制定本管理办法。

（1）保护性医疗措施的定义

1）约束：通过物理或机械装置、材料或器械等，固定或减少患者自由移动其身体，以控制患者的行为或限制患者活动自由为目的的非药物治疗。

不包括使用外科敷料或绷带、防护帽或其他为了进行体检、试验、避免患者从床上掉下、使患者在活动时免受身体伤害等保护方法。

2）隔离：将患者非自愿地限制在单独的房间或某个特定区域以阻止其自由活动。此措施仅限于控制暴力或自伤行为。

（2）适用范围：患者在医院内发生或将要发生伤害自身、危害他人安全、扰乱医疗秩序的行为，医务人员在没有其他可替代措施的情况下，方可实施。实施保护性医疗措施必须出于医疗需要，应尽最大努力劝说和避免，禁止利用保护性医疗措施惩罚患者，也不能为方便工作人员而滥用。

（3）实施过程

1）医务人员要在病区安全检查、交接班及约束前检查约束带的质量，确保约束装置完好、安全。

2）实施前：应仔细评估患者的情绪、合作程度、行为表现、风险因素等，当精神障碍患者发生或者将要发生伤害自身、危害他人安全、扰乱医疗秩序的行为，医疗机构及其医务人员在没有其他可替代措施的情况下，可以实施约束、隔离等保护性医疗措施。约束前医务人员要同时做好环境评估、人员及用物准备。

3）实施中：应严格遵循诊断标准和治疗规范操作，一般情况下由医生开写医嘱，告知患者实施保护性医疗措施的目的，取得患者的理解，由护士规范填写保护性医疗措施记录表。

特殊或紧急情况下，可按医师的口头医嘱实施紧急约束或紧急隔离等保护性医疗措施，医师应当在患者被紧急约束或者紧急隔离后立即开写医嘱，如遇特殊情况30分钟内补充书面医嘱，并在病程记录内记载和说明理由。

实施保护性医疗措施的患者应：①安置在重症病室，由重症室护士负责看护，尽量遮挡患者，保障患者隐私。严格床头交接班，经医生评估，病情好转后应及时解除约束；②约束体位处于功能位、舒适、松紧适宜；③护士每15min巡视1次，每小时评估1次，每2h活动肢体1次；④做好患者的基础护理及心理护理，满足患者的生理需求；⑤患者入睡后应解除保护性约束，如病情不允许需要持续约束者，应减少约束部位，调节约束长度至患者可翻身的余地；⑥一次约束医嘱时间，建议参考时限为：白天（8：00~20：00）一般不超过4小时，夜间（20：00~次日8：00）一般不超过12小时。具体时间可根据医院实际工作进行微调。

患者被连续约束48小时或隔离达72小时后，应当由具有副主任医师以上职称的精神科执业医师对患者进行检查，并对是否需要继续采取约束或隔离措施作出评估。

4）实施后：①护士应及时记录“保护性医疗措施记录表”，并在护理记录中做好相关记录；②医生开写保护性医疗措施医嘱的同时应积极治疗，控制患者症状，在病历资料中如实记录患者的病情、治疗措施、用药情况、实施约束、隔离措施等内容，详细说明医学保护性措施的原因、持续时间以及为尽快终止该手段而采取的治疗措施，并于书面医嘱后立即如实告知患者监护人，最晚不应超过24小时；③做好交接班（医生－医生，护士－护士，医生－护士）。

（4）绩效管理：在医学保护性约束实施时，违反本管理办法的以下行为，包括：对不符合约束指征的患者，开启医嘱进行约束；在未开医嘱或紧急情况下无口头医嘱，医务人员为患者实施约束；为患者实施医学保护性约束后未及时告知家属；约束部位、安置位置、约束记录等不符合要求；未及时评估、松解等；未按要求交接班；医学保护性约束医嘱开写不及时；对保护性约束患者医生处理不积极、措施不得力等情况，按照医院医疗、护理相应奖惩制度进行处理，情节严重导致不良事件的，提交医疗质量会讨论处理。

3. 约束知情同意书（门诊）

非自愿住院治疗入院知情同意书（节选）

尊敬的患者、监护人/监护人委托的代理人、近亲属：

患者________作为非自愿住院治疗患者入住我院，您已经签署了“非自愿住院治疗入院告知书”，现特就治疗问题向您告知如下：

约束与隔离

患者在住院期间发生或者将要发生伤害自身、危害他人安全、扰乱医疗秩序的行为，院方在没有其他可替代措施的情况下，将依据《精神卫生法》和《精神障碍诊断与治疗工作规范》的相关规定对患者实施约束、隔离等保护性医疗措施，并在实施后告知患者的监护人。

4. 约束知情同意书（病房）

住院治疗知情同意书（节选）

尊敬的患者及监护人/监护人委托的代理人/近亲属：

根据患者目前的病情，医生提出如下治疗建议：

非药物治疗、护理措施

□实施约束、隔离等保护性医疗措施

患方意见：

患者________，现在 ×× 医院________病区住院治疗。患者监护人（或监护人委托的代理人/近亲属）________，是患者的________（关系）。医院工作人员，已向我充分告知患者的病情、选择有关治疗的理由和可能的不良反应、可供选择的替代医疗方案以及有关的费用。我已理解并愿意承担上述风险，同意配合院方进行以下治疗：

□实施约束、隔离等保护性医疗措施

三、精神科医学保护性约束流程

具体的精神科医学保护性约束操作流程见图 10-1。

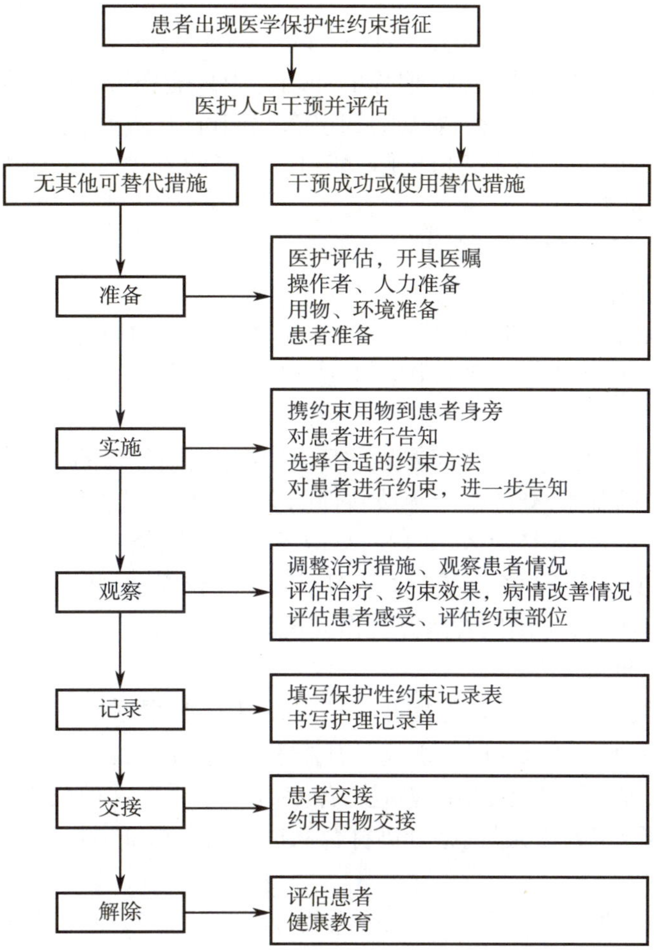

图 10-1　精神科医学保护性约束流程图

四、精神科医学保护性约束实施前干预与准备

（一）医学保护性约束前的干预与评估

1. 医学保护性约束的指征（适应证）包括：

（1）患者即将发生危害自身安全行为。

（2）患者已发生危害自身安全行为。

（3）患者即将发生危害他人安全行为。

（4）患者已发生危害他人安全行为。

（5）患者即将发生扰乱医疗秩序行为。

（6）患者已发生扰乱医疗秩序行为。

在无其他可替代措施的情况下，方可实施医学保护性约束。可替代措施包括但不限于对患者进行言语的干预、在呼叫支援后对患者形成心理震慑、对患者要求给予满足、遵医嘱为患者进行药物治疗等方法。

2. 当患者出现医学保护性约束指征时，医护人员应第一时间进行干预，方法如下：

（1）对患者将要或正在发生的危险行为进行言语干预。在处理患者出现的危险行为时要争分夺秒，首先可选择言语的制止，如向患者说："你因为想回家，现在的心情非常紧张、焦虑，你需要什么帮助我会尽力帮助你，但你的冲动行为只能伤害自己和他人，不会解决任何问题。""我真的不希望你的行为给自己造成伤害，我们可以冷静地坐下来好好谈谈吗？"为下一步护理干预争取时间。但不要以威胁、惩罚或愤怒的方式为之，如告诉患者"你不好好参加活动，就别想出院"。

（2）呼叫支援：尽快呼叫其他医护人员到场，从人员气势上给患者一定的心理震慑，最大限度避免患者及工作人员受到伤害。

（3）人员到位后，首选患者较信任的医务人员作为主要沟通者，或由护士长、主管医生、责任组长等工作经验较为丰富的人员作为主要沟通者，作为主导者与患者进行商谈，其他成员作为辅助。

（4）引导患者转换至一个安全而安静的环境，移除周围危险的物品，疏散现场非必要人员，减少环境对患者的刺激，建立一个无威胁性的会谈环境。选择没有任何可以当做武器的物品之空间、靠门的位置，保持出入门打开，且应维持至少四个手臂的安全距离，在靠近患者时也要与其维持至少一个手臂的距离，非惯用手的一侧较安全，并维持 45° 的角度。勿由患者身后接近，勿背对患者，勿让患者离开工作人员的视线，也不要突然做出令患者意外的举动，如突然蹲下或手伸入口袋。

（5）了解患者发生危险行为的原因及生理或心理需要，根据相应原因和需要来满足患者的合理需求或护理干预。如果暂时不能满足其需求，或患者受症状支配而出现需要接受医学保护的危险行为，工作人员也应先暂时答应患者，为下一步采取保护性约束而做好准备。

3. 当使用上述干预方法无效，患者仍符合保护性约束指征，且无其他可替代措施时，方可实施医学保护性约束。

4. 实施保护性医疗措施必须出于医疗需要，应尽最大努力劝说和避免，禁止利用保护性医疗措施惩罚患者，也不能为方便工作人员而滥用。

（二）医学保护性约束前的准备

1. 评估

（1）现场环境评估：评估患者所处的环境和位置，周围是否有其他患者，是否有贵重的器材物品，空间是否开阔，是否有利于医护人员对患者进行控制或实施保护性约束。

（2）患者危险性评估：患者是否手持或周边有无可作为武器的器具或其他工具，是决定引起危害的关键因素。一般而言，赤手空拳者，损害较小；持有刀、棒、锐器、玻璃器具、拖把、椅子等,可能伤人或自杀自伤;持有炸药、可燃物,可能爆炸伤人毁物、纵火或自焚,危害较大(此种情况一般可在患者入病房之前经彻底地安全检查时发现)。

(3)患者约束部位评估:根据拟采取的约束方式,对患者的约束部位进行评估,评估患者是否有外伤或其他不适宜约束的情况,以便为约束做好准备。

(4)患者生理状态评估:对患者的病情进行评估,对患者的意识状态和肢体活动度进行评估。

(5)患者心理状态评估:对患者的治疗护理依从性以及对各项治疗护理的心理反应进行评估。

(6)人力评估:做好人力评估,如果人力不足,要先稳住患者,转移患者注意力,争取时间呼叫他人帮助。

2. 操作者准备 应尽快控制局面,由一位医护人员作为主要沟通者从正面与患者沟通并安抚,其他人员趁患者不注意时逐渐分散在患者两侧,防止患者突然冲动,做好随时进行保护性约束的准备,在控制局面的同时应转移其攻击对象,并疏散其他围观患者,以防造成不必要的伤害。

3. 用物准备

(1)医学保护性约束知情同意书:医院非自愿入院患者在入院时均有法定监护人签署 ×× 医院医学保护性知情同意书,并保存于患者病历中。

(2)医生开具医学保护性约束医嘱,在紧急情况下医生可下达口头医嘱,在实施医学保护性约束后,30 分钟内应立即补开。

(3)根据需要准备约束用具,如肢体约束带、胸部约束带、约束衣等约束用具。

4. 患者准备

(1)身份识别:根据医院身份识别制度,对患者进行身份识别,认真核对,保证治疗无误。

(2)肢体功能位:约束时要保持患者肢体摆放于功能位。

五、精神科医学保护性约束实施

1. 依据选择好的约束方式,携相应的约束用物到患者身旁。

2. 告知

在约束时要对患者进行约束相应告知,避免患者由于恐慌而激烈反抗给患者和工作人员带来伤害。告知内容包括:

(1)你现在病情波动,我们为了保障你和其他住院患者的安全,需要对你进行保护性约束。

(2)请你不要紧张,尽量放松,否则可能对你造成伤害。

(3)请你尽量配合我们,医学保护性约束也是一种治疗,我们会定时对你进行评估,在你病情稳定后,会及时为你解除约束。

(一)原则

对于兴奋、冲动、不合作的患者,护士必须运用防暴技巧,迅速快捷、准确地将患者控制,保护患者要害部位(眼睛、太阳穴、喉结、心前区、肋骨、膝关节、脚背等),达到保护患者安全的目的。护士必须清醒地认识到,患者是我们服务和帮助的对象,他们的行为是疾病症状的表现,护士必须有爱心和同理心,理解和谅解患者。控制患者时不同于格斗擒拿,作为精神科护士,面对患者时,给予的是保护而非征服。

（二）对患者实施医学保护性约束

1. 多次沟通无效后，距患者一步距离时，由沟通者发令，医务人员同时快速夺下危险物品，并控制患者。

2. 约束患者时要注意人力分配，因患者对自己正面较容易发起严重伤害，因此医护人员应分列在患者左右两侧对患者肢体进行控制。

3. 应用防暴技能：二人控制法或三人控制法。

4. 接受医学保护性约束的患者应安置于重症室，24 小时有护士进行连续监护。

5. 为患者实施医学保护性约束时要注意保护患者的隐私，加以遮挡，并疏散围观患者。

6. 选择合适的约束方法

（1）保护性约束时，首选约束患者于床上，一般先约束双上肢手腕，如手腕有外伤或其他不适宜接受医学保护性约束的情形时，可使用胸部约束带或约束衣进行约束。

（2）如患者接受双上肢约束时兴奋躁动，出现在病床上翻转、下肢踢床尾等影响或可能影响患者及周围人员安全的行为时，可对患者下肢进行约束。

（3）对患者进行约束时应保障患者的安全，约束部位的选择应注意：不可仅约束双侧或单侧下肢；不可约束患者的一侧上肢及一侧下肢。如仅约束单侧上肢时，应约束患者紧贴墙壁或紧贴其他病床的一侧肢体，以防发生坠床；如约束地点在输液椅上，需约束双上肢，不可仅约束单侧上肢。

7. 对放置完成的约束带进行检查，检查约束部位的约束带是否牢固，磁扣是否安装到位，磁扣及配件有无缺失。

8. 由患者的主管医生或开具医学保护性医嘱的医生 24 小时以内对患者的家属进行告知。

（三）医学保护性约束实施后的处理

1. 医学保护性约束后的观察　为患者实施医学保护性约束后，医生应该对患者进行查房，与护士共同做好患者约束后的告知及健康教育，根据查房情况对患者进行治疗处置。护士应每 15min 巡视患者一次，观察约束部位情况，每小时对患者评估 1 次，每 2h 活动肢体 1 次，至少 1h 填写保护性医疗措施记录表 1 次，有异常时应随时记录。约束后，医生应该定时评估、查房，检查治疗效果及病情改善情况。

（1）观察患者的情况

1）观察患者的病情变化，了解患者的症状波动情况，是否出现加重或减轻。

2）观察患者的呼吸和面色是否正常。

3）观察患者约束部位情况，约束带松紧是否适宜，以插进 1~2 指为宜。

4）观察患者约束远端肢体的颜色、皮肤温度及血运情况。

5）观察患者约束部位皮肤完整性。

6）保持患者卧位舒适及功能位，经常帮助患者更换体位，同时保障适度的肢体活动度。

7）患者入睡后原则上要解除保护性约束，如病情不允许需要持续约束者，应减少约束部位，调节约束长度至患者可翻身的余地。

（2）约束效果的观察

1）观察患者接受保护性约束后，相应的指征是否逐渐好转或消失。

2）患者是否出现躁动不安。

3）观察患者的病情变化情况。

（3）评估患者感受

1）了解患者心理需求，对患者进行心理支持，向患者讲解其在接受医学保护性约束期间，护士会对其采取哪些隐私保护措施，并可以为其提供哪些护理服务，降低患者的心理压力及病耻感。对患者进行相应的讲解与告知，告知患者待病情平稳后，经医护人员评估后即可解除医学保护性约束。

2）根据周围环境温度为患者使用被子等保暖措施进行保暖。

3）了解患者生理需求，对患者的合理需求予以满足，协助患者完成进食、饮水、洗漱、排便等基础护理。

2. 医学保护性约束后的记录

（1）约束记录单

保护性医疗措施记录表

姓名：王 *　　　　病案号：*****

保护原因：

□发生伤害自身行为　□发生危害他人安全行为　□发生扰乱医疗秩序行为

☑将要发生伤害自身行为　□将要发生危害他人安全行为　□将要发生扰乱医疗秩序行为

日期时间	约束部位			评估内容			措施落实					备注	签名
	上肢	腰部	下肢	松紧适宜	皮肤完好	末梢循环良好	松解保护带	喂水	如厕	进餐	肢体活动		
2013.5.22 9:30	√		√	√	√	√						遵医嘱为患者实施保护性约束	李 *
10:30	√		√	√	√	√		√					李 *
11:30	√		√	√	√	√	√			√	√		李 *
12:30	√		√	√	√	√			√				赵 *
13:30	√		√	√	√	√	√	√			√	遵医嘱继续为患者实施保护性约束	赵 *
14:30	√		√	√	√	√							李 *
15:30	√		√	√	√	√	√		√		√		李 *
16:30	√		√	√	√	√		√		√			王 *
17:10							√					患者情绪较平稳，为患者解除保护性约束	王 *

注：1. 保护性约束记录单每小时评估患者一次，并在相应位置以“√”做标记，如需要说明时记录于备注栏中。

2. 请在备注中注明约束医嘱开始时间、给予沟通、交流、心理疏导、报告医生患者情况及处置情况。

3. 每张表格同一位患者可连续使用。

第　　页

（2）护理记录

1）医生开具医学保护性约束后，应详细书写护理记录，在约束期间应每班次连续交接，直至解除约束。

2）交班报告中需记录如下内容：

A. 被约束患者符合哪些约束指征（6条指征中的至少一条）。

B. 根据约束医嘱记录每一次医学保护性约束开始的时间。

C. 患者在接受医学保护性约束期间的病情变化情况。

D. 患者在接受医学保护性约束时，护士所提供的护理措施。

E. 解除医学保护性约束的时间。

3）持续约束保护时间，建议为白天一般不超过4小时，夜间一般不超过12小时。（8：00~20：00开具的医嘱有效时间为4小时。20：00~次日8：00开具的医嘱，有效期均到第二日8：00。）在交接班时医护人员应共同对患者病情进行评估。

4）在一次约束医嘱有效时间到期时，医护应对患者重新进行评估，当患者病情不稳定，仍然有1条以上医学保护性约束的指征时，医生方可继续开具医学保护性约束医嘱，护士继续执行约束。同时应详细记录对患者约束指征的评估情况以及约束开始的时间。

5）患者被连续约束48小时或隔离达72小时后，应当由具有副主任医师以上职称的精神科执业医师对患者进行检查，并对是否需要继续采取约束或隔离措施作出评估。

3. 医学保护性约束后的交接

（1）对接受医学保护性约束的患者交接，应做到以下几方面：

1）医护进行床旁交接：每日晨、晚间交接班时，对接受医学保护性约束的患者应进行床旁交接班。

2）交接班的内容包括：

A. 患者接受本次医学保护性约束时的指征情况。

B. 患者在接受约束前、中、后的表现。

C. 患者在约束期间的病情变化情况。

D. 对患者约束地点进行交接，如床单位或座椅的整洁度、牢固程度、是否有安全隐患等方面进行交接。

E. 对患者的肢体状态进行交接，无扭曲受压，保证其处于功能位，以及对患者肢体活动度进行交接，在保障患者安全的前提下，给予患者肢体一定的活动度，以满足患者舒适的需要。

F. 患者皮肤完整性，重点交接约束部位、受压部位等处的皮肤情况。

G. 患者接受治疗的情况。

H. 患者的饮食、睡眠、安全、二便等基础护理情况。

I. 患者对医学保护性约束的反应，包括生理和心理反应。

G. 对患者进行宣教，告知患者护士即将交接班，接班护士要向患者介绍自己会在其身边对患者继续进行护理。

（2）约束带交接：约束带作为精神科病房的危险物品，应做好严格交接，具体要求如下：

1）检查接受医学保护性约束患者所使用的约束带的完整性、牢固性，以确保约束带在使用过程中不被损坏。

2）检查约束带在约束部位的松紧程度，应做到松紧适宜，不影响血液循环，以能插入1~2指为宜（这里建议为1指，临床工作中常常遇到2指左右的松紧度对某些较消瘦的患者来说太松，有脱出的可能）。

3）检查约束带附件如磁扣、固定钉、扣眼金属环等物品牢固程度，并检查是否出现破损、缺如。如出现破损应尽快进行维修或进行替代、更换；若发现缺如，应组织人力进行查找，未能找到时及时上报护理部，并填写相应不良事件报告单，制订改进措施。

六、医学保护性约束的解除

（一）评估患者

1. 约束指征　评估患者是否已不再符合医学保护性约束六条指征中的任何一条。

2. 情绪状态评估　患者的情绪状态是否已平稳，与患者进行交流，评估患者是否可以情绪平稳地与他人交流，是否对周围人不再有言语威胁。

3. 躁动程度评估　患者的兴奋与躁动情况，患者的易激惹情况是否已消失，是否可以与周围人融洽相处。

4. 合作程度评估　患者是否可以配合住院治疗，并且愿意遵守医院诊疗秩序，不再出现危害自身或他人的行为。

5. 对本次约束的认识　评估患者是否能够对本次接受医学保护性约束的原因有正确的认识，并了解自身的行为可能会对自己或他人带来哪些不利影响。

6. 风险评估　依据患者接受医学保护性约束的原因，利用如自杀风险因素或攻击风险因素等量表对患者进行风险评估，确认患者风险是否降低。

（二）健康教育

1. 约束原因分析　对患者接受医学保护性约束的原因再次进行讲解，并告知医学保护性约束的目的和意义，使患者对自己的行为有正确的认识，并理解医务人员所采取的措施。

2. 达成协议　医学保护性约束的适应指征对患者要进行明确告知，并告知患者再次出现相应行为时仍会采用医学保护性约束。

3. 行为指导　对患者的行为进行分析，指导患者在遇到病态危险行为时应如何处理或寻求帮助，如指导患者不良情绪的宣泄方法等健康教育内容。

（三）解除保护

1. 肢体活动　患者接受长时间的医学保护性约束后，在解除约束的初期可能会出现肢体僵硬、酸胀、乏力等情况。因此在解除医学保护性约束后应指导患者根据自身情况，从床上肢体活动、床边坐起、床边站立到下地活动依次进行。每一步要等患者身体适应后再进行下一步活动，以确保患者的安全。

2. 患者整理　指导或协助患者整理自己的衣着等物品。

3. 环境整理　去除因保护患者隐私而使用的遮挡，整理患者床单位。

4. 约束带整理　解除约束后的约束带应及时锁入约束带保存柜，同病区其他基数备用约束带放置在一起。对约束带应定期清洗和消毒。对沾染患者血迹、分泌物、排泄物的约束带应随时进行清洗和消毒。

5. 约束带管理　备用状态的约束带应存放于重症室中专门保存柜中，保存柜应处于锁闭状态，约束带及其附件的数量应建立专门的登记表，每班次进行交接。

七、标准化操作规程及评分标准

（一）目的

约束患者躯体或四肢活动，防止精神障碍患者因幻觉、妄想、易激怒、兴奋或抑郁等症状而导致的伤害自身、危害他人安全、扰乱医疗秩序行为等情况。

（二）用物

1. 医学保护性约束知情同意书。
2. 医学保护性约束医嘱。
3. 根据需要准备约束用具，如肢体约束带、胸部约束带、约束衣等约束用具。
4. 约束记录单，洗手液。

（三）操作步骤

1. 仪表　仪表端庄，衣帽整洁，无长指甲，（手）无饰品。

2. 评估　详见医学保护性约束前的准备章节中评估内容。包括：现场环境评估，患者危险性评估，患者约束部位评估，患者生理状态评估，患者心理状态评估，人力评估。同时评估病房环境舒适，患者体位舒适、安全。

3. 操作前准备

（1）洗手。

（2）向患者和家属解释操作目的，取得知情同意。

4. 约束流程

【条索状约束带操作流程】

◇ 肢体约束法

（1）携用物至患者床旁，问候患者，核对年龄、病案号、姓名，必要时核对腕带。

（2）暴露患者的腕部或者踝部（适时给予解释安慰鼓励，缓解紧张恐惧情绪）。

（3）约束带绕腕部一周，在腕外侧打结，松紧能容 1~2 指为宜。

（4）协助患者取舒适体位，约束带自然垂直，双根带穿过床沿，将约束带系于两侧床缘。

（5）再次将约束带穿过床沿，系在患者头部方向的床下。

（6）整理用物，再次查对并安慰患者，交代注意事项。

（7）洗手，记录约束时间、部位、皮肤情况、约束带数量和种类等。

◇ 肩部约束法

（1）携用物至患者床旁，问候患者，核对年龄、病案号、姓名，必要时核对腕带。

（2）暴露患者双肩，将约束带置于患者颈下。（适时给予解释安慰鼓励，缓解紧张恐惧情绪）。

（3）协助患者取舒适体位，将约束带自下而上绕过患者双肩部。

（4）双侧约束带在患者颈下交叉。

（5）将约束带两端系于床沿下。

（6）为患者垫好枕头。

（7）整理用物，再次查对并安慰患者，交代注意事项。

（8）洗手，记录约束时间、部位、皮肤情况、约束带数量和种类等。

◇ 全身约束法（多用于患儿）

（1）携用物至患者床旁，问候患者，核对年龄、病案号、姓名，必要时核对腕带。

（2）将大单折成自患者肩部至踝部的长度，将患儿放于中间（适时给予解释安慰鼓励，缓解紧张恐惧情绪）。

（3）用靠近护士一侧的大单紧紧包裹患儿的手足至对侧，自患儿腋窝下掖于身下。

（4）将大单的另一侧包裹患儿手臂及身体，紧掖于靠近护士一侧身下。

（5）如患儿活动剧烈，可用绷带系好，约束过程中注意询问患儿感受。

（6）整理用物，再次查对并安慰患者，交待注意事项。

（7）洗手，记录约束时间、部位、皮肤情况、约束带数量和种类等。

【磁扣式约束带操作流程】

◇ 腹部约束流程（以磁扣式约束带为例）

（1）子锁放入腹带处两侧固定带预锁孔内。

（2）约束带放在床上。

（3）固定带固定于床上。

（4）调整约束带于合适位置用磁扣锁锁定。

（5）限位带与固定带用磁扣锁锁定。

◇ 肩膀约束流程（以磁扣式约束带为例）

（1）约束带放于患者合适位置。

（2）腹带磁扣锁打开。

（3）肩带与腹带用磁扣锁锁定。

（4）胸带与肩带用磁扣锁锁定。

◇ 手腕约束流程（以磁扣式手腕约束带为例）

（1）子锁放入约束带预锁孔内。

（2）腕带紧紧裹住患者腕部，用磁扣锁锁定。

（3）固定带固定于床上用磁扣锁锁定。

◇ 脚部约束流程（以磁扣式约束带为例）

（1）子锁放入约束带预锁孔内。

（2）约束带紧紧裹住患者脚腕部。

（3）腕带穿过床带约束孔，用磁扣锁锁定。

（4）固定床带用磁扣锁锁定。

5. 操作后

（1）告知患者约束后的注意事项。

（2）整理用物，洗手，记录、签字。

（3）观察患者的情况，评估患者感受。

（4）评估医学保护性约束的解除指征：情绪状态、躁动程度、合作程度、对本次约束的认识、风险评估，详见“医学保护性约束的解除”章节。

（四）注意事项

1. 根据医嘱实施保护性约束。

2. 约束前，向患者及家属说明约束的目的和必要性，取得知情同意，并消除其紧张、恐惧心理。

3. 约束时使用正确的约束技术，体位舒适，松紧适宜，防止发生皮肤组织损伤、关节脱位或骨折、疼痛、臂丛神经麻痹、受损、肢体血液回流障碍等并发症。

4. 将患者安置在重点监护病室，加强巡视，防止其他患者攻击，保护患者。每15min巡视一次，2h松解一次，活动肢体，协助翻身，及时解除约束并做好记录。

5. 做好基础护理，保证患者生理需要。

6. 床边交接病情和保护带数目、松紧、皮肤血液循环情况、床单元等。

（五）评分标准

条索状约束带评分标准

项目	总分	技术操作要求	评分等级		
			A	B	C
仪表	5	仪表端庄，衣帽整洁，无长指甲，（手）无饰品。	5	4	3
评估患者与环境	15	1. 进行沟通交流后给予干预。	3	2	1
		2. 评估：详见医学保护性约束前的准备章节中评估内容，包括：现场环境评估，患者危险性评估，患者约束部位评估，患者生理状态评估，患者心理状态评估，人力评估。	7	5	3
		3. 评估需要使用保护具的种类和时间。	3	2	1
		4. 舒适与安全：病房环境舒适，患者体位舒适、安全。	2	1	0
操作前准备	10	1. 洗手。	2	1	0
		2. 用物：医学保护性约束知情同意书；医学保护性约束医嘱；根据需要准备约束用具，如肢体约束带、胸部约束带、约束衣等约束用具；约束记录单；洗手液。	5	3	2
		3. 向患者和家属解释操作目的，取得知情同意。	3	2	1
操作流程	55	**肢体约束法**			
		1. 携用物至患者床旁，问候患者，核对年龄、病案号、姓名，必要时核对腕带。	3	2	1
		2. 暴露患者的腕部或者踝部（适时给予解释安慰鼓励，缓解紧张恐惧情绪）。	2	1	0
		3. 取约束带海绵处固定于约束部位，松紧能容1~2指为宜。	5	4	3
		4. 将保护带系于两侧床缘，注意活动范围适中。	3	2	1
		5. 协助患者取舒适体位，将保护带系于两侧床缘，注意活动范围适中。	3	2	1
		6. 整理用物，再次查对并安慰患者，交待注意事项。	2	1	0
		7. 洗手，记录约束时间、部位、皮肤情况、约束带种类和数量等。	2	1	0
		肩部约束法			
		1. 携用物至患者床旁，问候患者，核对年龄、病案号、姓名，必要时核对腕带。	3	2	1
		2. 暴露患者双肩（适时给予解释安慰鼓励，缓解紧张恐惧情绪）。	2	1	0
		3. 将约束带海绵处置于患者背部，松紧适宜。	3	2	1
		4. 协助患者取舒适体位，将保护带系于床头，注意活动范围适中。	4	3	2
		5. 整理用物，再次查对并安慰患者，交待注意事项。	2	1	0
		6. 洗手，记录约束时间、部位、皮肤情况、约束带数量和种类等。	2	1	0

续表

项目	总分	技术操作要求	评分等级		
			A	B	C
操作流程	55	**全身约束法**（多用于患儿）			
		1. 携用物至患者床旁，问候患者，核对年龄、病案号、姓名，必要时核对腕带。	3	2	1
		2. 将大单折成自患者肩部至踝部的长度，将患儿放于中间（适时给予解释安慰鼓励，缓解紧张恐惧情绪）。	3	2	1
		3. 用靠近护士一侧的大单紧紧包裹患儿的手足至对侧，自患儿腋窝下掖于身下。	3	2	1
		4. 将大单的另一侧包裹手臂及身体，紧掖于靠近护士一侧身下。	3	2	1
		5. 如患儿活动剧烈，可用绷带系好，约束过程中注意询问患儿感受。	3	2	1
		6. 整理用物，再次查对并安慰患者，交待注意事项。	2	1	0
		7. 洗手，记录约束时间、部位、皮肤情况、约束带数量和种类等。	2	1	0
操作后	10	1. 告知患者约束后的注意事项。	3	2	1
		2. 整理用物，洗手，记录、签字。	2	1	0
		3. 观察患者的情况，评估患者感受。	3	2	1
		4. 评估医学保护性约束的解除指征：情绪状态、躁动程度、合作程度、对本次约束的认识、风险评估，详见医学保护性约束的解除章节。	2	1	0
操作评价	5	爱伤观念强，与患者沟通有效，约束有效。	5	3	2
总分	100				

磁扣式约束带评分标准

项目	总分	技术操作要求	评分等级		
			A	B	C
仪表	5	仪表端庄，衣帽整洁，无长指甲，（手）无饰品。	5	4	3
评估患者与环境	15	1. 进行沟通交流后给予干预。	3	2	1
		2. 评估：详见医学保护性约束前的准备章节中评估内容，包括：现场环境评估，患者危险性评估，患者约束部位评估，患者生理状态评估，患者心理状态评估，人力评估。	7	5	3
		3. 评估需要使用保护具的种类和时间。	3	2	1
		4. 舒适与安全：病房环境舒适，患者体位舒适、安全。	2	1	0
操作前准备	10	1. 洗手。	2	1	0
		2. 用物：医学保护性约束知情同意书；医学保护性约束医嘱；根据需要准备约束用具，如肢体约束带、胸部约束带、约束衣等约束用具；约束记录单；洗手液。	5	3	2
		3. 向患者和家属解释操作目的，取得知情同意。	3	2	1

续表

项目	总分	技术操作要求	评分等级		
			A	B	C
操作流程	55	**腹部约束流程**（以磁扣式约束带为例）			
		1. 携用物至患者床旁，问候患者，核对年龄、病案号、姓名，必要时核对腕带。	2	1	0
		2. 子锁放入腹带处两侧固定带预锁孔内（适时给予解释安慰鼓励，缓解紧张恐惧情绪）。	2	1	0
		3. 约束带放在床上。	2	1	0
		4. 固定带固定于床上。	2	1	0
		5. 调整约束带于合适位置用磁扣锁锁定。	3	2	1
		6. 限位带与固定带用磁扣锁锁定。	2	1	0
		7. 整理用物，再次查对并安慰患者，交待注意事项。			
		8. 洗手，记录约束时间、部位、皮肤情况、约束带数量和种类等。	2	1	0
		肩膀约束流程（以磁扣式约束带为例）			
		1. 携用物至患者床旁，问候患者，核对年龄、病案号、姓名，必要时核对腕带。	2	1	0
		2. 约束带放于患者合适位置（适时给予解释安慰鼓励，缓解紧张恐惧惧情绪）。	3	2	1
		3. 腹带磁扣锁打开。	2	1	0
		4. 肩带与腹带用磁扣锁锁定。	2	1	0
		5. 胸带与肩带用磁扣锁锁定。	2	1	0
		6. 整理用物，再次查对并安慰患者，交待注意事项。	2	1	0
		7. 洗手，记录约束时间、部位、皮肤情况、约束带数量和种类等。	2	1	0
		手腕约束流程（以磁扣式手腕约束带为例）			
		1. 携用物至患者床旁，问候患者，核对年龄、病案号、姓名，必要时核对腕带。	2	1	0
		2. 子锁放入约束带预锁孔内（适时给予解释安慰鼓励，缓解紧张恐惧惧情绪）。	2	1	0
		3. 腕带紧紧裹住患者腕部，用磁扣锁锁定。	3	2	1
		4. 固定带固定于床上用磁扣锁锁定。	2	1	0
		5. 整理用物，再次查对并安慰患者，交待注意事项。	2	1	0
		6. 洗手，记录约束时间、部位、皮肤情况、约束带数量和种类等。	2	1	0
		脚部约束流程（以磁扣式约束带为例）			
		1. 携用物至患者床旁，问候患者，核对年龄、病案号、姓名，必要时核对腕带。	2	1	0
		2. 子锁放入约束带预锁孔内（适时给予解释安慰鼓励，缓解紧张恐惧情绪）。	2	1	0
		3. 腕带穿过床带约束孔，用磁扣锁锁定。	2	1	0
		4. 固定床带用磁扣锁锁定。	2	1	0
		5. 整理用物，再次查对并安慰患者，交代注意事项。	2	1	0
		6. 洗手，记录约束时间、部位、皮肤情况、约束带数量和种类等。	2	1	0

续表

项目	总分	技术操作要求	评分等级		
			A	B	C
操作后	10	1. 告知患者约束后的注意事项；	3	2	1
		2. 整理用物，洗手，记录、签字；	2	1	0
		3. 观察患者的情况，评估患者感受；	3	2	1
		4. 评估医学保护性约束的解除指征：情绪状态、躁动程度、合作程度、对本次约束的认识、风险评估，详见医学保护性约束的解除章节。	2	1	0
操作评价	5	爱伤观念强，与患者沟通有效，约束有效。	5	3	2
总分	100				

（高静　蔡壮）

第十一章 精神障碍患者的心理治疗与护理

学习目标

完成本内容学习后，学生将能：

1. 复述心理护理的概念、心理护理的特点、心理护理的要素、心理护理的实施原则、精神障碍患者常见的心理问题、为精神障碍患者实施心理护理的要求。

2. 列出心理治疗的分类、心理治疗产生疗效的机制、心理治疗的原则、心理护理的作用。

3. 描述心理治疗的概念、心理治疗的基本要素、精神障碍患者心理护理的实施。

4. 应用心理护理的流程及常用的心理护理技术。

第一节 心理治疗的分类与原则

一、心理治疗的分类

（一）按治疗对象分类

1. 个别心理治疗　以单独的患者为对象的治疗。多数心理治疗都采用此种，治疗师与患者进行一对一访谈的形式。

2. 夫妻治疗或婚姻治疗　以配偶双方为单位的治疗。重点处理影响婚姻质量的各种问题，如夫妻关系、性的问题等。

3. 家庭治疗　以家庭为单位的治疗。以最普遍、最基本的人际系统——核心家庭为干预目标，必要时还邀请核心家庭以外的大家庭成员，甚至家庭外的有关人员参加治疗。

4. 团体治疗　以多名有相似问题，或者对某一疗法有共同适应证的不同疾病患者为单位的治疗。团体治疗重视群体成员构成人际系统后产生的“群体心理动力学”现象，利用人际互动来消除病态，促进健康。

（二）按理论流派分类

心理治疗有几百种大小流派，但多可以纳入精神分析、行为主义、人本主义、系统论这四大主干体系。

1. 精神分析及心理动力性治疗　经典精神分析是19世纪90年代由弗洛伊德创立的，其特征是对于人的潜意识和人格发展，提出了心理动力学学说。弗洛伊德精神分析理论中最重要的理论之一是关于潜意识和人格结构的学说。他认为人格由本我（是人格最原始的潜意识结构，本能冲动，为一切精神活动提供非理性的心理能量，按“快乐原则”行事，只求本能需求及时满足）、自我（意识的结构部分，代表理性，遵循“现实原则”，调整本我与超我之间的关系适应客观环境）、超我（道德部分，代表良心，按“至善原则”，指导自我限制本我，以达到理想自我的实现）三个相互密切作用的系统构成。如果三者之间不能保持平衡，则会导致神经症或其他障碍。经典精神分析治疗需要数月甚至数年的治疗周期，因耗时太多而不再流行。

近 40 多年以来，以精神分析理论为基础的各种短程治疗较为普遍，基本思想仍基于动力学理论，统称为心理动力性心理治疗。现代动力性心理治疗认为：过去的经历实际上是不可能真正得到修复的，心理治疗的目的首先是改变此类人格障碍中与当前紧迫问题相关的那些部分，与此同时，通过处理不良心理体验，使患者正确认知自己生活设计中的缺陷，重树希望，重建有效的人际关系。

2. 认识－行为治疗（congnitive-behavioral therapy，CBT）　20 世纪 60 年代发展起来的行为治疗以条件反射学说为理论基础，主要包括巴普洛夫的经典条件反射学说、斯金纳的操作性条件作用学说，以及班杜拉的社会学习学说。该流派认为神经症等障碍是一系列“习得”的错误行为方式。因此，治疗的任务是，用“养成技术”设计新的学习情境，使合意的行为得到强化、塑形；用“消除性技术”使不合意的行为得到弱化、消退。

人们逐渐注意到，在由外来刺激引起行为反应的过程中，人的内在心理过程，如认知评价过程起到了重要的中介作用。适应不良的或者病态的行为之所以形成并维持下来，与人的非理性观念或推理（如非此即彼、非黑即白、以偏概全、灾难思维）等思维歪曲有关。因此，近年来，行为治疗不仅仅对外显行为感兴趣，而且重视认知因素与行为之间的互动关系，增加了对内在心理过程的干预，因此称为认知－行为治疗。

3. 人本主义治疗　是以 20 世纪 60 年代出现的人本主义心理学为基础的一类治疗方法，重视人的自我实现、需要层次、情感体验与潜能，提倡治疗师应具有高度的同理心，以平等、温暖、关切、真诚和开放的态度对待咨客或患者。相对于精神分析对潜意识的关注和行为主义对学习过程的强调，人本主义对于意识领域的冲突感兴趣，首先倡导“以人为本”“以咨客为中心”的思想，故意弱化对心理病理的关注，心理治疗的对象被称为“咨客”，而不是“患者”。人本主义者认为，心理障碍只是成长过程受阻碍的结果，是实现自我的能力相对于可能性而言显示出不足，不能高估过去的潜意识经验和环境中的条件化学习因素对人的影响，也不能高估智力、理性对其他心理过程和行为的控制。每个人都具有其独特性，心理治疗师只是一面“镜子”而已，让咨客“看见”自己的行为和不能用言语表达出来的情感体验。因此，心理治疗的目标是扩展、增加体验，增强自由意志，提高自我确定、选择和满足的能力，促进非理性的体验能力，如敏感性、情感表达、自发性、创造性及真诚性等方面的成长。为达到目标，治疗干预显得自然而然，治疗师要有高度的情感投入。人本主义的理论与技术已经成为一般心理治疗的基础，而且也被其他流派广泛采纳。

4. 系统思想与家庭治疗　家庭治疗是伴随着系统论、控制论的诞生而发展起来的，强调个体与人际系统间的心理动力学关系，关注整体和系统中各种互动性联系，与其他治疗方法关系密切，有很好的兼容性。系统思维从系统内成员之间的关系出发，把个体行为与一种具体情境和整个观察体系联系在一起。重视环境对个体的影响，但又不认为具有自主性的个体可以轻易地被外界直接影响，而是同时强调人际互动中的个体对情境的整体认知、评价和反应。

家庭生活周期从家庭中的子女成年开始分为六个阶段，一个阶段向另一个阶段过渡、转化时，家庭成员容易出现生长、适应方面的问题，甚至出现临床症状。家庭治疗突破了临床精神病学、精神分析对病理和缺陷的狭隘关注，以人际系统为单位，发展对“正常家庭”的观察、测量、解说与促进的方法，重视家庭中的健康、积极力量，利用和开发家庭面临环境变化和压力时所具有的弹性、复原力与发展潜能。家庭治疗的焦点是家庭成员之间的人际关系，要改变病态的现象或行为，不能单从治疗个人成员着手，而应以整个家庭系统为对象。

心理治疗还有其他分类方法，例如，根据语言使用情况可分为言语性技术和非言语性技术，根据治疗周期的长短分为长期心理治疗、短期心理治疗和限期心理治疗等。

二、心理治疗产生疗效的机制

心理治疗产生治疗效应是通过一般性的或基本的治愈机制和特殊的治愈机制实现的。此外，患者的症状、诊断、人格特点、生活处境等基本情况，治疗环境、时间设置、治疗模式、是否服药等治疗背景条件，治疗师与被治疗者之间的适配度、互动质量，具体治疗技术对于患者问题或期望目标的针对性等几个方面的因素可能影响被治疗者接受治疗的可能性。

（一）基本治愈机制

基本治愈机制是指非特殊性的治愈机制，与治疗师所施行的治疗方式关系不大，而是超出治疗学理与技巧而无形中产生的治愈效果。这种治愈机制包括治疗师与被治疗者之间的关系，患者对治疗师的信任，患者觉得治疗师能做其精神上的后盾，治疗师能替患者栽培对将来可抱有的希望，患者本身想好的动机与期待等。在施行心理治疗时，这些非特殊性因素往往在不知不觉中会发生很大的功效，不管采取何种治疗模式，都宜尽量发挥基本治愈功能。通过文献综述，各种心理治疗共有的作用机制是：激活资源；将问题现实化；积极帮助解决问题；澄清冲突、混乱的认知。

（二）特殊治愈机制

特殊治愈机制是指治疗师经过运用治疗原理，有意地选择执行某种治疗策略及技巧，希望产生特别的治疗功能。随着治疗模式的不同，各种治疗方式有其特殊的治愈机制，并特别去运用、有目的性地让它发生。

有研究显示，心理治疗疗效中的60%是基本治愈机制所致，特殊治愈机制及被治疗者本人的因素分别占20%。无论是基本治愈机制还是特殊治愈机制，都是通过治疗师与被治疗者之间发生的有效而积极的交流才实现的。治疗师的任何言行，包括不沟通、不交流、无所作为的“阴性行为”，都是有意义的，都对被治疗者产生影响。一位治疗师如果主动追求积极的、建设性的互动，那么其言行举止实际上在不经意间就已经开始发挥基本的治愈机制。

三、心理治疗的原则

治疗师与被治疗者之间建立的特殊的治疗性关系是心理治疗的关键，这种情感协调的相互关系就是治疗师与被治疗者之间在认知、情感和意志上的统一，这是一种积极的情感关系，这种关系能加强治疗师对被治疗者的心理影响。为了保证心理治疗的疗愈作用，治疗师还需要严格遵循以下心理治疗的原则：

1. 尊重原则　以被治疗者为中心，给予被治疗者无条件的积极关注，把被治疗者看做一个完全独立的人，尊重被治疗者的感受和经历，不管被治疗者的态度是积极的还是消极的都一概尊重。对被治疗者在治疗过程中的思想和行为表现不加是非评判，而是鼓励他们自己判断个人的行为表现。

2. 助人原则　治疗师的主要任务是激发被治疗者的内在潜能，充分调动其主观能动性，帮助被治疗者增强其独立性，以使其能够在日后遇到类似的生活挫折和困难时，自主解决问题。

3. 真诚原则　治疗师对被治疗者要真诚，被治疗者才能不断接受治疗师提供的各种信息，逐步建立治疗动机，并能无保留地吐露个人心理问题，为治疗师的准确诊断及设计、修正治疗方案提供可靠的依据，同时治疗师向被治疗者提出的各种治疗要求也能得到遵守和认真执行。

4. 保密原则　心理治疗往往涉及被治疗者的各种隐私，治疗师不得将被治疗者的具体信息公布于众，即使在学术交流中不得不详细介绍被治疗者的材料时，也应隐去其真实姓名。

5. 中立原则　心理治疗的目的是要帮助被治疗者自我成长，在心理治疗过程中，不能替被治疗者作任何选择，而应保持某种程度的“中立”。例如当遇到来访者来询问：“我该与谁结婚？”“我应该离婚吗？”等问题时，要让来访者自己做决定。

6. 回避原则　心理治疗中往往要涉及个人的隐私，交谈是十分深入的。因此不宜在熟人之间做此项工作，亲人与熟人均应在治疗中回避。

第二节　心理护理的特点与目的

一、心理护理的概念

广义的心理护理指能给患者心理活动以积极影响的护士的言行举止。狭义的心理护理是指护士运用心理学的理论和技能，按照护理程序把患者身心状态调控至最适宜状态的过程。

在英国，心理护理是指在护理或治疗过程中提供给患者有组织、有实践意义、全面的心理学关怀。心理护理的主要内容是用系统的方法评估患者的心理状态，采用预防干预措施处理人们因疾病或损伤而引发的一些心理问题。

我国心理护理概念是指在护理过程中，护士通过各种方式和途径，包括主动运用心理学的理论和技能，积极地影响患者的心理活动，帮助患者促进康复，保持健康，使他们在自身条件下获得最适宜的身心状态。护士竭尽护理手段，控制一切不利于患者身心的消极影响，帮助所有患者获得最适宜的身心状态。需要指出的是，患者的适宜身心状态并非恒定的绝对值，而是动态的相对值，它随时可以因患者的病程或一切可能影响其主观体验的因素而波动。

二、心理护理的特点

心理护理必须遵循心理学原理，侧重运用心理学的理论和方法，使用心理测评工具评定患者的心理状态及情绪特征，致力于患者心理问题的分析与解决，调控患者的不良情绪状态，倡导建立良好的护患关系，为患者获得适宜身心状态营造融洽的人际氛围等。心理护理作为一种特殊的护理方法有其自身的特征和作用，心理护理的特点主要体现在以下三个方面：

（一）个性化特征

心理护理的个性化特征强调致力于解决患者的特异性、个体化心理问题及危机。要求护士准确地把握患者个体在疾病过程中显现的对其身心健康有明显危害的不良心理状态，及时采取有针对性的对策，迅速缓解患者承受的心理压力。例如，针对个别有幻听患者的愤怒、被害妄想患者的恐惧等十分突出的心理问题实施干预，必须体现心理护理的个性化特征，尽快解除患者的致命性心理负荷。心理护理的个性化特征提示我们实施心理护理需因人而异，针对患者个体的心理失衡或危机拟定干预对策，具有目标明确、针对性强的特点。

（二）共性化特征

指从满足患者需要的一般规律出发、解决患者具有共同特征的心理问题及其潜在失衡。它要求护士善于归纳和掌握患者心理问题的共性规律，在实践中运用各种规律对某类患者群体的潜在心理问题实施预见性干预，以防其发生严重心理失衡。如针对“住院患者的角色适应不良”“癌症患者的谈癌色变”“手术患者的术前紧张”等较普遍现象加以引导或调适，即为心理护理的共性化特征之例。通常，共性化心理护理具有“受众较多、无需一对一地明确目标或强调针对性、不必即时评定干预措施及其疗效”等特点。

（三）可操作性特征

可操作性特征指心理护理的最大价值在于其临床应用，故需具有较强的可操作性。无论采用观察法、访谈法、量表法等甄别患者的心理危机，还是综合评估患者即时的心理状态，或是实施干预及评估干预的实际效果，心理护理的整个过程都应注重可操作性。需要指出的是，心理护理的可操作性特征除强调实用性本身，还应特别注重其方法、手段在护理领域的可行性，必须是可为临床一线护士所掌握、易应用的操作，可借鉴但需有别于精神疾病诊治、心理治疗、心理咨询的专业化操作。如适用于精神异常人群的诸多心理评估工具未能恰当反映精神正常、仅因伤病心理失衡者的实际状况，对临床心理护理的指导性不强。又如针对“意外创伤者”早期心理反应的评估，采用他评的方式即比使用自评量表的可操作性强。

三、心理护理的目的

英国学者 Keith Nichols 认为，经历严重疾病和伤害的患者，其心理状况会对治疗和康复的效果产生影响。作为医生、护士，应意识到对患者进行心理护理的责任和义务。

心理护理作为具体的护理方法，与其他护理方法共存于整体护理模式。心理护理只有更深入地依存、渗透、融会贯通于护理的全过程，与其他护理方法相辅相成，才能充分体现其积极影响患者心态的良好效用。就其表述形式，心理护理与其他护理并无显著区别，但其作用的具体内涵则有独到之处，主要体现为以下 5 个方面：

（一）有效信息沟通

有学者指出，监测患者的心理状态，是心理护理的核心作用。其中包括评估患者的信息水平以及患者对信息的反应，继而酌情决定有无必要向其提供信息。实践证实，获得良好信息支持的患者及其亲属，因达成较适宜的身心状态而对护士充满感激；但也常见未获得重要事件信息支持的患者群体及其亲属，整日焦躁不安地期待与护士做更充分的信息沟通。

患者或其家属的信息匮乏是耗费护士时间的潜在因素，特别是信息缺乏所致患者对其症状、身体不适或疼痛的误解，可致患者反复地问询护士；而信息充足，则可节省疾病诊疗和心理护理的时间和资源。

（二）给予情感支持

情感支持是给予患者心理护理的核心部分，给予患者情感支持旨在帮助他们感觉到更安全、更舒适，更多体验基本照护关系的行为。情感支持有时并不直接关注患者解决情感问题或助其摆脱烦人的情感反应，而是更关注促进病患的情感过程。

给予患者情感支持与为患者提供有效信息之间彼此密切关联，如早期、短暂的情感护理干预措施，可揭示患者的即时信息需要，随之予以患者可靠的心理状态监测；监测心理状态或给予信息亦可很好地暗示患者的情感护理需要。

（三）营造适宜氛围

患者适应医院生活的过程越短，越可能获得适宜的身心状态。故营造有益于患者尽快适应新角色的环境（物理环境、社会环境）、氛围也是心理护理的重要作用。

南丁格尔在百余年前就认为“护理应为患者创造良好环境，若只是让患者躺在床上、两眼直盯天花板，对康复不利；而变化、颜色、鲜花、小动物等，都是很好的治疗形式，因为这些能转移患者对病情的注意力。”护士必须重视患者的心理因素，应区分护理患者与护理疾病之间的差别，着眼于患者，着眼于整体的人。护士应能系统应用心理学、美学、生物学、建筑学等专业的知识和技能，全方位地为患者设计、美化、营造有益其身心健康的温馨环境氛围。

（四）调动病患潜能

英国学者 Keith Nichols 认为，在临床开展心理护理是一种能力的体现：护士怎样去激励、关心那些忧虑或是处在不幸环境中的人，实际上是生理护理及治疗的延伸。除非特殊情况，真正需要心理干预的病例并不很多。一个护士，如果不知道患者如何应对疾病，是否感到迷惑和痛苦，那么就与整体护理的原则相违背。

心理护理需以调动患者主观能动性的方式达成助其解决问题的目标，即患者是解决其自身问题的主体，多以“共同参与”的人际模式与护士互动。护士主要帮助患者认清自己的问题及分析问题的主要原因，给出解决问题的建议等。只有患者认识到自身问题并有解决问题的愿望，其自身的内在潜能才会得以调动，心理护理才能真正奏效。

（五）增进诊疗效应

实施心理护理的重要目的，首先是用系统的方法评估患者的心理状态，然后采用预防干预措施处理人们因疾病和损伤引发的心理问题。如果预防措施不奏效，则可将重点转移到用治疗和支持性干预的措施，帮助患者应对由于疾病或损伤所致的心理问题。

Keith Nichols 还形象地比喻“心理护理是一种‘投资’”，是一种投资医疗效果的行为，它能巩固药物、护理和治疗专家的干预成效。实施心理护理为满足整体护理的需要迈出了一大步，如果忽视心理护理，就会影响他们为治疗疾病所作的努力，减少完全治愈患者的可能性。有效的心理护理是对治疗重病和损伤的生理疗法的补充和巩固，可促进患者康复。如果没有心理护理，药物、护理和治疗专家的干预成效也会减弱。

第三节　心理护理的实施形式

一、心理护理的要素

（一）心理护理的四大基本要素

我国学者 1997 年即针对当时我国诸多临床一线护士对心理护理概念存在的误区，结合 10 多年护理心理学专业教学实践和理论探索，提出临床心理护理的概念及基本要素等理论要点，进一步确认了构成心理护理运行环的四要素：①护士（实施者）；②患者（接受者）；③护士掌握的心理护理知识和技能；④患者已显现的心理危机。尽管影响心理护理效应的因素很多，涉及护士之外的其他医务工作者、患者亲属、其他患者、环境等，但具体运行一次心理护理的决定性因素只有这 4 个方面，可将其界定为“心理护理的基本要素”。

析取心理护理基本要素可帮助护士增强其实施心理护理的可操作性，减少盲目性，从根本上改变既往很多护士实施心理护理时的“蜻蜓点水”，难以真正解决重点患者问题的窘况。

（二）解读心理护理基本要素的作用

我们有必要逐一解读每个要素如何在心理护理运行中各司其职且相辅相成，以帮助护士在心理护理实践中熟练掌握、灵活运用。

1. 掌握专业化理论和技术是科学实施心理护理的指南　心理护理是依据心理学原理在护理领域发挥独特作用的一种方法，必须以心理护理的专业化理论和技能为其实践的指南，以体现方法的科学性和实效性。长期以来，我国的心理护理持续于低水平徘徊，与广大护士未系统掌握专业化理论和技术有很大关联。实践表明，仅凭满腔热情而缺乏令人信服的专业化指南，心理护理很容易陷入泛泛的经验之谈，其实施效果大多不尽如人意，甚至还可能无意中给患者身心造成负性影响，以致心理护理的科学性、效用性被质疑。

2. 准确评估患者心理状况是选择恰当干预对策的前提　根据前述心理护理的分级，根据患者各自的实际心理状况，为其选择恰当的心理护理对策。患者的实际心理状况，可能是适宜的，也可能是轻中度偏差，也可能是严重失衡或危机。通常需要为其选择干预对策的，显然是经评估显示严重心理失衡或危机的患者。

不少临床护士曾因未弄清心理护理的内涵，而致患者的心理评估存在盲点，甚至不了解什么性质、强度的负性情绪反应对哪一类患者具有特别的威胁。患者心理评估的泛化结论，并不能给护士为患者实施心理干预提供有价值的依据。能否准确评估患者心理反应的性质、强度,直接影响其干预的策略和效果。

评估患者心理反应普遍存在的另一种偏差是只关注表面现象,未深究其主导因素,即只了解患者存在某种负性情绪反应,却不问导致患者负性情绪反应的主要原因,据此形成“对症不对因”的心理护理对策,干预效用通常难达预期。对此,我国学者提出:“患者心理问题的准确评估,如同临床疾病的正确诊治,不仅要弄清患者存在什么临床病症,更需弄清引起其病症的主要病因。”

简言之,患者心理状况的准确评估,可类比临床疾病的正确诊治,必须综合判断三个评估环节的结果(患者主要心理反应的性质、强度、个体原因),才可能为患者选择既对症又对因的干预策略,达成良好的预期目标。

需要指出的是,既往的患者心理评估,大多关注其负性情绪反应等问题,常忽略患者自身兼具的积极心理特征、正性情感体验(如患者因成功应对伤病的“益处发现”),以致未能据此采用积极心理学策略为患者提供更有益其身心的干预对策。近几年,“创伤后成长”等反映患者积极心理特征的评估工具已被引入护理领域,将有助于临床护士更全面、更准确地评估患者的心理状况,选择更恰当、更有效的干预对策。

3. 赢得患者的密切合作是有效实施心理护理的基础　我国学者的调查显示,开展心理护理及其效果在相当程度上与患者的合作有关。但与此同时,一些护士却不了解,赢得患者密切合作、调动患者主动配合的积极性的主动权在自己一方。

有些护士以为,只要掌握了心理护理的专业知识和技能,能准确评估患者的心理状况、及时甄别重点患者的心理危机,即可以心理护理实施者的专业化角色为患者提供有效干预。一些护士对心理护理的理解并未随其深入发展而不断更新,如一味把患者作为实施心理护理的被动接受者,并不真正了解患者的主观能动性是最终解决问题的关键所在,未将“维护患者的尊严及隐私权、尊重患者的主观意愿和个人习惯与患者互动,需以‘共同参与模式’为主体形式”等要点纳入其赢得患者信任及合作的基本守则,若遇患者合作欠当也很少反思自身是否有较大改进空间。

其实,心理护理与心理咨询一样,其发挥效应的前提是患者(来访者)有解决自身问题的迫切需求,否则仅凭专业人员的一腔热情是达不到预期效果的。患者通常更愿意向与其建立信任关系、给予其安全感的专业人士求助。因此,护士在与患者的互动过程中,需以职业化角色行为获取患者的信任、建立护患间稳定发展的信任关系,为赢得患者的密切合作、达成心理护理的良好预期做好铺垫。

4. 护士的积极职业心态是确保心理护理良性运转的关键　为患者提供心理护理的护士自身必须保持其良好身心状态,能注重凡事多替患者着想,能经常自省其举手投足是否体现对患者身心状态的积极影响等。而时常处于紧张工作状态、每天面对患者负性情绪反应的护士,其保持身心平衡的要诀便是恰当的职业认知评价。护士想在其特定职业环境中持续地保持平和心态,则需要其良好的职业心理素质作为支撑。

护士的积极职业心态,是一种以职业为背景的特定情感,不应是一种直觉的情绪反应,不应是个人的某种狭隘情感,而应是一种合乎理智、具有深刻社会意义的情感活动。正如美国医学家刘易斯·托马斯谈及医务工作者职业情感时所指:“习惯死亡是可怕的!倘若连一颗心脏的骤停——这样巨大的事实都唤不起情感的颤动,这说明什么呢?麻木与迟钝岂不是比昏迷更可怕的植物心态?在所有医疗事故中,同情心的死亡乃最恐怖的一种。”

俗话“面由心生”，指一个人内心长期形成的一些东西会影响其神态表情，亦如法国浪漫主义作家雨果所说：“人的面孔常常反映其内心世界”。因此，护士的积极职业心态可具体地体现为：职业微笑，真诚关切患者的病痛，甚至能为患者忍辱负重等。设想一个不认同护士职业的个体，动辄因工作压力而身心失衡致职业情感倦怠，或许很难做到在与患者互动时绽放其职业微笑，更难以发自内心地给予患者真诚的关爱。

具备积极职业心态的护士，才会努力学习掌握心理护理的职业知识和技能，深入研究患者的心理评估和干预对策，以真诚关切赢得患者的尊重和信赖，自觉地要求自身的言谈举止有益于患者身心，持之以恒地为患者提供心理支持。

总之，心理护理的运行需以护士的积极职业心态作为其要素之本、要素之源。为患者实施心理护理的过程中，护士的职业心态越积极，其主动性和创造力等内在潜力就越能得以充分调动，其给予患者心理健康促进的效用就越高。

二、心理护理相关技术

（一）信息支持技术

心理护理的核心功能，是监测患者的心理状态，包括评估患者的信息水平及其对信息的反应，然后酌情向其提供信息。为患者提供高效的信息支持既能避免患者因信息缺乏而反复询问护士，节省心理护理的时间和资源，也能使患者对护士充满感激。因此，护士须将信息沟通的心理护理作为核心责任。为患者提供信息支持可以促使患者产生符合现实的期望值，减少患者因“不了解信息”产生的恐惧、压力和疑惑，引导患者有效地参与治疗和自护。

1. 提供信息支持的要点

（1）主要包括患者是否已做好接收信息的准备，且处于适当的情绪状态；患者真正希望获得信息；并选择适当的地点、时间。

（2）保证信息完整无缺：护患双方常常出现信息不对等，即使护士已向患者或家属传递某些信息和建议，但患者并不能领会并记住。因此，为保证信息的完整无缺，护士必须与患者交互信息。

（3）保证信息正确可靠：信息传递不是一劳永逸的，有人把提供信息类比“创伤护理中护士常需回到患者身边为其更换敷料”。护士要常回到患者身边，检查传递给他的信息有否发生变化，为避免所提供“信息”已偏离原始版本，需要检查并重新加强。认为“一旦患者受过知识宣教，其所接受信息将是稳定可靠的”想法乃错误判断。

（4）提供信息需贯穿情感支持：提供信息后需及时鼓励患者表达其对刚接受信息的反应，包括其对信息的即时想法、感知和情感反应，这些因素可能决定患者如何应对信息及其记忆信息的准确程度。

2. 信息支持的实践技术　为了保证提供信息能顺利地进行，护士需掌握以下信息支持的实践技术：

（1）营造氛围：指提供信息很注重营造干预者与患者之间的沟通及信息提供、互相支持的氛围。

（2）监督运作：督导护士在为患者提供信息过程中有否根据患者的需要和能力给予其

足够信息，并保持其良好状态。

（3）保持水平：提供的信息要与患者的熟悉理解水平及期望水平相当，允许范围为：①基本理解；②现实的期望；③可促进高依从性患者的理解。

（4）专业操作：利用专业技巧为患者提供信息支持，提供信息者应接受信息支持等干预方法的训练，以便专业地使用相关技巧。

（5）相互合作：指医护成员间及医护与患者之间对信息提供的合作性，需保证小组中各成员都明确每个患者的照护计划并及时更新。

3. 信息支持技术的操作步骤

（1）评估患者的状态：包括评估患者的认知和情感状态、是否适合接受信息、患者已经具有哪些信息、患者所需信息的语言和复杂水平等。

（2）传递信息：将信息打包，再间断地进行提问，运用图表和笔记帮助患者记忆信息，核查患者是否存在信息量过大与理解困难等。

（3）核对患者接受信息的准确性：要求患者用自己的话概述信息，核对准确性，如果有必要再次传递信息。

（4）核对患者对信息的认知、情感反应。

（二）情感支持技术

帮助患者在经历困苦期间给予其情感支持，如帮助患者应对恐惧和焦虑、平息愤怒、应对损失和悲伤。情感支持旨在帮助患者感到更舒适，并不直接关注患者解决问题或摆脱烦人的情感反应，而是促进情感过程。主要技巧包括营造安全的环境允许其表达情感；帮助患者放松情绪并自由地表达情感；与患者友好地探索和讨论情感反应；理解、接受、尊重和认可个人情感以提供支持，特别注意不要阻止其流泪以及宣泄悲伤、焦虑和愤怒。

1. 实施情感支持的要点

（1）态度：指对情感和情感加工过程持有积极态度，此被视为人类功能显著、本质的部分。不仅个人的感情和情感受重视，人们向适当对象表达情感的能力，也被视为有利健康的成熟功能。

（2）意识：指伴随着个人对自己的感觉和情感反应的意识，即不紧张、不羞涩、无禁忌地向他人恰当表达自己感觉和情感的能力。

（3）理解：情感反应被视为人们（遭遇伤患者群）应对生活事件所有反应的正常部分，是人们心理活动的重要过程，而并非必须与之抗衡的“侵扰性行为”。

（4）自我意识：指人们对个体化情感类型及“问题点”的意识——即容易被每个人所明确、接受和表达的个人感情和情感。

（5）对他人情感表达的反应：当患者表露其情感时，护士应多体现对患者情感表达的接受：①不惧怕，没必要逃避；②不必立即平静情绪；③不认为患者的情感反应需要被转移或“处置”，并以微笑替代；④无负罪、责备或失败感；⑤不必鼓励患者压抑其反应；⑥不必为避免激起自身反应而避之不及。

欲使患者接受情感支持，需营造一种从容、接受、支持、分享性的氛围，即予以患者即刻舒适的关注，营造安全环境并帮助患者放松其情感，护士可与其开诚布公、轻松地强调并谈论患者的特殊情感。

2. 情感支持的具体实施

（1）开始情感支持（鼓励）：确定情感支持是针对真正需要得到的患者及家属，其总是以鼓励开始，且只有卷入其中的人意识到有此需要并接受鼓励时才能继续。

（2）营造安全情境并允许情感表达：理想的情感支持情境应为护士经思考、计划和关怀而设置，必须由实施者负责并设计，使之一次次促成患者的有益体验。此外，实施者还需考虑针对局促不安的患者、介入干扰患者流畅表达的不和谐场合的具体做法如下：①选择合适的环境，如可谈论隐私、小的、舒适的场所，不会响起电话铃声，门上有“使用中”的标志等，一个让患者感觉安全，不受监察和打扰的理想环境；②限制参与者：参与会谈的理想状态，应只有护士和患者，尽可能限制患者的配偶或家人、其他观察者；③缩小社交隔阂，最好标志，是减少护士与患者间的表面社会距离和身体障碍，间隔以护士觉得合适时可拉起患者的一只手为宜，以温和目光面对全神贯注于护士的患者，尽早建立熟悉、以称呼名字的形式谈话等；④明确、自然地接受个人情感而得以安全的交流，回应患者必须传达以下信息：不约束其想谈论的事情，如患者流露的担心、懊悔、愤怒、悲伤、消极的想法和眼泪等个人情感，能在此情境中适当且被接纳，避免其感到“情感受阻”或不被倾听，即他们感觉在此交谈是安全、自愿的。

（3）倾听并易化情感过程：情感支持即易化患者情感的确认和表达，目的是帮助其情感过程和加工。凡以随和心态接受及尊重患者情感的需求，加之尊重、支持和合作的体验，可促进护患关系深入，调动患者参与沟通。

（4）回馈（理解、接受、移情地交流）：具有良好“共情”能力的护士，可准确判断他人的感觉，在其激起情感的状态下可与他人有相似体验。有时护士并未被患者直接告知某些情感，但护士可以凭其直觉获得；有时源自其仔细倾听后产生的情感共鸣，即以“相同情感模式”与其有基础情感体验者做出的反应。若患者了解护士的共情，可助其保持安全感并维持交流关系的深度，常可鼓励护患继续对话。

（5）给予支持：情感支持所包含的技巧，是对寻求情感支持的患者提供热情相助的基础混合物。在某些方式中，支持是效果而非行为，指一种排遣孤立、从烦恼的情感压力或情形中获得释放的感觉。如患者说“谈话后，我有种意想不到的放松感，这种感觉一直伴随着我。”

（6）结束情感支持的会谈：最好会谈一开始就让患者注意其时间有限。多数情况下，“结束情感支持的会谈”完全没有问题，自然地像一次常见的会面。如果氛围轻松，护士可在会谈后简单核实患者的感觉，随即与之道别，也可同时另行安排便于进一步接触的方式。有时，随着患者讲述其沮丧或烦恼之事，会谈氛围可能随其情绪改变。在这种情况下，护士需立刻用仅有的几分钟将其带回，尽可能给患者留下结束的印象，如可与患者核实会谈留给他们的感觉及其对接踵而至事情的感觉。

（三）心理咨询相关技术

1. 开场技术　首要的任务是建立信任感。如我国近 20 多年来的“气功热”，这种疗效的根本原因实际上并不是施术者声称的作用机制，而是施术者与患者间建立和睦、默契的治疗关系，患者对施术者的信任增强了暗示性，随后容易受到催眠。这样一种强烈的安慰剂效应才是产生治疗效果的原因。要迅速取得信任，需要做好以下开场技术：

（1）见面互致问候：根据当地习俗、患者及陪护人员的年龄、性别和身份，决定需不需要握手、鞠躬、做自我介绍，并且迅速决定对话的言语模式：讲何种语言或方言，讲口语化、简单易懂的日常语言还是讲较文雅的、较有科技含量的学术语言。许多医务人员习惯于“被人求”的地位，不太愿意主动示好，通过表情、姿势的非言语交流表达出来的是被动、淡漠、困顿、厌倦、心不在焉、邋遢、傲慢、生硬，或缺乏自信导致的紧张、回避、提防、敌对等不利信息，形成妨害关系的第一印象。

（2）挑起话题：在医院，护士是主人，患者是客人，护士要主动为患者安排座位，介绍环境、设备及使用方法，并注意观察患者有无犹豫、警觉、挑剔或好奇的神态表情，并以此为线索寒暄、解释几句。随后用“我今天能为您做点什么？”之类的话，将发言权交给对方。

（3）减少神秘感、不安全感：许多人对医疗机构、治疗技术怀着神秘感，尤其是文化程度不高，对卫生保健知识了解不多的患者，对医院的各种设施设备不敢触碰，对医务人员也是高不敢攀。另一方面，他们对自己的疾病及接下来会发生什么都没有底，很没安全感。护士一开始就应主动解释说明，必要时予以一定的保证与承诺。与儿童或与异性患者单独谈话，应设法消除不安全感。

2. 接纳与反映技术正式话题开始后，护士要神情专注，不带价值评判地用“嗯”“哦”“请接着说”之类短句对对方进行鼓励。在建立初始关系之后，通过显示对患者情感状态的理解来深化关系。在患者做有关自己问题、处境的陈述时，治疗师像一面“会说话的镜子”，不时用略为不同于对方的词汇做简单的附和、评述、提问，将其话语之下那些没有表达出来的情感、态度或思想点明或者映照出来，或者将对方以第三人称表达的情感、态度或思想逐渐引回其自身，使其用第一人称陈述。这样的做法，即是情感反映的技术。

及时有效地识别、回馈、反映、共享患者的情感体验，加强对方对这些隐蔽的体验的感知，提高对其体验进行理性化、言语化处理的能力，属于护士设身处地、将心比心地对患者进行“共情的理解”的过程，这是护士必备的能力。

3. 倾听与共情技术　倾听不仅仅是采集信息的过程，也是主动接纳、关切的过程，不仅要听说出来的，还要解析“弦外之音”，有时还必须听“无声之音”。不说话的倾听，以及保持沉默和短暂的静息状态，有时比说话还重要。在倾听患者时，护士要尽量做到不随意打断患者的说话、不批评指责患者、不评判患者的对错，认真专注地听，适当表达对患者的谈话感兴趣。在交流过程中允许患者有适当的沉默，患者需要时间思考和反应，需要时间观察护士的反应。护士也可以利用这个沉默的时间观察患者的反应并思考下一步的应对方法。

共情是护士在与患者的交往过程中从患者的视角出发，感同身受地理解患者的想法、感受和需要，并能准确帮患者表达他的感受，满足他的需要。护士必须具备一定的共情能力，这是取得患者信任、建立治疗性护患关系的基础。

4. 引导技术　引导指治疗师指引或影响患者思路的程度。举例说，提问比只发出“嗯”的声音有影响力，特殊疑问句与一般疑问句又有不同：“今天我们能帮您解决些什么麻烦？”给患者很大选择权；“如果今天的治疗成功的话，你们家会发生什么变化？”让对方的思路往未来方向、积极方向推演，但选择余地仍较大；“你妈妈的意思好像是说，每次你一坐到钢琴旁边就想说头晕、肚子痛。是这样吗？”让被问的人只能选择“是”与“不是”中的一种回答。

引导的程度随着访谈的进行越来越强，逐渐凸显治疗师带自己流派特点的干预意图。应注意自然、灵活地转换话题却又不失主见，避免让对方觉得生硬、傲慢、太具操纵性，否则易引起阻抗。在这个方面最难处理的情况见于面对年龄大、社会地位高、身份特殊、很有主见、不容易信任人、对治疗后果考虑较多的患者时，涉及家庭、性问题及与其他人的关系问题时，尤其要谨慎，不宜太勉强，有些治疗干预在实施前要做许多铺垫。

5. 安慰与承诺技术　使用让患者感到宽慰、安心和承诺的关系技术，是向患者提供支持、保证。安慰和承诺技术首要的作用是对其行为及有适应性的信念系统进行强化性的奖赏，并培植对于将来奖赏的期望，使其对不断深入地探讨问题、解决问题保持兴趣。“你配合得很好；你很理智；你非常能干；这事考虑得真周到；你过去碰到的麻烦比现在还大，这次你也一定能解决这个问题；你会在几天之内感到越来越好，……”等话语，能够起这样的作用。

另一个直接的作用是降低焦虑和不安全感。但适度的焦虑、紧张、困惑，对于激发和维持有利于发展和变化的动机是有益的，不一定要让患者马上获得“吃定心丸”般的安抚效应，那样会助长依赖。许多疗病者，尤其是江湖医生、民间健身术者，喜欢这种“奇迹”效果，而科学的医学忌讳“打保票”。这不仅是技术问题，也是一个伦理学问题，因为不切实际的担保与欺骗无异。不过，在有些情况下，作出有信心的保证很有必要。

6. 暗示技术　在做以上工作的时候，已经对患者产生着一般性的暗示效应。医务人员的声望、职业权威、柔和而关切的声音、安全的环境，加上正在形成的信任和信心，正在被强化、确认的期望，双方对于话题的共同关注，逐渐使对方的情绪和身体放松，对治疗师发出的信息接受性逐渐增高，批判性逐渐削弱，注意越来越集中，意识相对狭窄，与主题相关的想象增加，思维受到诱导。这是一种放松的警觉状态，对导入特异性干预有利。

7. 放松技术　是按一定的练习程序，学习有意识地控制或调节自身的心理生理活动，以达到降低机体唤醒水平，调整那些因紧张刺激而紊乱了的功能。

放松技术的原理是，一个人的心情反应包含情绪与躯体两部分，假如能改变躯体的反应，情绪也会随着改变。至于躯体的反应，除了受自主神经系统控制的“内脏内分泌”系统的反应，不易随意操纵和控制外，受随意神经系统控制的“随意肌肉”反应，则可由人们的意念来操纵。也就是说，经由人的意识可以把“随意肌肉”控制下来，再间接地把情绪放松下来。基于这一原理，放松技术就是通过意识控制使肌肉放松，同时间接地松弛紧张情绪，从而达到心理轻松的状态，有利于身心健康。

应激不但能引起人体的生理反应，也能引起心理反应。前者主要包括两个方面，一个是肾上腺能反应，表现为交感神经活动加强，肾上腺髓质释放儿茶酚胺增加，而致血压升高、心率增快、呼吸加速、肌张力增高等；另一方面为垂体－肾上腺皮质反应，促使肾上腺皮质激素大量分泌，引起一系列反应如抑制炎症反应、对抗过敏反应、血糖升高等。心理反应在性质上可分为两类：一类是有利于应激行为的，另一类是干扰应激能力的，例如过度的焦虑、情绪激动等，由此引起认知和自我评价的障碍。

放松训练具有良好的抗应激效果。在进入放松状态时，交感神经活动功能降低，全身骨骼肌张力下降即肌肉放松、呼吸频率和心率减慢、血压下降，并有四肢温暖、头脑清醒、心情轻松愉快、全身舒适的感觉。同时加强了副交感神经系统的活动功能，促进合成代谢及有关激素的分泌。经过放松训练，通过神经、内分泌及自主神经系统功能的调节，可影响机体各方面的功能，从而达到增进心身健康和防病治病的目的。

8. 终止技术　心理护理贯穿在日常的每一项治疗护理的过程中，护士一言一行都对患者的情绪有疗愈作用，尤其是在为患者进行健康宣教时。健康宣教就是为患者提供信息支持，临床上大部分患者的焦虑、恐惧都是因为信息缺乏，因此，健康宣教是针对焦虑、恐惧患者的一项主要的心理护理措施。所以，可以说每一次护理过程的结束或每一次健康宣教的结束都是心理护理过程的结束。患者出院是一个疗程的结束。做好结束工作是保证心理护理效果的主要方面。

每次结束，护士应对患者的配合表示感谢，对患者的积极表现表示肯定与鼓励，请患者确认自己在本次交谈过程中的收获。切忌因突然想起有其他紧急需处理的事情、同事或其他患者呼叫而突然离开，如果确实有紧急情况需中断，应向患者表示歉意并说明。出院前要处理好患者的分离焦虑问题。部分患者因要离开医院，离开医护人员，担心自己不能照顾好自己而产生焦虑，或者与医护人员产生了深厚的感情而不愿离开。护士在患者出院前几天就开始说明出院的打算，确认患者自我照顾的能力，并告知患者出院后遇到问题如何能够及时联系上医务人员寻求帮助。

心理护理发生在与患者接触的每一个瞬间，贵在自然、坦诚、融洽，建立治疗关系的过程应富于创意，生动活跃，有时需要幽默、诙谐，而不要成为机械、刻板、做作的操作。要注意从临床上的每一个细节做起，使自己尽快成为受欢迎的护士。

三、心理护理的实施流程

鉴于心理护理给人的感觉有些抽象，与注射、翻身等护理操作的具体呈现形式相比，有些看不见、摸不着，以至于许多临床护士对心理护理的具体实施觉得无所适从。因此，加强心理护理的可操作性，是促进其深入发展的必要条件。

从心理护理的理论框架雏形中可大体了解“针对有需求的患者，运行心理护理的程序，以达成心理护理的目标”之若干环节的关联，其中的“程序”即应是心理护理可操作性的集中体现。

心理护理的实施步骤，也可称心理护理的基本程序，是个连续、动态的过程，需因人而异，灵活运用，主要包括以下环节：

1. 建立良好护患关系　在严格遵循相关伦理学的原则与要求的基础上，充分运用沟通技巧，与患者建立相互信任的治疗性护患关系。

2. 全面收集患者信息　护士一方面通过与患者的直接接触交流，另一方面通过与家属或同病室病友的沟通，全面收集患者现阶段的身体反应与心理反应，了解患者既往表现、生活环境、性格特征等。收集患者信息还可以通过相关的量表评定以及与患者的深入交谈，评估患者的心理状态。

3. 确定患者基本心理状态与需要　通过对患者的全面评估，收集患者的各类相关信息，明确判断患者目前主要存在的心理与情绪反应。

4. 分析主要原因与影响因素　在与患者建立良好护患关系的基础上，与患者深入交谈，找出患者出现目前状态的原因与影响因素。

5. 选择适宜的护理对策　根据患者的状态与心理反应，针对引起心理反应的主要原因，护士要在充分考虑患者的性格特征及接受程度等基础上选择适合患者的护理干预方法对患者进行干预。

6. 评估心理护理效果　对于效果的评估要综合考虑三方面的因素，首先是患者自己要觉得确实有获益，自我感觉舒适度有提高或功能有改善；第二方面是护士通过对患者的观察、与患者的交流以及结合各项实验室检查或心理评估，发现患者的身体反应与心理反应比以前确实有改善；最后是家属或照顾者的感受。

7. 确定新的方案　效果的评估既是上一个治疗周期结束，也是下一个循环的开始，要评估通过上一个周期的处理，解决了哪些问题？哪些问题有缓减？那些问题仍然存在或者是否又有新的问题出现？对于已经解决或缓减的问题要如何维持或改进？对于还没有解决或新出现的问题原因又出在哪里？怎样处理？又要明确新的处理方案。

心理护理的程序是相对的，心理护理步骤是灵活的，心理护理过程是循环往复的，心理护理的临床实践需不断发展和完善。以上所列的流程只是对广大护士开展心理护理起到了“抛砖引玉”的启示作用，让经验相对不太丰富的护士实施心理护理时更易形成较清晰思路，有益其循序渐进地逐步深入，增强心理护理的可操作性。实践表明，临床上经验丰富的护士具有敏锐的感知能力、良好的沟通能力与判断能力，在日常的护理操作过程中，与患者的交谈中，不经意间就能与患者建立很好的护患关系，就能敏锐地感知与判断患者的心理状态与需要，表现出来的一言一行都对患者有很好的疗愈作用。

第四节　心理护理的实施原则

有学者指出，“为疾病和损伤中的患者提供心理护理，需要有系统的方法和与之相关的原则”。实施心理护理的相关原则主要包括以下三方面：

一、心理护理的方法论原则

（一）心理学的方法论原则

心理护理与临床医学常用的生物学、物理学方法等有本质区别，即不可能用动物实验等结果解释人的心理活动及其变化，故心理学方法论是心理护理必须遵循的首要原则。心理护理，从观察患者的心理状态，到确定其心理反应的共性规律，都必须在心理学方法论原则的指导下，采用应用心理学的方法和技术。

（二）比较文化的方法论原则

该原则强调，多元文化背景下实施心理护理需考虑个体间心理差异的文化根源，了解各种文化对患者心理活动的制约。因此，比较文化方法论原则通常具有较普遍意义，也便于向实践领域推广、应用。如东西方女性对乳腺癌根治术的心理反应有显著差异，护士所采用的心理干预对策亦截然不同。我国56个民族的文化背景亦要求实施心理护理采用比较文化的方法。如长期在少数民族区域工作的护士，可根据当地少数民族患者的特点开展心理护理，掌握不同民族患者心理活动的规律，使干预在少数民族区域获得显著效果。

二、心理护理的层级原则

借鉴我国临床现有的分级护理模式，根据患者身心状态的严重程度，区分轻重缓急地实施心理护理干预。即对有严重心理危机的患者，可类比临床现行分级护理中的特别护理或一级护理，需要投入更多的时间、人力和资源；对心理状态较稳定患者，可类比二级或三级护理，酌情减少时间、人力和资源的投入，设法调动患者自身的主观能动性。遵循心理护理的层级原则，旨在把有限的心理护理资源优先、更多地用于帮助内心激烈冲突、随时可能发生意外的患者，较大程度地减少心理护理的盲目性。尤其在护士少、患者多的条件下，把干预重点锁定有严重心理危机的患者，避免其得不到及时甄别、干预而发生无可挽回的悲剧。

英国学者 Keith Nichols 主张将心理护理分为以下 3 个层级。

（一）一级心理护理

一级心理护理指最基础的心理护理，即护士不断努力地与患者接触，根据患者透露的信息和应对方式敏锐地了解其心理状态，察觉、鉴别患者的心理护理需求。要求护士把很好地倾听、引导患者说出关键问题的技巧作为最基本的能力。且此水平的心理护理并不会占用很多时间，真正需要心理干预的病例并不多。Keith Nichols 指出，运用一级心理护理应成为一种意识，不仅可提高患者的满意度，还可让护士体会到成就感。如果护士未能朝着有效评估患者心理状态的方向努力，其照护效果往往不显著。一级心理护理还可为下一步实施信息和情绪方面的护理做准备，也可为心理治疗提供参考。

（二）二级心理护理

二级心理护理是一级心理护理的深入和提高。与患者较多接触后，心理护理即由意识到患者的心理需要（包括信息和教育），逐步进入用简略记录方式评估患者的心理状态。护士即从经常与患者接触、从事健康照护者成为患者“心理的眼睛和耳朵”。整个过程中，特别需要强调的即为最简单的“一切以患者为中心”的交流，以达到更完整了解患者状况的目的。心理干预可与常规的治疗、护理等操作同时进行，也可单独进行。对于某些特殊患者，如意外创伤、外科手术及重症患者，其治疗康复中需组织多学科成员参与的小组讨论会议，寻求为患者解决问题的办法。

（三）三级心理护理

三级心理护理即心理治疗，指护士凭借自身能力不足以帮助那些困扰非常大的患者时，把患者转诊给临床心理医师，这是三级心理护理的重要环节，护士是该层次心理护理的组织者。当通过评估发现患者心理反应过度、出现精神症状时，即需寻求心理或精神科医生的帮助或转诊。由心理医生实施专业心理治疗帮助患者渡过心理危机，阻止事态的进一步恶化。

临床患者一、二层级的心理护理，主要由护士承担。护士可通过患者为中心的倾听、交流，及时发现患者的心理护理需求，借助评估工具和观察访谈了解患者心理反应的影响因素，了解患者在信息、情感、咨询等方面的需求，并给予心理护理和干预。对于三级心理护理，则要求护士具备发现患者有否精神症状的能力，及时转诊精神异常的患者，帮助其及时获得针对性心理治疗。

三、心理护理的操作原则

（一）依据患者心理反应强度的干预原则

为患者实施心理干预，需依据其心理反应强度区分等级，合理配置实施干预所需的人力、时间和方式等，以确保重点对象的心理危机得以即时化解。如心理护理应高度关注有严重心理危机的患者，迅速与其建立信任、合作关系，安排专人陪伴有严重抑郁或自杀意念的患者，必要时协助患者寻求心理咨询或治疗师的援助等；对仅表现轻、中度心理反应的患者，护士可酌情与之较深入交流，动态评估其身心变化，运用“患者为中心疗法”等基本技术，为其提供信息、情感等支持，引导患者获得自身的适宜身心状态；对心理反应适度的患者，则无需特别投入人力和时间，职业微笑和良好沟通即可。此外，还需随时掌握疾病诊治过程中病情突变或恶化、家庭变故等“突发事件”对患者身心状态的影响，以防其对患者构成严重心理危机。

（二）考虑患者心理反应主因的干预原则

指为患者实施心理干预，需从考虑患者的个性化特点入手，因人而异地施以相应对策，可类比疾病治疗过程中的对因治疗。如为高热患者施以降温措施并不能从根本上治愈其疾病，针对患者心理反应的主要原因所实施的干预就像查找感染病原后针对性使用抗生素。再如，两位癌症患者虽同样陷于严重抑郁等心理危机，但其主要原因可能并不相同：一位患者受制于疾病知识匮乏，视癌症为“不治之症”而产生自杀念头；另一位患者则因家庭经济拮据、无法承受巨额医疗费用，不愿拖累家人而打算结束自己的生命。如果护士未弄清两位患者严重抑郁且有轻生念头的主因，仅给予一般的劝慰、保证，便不能真正走进患者的内心世界体察、剖析其心理危机的实质，其干预对策必定苍白无力，也不可能从根本上化解患者的心理危机。因此，欲使心理护理的针对性强、效用高，实施干预时必须明确患者心理危机的个体主因。

第五节　精神障碍患者的心理护理

一、为精神障碍患者提供心理护理的要求

（一）建立治疗性护患关系

建立治疗性护患关系是一切护理活动的基础，护患关系可以影响患者的治疗依从性及患者对治疗护理措施的反应与感受，关系本身对疾病就有治疗作用。当然，如果关系建立不好，也会产生副作用。

护患关系是一种特殊的人际关系，目的性更明确，是护士和患者在帮助患者战胜疾病、恢复健康的过程中建立的一种特殊的人际关系。护患关系的双方，护士与患者之间既有平等合作的关系，也有服从与被服从的关系。一方面，护士与患者是同一战线上的战友，他们共同的也是唯一的目标是帮助患者战胜疾病，需要他们紧密合作；另一方面，为了战胜疾病，患者需要护士的专业帮助，护士需要根据患者的感受和反应来开展工作，因此，患者要服从护士的指导，护士的工作也要服从患者的感受和需要。

信任又是建立治疗性护患关系的基础，为了取得患者的信任，护士可以适当地自我暴露，例如，告诉患者自己在本专业领域的从业经验等，切忌过多地自我暴露，以免将焦点转移到护士身上，甚至让患者产生反感。

（二）掌握患者基本情况

护士要全面掌握患者的基本情况，了解患者的一般情况及疾病情况对患者的影响，预见患者可能存在或潜在的心理感受与需要，才能有的放矢为患者提供心理护理措施。

1. 一般情况 护士要了解患者的姓名、性别、年龄、职业、文化程度、籍贯、民族、宗教信仰、生活习惯、兴趣爱好、婚姻状况、经济情况、性格特征、人际关系状况、成长环境、家庭结构、家庭关系、家庭社会支持情况、是否经历过重大的创伤性事件等。

2. 疾病情况 了解患者的症状、诊断、发病及治疗经过、既往疾病史、情绪状态等。

3. 对患者的影响 护士要根据患者及家属提供的一般情况与疾病情况，分析判断哪些因素对患者目前的状况有影响，患者目前状况对于患者的情绪、行为有什么样的影响，这些情绪、行为有可能导致患者怎样的安全隐患等。

（三）接纳患者

1. 正确认识精神疾病和精神疾病患者 精神疾病是由于多种原因综合作用所导致的一种大脑功能紊乱。精神疾病患者的所有离奇与荒诞的言语行为都是疾病的症状表现，没有好坏对错之分，也不能用道德或法律标准来衡量或评判。精神疾病患者的言行尽管一般人都不能理解，但是对于患者来说都有其特定的目的与意义。正确认识精神疾病和精神疾病患者是理解接纳患者的第一步。

2. 体会患者心境 运用倾听与共情技巧，从患者的视角看世界，根据患者的言语、行为、表情等体会患者的想法、情绪反应及需要，理解接纳患者。

（四）尊重、信任患者

1. 尊重患者人格 无论患者有什么样的疾病表现，即使是杀人纵火，都应该受到作为一个人最起码的尊重，况且精神疾病患者还受到社会的误解与歧视，更加需要被尊重。我们作为专业人员要更加理解他们，帮助他们，对于他们的症状表现决不能嘲笑愚弄，要认真倾听，尽可能地尊重他们。

2. 信任患者的感受描述 对于患者任何感受，尤其是某些缺乏生物学证据的感受，我们要无条件地相信理解患者的感受确实是真实存在的，也确实给患者带来了痛苦和麻烦。

3. 要有耐心 有相当一部分患者不能准确表达自己的想法和感受，或者患者的某些言行不符合我们的价值体系，我们千万不能表现出不耐烦甚至厌烦，需要更加有耐心地倾听患者，真正从患者的角度去共情，帮助患者表达。

（五）以患者为中心

我们的目的是要帮助患者恢复健康，我们的一切治疗护理行为都应该围绕这一目的，都必须是以患者为中心，以患者的利益为中心。

（六）为患者保密

为患者保密是医务人员最基本的伦理要求，也是取得患者信任的保障。

（七）护士自身素质要求

1. 专业素质 心理护理的核心也就是为患者提供信息支持与情感支持，要保证给患者提供的信息完整无缺、正确可靠，需要情感支持做后盾，因为患者的情感反应可能决定患者如何应对信息及其记忆信息的准确程度。为患者提供信息支持需要有丰富的精神疾病的相关专业知识，为患者提供情感支持需要熟练的心理学知识与技能。

2. 心理素质　为患者提供心理护理，护士必须了解患者的心理状态及心理需要，这就要求护士要具备敏锐感知患者情绪及心理需求的能力。另一方面，护士自身的心理健康是为患者提供心理护理的前提。如果护士自身受情绪困扰，她是不可能很好地感知患者情绪的，更不可能运用心理学的方法为患者提供优质的心理护理服务，因此，护士要有一定的维持自身心理健康的能力。心理护理是一个充满艰辛与挑战的过程，护士的个人成长比知识和技巧更重要，是影响心理护理效果的核心因素。

二、精神障碍患者常见心理问题

2010年原卫生部提出优质护理服务，主要内涵是要求护士对患者实施责任制整体护理。心理护理是责任制整体护理的一项重要内容，近年来，随着优质护理服务的深入开展，把对患者的心理护理提到了一个前所未有的高度。

这里所说的心理护理主要是指前面提到的心理护理层级原则所说的一级心理护理与二级心理护理的内容，也就是患者因为疾病所引发的各种情绪反应。而对于患者发病之前长期存在的需要特殊心理治疗的心理社会问题或强烈的心理反应，护士没有能力处理的情况，需要专业的治疗师或医生的治疗，属于三级心理护理内容，不属于普通护士的服务范畴，护士只需正确识别并及时转介。下面将简单介绍精神障碍患者常出现的心理问题。

（一）焦虑

焦虑是几乎所有患者都可能出现的一种最常见的情绪反应。首先，医院对患者来说是一个完全陌生的环境，这就会使患者产生焦虑。其次，患者对于自己疾病的预后会怎样、对以后的生活会有怎样的影响、治疗过程是否会顺利、医生护士会怎样对待自己等等方面的问题都不能确定，会导致患者产生焦虑。对于精神病性症状明显的重性精神疾病患者而言，由于受各种症状内容的影响，例如有幻听告诉患者他的孩子会有生命危险，被害妄想患者老是觉得有人要加害于自己，躁狂的患者有自己的宏伟目标要去实现而现在被强制治疗，躯体化障碍患者总是觉得自己得了大病而医生又不能帮助到自己等等，都会使患者产生焦虑。因为疾病，患者不能工作、不能照顾家人，也会产生焦虑。

焦虑经常会使患者出现身体（生理）、情绪及行为方面的表现。身体方面主要表现为心率加快、呼吸急促、面红耳赤，甚至尿频等；情绪方面主要表现为紧张、不安、不踏实的感觉，甚至没有原因的恐慌；行为上表现为四肢发抖、讲话声音颤抖、眼神不敢与人对视、双手摆放不自然伴有搓衣角等小动作。

（二）恐惧

恐惧是比焦虑更强烈的一种情绪体验，主要受精神病性症状内容的影响，例如，幻视的患者看到特别恐怖的动物或场景，急性焦虑障碍患者的惊恐发作，严重疑病观念的患者对失去生命的恐惧，焦虑障碍患者对特定事物的担忧如恐高等。另外，由于工作人员的态度和信息支持缺乏，也常常导致患者焦虑、恐惧情绪的产生。

（三）无力感

一方面，患者精神病性症状的出现不受患者自己的意识控制，患者想要努力克服这些症状，想要摆脱这些不良情绪，但是又无能为力，使患者产生一种深深的挫败感与无力感。抑郁症患者的无力感尤为明显。另一方面，尤其是封闭式管理的强制住院的患者，他们基本都是没有自知力的患者，他们认为自己没有必要接受治疗，但是经过各种尝试都不能脱离这个强制住院的环境，还要接受治疗，让他们在焦虑愤怒之后感到无助。

（四）安全感缺乏

由于信息支持与情感支持不够，患者对疾病及治疗相关知识缺乏，甚至存在一些误解而导致患者缺乏安全感。例如相当一部分患者及家属都认为在患者出现症状时，工作人员会电击患者，担心工作人员会随意惩罚患者；还有一部分患者认为在精神科接受治疗的患者都是有严重攻击暴力行为的人，担心自己会被其他患者攻击。当然，有明显被害妄想的患者肯定是没有安全感的。

（五）社会孤立感

精神障碍患者大部分都会存在人际交往能力等社会功能受损，尤其是慢性反复发作的患者、阴性症状为主的患者，人际交往能力受损更加明显。封闭式管理的患者与外界的接触受到限制。另外，由于社会对精神障碍患者的偏见与歧视，一般人群都会故意回避与患者的交往。

（六）无望感

大部分精神障碍患者功能受损明显，疾病恢复缓慢，且易反复发作，使患者及家属对治疗失去信心。另一方面，患者常常会受到社会的排挤，求学求职都屡屡受挫，使患者对未来的生活失去希望。

（七）自尊紊乱

患者在疾病期或恢复期，或多或少都存在有社会功能的受损，处理问题能力下降，生活中屡屡受挫。由于社会对精神障碍患者的不接纳，也会影响他们对自己的评价。抑郁症或伴有抑郁情绪的患者，受情绪影响，他们对自己的能力与价值认识不够，自我评价过低，这些都会导致患者自尊受损。

三、精神障碍患者心理护理的实施

目前临床上对于心理护理普遍存在一个误区，只要一提到护士要给患者实施心理护理，护士们的第一反应就是，基本治疗护理任务都完不成，哪还有时间去为患者做心理护理？对于精神障碍患者而言，护士们也是普遍认为，患者没有自知力，幻觉妄想明显，不能理解和接受护士的教育指导与关心，缺乏正常的情感反应，甚至认为精神障碍患者就是应该存在各种情绪反应的，用药物控制就好，而彻底忽视了对患者的心理护理。

其实，对患者的心理护理常常是不需要另外花时间的，护士们平时的一个微笑、一声问候、不经意间的一个动作都会使患者感到温暖、安全、被尊重，进而对护士产生信任，这就是心理护理。尤其对于精神障碍的患者，护士在平时与患者的接触中注意使用心理护理的技巧与方法，取得患者的信任，能够大大提高患者的治疗依从性，改善患者情绪，全面促进患者的康复。

下面以 Erickson 的模型与角色模型理论为指导，以焦虑障碍患者为例，详细介绍精神障碍患者心理护理的实施。

从护理照顾的角度来看，给焦虑障碍患者提供心理护理有两点最关键，首先要求护士要有足够的耐心、信任和知觉感知能力；第二，护士必须足够理解焦虑障碍患者的特点及他们被情绪压倒的体验。模型和角色模型理论给了我们很清晰的指导，提供了两种护理干预的方法——建立信任和患者世界的建模。两种方法都是非常有效的，但是，对于大多数护士来说，真正面对正在经受焦虑的患者是很难的。

建立信任要求护士要完全接纳患者本来的状态，不带任何要求和评判。护士要与患者建立一种能给患者带来帮助关系的氛围。然而，呈现帮助是建立信任的第一步。建模患者的世界意思是进入患者的认知，从患者的视角来看世界，加强护士对患者主观经验理解的相互作用。

与被焦虑控制的患者建立信任要非常有耐心，护士要真正理解患者的情绪是真实存在的，并且患者已经被这种情绪打倒，不是患者的主观意识能够控制的。对护士来说，认定患者放大了他们自己的感受是很容易的，因为事实是情绪本身是环境的夸张。对于焦虑障碍，患者清楚知道他的情绪对于目前的环境来说是极端的或偏激的，然而，这些情绪确实是她生活的真实部分。在信任建立之前，患者需要保证护士确实接受而不是简单的期望患者能够“快速摆脱情绪困扰”。

护士显示对患者接受的最好的方法是“建模患者的世界”，理解患者的主观体验，像患者的观点一样看待外部世界，象征性地进入患者的私人领域。如果护士理解了患者的情绪、感受和需要，护士就能够帮助患者利用所有可利用的资源来重建平衡。

（一）评估

所有每天在生活中经受焦虑的人和所有寻求健康照顾的人都会出现与他们对照护的需要相关的焦虑，对护士最基本的要求是护士要评估焦虑和查明目前出现的焦虑是否正常。一位学者说，对于护士来说，识别焦虑并评估焦虑产生的原因与坚持主要症状同样重要。另一位学者指出，护士要能够看到有焦虑的患者，并能够评估患者是焦虑障碍患者在某段时期的一种症状表现，还是患者在现实的压力情境下出现的短暂的焦虑反应。

在进行评估时，护士应该从能看得见的躯体症状开始，如有无心率加快、血压升高、呼吸急促，容易惊吓及其他本能反应如尿频、腹部不适等，然后询问患者有无认知方面的反应，如迷惑的感觉、注意力集中困难、失去控制的恐惧等。当焦虑水平上升时，患者变得迷惑、困苦、思维困难、不能处理问题。

护士发现患者和患者家属可以提供一些信息，如患者通常处理问题的方式及患者通常经历的压力程度。在考虑患者处在什么样的环境中可以帮助患者自己提高处理问题的能力时，患者的支持系统是很有帮助的。

（二）诊断

1. 焦虑　与紧张不安的主观感受相关，或者与某一特定环境或特定事物相关。
2. 恐惧　与特定事物如恐高有关，或者与担心面临重大的威胁生命的事件有关。
3. 社会孤立感　与离开家或离开自己感觉安全的地方有关。
4. 无力感　与感觉自己的思想和行为失去控制有关。

（三）目标

对任何焦虑障碍患者的护理照顾都必须是在完成现实的照顾目标的基础上的。护士将会与患者合作建立目标，同时认识到对于患者来说，要使焦虑情绪一天一天地减轻可能会需要几周甚至几个月的时间。

制定目标需从患者的需要出发，护患双方讨论确定，目标必须明确、具体、可操作、可测量。例如，可能是患者的焦虑减轻到患者能在空旷的马路上开车而没有恐惧或恐慌的感觉，也可能是患者能够在早上离开房子来到公共场所至少两天没有过度焦虑。

（四）干预

护士在治疗焦虑障碍患者中的角色是帮助患者处理焦虑体验主管的人性反应，护士与精神科治疗团队合作性角色是执行多学科的治疗计划。因此，下面讨论的干预将包括护士独立角色的干预和与团队合作角色的干预。

建立信任、积极的护患关系，倾听是提供心理护理干预的关键。护士要让患者知道护士就像他自己真实和重要一样理解接纳他的焦虑症状，明白他失去控制的感受。对于特定护理诊断的干预直接指向减轻症状，例如识别攻击和给予药物。护士可以通过对患者焦虑的典型反应的理解来帮助患者提高处理问题的技能和争取更多的社会支持。护士可以帮助患者改变行为，使患者将较少的时间和注意力放在他的症状上，更多地关注当下有建设性的行为。例如，护士可以帮助有强迫障碍的患者从事一些令人满意的活动，如与他人一起散步、看电影、做志愿者活动等，而不是沉浸在他特定的症状里面。护士可以定期充当协调各种社会资源的角色，例如，拜访社区精神卫生服务机构，参与支持团体，跟踪（坚持）家庭访视服务，评估药物治疗的效果。

护士也可以作为合作者的角色参与其他的治疗，如认知行为治疗、支持团体治疗、以洞察力为基础的心理治疗和药物治疗。甚至，护士经常需要为家庭成员提供指导和支持，这些家庭成员试图在接纳患者的特殊需要时又能按照自己的生活方式生活。家庭成员需要对于能维持家庭程序合理的住所信息予建议和情感支持。

（五）评价

护理评价应该是看预期的护理目标是否达到。对于焦虑障碍，治疗目标不是患者体验到完全治愈或疾病减轻，而是患者能达到一定的控制焦虑的能力，并能够用他自己满意的方式生活。很明显，需要护士和患者一起讨论实际的预期目标，需要考虑患者对于他自己疾病的需求。

知识拓展

模型和角色模型理论

模型和角色模型理论（the theory of modeling and role-modeling）是 1983 年 Erickson 等提出的，可以指导护士有意识地从尊重每个患者的需要出发关心患者。模型和角色模型都具有各自的艺术性和科学性。模型的艺术性是由护士扮演的，通过护士使患者了解周围环境；模型的科学性是护士从患者本人的模型中收集和分析相关资料。角色模型的艺术性包括基于资料分析之上的计划和执行护理，这种护理计划和措施对每个患者都不相同；角色模型的科学性包括运用理论知识制订计划和实施护理。艺术性和科学性的统一可以使护理通过有目的的干预，使个体达到获得、维持和促进健康的目的。

模型是护士认识和理解患者自己的世界并欣赏接纳他的价值和重要性的过程。模型理论提到每一个患者都有他自己独特的观点，也就是模型，护士使用这个程序产生了一种观念，并能从患者的视角来理解患者的世界。角色模型是护士促进与鼓励患者获得、保持和促进健康的过程。角色模型无条件地接纳患者，并允许独特的干预计划。根据这个概念，在照顾患者方面，他们自己是专家，最清楚他们自己所需要的帮助。

该理论提供了护理干预的五个目标：

1. 与患者建立相互信任的关系。
2. 给患者提供希望和自尊。
3. 提高患者的自控能力。
4. 鼓励和促进患者使用自己的力量。
5. 建立护患双方认可的以健康为导向的康复目标。

（陈琼妮）

第十二章 PBL、CBL与精神科个案护理

学习目标

完成本章内容学习后，学生将能：

1. 复述个案、PBL、CBL的概念。
2. 列出个案、PBL的特征。
3. 描述PBL、CBL的基本流程，PBL和CBL的区别和联系。
4. 应用临床资料撰写护理个案。

第一节 个案概述

一、什么是个案

“个案”在医学上称为案例、病例或医案。“案例”一词的含义丰富多样，意义深远。据我国《词源》记载：“案”为已成之旧案，“例”为确定之成例，合而称之为“案例”。由此可见，“案例”是已经发生过的或被记载的事件用来说明某些情况或事理的。现在，“case”在英文中可以有不同的理解——个案、情况、实情、事例、病例、判例等意义。

不同领域的研究者对案例的理解是不相同的。在教学领域，由于每个人理解视角的不同，对案例的认识也是不一样的。在教育资源建设技术规范《征求意见稿》中，案例被定义为“案例是指有现实指导意义和教学意义的代表性的事件或现象。”我国郑金洲教授认为“案例是包含有问题或者说疑难情境在内的真实发生的典型性事件，一个案例就是一个实际情境的描述，在这个情境中，包含有一个或多个疑难问题，同时也可能包含有解决这些问题的方法。”厄斯金描述案例是一个“真实的情境，通常涉及一个决定、一种挑战、一个机会、一个难题或某个组织中一个（或多个）人所面临的一些问题”。在谈到教师教育的案例时，理查特说，教学案例描述的是教学实践，它以丰富的叙述形式，向人们展示了一些包含有教师和学生的典型行为、思想、感情在内的故事。美国哈佛大学教育研究生院教师教育项目负责人凯瑟林K. 墨西思则认为，人们对案例的一致性定义为：案例是一种描写性的研究文本，通常以叙事的形式呈现，它基于真实的生活情境或事件。案例总是试图比较客观而又多维地承载着事件发生的背景、参与者等信息，力求情境的真实性。大卫里克将案例定义为“一个通过情境化来表征经验的知识片断，这一经验给问题解决者解决遇到的复杂问题提供了其非常重要的启示和教训”等。

综上所述，案例是为了一定的目的，以具有代表性的真实事件为素材采用叙述的形式编

写成某一特定情境的文本。

二、案例的特征

（一）真实性

案例是实际存在的人们过去真实情境的一种反映，而且情节完整。它通过故事、事例等形式来描述人们问题解决的真实而复杂的情境，蕴含着人们解决问题时的时间、空间和各种社会环境条件，也反映着人们不断探索，历经多次尝试错误的过程、方法和结果。

（二）典型性

案例反映的是同类事物的总体特征，表达的是事物之间的本质特征和相互联系。它往往是由一个或几个问题组成的，包含学习者在实际中可能会遇到的问题，有具体的情节、完整的内容。它能把抽象的概念、规则、原则等陈述性知识镶嵌在实践发生的场景中，从这些描述中我们可以发现理论知识的价值和用途，以便学习者进行学习并发生知识的迁移。另外，好的案例能够解释类似的问题，涵盖相似问题的解答，为以后相似问题的解决提供支架，减少人们解决问题的负荷。

（三）叙述性的表达

案例是对以往事件的记录，并以叙事的方式传承着。洛朗理查森认为，叙事是人们将各种经验组织成有现实意义的事件的基本方式。案例具有完整的情节，包括事情发生的时间、地点、环境、原因、过程、结果等因素。

（四）整体性和启发性

通过对案例的分析，学习者可以学习知识，提高解决问题的技能。案例中包含着丰富的知识——概念化知识和策略性知识，它们是作为整体而存在的，相互之间紧密相连。概念化知识类似于陈述性知识，如概念和事实，它们被融合在情境和实践中；策略性知识类似于程序性知识，与“知道如何”有关，这种知识中蕴含着程序化的策略，这可以帮助新手将知识应用在新的任务中，同时也蕴含着反思、协作和启发。

通过上述对于案例的论述可知，案例就是对经验的诠释，它同故事一样，有着事件发生的脉络、人物、一系列相关的事件、结果与目的以及达到目的的途径，包含丰富的情境描述和反映如何解决实际问题的故事情节，这些信息可以使学习者获得教益，从中进行思考和讨论。

第二节　个案的准备与选择

个案护理是针对临床实践中某个或某几个具有特殊意义的病例的个性现象进行研究和探讨，对特殊患者采取有针对性的护理，或是一对一的护理方式，以探索疾病的个性特征和共性规律。通过具有针对性的个案护理，使患者接受到更细致和更符合患者要求的护理服务，增强患者对护理工作的满意度，更重要的是通过有针对性的个案护理，有利于护士主动发现问题、分析问题并解决问题，从而更好地掌握解决该问题所需要的知识，因此，选择一个好的个案至关重要。

一、个案的选择特征

1. 病例特点最主要的原则是少见、特殊，具有新、稀、奇、特等特点，可选择临床少见、患者病情复杂多变、治疗与护理的难度大、但通过精心地治疗与护理成为成功治愈的案例，也可选择危重病例、罕见病例、应用新技术新疗法新措施病例、首发病例等。

2. 客观真实案例要来源于实际临床工作，真实性是准确性的保障。这就要求平时善于积累，完善案例，尤其实验室检查和影像学检查要完善，以电子文档形式储存，分类管理。可以边积累边编写，也可以集中一起编写。

3. 逻辑性强案例的逻辑性直接关系到学习效果。案例犹如电影，一个主题可以从不同角度呈现，以不同表现形式编写。

4. 主题鲜明一个案例围绕一个疾病或一个主题。这个案例必须显性或隐性地涵盖该主题所涉及的80%以上的知识点。能通过这个个案加深对重点和难点的理解，达到举一反三、触类旁通的效果。

5. 具启迪性好的案例能激发学习兴趣，培养主动探究问题、查阅资料、分析思考的能力。同时临床医学环境随着时代发展是不断变化的，案例也应该具备时代性、人文性。

二、案例的来源和准备

1. 来源于案例库的案　例如美国哈佛大学商学院、加拿大的案例中心、中国清华大学的公共案例管理中心的案例。

2. 来自个人、他人的经历、杂志报道的案例。

3. 教师根据临床实例进行改编的案例　有研究表明，由从事实践工作的教师所编写的案例比起由研究者开发的案例，由于与实践联系紧密，更能引起学生的认同感。

选择案例库的案例优点在于方便简单，所用的案例直接可以进行教学，但是现成的案例不一定完全符合教学目标，同时目前案例库医学类的案例很少。此外，一些国外案例不一定符合中国国情，学生要有一段时间的适应期，这需要指导老师在学生讨论时对讨论的方向进行把握。

最好的选择是教师根据临床实例进行改编的案例。其优点在于：更加符合不同课程的既定目标；可以有目的地整合不同学科的知识；符合中国的医疗卫生现状；适应中国学生的实际情况。

明确了个案需求，个案的准备包括以下四步：

（1）案例来源：确定需求。

（2）建立需求：对具体问题、想法以及个体情况或组织可能提供的案例进行信息搜索。

（3）主题分析：根据案例的主题，建立最有用的存取资料。

（4）数据收集：收集与案例相关的资料。

三、案例的撰写

如果使用案例来进行PBL、CBL的教学，就要将案例结合教学点进行撰写，虽然这是一项艰巨的任务，但从应用的情况来看，其学习成果是可喜的。案例写作包括复杂情况的描述和详尽的思考以及创造性的表达，案例写作者必须对案例进行分析、评估、解释、综合信息和思考。

撰写案例前需要列出重要的内容和基本要素。明确案例撰写的目的，确定学习者的特点，决定案例中材料的选择，组建撰写小组和开始书写。

1. 明确案例撰写的目的　每一个案例都必须有主题，这是案例撰写首要确定的。之后的案例撰写都围绕主题展开。学习主题的特征如下：

（1）学生在案例讨论中发现的知识空缺。

（2）在讨论中概括出重要概念。

（3）对学习和讨论是必不可少的。

（4）建立在已有的知识基础之上。

确定主题后，需要明确学习目标，即通过学习此案例具体需要掌握的知识点。宏观目标，与医学教育的目标一致。具体目标，涵盖各个知识点。一个完整的案例，其学习目标也比较完善、具体，基本涵盖了相关病症的各个知识点。

2. 确定学习者的特点　与任何一种写作一样，如果你想你的读者了解你正在试图传达的信息和想法，你必须寻找你和你想要分享的读者的共同点，并在你的案例撰写中利用这个共同点。在这里，案例的对象是学生。学生他们是几年级？经历过哪些课程的学习？是否经历过临床实践？对案例主题的了解有多少？在案例研究中学生起到什么样的作用？这些都是要考虑的问题。

3. 决定案例中材料的选择　在规划初期，首先要考虑如何获得信息。因为信息的可用性直接影响教师的选择和内容的质量。此外，案例的组成部分也决定了需要什么样的信息，如材料的来源。案例所需材料可以是从朋友或同事听到的故事，或者是从文章和出版物中读到，也可以来源于其他。为保证案例的真实、合理性，案例的素材来源最好是临床真实病例。基于真实的病历编写的案例能更加生动地向学生展示临床情境，使理论知识与实践结合得更自然。

临床上某些典型病例具有广泛的借鉴意义，并且与教学目标较为相称，因此要特别重视典型病例资料的收集。对于一些典型的临床表现和影像检查结果，可在征得患者同意和保证患者隐私不被泄露的前提下拍摄照片，以增加案例的形象性和趣味性。除了病情发展资料外，还要注意收集患者的心理社会资料，作为整体护理案例的重要组成部分。运用临床案例场景的好处如下：

（1）能允许学生思考他们所能做到的，并想办法收集新信息以解决问题。

（2）试图把学习放在类似的真实的环境中，在此基础上，当面对新的病例场景时，学习者会运用已有的知识来帮助理解类似问题的不同侧面。

（3）能允许学生针对问题提出假设，并思考如何在各种假设中做出最优选择。

（4）作为整合知识的手段，把基础知识和临床实践结合起来。

（5）可以让学生讨论病例中的道德和伦理问题。

（6）允许学生为其观点或推理提供证据。

（7）会激发学生进一步学习的兴趣。

四、案例的格式

案例分为教师版和学生版，教师版包括全部，学生版只有标题和幕的内容。

1. 标题　即主题，能生动体现主要目的，有趣而易记，常见或重要病征，如总是咳嗽的王先生。

2. 前言　教学对象、学情分析、教学目标、课程安排、案例简介、关键词。

3. 案例正文　案例的正文部分可以分若干幕进行学习，这样分阶段完成，让学习从不确定到相对确定的过程变得充分而尖锐，拓展思维。协作讨论的空间很大。这样的思维训练是更加意义建构的认知过程。

一个案例设计至少应该设计两幕以上，一般而言，三幕的设计是比较理想的模式。但是具体通过几幕完成，还需要结合案例的难易复杂度、内容的重要度、学生原有的思维水平来定。如果内容比较复杂、跨度较大，学生原有训练不足，那么应该设计稍多一些的幕，通过多次学习讨论来完成。

第一幕：要提供学生多方位思考空间，一般是整个案例的中心问题。临床案例常以主诉开始第一幕，而后逐渐释放信息，缩小范围，让学生从中发现问题，探讨解决问题的合理方法，逐步引导学生完成预定的教学目标。

第二幕：主要包括进一步病史和检查、检查结果、治疗。

第三幕：预后及进展情况。

4. 教师参考资料

（1）幕的关键点，可以用关键词形式。

（2）根据关键点列出假设诊断，引导学生运用自己所学知识，形成一个合乎逻辑的机制，以解释提出的每一个假设。

（3）不认识或不理解的新术语。

（4）总结病史中的关键点。

（5）罗列新的病情，根据病史的新信息把假设做优先排列。

（6）针对每个病症列出假设。

（7）得出学习主题。

5. 参考文献　对案例中引用的资料注明参考文献。

第三节　以问题为导向（PBL）的学习方法

20 世纪初，随着医学和医学相关知识的不断丰富，医学生学习负荷大大加重，而现行的传统教学模式不能解决日趋严重的教学偏向和危机，医学生容易在死记硬背基础理论中忽视实践能力的训练，如何培养医学生主动学习的能力成为当时医学教育的首要问题。

20 世纪 50 年代，美国西余大学医学院率先在新学员入校后的前 2 年采用综合课程的教学方式。尽管取得了一定的绩效，但由于没有明确的教学理论和成熟的教学措施，其教学经验未能被其他医学院校所接受。1969 年，美国的神经病学教授 Barrows 在加拿大的 Mc Marster 大学创立了以问题为导向学习（problem-based learning，PBL）的教学模式，尝试实施学生自学与导师指导相结合的小组教学法，其教学经验和教学理论逐渐被其他学院采纳和接受。80 年代后，PBL 模式在北美获得了较快的发展，至 1991 年，美国 70% 的医学院已不同程度地采用 PBL 教学法。90 年代后，欧洲部分医学院也开始进行 PBL 教学的试验，

1994 年，英国曼彻斯特医学院在 14 年级的教学中全面采用 PBL 模式。在我国，香港大学医学院于 1997 年开始实行此教学法，截至目前，此法教学已占该校全部医学教育的 60%。近年来，内地亦有多个院校的医学教育工作者在某些医学课程的教学中应用或借鉴 PBL 教学模式，进行有益的尝试和探索，取得了一定的经验。

一、PBL 的概念

对 PBL 的定义的论述众说纷纭，主要有以下几种代表的定义：

Albanese 和 Mitchell 写道："关键是问题的提出对于新知识来讲，是一个引人入胜的话题，学生有机会主动参与到问题的讨论中，并从教师那里得到适当的反馈和正确的帮助。"

Vernon 和 Blake 提出："PBL 是一种教与学的方法，它强调对真实和虚构临床病例的研究、小组讨论、合作学习、假设 - 演绎性思辨，并关注于小组学习过程，而非仅仅传授信息。"

Schmidt 认为："PBL 是一种学习和构建知识的方法，在老师的指导下学生以小组讨论问题的方式来处理问题。"

Stephen 和 Gallagher 认为："PBL 就是对学生进行任何教学之前，提供一个结构不良的问题。在整个学习过程中，要求学生对问题进行深入探究，找到问题之间的联系，剖解问题的复杂性，运用知识形成问题的解决方案。"

Donald R.Woods 提出："PBL 是一种以问题驱动学习的学习环境，即在学生学习知识之前，先给他们一个问题。提出问题是为了让学生发现，在解决某个问题之前必须学习一些新知识。"

Howard Barrows 和 Ann Keson 认为："PBL 既是一种课程，也是一个过程。说它是一种课程，是指它由仔细选择、精心设计的问题组成，而这些问题是学习者在获得批判性知识、熟练的问题解决能力、自主学习策略以及团队合作参与能力需要的；说它是一个过程，是指它遵循普遍的用以解决问题或应对生活和事业所遇挑战的系统方法。"

Colleen Brown 指出："实质上，PBL 是指通过引入"真实生活"情境或案例学习，使学生参与学习课程的一种方法。这种真实情境或案例学习要求学生运用手头的主题内容和方法来探究问题的解决方案。"

以上，是不少学者对 PBL 的看法，虽然各执一词，众说纷纭，但仁者见仁智者见智，不仅每种说法均有创建之处，而且还有许多看法是很接近或是基本一致的。

在总结前人的基础上，我们将 PBL 定义为：把学习设置于复杂的、有意义的问题情境中，通过让学生以小组合作的形式、有效地利用学习资源共同解决问题，学习隐含于问题背后的科学知识，形成解决问题的能力，发展自主学习的能力。

二、PBL 的设计理念

PBL 以疾病问题为基础，紧密结合临床实践，倡导以学生为中心、教师为引导的小组讨论式教学。PBL 是以由 6~8 名学生和 1 名导师组成的讨论小组为教学单位，围绕某一具体病例的疾病诊治等问题进行讨论，强调把学习置于目的明确、场景现实以及相对真实的问题情境中，让学习者理解隐含在问题背后的科学知识以及在学习过程中尝试解决具体问题，旨在使学习者构建广博而灵活的知识基础，发展理解、分析和解决问题的能力，同时培养学生自主学习的能力、实践能力及团队合作精神。这些都是传统教学不能做到的。PBL

设计理念体现了以人为本的先进教育思想。病例由多学科教师共同讨论设定,同时制订出围绕病例需讨论的一系列问题。在这些问题中,要求学生必须掌握的知识不仅涵盖医学方面,还涉及健康与疾病、医患关系、医社关系、医学伦理、职业道德等社会和人文科学方面的知识。

三、PBL 特征

根据以上 PBL 的定义描述,可以看出,PBL 是一种教学方法,也是一种学习方法,我们将从这两个方面进行介绍。PBL 在教学上的主要特征有:

(一)是一种以学生为中心的教学方法

在 PBL 中,不再是由老师直接讲授知识,而是由学生自己提出问题、分析问题并解决问题,教师只是提供学习资源,指导、帮助学生进行学习。在学习过程中,学生被给予越来越多的责任,且逐渐地脱离教师,独立性越来越强。PBL 塑造了独立的学者,他们能够在日后的生活和职业生涯中继续学习。

(二)学习形式以学生小组为单位进行学习

在 PBL 中,学生以小组为单位,组内成员进行任务分工,相互合作,互相帮助,共同完成问题解决的整个过程。

(三)教师是辅助者、引导者

在整个学习过程中,教师只是提供相关学习资源、引导学生如何进行信息收集、评价信息并得出结论、帮助学生解决在学习过程中遇到的各种困难,也就是说教师只是扮演一个辅助者、引导者的角色。

(四)评价基于真实、绩效

PBL 的评价不仅仅是看学生的知识掌握情况,还要看他们的能力发展,以他们解决实际问题的能力为参照,注重的不是最终他解决了几个问题,而是他们有无掌握解决问题的方法,即注重的是过程而不是结果。

PBL 的核心是问题,以问题来激发学生的学习动力,促进进一步的学习。作为学生,要围绕问题来学习,形成自己的评判性思维,那么对问题的理解包括:

1. 问题是真实的、不良结构的问题　是与现实生活相关的,是真实的,同时,问题又是劣构的,这意味着问题不只有一个答案或者一种解决方法、途径,且随着在问题解决的不断反复的过程中收集到的更多的新的信息,也是对问题的进一步理解。

2. 问题是发展学生实际解决问题能力的手段　发展学生解决实际问题的能力是 PBL 的最终目的,借助于问题,让学生自己界定问题、分析问题,最后解决问题,也就是说问题是发展学生解决问题能力的手段。

3. 在问题解决的过程中获得新的知识、发展能力　PBL 不是把知识直接教给学生,而是让学生在自己解决问题的过程中掌握知识、发展能力,PBL 能够有效地发展学生解决问题的能力和批判性思维能力。

四、PBL 基本流程

从前面的叙述可以得知,PBL 有着独特的特征,有助于学生能力的培养,有着极高的教学价值。那 PBL 究竟是如何进行运作的呢?让我们看看它的具体运作流程。

一般来说，PBL的基本流程是这样的：①首先从问题出发，根据教学内容设置一定的问题情境，学生在分析问题情境的基础上，针对某种现象或某个情境提出问题。②分析问题，提出解决问题的假设，形成学习小组，确定已经知道哪些问题、还需哪些信息、需要利用哪些资源去寻找答案。③学生通过各种途径收集与问题相关的新信息，对所收集的信息进行分析、整理、评价，把整理后的新信息与旧的信息进行整合，形成最终的解决方案，解决问题。④对解决结果进行评判，确定问题是否已解决。⑤总结所学的知识，反思学习过程，开始新一轮的学习。

我们可以用以下流程图来简要表述PBL的基本过程（如图12-1）。

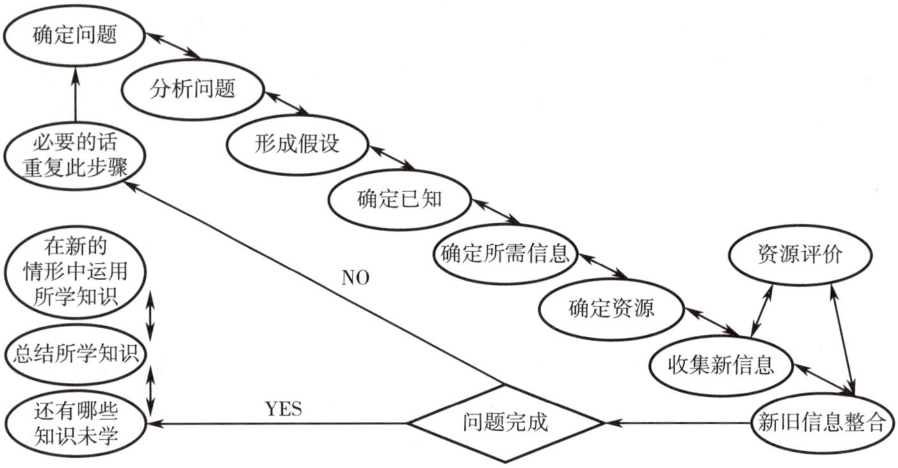

图12-1 PBL流程图

五、PBL实施步骤

针对PBL的流程，实施步骤包括导学、确定分组、小组讨论、资料查询、总结、评价和反馈以及实施中可能遇到的问题和对策。

（一）导学

导学是在PBL实施前必须完成的任务，一般由课程教师或导师承担，导学主要是帮助学习者了解PBL的理念、学习目标、学习形式和考核方式、评价指标的变化，帮助学习者明确他们要做什么，为什么要这么做，学习者为了获得成功需要培养哪些技能，可以怎样获得材料，怎么查资料。对第一次参与PBL的学生，导学就显得更重要了。对于有过PBL学习经历的学生，导学主要介绍本次学习的计划和流程。

（二）分组

（1）一般小组由6~8人组成，这样有利于每个小组成员都参与到小组活动中，而且便于交流和组织管理，在可能的情况下可由学习者自己形成小组。组内成员的个体差异大的话，将更有利于他们彼此间交流经验，获得的经验信息会更多。

（2）热身：作为一个小组探索问题之前，学生们要互相认识，学生和导师分别进行自我介绍，互通姓名，形成毫无偏见的氛围，创设舒适的气氛。为消除小组成员及导师之间的陌生感，可由教师开始进行自我介绍，如姓名、年龄、工作背景、业余爱好、人生格言等。心理学证实，这种方式能较好地消除陌生感，拉近彼此之间的距离，从而有助于讨论氛围的产生。

（3）选出小组长及记录员：小组讨论前通常由参与讨论的小组成员推选出组长及记录员，或小组成员轮流担任。组长负责小组讨论的组织与实施，具体内容包括与导师之间的交流与沟通，掌握讨论时间及讨论议题，把握讨论内容及方向。记录员在讨论过程中在白板上记录解决问题的过程，包括问题中的事实信息、学生们的想法和假设、确定的学习要点和活动计划，并根据讨论结果不断地修正。

（4）组员座位的安排：小组讨论时的座位多以圆形或方形排列，彼此能看见其他人，包括导师。组员之间不断地进行语言、肢体语言和目光的交流，才有利于提高学习的效率。

（三）小组讨论、资料查询

以教案为引导，问题为中心，分阶段进行讨论。案例为小组讨论提供素材，首先是了解案例、确定问题，对新发现的知识点进行资料查询。以下面一个案例为例对确定问题、讨论、查询资料作简要说明。

病历摘要（一）

患者，25 岁，未婚，大专毕业，个体经营者。2 个月前开始无故不去上班，在家闭门不出，常自言自语，似乎与人对话。几次到派出所控告邻居，说邻居想暗害他，凭空听到声音说他的坏话，认为警察包庇坏人，顿服安眠药 10 余片而急诊洗胃，曾到某中医精神科门诊诊治（诊断不详），服中药煎剂后睡眠改善，但白天嗜睡，口水很多。服药 2 周后凭空闻声现象明显减少。2 天前患者自行停药，当晚不眠，用被子捂头，手脚做奇怪动作。频繁自语自笑，凭空与人对骂，骂邻居是坏蛋、监视、要害他，扬言要杀人。父亲劝说时，他挥拳将父亲打得口鼻流血。砸毁电话、拔断电话线和电视天线，关掉煤气以至于父母无法做饭。入院当天清晨，持菜刀猛砍邻居家门，不听劝阻，家人遂和邻居一起报警。患者向警察控诉邻居用“声控器”控制其身体和大脑。否认有病并且拒绝就医，家属请求警察协助将其送来医院诊治。

起病前后均无高热、抽搐、不省人事等情况，有多次冲动伤人毁物行为。

1. 确定问题

列出患者的关键信息；列出患者的主要问题。

描述起病过程，主要表现。

针对患者存在的问题归纳主要症状，有幻听、妄想吗？妄想的定义和特点。

患者有自知力吗？自知力是什么。

患者主要的精神科风险是什么？如何评估暴力风险？该怎么防范。

针对患者的症状提出假设诊断等。

2. 小组讨论　成员运用头脑风暴法，对患者的每个问题提出假设，总结对此问题的答案，根据案例的内容和汇总的信息，把提供的信息整理后写到黑板上，比如：

患者关键信息：25 岁，未婚，个体经营者。近两个月出现：自语自笑、凭空闻语、被迫害、被监视、毁物伤人。

存在问题：自语自笑、凭空闻语、被迫害、被监视、毁物伤人。

对不清楚的知识点，学生应主动去查询资料，通过查询资料可以把握相关领域的知识，拓展知识面，引发进一步的探索。在查资料前做一些准备工作，如确立资料查询的方向及关键词，确定查询资料的途径，例如图书馆、数据库或网络资源。在查找资料中学生应做好读书笔记，要对所查得的资料进行分析、归纳和整理，有疑惑处可以在小组间反复讨论，并再次深入查询，例如，本案例中对妄想的特征与鉴别要点。

确定进一步所需的信息，并制订问诊计划。

知识拓展

妄想（delusion）的特征与鉴别要点

有学者定义妄想是“涉及自我且为个人独有的病态坚信，它不接受事实和理信的纠正”，并认为以下三个特征缺一不可：

1. 妄想是不可动摇的坚信，不接受事实和理性的纠正。美国的《精神障碍诊断与统计手册》对此描述为：“不论所有其他人相信什么，也不念毫无疑问和昭然若揭的证据或证据指向反面，妄想始终为患者所坚信。”

2. 妄想是自我卷入的。“妄想的内容与个人需要、恐惧或安全密切相关。”不涉及自我的异常思维很难被认定是妄想。

3. 妄想是个人独有的。妄想不是任何群体或亚文化所共同接受的信念，这一特征是与迷信、宗教、邪教鉴别的要点。

在这个阶段，小组成员会发现他们需要更多的来自于患者、家属和治疗医生的信息，以判断他们的假设是否正确。

这些新信息会从病史、临床检查和化验结果中获取。这些信息也会随着病例在讨论课中的逐渐展开而提供给学生。但是在提供之前，要求学生做好病情评估和找出护理问题。

讨论的问题如下：

你需要进一步从病史中获取什么信息以帮助你修正假设？

如你询问患者会问些什么，请解释理由。比如：

你有家族遗传史吗？

你既往患过什么疾病？

你谈过恋爱吗？

你听到什么声音了吗？

声音的内容是什么？

你听到声音你怎么看？

你以前有过这种情况吗？

平时喝酒吗？

你为什么要吃那么多安眠药？

你为什么要打你爸爸？

你为什么要拿刀砍邻居的家门？

你为什么要停药？

病历摘要（二）

既往史：4 年前曾遭车祸，造成左腿骨折，短暂“不省人事”，住院治疗近 1 个月。病历记载“步行入院，意识清楚，诉头痛头晕”，“脑 MRI 检查正常”，诊断“脑震荡，左腿开放性骨折，全身皮肤挫伤”。出院后正常学习，无明显头痛头晕。否认有其他躯体疾病，否认伤寒、结核等传染病史，否认食物或药物过敏史。

个人史：行二（患者排行老二），上有一姐。母孕期无异常，足月顺产，自幼生长发育正常，适龄读书，学习成绩一般。初中毕业后曾到武术学校习武 1 年，后续读高中，考入中专学习电子商务。2 年前毕业，帮助父亲经营农副产品公司。曾谈恋爱，因动手打女友而于半年前分手，没有明显情绪反应。否认吸毒及长期大量饮酒史。

家族史：外婆及表妹均有“精神异常”，未住院治疗，表现为骂人、摔东西等，诊治不详。

躯体及神经系统检查：T 36.6℃，P 78 次 / 分，R 20 次 / 分，BP 128/78mmHg，意识清楚，左腿有手术瘢痕。其他未见明显异常。

脑 MRI：未见明显异常。

1. 问题

总结病史中的关键信息。

罗列出新的病情，根据提供的新的信息。

需要从临床检查中进一步获得什么信息。

记录目前已找到的学习主题。

2. 讨论，如回答病史的关键信息。

患者病史关键信息：外婆及表妹均有“精神异常”，性格内向、急躁、倔强，喜欢舞刀弄枪、玩电脑游戏，脑震荡，失恋。

3. 进一步地提出问题

他的发病会是遗传的吗？

脑震荡是本次精神障碍的病因吗？

失恋在他发病中起到什么作用？

他的性格和爱好与他毁物伤人有关系吗？

4. 需要得到的其他信息：

进一步澄清幻听的性质、频度和强度、持续时间。

进一步澄清妄想内容。

进一步思考可能的诊断，进一步思考护理重点。

病历摘要（三）

1. 一般情况　意识清晰，衣饰整洁，被动合作，对答切题，定向完整准确。饮食及大小便正常，入睡困难。

2. 精神活动　患者近2个月来几乎每天都能听到由邻居领头的多名男女声音讽刺辱骂他，他走到哪里声音就跟到哪里，比如邻居说："他是个流氓！"其他声音就随声附和，于是他们就开始争论，讨论他是否是好人。无论他想什么或者干什么，声音都进行议论。比如上楼找邻居论理，出门就听到声音说"他上来了，赶紧走"，还有声音说"让他来，整死他"。他认为是邻居安装了"声控器"在跟踪自己，意图谋害。"声控器"还控制他的步态姿势，使他走路像鸡鸭一样摇摆，于是周围人的眼神、举止都在嘲笑他"像鸭子"。患者认为"超声脑电波"已经使他发生了遗传变异，成了一个怪物。

交谈中注意力不集中，常警惕地东张西望，有时欲言又止，询问下表示是"声控器"在发信息威胁他不要乱讲。记忆、智能水平粗测正常。否认自己精神失常，表示来医院是为了避免邻居迫害，但现在看来好像躲不了。承认睡眠不好，归咎于邻居的影响和迫害。

3. 情感活动　患者因感到声音干扰、被控制、被迫害而心情低落，同时又十分气愤。涉及邻居的问题时，表现明显易激惹，谈到打伤父亲则没有悔恨表情。没有明显的兴趣丧失，仍喜欢玩游戏。对医生的安慰和关心有言语和表情上的感谢回应。

4. 意志与行为　入病房后被动合作，无怪异行为，但反复要求医护人员保证安全。对既往过量服用安眠药的解释是："做给他们看的，看能否放我一马"。问其为何拿刀砍邻居门，答称："忍无可忍。多次报警却没人理我，于是让他们报警，结果把我当精神病了。"对警察和家人十分不满。无冲动行为。

5. 实验室检查　血尿便常规、血生化、甲状腺功能、胸透等均正常。血药检测：存在氯氮平的成分。

心理测验如下：

PANSS：总分118分。阳性量表分36分，阴性量表分14分，一般精神病理量表分68分。

攻击危险补充项目评分13分。

Young氏躁狂量表：12分（20分以上提示躁狂状态）。

CGI-l：7分（极严重有病）。

自杀风险因素评估量表：12分（≥10分为高度风险）。

MMPI：拒绝检查。

确定如下问题：患者的主要症状；了解PANSS量表、Young氏躁狂量表、CGI-l量表、自杀风险因素评估量表；每个量表具体项目是什么，如何去评；风险评估表高分值该如何处理；氯氮平的作用和副作用，观察要点。

讨论：得出关键信息，如回答患者的主要症状，应包括：

（1）认知：幻听（持续的言语性幻听，追踪性评论和议论性的）；被控制妄想；非血统性妄想（原发的，妄想知觉性质）；被害妄想（继发的）；自知力丧失。

（2）情感：情感症状继发于幻觉和妄想：心境低落、易激惹。

（3）意志与行为：受幻觉、妄想支配的冲动、自杀行为。

（4）针对不理解的新术语和有疑问的问题查找资料，寻找答案。

病历摘要（四）

与患者协商治疗遭到拒绝，患者有摔门、砸墙等易激惹行为，在劝说下很快平静。医生与患者父亲沟通治疗方案，在努力劝说下患者表示接受肌内注射氟哌啶醇 10mg+ 异丙嗪 50mg，每日 3 次（第一天半量），晚口服氯硝西泮片 2mg 助眠。

治疗 1 周后幻听明显减少，情绪趋于平稳。治疗 2 周后幻听基本消失，被控制妄想程度削弱，但被害妄想改善不明显，认为某同室病友被邻居收买专门监视他，二人曾有言语冲突。

改用利培酮长效注射剂，加强心理治疗，调换病友房间。患者病情趋于稳定。住院 6 周后幻听和被控制妄想消失。医生通知患者出院。

确定问题：氯硝西泮、氟哌啶醇、利培酮长效注射剂的作用与副作用；精神分裂症的心理护理等。

（四）总结、评价和反馈

讨论结束后，学生们要总结问题解决的过程，评价自己在知识、技能方面、小组协作技能方面和元认知策略方面有哪些收获，通过小组成员间的交流可以共享关于整个学习过程的经验。学习者要对自己的学习结果和整个学习过程做总结、评价、反思，确认在知识、技能、小组协作技能和元认知策略方面有哪些收益。导师要对学生的表现、小组团队合作及学习成果进行评价和反馈。

六、有效获取资源的方法

PBL 课程学习过程中，学生变成信息的制造者，而非传统教学模式中的消费者，学生很多时候需要自己检索资料，主动分析信息，这一过程依赖大量的学习资源，因此，如何选择并利用相关的学习资源将在很大程度上影响单个学生以至小组内其他学生的学习效果。学生可以通过教材、期刊、文献数据库、网络资源来查找资料，合理利用，以提高学习效率。

（一）教材

教材是传统教学手段中学生最主要的学习资源。

1. 教材的优点

（1）教材编写适合学生的水平，知识结构层次清晰，表述简练明确。

（2）教材配有各种图片、表格及注释，便于学生对解剖学、组织胚胎学等形态学课程的理解，也有助于对发病机制等抽象内容的理解学习。

（3）传统教学模式中，教师授课内容基本与教材一致，便于学生同步理解记忆。

2. 教材作为 PBL 学习资源也具有明显的局限性，主要表现为以下几点：

（1）多数教材并非为 PBL 课程编写，内容都集中于某一特定学科，割裂了基础、临床及人文学内容的联系，缺乏必要的整合。

（2）教材一般只涉及一种专业，缺乏对发病机制多学科、多层次的完整讨论。

（3）许多教材缺乏流行病学内容，无法为 PBL 病例的讨论提供必要的信息。

（4）单一教材无法教会学生如何构建所需信息，如何权衡各种支持或否定自己观点的信息，以及如何选择适合患者的合理治疗方案。

由于教材的上述弊端，低年级的本科学生运用教材进行自学难以避免回到传统教学的老路上，对知识的了解碎片化，在小组讨论时经常罗列出各种基础医学及临床医学的信息，却无法明确解释病例中患者各种症状、体征及检查结果的发生机制，更无法分析它们的内在联系，对病例的诊断常不完整，在制订治疗方案时常片面强调对症治疗而忽视针对发病机制的调整及纠正。

（二）期刊文献

随着科技的发展和医疗科研水平的提高，每年都有大量的专业文献发表于各类医学期刊上，这类资料同样可以作为 PBL 课程的学习资源。

1. 期刊文献的优点

（1）通过查阅近期的文献可以获得某一研究领域的最新知识，提高学生获取、更新知识的效率，弥补教材定期改版导致的理论知识时效滞后性。

（2）通过对某一领域文献的持续跟踪，有助于加深学生对专门知识的理解。

（3）在对比不同研究结果的过程中，培养学生批判性思维能力。

2. 当然，利用文献进行学习也存在一些弊端，具体如下：

（1）专业文献涉及的问题往往过于专业，常侧重于基础研究或临床医学，人为割裂了基础、临床及人文等不同学科间的联系。

（2）专业文献研究面窄，方法复杂，探讨深入，常使本科学生难以理解。

（3）同一领域不同文献的研究结果和观点可能存在争议，学生专业知识及经验积累极为有限，难以作出判定、取舍。查找学习资源，特别是涉及小组讨论中有争议或结论不清的问题时，学生对文献的盲目引用将加大学习难度，降低学习效率。

3. 文献数据库

（1）中文数据库：中国知网、万方数据库、维普数据库等。

（2）外文数据库：PubMed、HighWire、SpringerLink 等。

（三）网络资源

随着计算机技术的发展及各类网络应用的普及，从网络中查找并获取相关知识信息已成为很多人的首选学习方式。近年来，基于计算机及网络的 PBL 教学模式也逐渐被开发利用。

1. 网络资源的优点

（1）随着计算机运算能力及网络带宽的提高，通过网络查找医学信息的效率大大提到，只需点击几下鼠标就可得到海量的信息，相比于传统的纸质资料，网络资源的利用极大地提高了学生 PBL 课程的学习效率。

（2）随着医院管理信息化水平的发展，很多医院的病案资料已经电子化，经内部局域网络调取管理，学生 PBL 学习所用病例的内容常以电子化表格、文档或图片形式存在，通过计算机对这些临床资料进行分类管理提高了学生对病案资料的分析效率。

（3）越来越多的专业文献甚至著作书籍提供网络化检索下载服务，通过网络进行文献检索更加高效快捷，甚至在小组讨论过程中就直接接入互联网，查阅资料。

2. 目前的医学网络资源对于 PBL 课程学习尚存在不足之处。

（1）网络中医学资源质量良莠不齐，论坛或商业性网站内检索的信息并非专业权威发布，常存在误导甚至错误。

（2）多数高质量专业文献检索或下载并非免费，需要个人或学校图书馆购买一定的权限。

（3）网络下载得到的教材或文献的电子版本同样存在原有印刷版本的缺陷，学生必须学会如何加以利用，不加整合、不加分析地直接消费信息将降低学习效率甚至出现被误导的现象。

综上所述，医学及信息学的高速发展及技术进步为 PBL 课程提供了大量的学习资源，找到学习所需的资源是成功的关键之一，更重要的是如何有效利用这些资源，在已有知识的基础上进行新知识的构建。学生由于知识积累有限，可优先考虑将教材作为首选的入门学习资料，先对所需知识有一个基本、清晰的了解，然后利用诸如病理学、诊断学等具有桥梁性作用的教材将先前得到的孤立的基础医学知识及临床医学知识联系起来，对病变的病因、发病机制及临床表现作出完整的解释，明确诊断及治疗方案，同时依据医学伦理学教材讲授的知识，制订与患者及家属进行交流及实施人文关怀的方案。网络化资源的利用可以贯穿学习的整个过程，以提高学生信息获取的效率和覆盖广度。比如学生刚接触陌生的知识领域时，可将病例材料中的关键词截取出来，利用网络快速搜索并确定它们涉及的学科领域，然后查阅相关专业教材进行学习。

学生还可从网络直接下载、查阅电子版的学习资料，提高获取新知识的效率。

当网络中获得的信息与教材等其他传统渠道取得的信息不一致时，应谨慎对待，对只有结果而无依据或依据不充分的论点可不予采纳，对确有争论的问题可暂时搁置。专业的文献一般应作为最高层次的学习资源，在学生已基本掌握相关知识后，最后加以利用，以加深学生对专业知识的理解掌握。相对来讲，高质量的综述可以使本科生在某一新的知识领域闪速入门，对该领域的知识全面、适度地学习与掌握。

总之，选择最佳的学习资源，学会利用新信息回答问题，并将新知识与原有知识联系起来，将大大提高医学专业本科学生 PBL 课程的学习效率。

七、PBL 学习过程中的反思

反思，字面意思是反复思考，自我观察。荀子在《劝学》中讲到“君子博学而日省乎己，则智明而行无过矣”，说的是君子学识渊博而且每天都对自己的言行自我反省，就能做到明智而没有过错。现代美国哲学家和教育家 John Dewey 认为，学习就是要学会思维，即提倡反省思维（reflective thinking），对某个问题进行反复、严肃、持续不断的深思。

反思日志被定义为“通过写作帮助护理专业学生从临床实践经验中学习的一种方式，是理论和实践之间相互转化的重要媒介，也是发展学生评判性思维和反映其概念理解情况的工具”。由此可见，反思日志是理论教学和实践教学之间的桥梁，是学习者进行实践学习的有效手段，体现了学习者的思维过程。

在 PBL 的学习中，学生发现了问题，学习到新的知识，要善于利用反思日志对学习内容进行详细描述和深入分析，联系既往知识或认识，提出自己的观点，有助于促进对理论知识的深入学习和临床实践技能的提高，有助于提高学生评判性思维能力。同时，反思日志不但是学习者对临床事件的回顾，也包括对当时所体验到的情绪、情感的回顾。因此，反思日志的意义不仅仅体现在专业方面，也体现在人际沟通和人文关怀方面，有助于提高学生的情绪智商、人际沟通能力和职业情感，对提高学生的人文素养也有一定的帮助。

内容是反思日志的重点部分，反映了学生在临床的所见、所闻、所学以及反思的步骤和过程等，一般采用提纲的形式给学生们提供撰写的思路。提纲可以以问题的形式出现，也可以以陈述句式出现，但是大多应该包含下列内容：

（一）描述特殊的临床事件

日志记录的事件必须发生在临床实践过程中，且该事件的某些特殊性（如危重患者等），让学习者感到困惑或引发他们的学习兴趣。日志应当详细、客观地描述事件，并记录当时的个人感受。

（二）分析该事件的重要性

总结从中学到的知识、经验，从该事件能够想到什么，以及由此引出的相关问题、结果及可能的影响因素。

（三）联系个人经验

该事件与个人的感觉、个人的既往认知体系和经历是否有联系？这种联系是如何发生的，具有什么意义。

（四）联系理论知识

观察或描述的事件与现有的理论或研究有什么关系？哪些知识或理论可以用来解释这一事件？还需要借助哪些资源？如何对该事件及相关解释进行评价？评价的证据什么？

（五）对学习过程的总结

即元认知阶段。思考分析该事件的思考过程、步骤，评价自己的思考过程，分析自己在事件分析中的优势和劣势，能否将劣势转变为优势并更充分地发挥优势。多数关于反思日志的研究都是按照上述思路列出写作提纲，引导、帮助学生完成日志的撰写。

关于反思日志的内容还需要注意：反思日志必须独立撰写，以反映个人的独特观点；提纲仅提供了撰写思路，并非每篇日志都要涵盖所有内容，具体内容应当根据学生的情况而定，不必强求。

八、PBL 中学生的自主学习

随着 PBL 引入医学及卫生相关的课程，自主学习（或自控学习）就成为学习过程中必不可少的内容。自主学习为新信息的获取提供了合作讨论的机会，使学习者通过解决问题来构建新信息。它不仅有助于新信息的获取，也有助于养成学习习惯，发展学习能力和技能，改进学习态度。

（一）传统学习与自主学习的比较

传统学习以讲解为特征，由教师把信息呈现给学生。授课以大班的形式进行，教师是信息的主要提供者，学生课后可以提问。然而，这种方式不能鼓励学生对所学内容进行思考、提出假设、考虑可能的影响因素或产生问题的原因、寻找信息、权衡证据、形成计划、做出结论和应对不确定性。

在自主学习中，学生可以掌控自己的学习进程：确立自己的学习需求，寻找资源，搜索新信息，构建新知识来解答学习主题。自主学习也能发展一系列广泛的能力，而不仅仅只是有助于获取知识或找到答案。PBL 课程为学习者提供了发展自主学习能力的良好机会。

（二）提高自主学习技能的方法

1. 明确知道自己是学习的主体　PBL 与传统教学中学生角色存在一定区别，见表 12-1。PBL 是以建构主义理论为指导的，以学生为中心的教学方法，在以问题为导向的学习中，学生们从开放性的问题入手开始学习，自己动手查询、整理资料，早在两千多年前，大教育家孔子就指出“知之者不如好之者，好之者不如乐之者”。让自己积极主动地投入到学习过程中去，成为学习的主人。因此，学生要明确知道，自己是学习的主体，可以自主地学习，不必非听从老师的指示和解答不可。

表 12-1　PBL 与传统教学中学生角色的区别

PBL 学生	传统教学学生
学习到如何把知识应用到实际情况中	学习重点是记住知识
会变成信息的制造者（构建信息）	只是信息的消费者
自己提出问题并寻求答案	老师提出问题，也许还会回答所有问题
研究自己检索到的资料	只需记住教给他的知识
会主动地分析信息	只会被动地接受知识
会主动在小组中学习	学生们在一起被动地听讲
向其他同学学习	学生跟着老师学
在合作中学习	学生在竞争中学习
为理解而学习	为考试而学习
会拓展所学知识	只需记住知识
会看到知识间的相关性	只是应对那些枯燥的知识
会依赖大量的学习资源	只需依赖推荐的教科书

2. 主动获取知识并自我建构，对学习负起责任　从知识的获得途径看，学生们是在解决问题的过程中获得和理解知识，如通过查询资料、整理资料、相互讨论、试图回答问题、自我反思等等，不是直接从教师和课本中获得知识。知识的意义和价值是根据他们自己所建构的知识之间的一致性，根据解决问题的成效，而不是依赖于与权威观点之间的一致性。这说明学生们所需要的知识并不完全掌握在教师和教材中。经过 PBL 学习的学生对教师的依赖性大大减小，教师不再是唯一的资料库、知识库，而是知识建构的促进者，对学生起点拨、引导的作用。

3. 永远不满足于学到的知识　对未知充满好奇心，并运用掌握的学习技能进行深入地钻研，解决问题。在以问题为导向的学习中，学生获得知识主要靠自己，这自然而然地会使他们感到学习知识是自己的事，要对自己的学习负责，因此必须发挥自己的自主性、主动性和独创性，主动建构自己的知识，要不断自我反思、质疑知识，否则学习将无所收获。促使学生持续付出努力的最佳途径是贯穿于整个学习活动过程中解决问题的各种活动。这正是自主学习的动力所在。只有通过学生自己的学习，才能切切实实地提高自主学习的能力。

第四节　以案例为导向（CBL）的学习方法

以案例为导向的学习（case-based learning，CBL）最早来自美国的法律界。1870 年，美国哈佛教授兰德尔在担任法学院院长时，首先提倡案例教学法，后来被广泛地应用于美国的各法律学院，成为美国法律教育的主轴，后被引入医学教育。

一、CBL 与 PBL 关系

（一）两者的联系

与 PBL 类似的概念越来越多，如综合学习、以患者为中心的学习、路径模式、基于项目的学习等等。它们都有与之相类似的教育特征，都可以被看做是相应的变式，如图 12-2 所示。

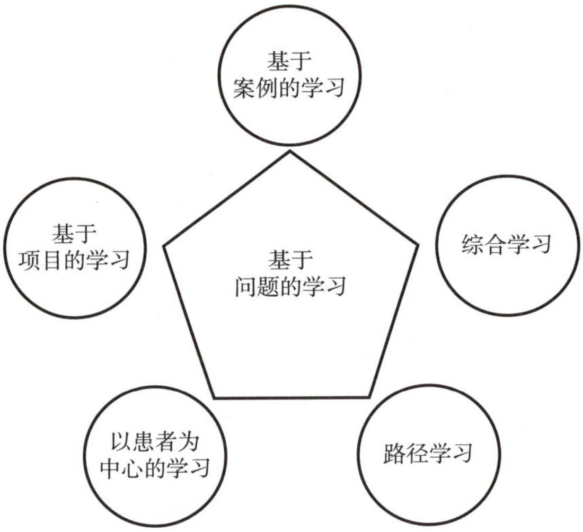

图 12-2　基于问题学习的教育融合

（二）两者的区别

CBL 衍生自 PBL，主要特征是使用案例、问题或质询来促进和巩固对知识、技能和态度的掌握，支持学生在教育中发展协作的、基于团队的学习方法。但两者之间也存在不同点：

PBL 中，教师将一个典型的问题延伸至问题解决和群组工作，通常要求学生去研究和应用他们之前并不熟悉的材料；然而，CBL 中通常是让学生应用他们先前在文本学习中或是在课堂教学中习得的内容。在 PBL 中要求学生扮演的角色更像是问题解决者，他们的任务就是去识别一个非良构问题的根源并从多个可能的解决方案中找到一个可以解决复杂问题的解答；而不像是一个案例参与者或分析者那样拥有更多的良构问题、情境细节描述或案例参量。CBL 将产生更多的空间来帮助学生在审查中进行问题的定义以解决方案的制订。

CBL 是 PBL 的延伸，区别在于 PBL 并不要求对当前题材有任何的先前经验或理解；而 CBL 要求学生拥有支持当前问题解决的一定的先前知识。PBL 是一种以实际问题为基础，以学生为中心，充分调动学生学习的积极性，提高学生参与度的教学模式；CBL 是需要教师和学生共同分担责任，并通过事先准备引导学生探索问题、发现问题、解决问题。

最根本的区别在于 PBL 并不要求对当前题材有任何的先前经验或理解；而 CBL 要求学生拥有支持当前问题解决的一定的先前知识。

二、CBL 基本过程

概括起来，基于案例学习的操作过程主要包括三大过程：课前准备、课程实施和课后总结。具体基于案例教学的教学过程则分为七步进行：制订案例，小组分析案例，头脑风暴，阐述学习目标，传播新发现，小组共享成果，找出需要改进的地方并融合到临床实践中。如图 12-3 所示，并以一个案例作为展示。

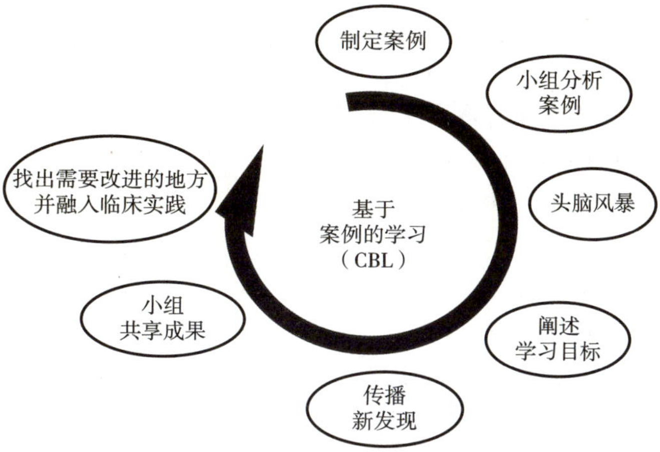

图 12-3　CBL 基本流程

病历摘要（一）

患者，男，29 岁，汉族，无业，未婚，初中文化。因情绪低落与兴奋话多交替发作 13 年余，少语少动 1 周，顿服氯氮平 1 天入院。

患者于 2002 年出现脑子反应慢，觉得转不动了，心情差，高兴不起来，做事无兴趣，即使做以前喜欢的事情也不能体会到快乐的滋味。一个月之后，渐渐出现精神亢奋，认为自己有能力，能挣大钱，做事情虎头蛇尾，觉得浑身充满了力量，感觉斗志昂扬，家人觉其异常，遂来我院住院治疗。给予氯氮平、碳酸锂治疗，病情好转后出院，出院后坚持服药如常人，之后定期门诊复查至 2015 年。患者诉期间病情时有复发，由最初的一年发作 1~2 次，到现在的 4~5 次，间歇期的时候感觉和常人一样。之后曾经 3 次住我院治疗，间歇期正常。3 个月前患者停药，1 个月前睡眠不好开始吃氯氮平 100mg/ 晚。最近一周表现，入院时家里一瓶氯氮平（每片 100mg，一共 100 片）不见了，送入我院。患者本次发病以来，饮食、二便正常，未有感冒、发热，未有抽搐呕吐史。

起病前后均无高热、抽搐、不省人事等情况，有多次冲动伤人毁物行为。

问题：

1. 列出患者存在的精神问题。

2. 列出患者的主要症状。
3. 目前的初步诊断。
4. 需要进一步做哪些评估？
5. 自杀行为的防范与护理。
6. 暴力行为的防范与护理。

病历摘要（二）

个人史：病情性格内向。

家族史：阴性。

既往史：2015 年顿服药物自杀一次。

体格检查：T36.9℃，P108 次 / 分，R20 次 / 分，BP140/69mmHg，心肺听诊未闻及病理性杂音，神经系统检查未引出病理征。

辅助检查：肌红蛋白（Mb）1198.2ng/ml；钾离子 3.3mmo/L

氯氮平血药浓度结果为 3592.9μg/L。

问题：
1. 根据目前病史患者有何风险？
2. 实验室检查结果提示什么？
3. 氯氮平的作用、观察要点及副作用？
4. 氯氮平中毒的处理要点？

病历摘要（三）

入院后交谈接触被动，情绪低落，称高兴不起来，病好不了。有消极想法时有哭泣，在病房反复称要服药自杀，称“我肯定是要自杀的”。反复教育劝说仍不接受，消极观念明显，烦躁，心理疏导效果差。患者诉有头晕，显困倦。入院后氯氮平血药浓度分别为 2971.4μg/L、1106.4μg/L、165.9μg/L。患者目前生命体征平稳，予加用喹硫平及丙戊酸钠缓释片稳定情绪、氢溴酸西酞普兰片治疗。

入院后一周，患者开始出现交谈接触主动，表现兴奋、话多、活动多，自我感觉好，喜欢与人交往，精力旺盛，爱管闲事，易激惹、冲动，有打病友的行为。每餐进食饭菜二两，服药合作。每晚夜眠约 3~4 小时。停氢溴酸西酞普兰片，予德巴金、右佐匹克隆片、奥氮平片、喹硫平治疗。

患者情绪较前平稳些，话较前减少，近日未见冲动行为，对治疗和护理合作，未诉有头晕不适。改二级护理，参加工疗。每餐进食饭菜二两，服药合作。每晚夜眠约 7 小时。询问当时为什么自杀时称自己的病好不了，有半个多月入睡困难很难受就服药自杀。

问题：
1. 结合以上资料，患者的临床诊断是什么？
2. 患者入院后存在哪些风险？
3. 患者的病情发生了哪些变化？

学习主题：

1. 患者自杀风险评估？如何护理？
2. 氯氮平中毒的表现及抢救？
3. 患者治疗过程中应注意哪些问题？

综上所述，CBL 主要通过临床案例的介入来引导学生的学习。CBL 由教师先讲解相关的基础知识，在学生掌握一定专业知识的前提下，提出病例，并围绕教学重点有针对性地提出问题，使学生充分讨论并做病例分析。通过对案例的学习、分析，掌握相关知识。

第五节　个案报告的书写模式

当你没有资源、没有数据、不会统计、英语很差，怎么开始你的第一篇论文呢？可以考虑个案报告（case report）。个案护理报告通常是针对临床实践中某个或某几个具有特殊意义的病例的个性现象进行研究和探讨，以探索疾病在医护工作中的个性特征和共性规律。对写作经验不够丰富的人来说，个案护理报告是其进行医学写作“练笔”的最好形式。临床医护人员可以从其临床实践中报告独特的病例，可以为循证医学添加证据。虽说病例报告在循证医学临床证据的底部，但它能显示患者个体特征的丰富性，可增加文章的有趣性和教育性。撰写个案报告的过程，也是一个练习简明扼要的书面沟通、了解某个主题和进行批判性思考的机会。个案文章的特点可归纳为：对各专科住院患者护理工作的经验总结；个案研究论文是一种临床护理论文，也是研究论文的一种形式；个案研究论文须按护理程序思路写文章，并要侧重写护士自己的资料。

一、个案报告的基本特征

一篇漂亮的个案报告需具备 3 个特征：

1. 临床意义　一篇个案报告最重要的是要对临床实践有指导意义，这一点要明确地表达出来。

2. 引人入胜　一篇个案报告必须写成一个简练但引人入胜的故事。武松打虎，王绍堂讲有人听，别人讲，没人听。

3. 符合习惯　个案报告的语言表述及格式必须符合学术界认可的基本习惯。

二、个案报告的书写准备

1. 亲护病例　护士自己亲自参与护理的病例。由于亲自护理，亲自记录护理病历，对病例十分熟悉，写作才会得心应手。

2. 资料完整　选择的病例不仅要有特色，而且要求护理资料记录完整。从入院评估到每日评估，以及每天的护理措施和护理结果均有完整记录。

3. 格式熟悉　要熟悉个案写作的格式与要求，阅读权威杂志的个案报告，可作为自己模仿写作的范文。

4. 彰显独特　个案护理报告应该用“怎么做”的语气介绍自己独特的做法，而不仅仅是局限于常规护理方法的介绍。因为病例特殊，所以需用一些特殊的护理措施。

5. 评价效果 可将护理结果与预期护理目标进行对比，以评价护理效果。也可用患者的反应来评价护理的效果，为此需加强护患双方的互动交流与沟通。

6. 认真修改 “文不厌改”“玉越琢越美，文章越改越精”。好文章是反复修改出来的。为了提高论文的质量，不仅要自行反复修改，也应虚心请教专家指导后认真修改，以求不断完善。

三、个案报告的基本格式

一篇个案报告发表首先要符合发表的基本格式。一般个案报告的基本格式包括：标题、摘要、关键词、引言、病例介绍、护理评估、护理实施、效果评价、讨论、参考文献、图表。

（一）标题

标题就是用最简洁、恰当的词组反映论文的特定内容，一般不宜超过20个汉字，应尽量避免使用符号。词语“个案报告”应与本案例中最受关注的内容（例如症状、诊断、测试、干预）列于标题中。在国内发表的期刊上发表的个案报告，一般使用“1例 ××× 的护理”为标题。

（二）摘要

摘要是在文章全文完成之后提炼出来的，具有短、精、完整三大特点。具有独立性的自含性，即不阅读原文的全文，就能获得必要的信息，有助于读者辨别对本个案报告的兴趣水平。摘要一般要求100~250字，一般包括本案例有何独特之处、为医学文献增添了什么内容、患者的主要症状和重要的临床发现、主要的诊断、治疗干预和结果以及从本案例“获取的”主要经验是什么。

（三）关键词

关键词有助于搜索、查找本案例报告，一般为潜在的读者提供2~5个关键词。关键词一般选自标题。

（四）引言

在引言中，应清楚地描述个案报告的目的（新颖性），可以是病例本身特殊，经过护理取得效果，也可以是病例本身不特殊，而是在护理措施上突破常规，有所创新，经验可供同行借鉴。此外，还应介绍背景，并提及相关的医学文献，对一些特殊定义作出解释。

（五）病例介绍

应以简洁的时间顺序来描述。通常提供人口统计信息（性别、年龄、民族、职业，不添加任何可能导致患者识别的细节，保护患者保密的隐私权），开始于主诉，其次是家族史、职业病史、药物史或过敏史等，然后是身体检查结果连同相关的实验室和放射学结果。要有足够的细节让读者作出他们自己的判断。患者的后续进展和结果也应加以说明。

（六）护理评估、护理诊断

根据病例介绍，进行护理评估，详细描述护理评估方法及发现，根据护理评估发现提出相应的护理诊断。在国内发表的期刊上发表的个案报告，一般省略护理诊断，或者不明确写出护理诊断。

（七）护理实施、效果评价

这部分是个案报告的主体，主要描述“做了什么”“如何做的”，而不应该像教科书那样“应该做什么”。详细介绍护理干预的类型（药物、特殊的护理措施，常规化的护理措施一带而过或不写）、护理干预的管理（剂量、强度、持续时间）、护理干预结果（用患者的反应来评价护理的效果，应详细具体，避免“多关心”“经常”等不能量化的词语）、患者对护理干预的依从性和耐受性以及出现的不良事件。

（八）讨论（或小结）

讨论部分的目的是与已公开发表的文献病例报告进行比较，总结本病例报告的基本特征以及从本案例“获取的”主要经验。至关重要的是有很好的文献复习，列出一个表，以展示文献综述检索的相关事实及详细的数据。牢记病例报告的局限性，笔者一定要小心，不要在有限的信息下轻易下判断和建议。

（九）参考文献

所有引用的参考文献应审慎评估。综述文章一般不是好的参考文献。一般参考文献不超过 15 篇；最好是近 5 年内文献。

（十）图、表

表，可视觉化呈现临床结果或其他信息。可以用一个句子明确而简洁地传达的数据，尽量不使用表。表应该简单和独立，不需要进一步解释。表的水平行和垂直列的信息是彼此相关的。

图或插图可以使文章阅读有趣，很大程度上帮助描述临床过程或结果。像表一样，图也是独立的，能完全自行解释，每个图应提供标题。

（谢淑娟）

第四篇

专科管理与教育

第十三章 精神科患者的健康教育

学习目标

完成本内容学习后，学生将能：

1. 复述健康教育的概念和原则。
2. 列出健康教育的方法。
3. 描述健康教育的知－信－行模式。
4. 应用所学知识制订一份精神科患者健康教育的PPT。

健康是人类的基本权利，每个人、每个家庭的生存质量都与健康有关。世界卫生组织（WHO）提出："健康不仅是没有疾病，而是包括躯体健康、心理健康、社会适应良好和道德健康"。这个概念不仅包含生物医学的生理及心理学范畴，还包括社会和人文范围等方面。

随着社会经济、科学技术以及医学的不断发展，20世纪70年代以来，Blum、Lalonde和Dever等学者将影响人类健康的因素分为四类：环境因素、行为与生活方式因素、生物遗传因素以及医疗卫生服务因素。WHO在1991年组织的调查证明了这一分类的正确性，目前这一分类方法已得到普遍接受。这四类因素涉及的范围非常广泛，如吸烟、酗酒、不合理饮食、吸毒等，人类逐渐认识到行为和生活方式为影响健康的最主要因素。

在21世纪中国疾病负担问题研讨会上，精神疾病已被列为疾病负担的第一位。各国健康教育实践充分证明，人们改变不良行为方式，采取有益于健康的生活方式，可以减少医疗费用。WHO指出"1美元的健康投资可获得6美元的经济回报"。健康教育作为整体护理的重要环节，在优质护理中占有非常重要的地位。现代护理的重点不仅仅是解除疾病所带来的痛苦，更重要的是要通过健康教育这一手段预防疾病和促进健康。健康教育是护理工作者的重要职责，贯穿于整个住院期间。护理人员在健康教育中承担着教育者、组织者和协调者的角色，是护患沟通的桥梁。护理人员通过给患者进行健康教育这一活动，既可以教授患者相关的医疗护理信息，促进患者的康复，提高患者的自我护理能力，同时在这个过程中，也可以促进医患关系的和谐发展。有效的健康教育，能够解决患者现存的或潜在的健康问题，增强整体护理的效果，提高医疗护理质量。健康教育不同于一般的卫生宣教，它有其目的性、计划性，且在实施后有评价。目前，健康教育已经得到了临床护理人员及患者、家属的认可，并得到了广泛的应用。

第一节　健康教育原则

一、健康教育的概念

健康教育（health education）是一种系统地有计划、有组织、有评价的教育活动，通过信息传播和行为干预，帮助个人和群体掌握卫生保健知识、树立健康观念、充分利用医疗卫生资源、自觉采取有利于健康的行为和生活方式，以提高自我保健能力，消除或减轻影响健康的危险因素，防止疾病发生，促进健康，提高生活质量。

健康教育学作为一门新兴的学科，主要是研究健康教育与健康促进的理论、方法和实践，涉及医学、护理学、心理学、教育学、社会学、管理学、行为学、传播学等多种学科。迄今为止，健康教育的概念已经有 20 多种，虽各有差异，但均提出健康教育的实质是一种干预。1988 年第十三届世界健康教育大会将其定义为："健康教育是研究传播保健知识和技术，影响个体和群体行为，消除危险因素、预防疾病、促进健康的一门学科"。2016 年全球健康促进大会在上海国际会议中心开幕，本届大会以"可持续发展中的健康促进"为主题，李克强表示，健康是人全面发展、幸福生活的基石，也是社会文明进步的重要标志。在《"健康中国 2030"规划纲要》中提出，力争到 2030 年人人享有全方位、全生命周期的健康服务，人均寿命达到 79 岁，主要健康指标进入高收入国家行列。

医院是健康教育最直接、最重要的场所，其核心是宣传健康行为和生活方式，主要任务是动员患者为促进自身的健康改善行为。医院健康教育，又称临床健康教育或患者健康教育，是以患者为中心，针对到医院接受医疗保健服务的患者个体及其家属所实施的有目的、有计划、有系统的健康教育活动，其目的是防治疾病，促进身心健康，实施主体是医务人员。医院健康教育是医学和社会发展的重要进步，对疾病的预防、治疗、护理、康复以及自我管理等方面均具有重要的作用和意义。随着医学模式的转变，患者不再是单纯被动地接受治疗和护理，而是更多地渴望了解相关知识及自我护理技能。健康教育作为一项投入少、产出多、效益大的措施，是公民素质教育的重要内容。

在 WHO 提出"人人为健康，健康为人人"的全球战略目标中，健康教育是达成这一目标的基本途径，作为一门综合性的应用学科，它有别于卫生宣传和健康促进，但与二者又紧密联系。卫生宣传是我国健康教育初级阶段的一种模式，也是当今健康教育的重要内容和手段。卫生宣传作为一种辅助手段为卫生工作服务，是简单的、单向的知识传播，接受对象比较泛化，缺乏系统性和针对性，也不注重信息的反馈和效果。健康教育是以提高全民健康水平为目的，是健康促进的组成要素之一。WHO《渥太华宪章》指出，"健康促进是促使人们维护和改善其自身健康的过程"，是以健康为导向，运用行政或组织手段，协调多学科、多部门来增进群众的健康，共同维护和促进健康的一种社会行为和社会战略，健康促进是健康教育的发展和延伸。

二、健康教育的原则

健康教育有其目的性和计划性，是一项复杂、系统的教育活动，因此在实施健康教育的过程中，实施者必须要遵循一定的原则，才可以达到健康教育的目的。健康教育原则是智慧和经验的总结概括，它是健康教育理论的重要组成部分。

1. 科学性　医院健康教育的内容是传播医学知识，因医学知识的严谨性，必须要遵循科学的原则，所传授的知识内容必须准确，所引用的数据必须来源可靠，有据可查。同时，要注意摒弃陈旧过时的健康教育内容，而要引用当前最新的医学知识和理论研究成果。在举例时要实事求是，不要随意夸大某种干预行为的效果。缺乏科学性的健康教育会起到适得其反的效果。

2. 针对性　医务人员在实施健康教育之前，应该全面评估教育对象的疾病特点、知识层次、个性特征、家庭支持系统、学习能力以及文化背景等资料，掌握教育对象的学习需求，并在此基础之上制订针对性的、个性化的、有效可行的健康教育计划。在实施健康教育时，实施者要根据教育对象的不同特征而采取不同的教育方法，设计不同的教育策略以适应教育对象，此外，也应重视健康教育学习反馈的结果，从而在教学目标和方法等方面进行及时调整。如患者的症状均表现为“自杀”，但由于自杀原因不同，一为命令性幻听，一为抑郁，在实施健康教育时，内容和方式亦不同。

3. 可行性　健康教育的目的是使个体或群体改变不良的生活方式与行为，但这些不良的生活方式和行为受家庭经济水平、习俗、文化背景等的影响，很难依靠简单的说教而改变。因此健康教育必须考虑到教育对象所处的社会环境、经济状况、风俗习惯、工作条件等因素，从而选择合适的教育方式和教育内容，这才能使教育对象理解接受，具有可行性。

4. 直观性　医学知识对患者来讲较为抽象且不易理解，因此在健康教育的过程中，应利用直观的教学手段，如视频、动画、PPT、图文并茂的教育手册等手段，使学习的内容能够具体化、形象化，从而提高受教育对象的理解，提高教学效果。

5. 合作性　精神疾病患者的健康教育需要社区组织、卫生服务人员、卫生服务机构和政府等全社会的共同参与，也需要动员社会和家庭支持系统，使家属参与到健康教育中。健康教育是护患沟通的过程，患者及家属能否积极参与，对教育效果有着直接的影响。尤其应该使家属了解患者的疾病特点、复发先兆、药物疗效及药物副作用等。

6. 通俗性　在进行健康教育的过程中，应该考虑到受教育对象的水平，采用通俗易懂的、公众化的、易理解的语言，避免过多地使用医学术语，以帮助其更好地理解和接受健康教育的知识。对于文化层次较低的群体，可以用一些俏皮话，或当地的俗语帮助其更好地理解。

7. 启发性　健康教育不能采取强制性手段，可采取启发式的方法，提高健康教育的效果。如同伴教育、生动的案例等，使患者掌握健康知识，并将其应用到防治疾病和自我护理中去，鼓励患者行为的改变，促进人们自发地采用有利于健康的生活习惯及方式，促进个体健康。

三、健康教育的实施

健康教育的实施包括评估教育需求、确定教育目标、制订教育计划、实施教育计划和教育效果评价，是一个连续、完整、动态的过程。健康教育项目实施的 SCOPE 模式将实施工作归纳为 5 个环节：制订实施的时间表（schedule）、实施活动的质量控制（control of quality）、建立实施的组织机构（organization）、组织和培训实施工作人员（person）、配置所需设备物件（equipment）。此模式是实施健康教育的有效理论指导，是对复杂的健康教育活动的概括。

知识拓展

国外健康教育的发展

“医学之父”希波克拉底主张在治疗的同时，注意患者生活方式、个性特征及环境因素等对患病的影响，重视卫生饮食疗法。南丁格尔在1859年出版的《护理日记》中强调，疾病是由于缺乏卫生知识或不关注健康而造成的，对患者及其家庭实施健康教育不应局限于医生，更是护士的责任。

健康教育的发展在世界各国并不平衡，大致可以分为三个阶段：

1. 生物医学阶段（20世纪70年代以前）　这个阶段是以疾病为中心的阶段，健康教育处于一般的卫生知识宣传的层面。

2. 行为阶段（20世纪70~80年代）　这个阶段是“生物－心理－社会医学模式”的提出阶段，对健康教育发展有极大的影响和推动作用。发达国家开始关注疾病预防的问题，并将健康教育作为卫生保健的组成部分。美国、英国、前苏联等国家先后成立了健康教育的组织机构，健康教育开始向专业领域发展。

3. 新公共卫生或后医学阶段（20世纪80年代以后）　健康教育真正受到重视从这个阶段开始，人们逐渐认识到，健康的理念不仅仅是医学范畴，而是已经拓展到社会、人文和自然科学等诸多领域；健康教育的影响因素有人类生物性、个人生活方式、环境和医疗保健系统；健康需要依靠政府的领导、社会的支持、跨部门的合作以及社区的参与。因此健康教育的理念进一步延伸，不仅局限于健康教育的教育和传播，还囊括了社会预防性服务、行政干预措施以及社会支持体系等。

第二节　健康教育的内容与方法

随着社会的发展进步、医疗水平的提高，我国精神科健康教育的范围不断扩大，已经从过去主要针对重性精神疾病的诊疗、预后情况的简单指导，发展为神经症、睡眠障碍、适应障碍等疾病的预防和治疗。在我国，对于精神疾病患者的治疗多是急性期住院治疗，患者的精神病性症状得到控制后重返家庭。在《精神分裂症防治指南》第2版中提到，要为患者提供一个连续的、全面的医疗服务，对象不仅是患者，还包括家属，方法不仅仅包括药物治疗，还包括指导社会功能和认知功能的恢复，这一全程治疗与康复理念已经逐步得到了精神医学界的共识。精神疾病患者大多病程迁延，治疗的一大难题是高复发率，而复发率与服药依从性有密切联系。因而，在精神疾病的全病程规范管理中，健康教育占有非常重要的地位。

一、健康教育的内容

任何一项健康教育活动都不是随机的、无序的，都必须具有科学的计划设计、健康教育实施和评价三部分。这三者之间相互联系，相互制约，密不可分。精神科患者的健康教育工作在整体护理模式中，已经受到前所未有的重视。近年来，以场所为基础的健康教育（sector-based health education）干预的理念在国际健康教育与健康促进领域得到广泛推崇，使以往以疾病预防控制为中心和以人群为中心的健康教育干预更具有可实践性，最终形成三维定位健康教育干预——活动地点、目标人群和干预内容的模式，从而使我们更清晰地理解针对特定人群的特定健康问题进行健康教育，干预活动应该在哪个（些）场所实施。在以场所为基础的健康教育理念中，一般将健康教育干预场所大致分为以下几类：学校、医院、社区、家庭、工作场所和商业场所。本书重点介绍医院健康教育。

医院健康教育包括医护人员教育、患者教育和院外健康教育。医院健康教育的内涵是以患者为中心的临床健康教育，由于精神疾病患者病程长、易复发，多数患者需长期维持药物治疗、疾病本身的特点等均会导致患者社会功能缺陷，因此，健康教育贯穿于患者住院的整个时期，可分阶段对患者实施健康教育，包括：门诊健康教育、住院健康教育、出院健康教育和出院后健康教育。

（一）门诊健康教育

门诊健康教育是指在门诊诊疗过程中对患者和家属进行的健康教育，在精神疾病的康复过程中起到十分重要的作用。目前健康教育内容以药物知识方面的需求最多，其次为对疾病的症状、诊断、治疗和预后等方面的知识需求。但门诊患者和家属具有人口流动性大的特点，难以进行系统的健康教育，因此在健康教育内容的选择上，可以针对患者共性的问题，侧重于普遍性，如疾病的防治、护理、康复指导等相关知识进行简明扼要的教育。

在精神科门诊，由于精神疾病患者的特殊性，大多数患者不能主动就医，多为家属伴诊，或者是强制就医。由于精神疾病患者病情复杂多变，常因思维障碍、认知障碍而出现一系列冲动、怪异行为，家属（照顾者）常缺乏处理这些意外情况的知识和技能。因此，在门诊健康教育时，对家属（照顾者）进行同步健康教育，从而使患者在病情稳定后，可以最大程度地获得生理、心理和社会的整体康复，即社会化康复，从而提高患者整体的生活质量。门诊健康教育从患者和家属进入医院的第一时间开始，贯穿于诊治的全过程，门诊护士要抓住患者候诊或就诊的时机，向患者进行健康教育，将其贯穿于候诊、就诊、检查、治疗、化验、取药等各个环节，使患者和家属能自觉主动就诊、采纳有益于康复的行为和生活方式，消除危险因素，提高生活质量。

门诊健康教育包括分诊教育、候诊健康教育、随诊健康教育、健康咨询等。

1. 分诊教育　在分诊过程中通过与患者和家属的接触交流，识别患者病情的轻重缓急，安排患者就诊。分诊护士应熟悉医院的各项规章制度，具备良好的专科知识能力和沟通能力。

2. 候诊健康教育　指患者在候诊期间所进行的教育。由于精神疾病种类多，症状复杂，且患者存在个体差异，针对候诊知识进行的教育，内容要以常见病、多发病的防治知识为主，一般采取在候诊厅放置健康知识资料、设置健康教育宣传栏、口头讲解、电视、展板、电子屏等形式。健康教育内容应根据各类人群文化层次特点精心设计，力求内容新颖，且要有科学性、针对性、通俗性和艺术性。

3. 随诊　健康教育医生在给患者进行诊疗的过程中，根据患者所患疾病的有关问题而进行简短地讲解和指导，这是门诊健康教育的主要环节，多采取面对面的口头教育。为解决诊疗工作量大与开展随诊教育之间的矛盾，也可以采用健康处方的形式，即以医嘱形式提供有关资料，针对患者疾病特点给予指导。健康教育处方便于患者保存阅读，是患者进行自我保健和家庭保健的有效辅助手段。随诊健康教育具有较强的针对性和灵活性，但教育时应注意时间的把控，以免因诊疗速度造成候诊患者的不满。

4. 健康咨询　是指医护人员对门诊患者和家属提出的有关疾病和健康问题进行的解答和医学指导。包括门诊面对面咨询、电话咨询等。近年，一些医院已经设立护理专家咨询门诊，护理专家人员为副主任护师以上职称人员以及一些专科护士，提供多元化的护理咨询服务。在精神科，护理专家咨询门诊能为患者和家属切实解决专科、专病的护理问题，调动患者的参与意识，是护患两个群体双向互动的过程。同时护理专家咨询门诊的开设，在提高护理质量的同时，能加速我国精神科护理专家的发展，提高护理专科技术水平。

5. 特殊治疗的健康教育　目前，许多精神科门诊开设改良电休克治疗法（modified electric convulsive therapy，MECT），又称为无抽搐电休克治疗。门诊 MECT 治疗中，由于患者和家属对 MECT 知识缺乏，治疗前易产生紧张、恐惧等心理，加之对治疗过程中存在的不良反应缺乏认识和应对方法，使患者对治疗的依从性降低。

案例

张某，女，23 岁，学生，表现为凭空闻声，疑心被害 2 年余，伴冲动行为，夜眠差，诊断为精神分裂症。经住院治疗好转出院后，门诊行 MECT 治疗，每周 1 次。治疗过程中，患者出现呼吸道分泌物增多、记忆障碍、头痛、头晕等不良反应，患者和家属对此忧心忡忡，对治疗产生疑虑，家属对门诊医生说："孩子什么都记不住了，她还要上学，我不能再让孩子继续做这个治疗了。"

健康教育内容：

1. 由麻醉师、门诊医生、治疗室护士及护士长组成健康教育路径实施小组，形成相互协作的健康教育模式。

2. 对患者、家属进行健康教育需求的开放性问卷调查，采用一对一口头宣教、书面宣教、多媒体宣教、健康教育讲座等形式，对患者、家属个性化需求提供全面的健康教育。

3. 在治疗前由门诊医生及治疗室护士介绍医院环境、患者病情、MECT 治疗流程及注意事项，重点强调禁食禁水的时限，如条件允许，让患者参观治疗室环境、仪器和设备。

4. 治疗后由治疗室护士对家属进行正确进食指导，以及饮食注意事项，介绍生理及心理支持方法、安全护理措施等。

5. 不良反应的处理：向患者和家属讲解呼吸道分泌物增多的原因、可能引发的并发症及应对措施；告知患者和家属，记忆障碍是短暂的、可逆的，一般在 1~3 周内可恢复；头晕、头痛等症状，数天内可自行缓解，视情况向患者进行减轻头痛方法的指导，减轻焦虑情绪，打消疑虑。

6. 向患者和家属介绍调节情绪的方法，讲解坚持治疗的重要性，鼓励患者继续坚持治疗。

（二）住院健康教育

住院健康教育是对住院患者和家属进行的健康教育，以患者为主。从患者入院开始，在以患者为中心的整体护理模式下，开展健康教育已经是护理工作的重要内容。精神疾病患者作为一个特殊群体，在实施健康教育的过程中务必摒弃以往模式单一化、灌输多而反馈少的教育形式，要因人制宜、因病制宜，实施双向交流，及时反馈和调整，以真正满足患者的健康需求。住院健康教育应根据患者住院的不同时期开展全程、分期的健康教育，包括入院教育、住院教育、出院教育和出院后健康教育 4 部分。

1. 入院教育　患者入院时，护士与患者和家属建立良好的护患关系，是住院健康教育的基础。《精神卫生法》规定，精神障碍的住院治疗实行自愿原则。目前，精神疾病患者多为非自愿入院。有些患者受精神病性症状支配，被骗或强制入院等情况，会对医护人员产生敌对情绪。因此入院教育要建立在共情的基础上，医护人员要理解、同情、支持患者。教育内容主要涉及医院的各项规章制度，如探视制度、生活制度、护理制度等；床号、主管医生及责任护士；病区环境、设施以及患者应尽的义务及享有的权利，如探视、打电话等权利。入院教育可以使患者消除因进入陌生环境引起的紧张焦虑和敌对情绪，满足患者的归属感，积极调整心理状态，尽快适应环境，配合治疗和护理，促进疾病康复。

2. 住院健康教育　是整个健康教育的核心内容。精神疾病患者表现为具有临床诊断意义的认知、情感和意志行为等不同程度的精神活动障碍，临床症状多样化，具有突发性、不可预测的特点，且患者因自知力缺乏，不能主动配合治疗和护理。精神疾病的特殊性导致患者在院时间较长，在教育内容的选择上，应根据疾病的不同阶段及治疗、护理特点，进行针对性、系统、深入的教育。可以在病区内设置患者园地、健康咨询室、宣传栏、精神疾病相关书籍、挂图等。责任护士或负责健康教育的护士应该为每位患者实施有效的健康教育。对精神疾病患者的家属进行健康教育指导，能有效地提高患者及家属对精神疾病知识的认识，改善患者的治疗依从性，降低复发率和再入院次数，提高患者的社会功能。病区可以召开专题专病知识讲座，或利用探视时间点等多种方式对患者家属进行健康教育。

急性期：精神疾病急性期患者生活规律受到影响，会被扰乱。在急性期，常无法对患者实施健康宣教。可以尝试对患者进行规律作息的相关教育内容，如忌烟、酒、浓茶、咖啡等，保证患者足够的睡眠，建立规律的生活，视情况还可以向患者进行治疗、检查的意义，药物的名称、颜色、形状以及寻求帮助的途径等方面的教育，以保持急性期的治疗。

系统治疗期：抗精神病药物是治疗精神疾病的基石，但使用抗精神病药物还存在以下问题，如多数患者没有很好的遵医嘱服药，表现为少服、漏服或过早地中断药物治疗，称为服药依从性差。如在精神分裂症患者群体中，有调查数据表明，第一次发作患者有 60% 服药依从性差，74% 的精神分裂症患者在用药的一年半内中断药物治疗。在最初治疗的第一年内，达到医学上依从性好的标准的患者不到 50%。患者服药后会出现不同程度的肌肉不灵活、体重明显增加、口干、便秘，血糖、血脂升高等不良反应，这可能会导致患者服药依从性差。服药依从性差、治疗过早中断会影响预后和功能恢复，因此对患者进行坚持服药的教育显得尤为重要。在此期间，还可以向患者讲解精神疾病相关知识，如病因、临床表现、症状识别等；告知患者所服药物的名称、剂量、颜色、形状等，讲解药物作用、副作用以及服药注意事项等，防止发生藏药行为；各种检查、化验及特殊治疗的指导与合作等。

缓解期：在此期间，患者的病情较稳定，可以对患者进行用药情况、自我护理、社会适应、心理调适、预防复发等内容的全面指导。指导患者树立对疾病的正确认识，鼓励其接纳自我，教会患者自我情绪管理的方法，如腹式呼吸、正念、冥想等；制订出院计划，加强生活技能训练、社会交往能力的训练，以及有效沟通、解决问题的技巧；向患者讲解自我管理的方法和理念，为出院后积极融入回归社会做准备。

在规范化、全程化的阶段性教育模式中，护士可以根据患者对健康知识的掌握程度，根据不同阶段的治疗目的，进行教育指导和帮助，从而提高患者对健康知识的掌握程度，有利于提高治疗依从性以及自我护理能力，提高住院患者的生活质量。

案例：护理健康教育实例

患者，女性，45岁，主因少语、乏力，情绪低落，悲观绝望，夜眠差伴自杀行为入院治疗，诊断抑郁症。

健康教育：

1. 向患者讲解情绪低落、悲观绝望等是由于抑郁发作所导致，指导患者正确表达内心体验和感受。

2. 介绍同病种已痊愈的患者，以现身说法的形式消除患者的悲观情绪，树立战胜疾病的信心。

3. 教会患者调节不良情绪的方法，如音乐放松疗法、适当的运动、正念、冥想训练、绘画、倾诉等。

4. 教会患者运用沟通技巧，获取家属理解，寻求心理支持。

5. 与患者一起分析压力源，评估患者的应对和承受能力，帮助患者摆脱不合理信念。

6. 向患者进行疾病知识讲解，包括病因、临床表现、治疗用药及预后等，引导患者正确认识疾病，鼓励正确的自我认识，使患者相信疾病的可治疗性，促进患者的健康行为。

7. 向患者和家属进行早期确认自杀意图的征兆，进行及时地干预。

8. 提高家属对抑郁症的认识，纠正家属的不良心理，摆正心态，积极鼓励患者，给患者支持和关怀。

（三）出院健康教育

出院健康教育是对经住院治疗和护理，病情趋于稳定、好转或痊愈的患者，或需转院（科）的患者，或不愿接受医生建议而要求为患者办理出院的，或自愿入院要求出院时，护士对其进行的规范的出院健康教育工作，多采取口头谈话或健康教育处方的形式。

教育内容：目前国内外关于该疾病的治疗进展等前沿知识；出院时患者的治疗效果，病情现状和预后；对于家属或长期照料者来说，维持治疗过程中需密切观察患者的病情变化，要定期到医院复诊，若发现患者出现复发征兆，如睡眠障碍、冲动、易激惹、拒绝服药、社会适应障碍等，应及时就诊；此外，还可以对药物管理进行教育，如妥善保管药物，将药物放置在阴凉通风处，避光，注意不要将全部药物交给患者；每次服药时家属做好监督工作，亲眼看着患者服下，严防藏药；对于自知力完好并主动配合治疗的患者，可以尝试指导患者自我管理，包括将少量药物交给患者自行按医嘱服药。

抗精神病药物的维持治疗对预防疾病复发非常重要，是决定疾病预后和社会功能损害程度的关键因素。由于精神疾病患者多数需要长期或终身服药，对于服药依从性差的精神疾病患者，可以考虑选择长效抗精神病药物制剂的长期应用。

（四）出院后健康教育

出院后健康教育是对已经出院的患者和家属进行的教育，是出院健康教育的延伸和继续，也是医院开展社区卫生服务的内容之一。精神疾病给患者带来痛苦和身体伤害的同时，也给家庭带来了严重的压力。由于精神疾病的高复发率，患者大多需长期服药，且会遭受到社会歧视等，这些给家属带来沉重的心理压力和经济负担。在进行健康教育的过程中，除对患者进行必要的健康教育之外，还要充分考虑到患者家属或长期照顾者的作用。

有研究表明，患者家属心理反应极其复杂，很多患者家属会有病耻感，家属会担心患者出现影响人身安全的突发事件而恐惧不安，会出现心理障碍，如焦虑、抑郁等，这些心理障碍对患者病情的恢复会产生一定的负性影响。在确定患者和家属教育需求的基础上，进行康复知识的健康教育，可以避免患者出院后被限制在家中，而出现社会退缩和情感衰退，可以采取定期或不定期家访、电话随访等方式。要建立完善的社会支持系统，减轻患者家庭经济和心理负担，对照顾者进行统一的组织管理，成立照顾者指导小组，负责康复训练和健康教育。

健康教育内容可以包括：向患者及家属了解患者目前的情况，阶段性地评估患者疾病的病情，以及照顾过程中存在的问题，包括服药依从性、药物疗效及副作用等，并及时解答，为患者康复做出指导；帮助患者和家属建立对精神疾病的科学认识，消除或减轻病耻感；针对性地帮助家属选择有效的应对方式，鼓励家属面对现实，对治疗效果及预后情况建立合理的期望值；让家属认识到调整心理状态对患者康复的重要性，对患者家属进行心理指导和放松。

2013 年 5 月 1 日开始在我国实施的《中华人民共和国精神卫生法》中，体现了精神障碍的三级预防模式。其中"心理健康促进和精神障碍预防"为一级预防，即有关病因的预防，防止疾病的发生。"精神障碍的康复"体现三级预防，促进康复，防止精神残疾。在进行健康教育时，不但要注意患者不同病程阶段，还要考虑患者的文化背景、年龄层次等个体接受能力的差异，因人制宜，随时进行健康教育内容的调整，制订有针对性的健康教育，以达到最佳的教育效果。

二、健康教育的方法

健康教育的方法多种多样，教学者可以根据教学对象的需求、教学目的等选择一种或多种教学方法。健康教育的方法包括：报告会、专题讲座、座谈会、家庭访谈及滚动式系列知识教育课程；通过标语、横幅、传单、折页、壁报栏、黑板报等形式进行宣传；也可发动专业人员在报纸杂志上撰写科普文章；电台广播、电视台谈话节目；小组讨论或角色扮演等。具体方法介绍如下：

（一）专题讲座法

1. 定义　根据教育对象的某种需求，对某一专题进行有组织、有准备的健康教育活动。这是一种课堂讲授的形式，适用于除儿童以外的各种人群，一般要求讲座者具备较好的基础知识，同时具备较好的演讲技巧。专题讲座通过口头语言的形式向学习者传授知识和信息的方法，直接面对目标群体，能在有限的时间内提供容量较大的知识和信息，具有便利、经济、花费时间少的特点，在实际运用中最常见、最简便。

2. 注意事项

（1）针对听众备课：在进行专题讲座前，组织者应先分析目标人群的健康需求，了解目标人群的特征、受教育者人数,从而选择针对性的讲座主题,在内容上做到数据可靠、观点明确,并具有科学性、实用性和指导性。

(2)做好授课前的准备:除讲授内容的准备之外,还要做好环境及设备的准备,如照明、通风、温湿度以及教学视听设备等。

(3)注重讲授技巧:在保持良好个人形象的基础上,应做到条理清楚,重点分明,逻辑清晰,内容应熟练。以生动、准确而通俗的语言引出主题,把深奥的医学知识通俗化,可以使用夸张、比喻、拟人、排比等修辞方式,使讲座具有吸引力。最好配有文字、幻灯、图片、视频以帮助理解。

(4)及时调整讲座策略:讲座中授课专家要密切观察学员的反应,根据反馈信息对讲座内容进行相应地调整,可选择生动的案例,或者提问等形式调动受教育者的学习热情。

(5)合理安排讲座时间:此种方法是一种单向性的传递方式,如听众较多,无法与听众进行良好的沟通,也难以了解听众对教学内容的反馈,不利于学习者主动学习,专题讲座时间一般控制在30~60分钟,应预留出答疑和小结的时间,鼓励学习者提问,形成双向交流。

(二)小组讨论法

1. 定义　是由3个以上的人员组成的小组,所有成员围绕某个主题进行交谈和讨论,从而提出自己的意见或看法。小组讨论能让学习者主动探究、讨论教学内容,有利于提高学习兴趣。组员之间可以相互影响,有利于小组成员态度和行为的转变。

2. 注意事项

(1)选择恰当的人数:组员应是具有相似背景或共同需求的人群,人数一般以8~15人为宜。

(2)明确讨论的主题和基本内容:拟定讨论提纲,包括讨论的目的、预期目标,并制订讨论规则。

(3)选择合理的时间地点:讨论时间要根据讨论内容而决定,一般掌握在90分钟左右。地点的选择应是感到方便、舒服、不易被人打扰的空间,可以提前进行座位的排列,如圆形、马蹄形等,以利于组员之间面对面的交流。

(4)要选择适宜的主持人:主持人要能把控场面,避免冷场或偏离主题,对成员之间的争论,不要急于制止,讨论结束时应做小结。一般是由医护人员充当主持人的角色。

(三)角色扮演法

1. 定义　是通过行为模仿或行为替代来影响个体心理过程的方法。通过制造或模拟一个真实的、涉及价值争论的问题情境,组织受教育者对出现的问题进行分析,使教学内容剧情化。由受教育者扮演其中的角色,将角色的言行以及内心世界表现出来,使之在角色扮演的过程中理解知识和受到教育。角色扮演法为受教育者提供了一个具体又有兴趣的学习环境。角色扮演可以是预先准备好的角色,也可以是自发式的角色扮演。

2. 注意事项

(1)自发式角色扮演时,要征求受教育者的意见,采取自愿原则进行扮演,不要硬性指派角色。

(2)角色扮演时,主持者介绍教学活动的目的、意义,并对剧情及表演人员进行简单的介绍。

(3)角色扮演后应进行讨论,讨论时不要只关注舞台效果和表演方式,要多挖掘人物的内在动机及行为产生的原因，讨论、评价角色所做的行为可能产生的后果。可以由表演者先谈论自己的感受，然后再让其他人积极参与进来。通过讨论，可以使有关人员真正获得有关的健康知识和技能。

（四）同伴教育

1. 定义　“同伴”是指具有相同背景、相同经历或由于某些原因使其具有共性的人群，这种共性可以表现为同种疾病。同伴教育（peer education）是以同伴关系为基础开展的信息交流与分享，多采取小组讨论、游戏、角色扮演等参与性和互动性较强的方式进行，该方法已经成为健康教育领域内广泛采用的方法之一。

2. 同伴教育的特点

（1）同质性：英语中 peer 意为“身份相同的人”，在同伴教育的实际操作中，“同伴”的含义更为开放。同伴教育为主动自愿参与，同伴是更具有同理心的教育者，能让被教育者更有信赖感和安全感。

（2）示范性：同伴教育一般是由经过培训的同伴教育者向同伴讲述自身经历和体会，充当积极的角色榜样，很大程度上改善了受教育对象对教育内容的排斥心理。在这个过程中，教育者与被教育者不单纯是信息的接受反馈，而是能引起共鸣，激发情感，从而共同讨论、思考，达成共识，并将之内化、实施，进一步促进态度和行为的改变。

（3）广泛的实用性：同伴教育最早起源于澳大利亚，现在已经成为国际项目培训频繁使用的术语。同伴教育最早应用于性教育、艾滋病患者群体中，近年来国内外学者将同伴教育运用到临床护理中，取得了卓越成效。目前在精神科领域，有代表性的同伴教育有嗜酒者互诫协会（AA）、匿名情感（心境）障碍互助会（ADA）、睡眠障碍互助会（AI）等。

3. 注意事项　虽然同伴教育应用效果很好，但却并非适应所有的患者，它在精神障碍患者方面的证据还不够充分，多数相关研究质量偏低，所以在这个领域迫切需要更多高质量的研究证据。

（五）移动护士工作站

医疗护理活动与信息技术密切结合是 21 世纪医院发展的重要特征之一。近年来，移动护理系统迅速发展，为优质护理的持续推进和护理质量不断提升提供了便捷的工具。

1. 定义　移动护士工作站是以医院信息系统为信息支撑平台，以终端电脑（PDA）为硬件，以无线局域网为网络平台，充分利用 HIS 的数据资源，实现了 HIS 向病房的延伸和扩展。移动护士工作站使临床各项护理工作无线移动到床边，极大地推动了医院的信息化建设和数字化发展的趋势，同时也实现了无纸化、无线网络化办公。

移动护士工作站依托信息化平台，以优质护理服务为切入点，将现有的信息技术手段与患者的健康需求有机结合。移动护理工作站提供了丰富的教育内容和全面的患者信息，通过电子化的健康教育评估、评价表，提供个体化、专科化、针对性的教育内容，使用手册中健康教育、临床教学部分，囊括了护理相关资料，既有叙述完整、翔实的 word 文档，也有生动、直观的 ppt、flash 课件，部分视频、音频等健康教育、教学资源，各种形式资料均内容成熟，为健康教育者提供了有力的系统支持。

2. 优点

（1）实现健康教育的连续性：电子化的健康教育评估、评价表，使健康教育评估、评价简单、准确、省时、有效，可以使护士快速了解患者对健康教育的掌握情况，并能在床边实时完成所有健康教育记录，从而进行连续性的健康教育。此外，针对不同患者播放独特、舒缓的音乐可以缓解其紧张、焦虑情绪，还可起到心理治疗的作用。

（2）健康教育形式多样化：除了有标准化的文字形式，还可以融入视频、音频、图片等资料，使宣教内容更丰富，注重感观效果，易于患者理解、接受。利用移动护理工作站的优势，还可进行同一病种、操作技能等集体教育，实时互动，可以提高教育效果。

（3）健康教育项目专科化：根据专科特点进行整理，每个健康教育项目制订标准患者版健康教育内容，护士在进行健康教育时可以根据自己科室病种特点及一些高危因素的教育内容，在床边实时教育，实时查看标准教育内容，实时完成健康教育评估与评价。

3. 注意事项

（1）我国的移动护士工作站目前发展仍不够完善，在发展和丰富专科护理内涵的过程中仍有困惑，且尚未纳入专科特色，而欧美等发达国家采用国际护理实践分类系统、北美护理诊断协会术语系统及护理结果分类体系作为护理信息系统建立的理论框架和核心内容，在专科护理方面实现了更多功能。

（2）移动护士工作站中健康教育内容并不完善，护士在应用过程中不能够只根据移动护士工作站所含内容进行相关健康教育，需要增加相关宣教内容，使健康教育内容多样化。

（3）患者医疗信息安全方面尚不完善，系统 ID 或口令易被他人获取，或在使用过程中护士临时离开时易被他人使用系统而导致信息安全出现问题。应完善移动护理系统使用应对预案，制订系统瘫痪、重要数据丢失等情况的应对措施应急预案。

移动护士工作站作为新兴的健康教育工具，已贯穿应用到对患者入院、住院期间、并发症预防、出院等各项指导中。它落实了床旁护理工作制，改变了传统的健康教育模式，使护士健康教育专职化，提高了工作效率和质量，使健康教育更加规范、有效。

除了以上的教育方式以外，目前还有计算机辅助教学（CAI），可以实现人机对话；目前中国已经成为智能手机用户最多的国家，可以利用手机进行健康教育，如手机短信、微信、QQ 等；还可以利用各种社会团体的组织进行健康教育活动。健康教育既是一门知识，也是一门技术，更是一门科学，需要在实践中不断地研究、发展和完善。

三、健康教育的质量控制

质量是护理工作的生命线。健康教育同其他护理工作一样，必须要建立健康教育质量标准和保证措施，才能达到健康教育的预期目的。质控的目的在于判断健康教育干预实施后是否实现目标、达到预期效果，同时对计划实施的进度和质量进行评估。其质控内容主要有：符合患者、家属的需求，具有针对性；内容具有科学性和计划性；健康教育方法恰当；达到预期效果。

健康教育的质量控制措施主要包括以下几个方面：

1. 将健康教育纳入科室考核项目　健康教育是护理新模式的职业要求，是整体护理模式中护士的职业内涵，因此，必须将健康教育作为科室的一项日常工作，形成领导重视、全员参与的形式。在医院工作细则上，纳入健康教育的职责内容，如责任护士必须在患者入院 24 小时内完成入院宣教。

2. 施行三级质量控制　建立相应的质量控制评价体系，即责任组长每日检查，护士长每周抽查、护理部每月检查。

3. 患者和家属的反馈　这是最有说服力的质控指标，是健康教育效果评价的重要手段。定期进行护理质量调查，有利于改进护理工作，提高健康教育的水平和效果，进一步提高护理质量。切实有效的质控，能更好地促进健康教育的实施。健康教育质控可以提高健康教育专业人员的理论与实践水平，可以更好地将理论与实践结合，在实践中丰富和完善理论。

第三节　健康教育的知信行模式

健康教育作为既有调查研究又有计划、有组织、有评价的一种干预活动，是护理实践的重要内容之一，现在已经逐步形成了自己的理论和方法体系，这对护士进行健康教育的能力提出了更高的要求。护士不仅要有扎实的医学知识和护理技能，还要拥有丰富的心理社会文化等方面的知识，掌握沟通技巧的同时，还要注重自身素质和优良品质的培养，才能用自己的知识更好地开展健康教育。

健康教育模式是实施健康教育活动的指南，可以帮助理解和分析行为变化的过程，是评估健康需求、实施健康教育计划和评价健康教育结构的理论框架。许多专家和学者对健康教育模式进行了深入的研究和探讨，多种模式被相继提出，目前较为成熟的有知信行模式（KABP）、健康信念模式（HBM）、跨理论模式（TTM）、行为改变阶段模式（stage of change model）、格林（PRECDE-PROCEED）模式、理性行为理论和计划行为理论等。

我国的健康教育在实践中不断地发展完善，除上述模式的应用之外，目前还有一些模式在实践探索中，比如全程健康教育模式、工作坊式健康教育模式、护理程序模式、临床路径模式、整合式健康教育模式、戴明环（PDCA）质量管理模式、“321”健康教育模式以及“三化一体”健康教育模式等。在实施健康教育的实际工作中，任何一种模式和理论都不可能适用于所有的情况，每种理论模式都有其自身的优点与局限性，因此，应该针对不同情况，综合运用理论模式来进行实际工作。本节重点介绍知－信－行模式。

一、基本内容

知－信－行模式（knowledge-attitude-belief practice，简称 KABP/KAP），也称为认知模式，是比较成熟的模式，在我国健康教育中应用得非常广泛。此模式非常直观地将人类行为的改变分为获取知识、产生信念及形成行为三个连续的过程。“知”是知识和学习，“信”是信念和态度，“行”是指生成促进健康行为、消除危害健康行为等行为改变过程。可以表示为：知→信→行。

行为是有机体在内外环境刺激下所引起的生理、心理变化的反应。人的行为具有目的性、差异性和可塑性。生活中，人的各种行为互相作用，相互影响，比如吸烟与饮酒等。人类行为形成受遗传因素、环境因素和学习因素的影响，除此之外，人的许多行为还会受教育水平、社会文化背景、经济状况、社会关系及个性特征等因素的多重影响，并不完全协调。故而，人的行为表现各有不同，但是却有规律可循。有效的健康教育，依赖于研究影响人类行为的各种因素，了解人们是如何学习、如何改变其行为的同时，也要考虑促进或抑制这种学习和行为改变的社会、文化及环境因素。

健康教育是一个“知、信、行”的过程，即知道健康信息、健康信念认同、健康信息转变、采纳健康行为的改变。“知”是基础，“信”是动力，“行”是目标，它着重于人们行为的改变，强调“知、信、行”的统一。人们只有在了解了有关的健康知识，建立起正确的信念和积极的态度以后，才有可能主动改变危害健康的行为，形成有益于健康的行为。人们从接受知识到行为转变是一个很复杂的过程，通常情况下，要经历以下步骤：信息传播→觉察信息→引起兴趣→感到需要→认真思考→相信信息→产生动机→尝试行为→坚持行为→行为确立。在这 10 个步骤中，前 3 个步骤为“知”，中间 3 个步骤为“信”，后 4 个步骤为“行”。任何一个因素都可能导致行为形成或转变受到阻碍。因此，只有全面掌握知信行转变的复杂过程，才能及时有效的消除或减弱不利因素，促进形成有利环境，进而达到改变行为的目的。见图 13-1。

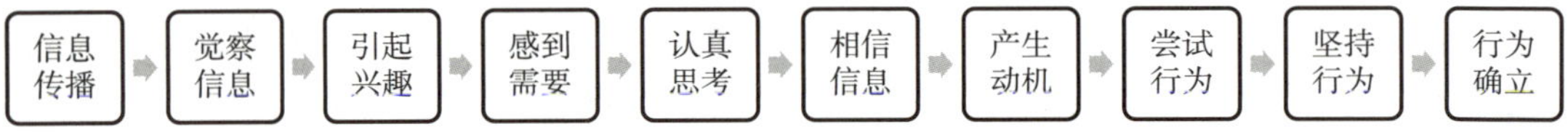

图 13-1　知－信－行转变过程

知识的接受和转变比较容易达到；态度因受情感的影响，比知识转变困难，历时较长；个人行为的转变则比前二者更困难、更费时。知、信、行三者之间存在因果关系，但三者之间并不存在必然联系。“知”是基础，是行为转变的必需条件，但不是充分条件。在知－信－行模式中，信念的确立和态度的改变是关键的两个步骤，护士应学会促进态度改变的方法。在这个过程中，知识是行为转变所必须的条件，但有了知识，却未必能引起行为的转变。信念确立以后，如果没有坚决的态度转变，行为转变亦无法实现。

二、知－信－行模式在健康教育中的应用

知－信－行模式简单直观，逻辑性强，便于理解，是广泛应用的一种行为模式。如指导酒精依赖患者戒酒，为达到戒酒的目的，健康教育者首先必须让酗酒者通过多种方法和途径将酒的有害成分、危害性、戒酒的益处以及如何戒酒的知识传授给饮酒者。具备了这些知识和信息，戒酒者才有可能进一步形成饮酒有害健康的信念，对戒酒采取积极的态度，对戒酒知识进行独立思考，并将之内化，形成信念，就可以产生行动。戒酒者采取积极的戒酒态度，相信饮酒有害健康，并确信自己有足够的能力戒酒时，戒酒者就可能采取戒酒的行动。

三、知－信－行模式的局限性

人类总是倾向于保持已经建立起来的行为和习惯，从接受知识到行为改变是一个很复杂的过程，知、信、行三者间的联系不一定导致必然的行为反应。如人们获得了吸烟有害健康的知识，由于认知不协调（知识与行为不一致），却难以有戒烟的行动，说明知识不能直接导致行为的转变，此模式缺少对教育对象需求的考虑。

用于指导健康教育的模式越来越多样化和专业化，因各种模式都有其优点与局限性，在实际工作中，应灵活地采用适宜的模型，以指导健康教育工作的开展。近年来，越来越多的学者认为，整合多种常用理论核心精神的中间型理论可以为行为干预提供更加全面、科学的理论指导。如 2009 年提出的一种以患者为中心、动态的中间型理论模式——健康行为改变

整合理论（integrated theory of health behavior change，ITHBC），是由美国临床护理专家 Polly Ryan 通过整合多种与影响健康行为改变有关的常用理论模式的核心精神，并经临床实证后提出的。ITHBC 指导行为改变是一个动态、循环的过程。该理论强调人们的行为与特定环境下的知识和健康信仰、促进自我管理技巧和能力的增强、提高社会支持等干预方法有关，并将促进健康行为改变的干预概括为 4 个部分：评估患者个体化的疾病相关危险因素和疾病感知，以及所处的行为改变阶段；根据评估结果为患者提供个性化的知识与技巧，并指导如何应用于日常生活中；通过护患合作共同建立行为改变计划，以及长、短期目标，督促患者积极管理与目标相关的现有行为；通过加强对照护者、配偶等的知识教育，或采用网络、电视传媒等方法为患者提供充足的信息支持。

健康行为改变整合理论认为促进建立并维持健康行为需要提高认知、增强自我管理技能以及创造支持性环境等多方面联合作用，目前在临床应用的范围越来越广泛，尤其对于一些慢性病患者改变相关不良生活方式领域一直是研究的重点。但由于该理论实际应用时间尚短，且存在国内外国情的差异，在实际应用中，应充分考虑我国国情和患者的特点，制订科学可行的干预措施。

第四节　健康教育课件的制作

随着计算机的推广和普及，多媒体技术迅速渗透到社会的各个领域。多媒体（multimedia），从文字上理解就是“多种媒体的组合”。多媒体课件简单说就是教育者用来辅助教学的工具。多媒体课件具有丰富的表现力，交互性和共享性好，有利于知识的同化，它的应用，实现了网状沟通及人机之间的交互作用，改变了传统教学的线型信息传递方式，弥补了传统教学方法与手段的不足。

护士是健康教育的主要实施者。健康教育需求能否得到满足取决于家属对护理人员的信任程度以及护理人员能否提供专业的、高水平的健康教育。作为专科护士，要在患者和家属面前树立专业形象，利用丰富的精神专科知识为患者及家属提供相应的健康指导和咨询，帮助家属提高家庭照护能力。一份优质的健康教育课件，是提供全面、专业的健康教育的基础。

一、健康教育课件

课件（course ware）是在一定的学习理论指导下，以计算机技术、多媒体技术为基础，根据教学要求及目标设计的、反映某种教学策略和教学内容的计算机软件。所谓多媒体课件是根据教学大纲的要求和教学的需要，经过严格的教学设计，并以多种媒体的表现方式和超文本结构制作而成的课程软件，是可以在计算机上展现的文字、声音、图像、视频等素材的集合。

健康教育是一门应用性很强的学科，“工欲善其事，必先利其器”，效果显著的健康教育，课件必须是优质的。在课件制作时，首先应注重科学性、教育性和启发性，把内容和形式统一起来，强调理论和实践的结合，注重软件设计的可操作性。在对精神疾病患者的健康教育中，充分合理地利用多媒体技术，在教育课件展示中包含文字、图片、音频和视频等内容，并设置各种动画效果进行健康教育，会取得事半功倍的效果。

多媒体课件的独特呈现方式，给健康教育课件内容的呈现带来了多样性。在课件制作之前，根据被教育者的需求、学习能力等进行教育内容的选择，针对不同听众，制作不同层次、不同内容的课件。如何将教育内容的重点、难点呈现，如何把医学知识点中的非线性关系表现得淋漓尽致，这些都需要经过详细而缜密的思考和分析，才可以将更优质化的内容呈现给被教育者。

健康教育内容必须与建立健康行为结合，实施健康教育后，患者的行为能发生改变。可以根据患者所患精神疾病表现出的不同症状和体征，适时进行教育，获得最佳效果。在内容选择上，必须具有针对性，要切实考虑患者最迫切的需求，选择其最想知道的、对其不良行为改变最有影响的内容，一般来说，一个课件只讲一个重点。

二、多媒体课件的制作

优质的多媒体课件的制作离不开优秀的课件制作工具，多媒体课件制作、合成工具有很多种，如 PowerPoint、Authorware、Director、Flash 以及 Dreamweaver 等。PowerPoint 的灵活性、智能性、可靠性、可移植性以及强大的功能，随着新版本的不断推出，其功能更加强大，已成为演示型课件的首选工具。

PowerPoint 是微软 Office 系列组件之一，是用来制作和放映演示文稿的应用软件，其格式后缀名为 PPT、PPTX，也可以保存为 PDF 格式。PowerPoint 编辑多媒体的功能比较强大，内置丰富的动画、过滤效果和强大的超链接功能，且操作上相对简单，目前已广泛应用于教学展示。

启动 PowerPoint：双击桌面上的 PowerPoint 图标（或点“开始”→“程序”→“Microsoft PowerPoint”启动 PowerPoint 后，即可以开始 PPT 的制作。

（一）课件制作

1. 遵循 KISS 原则　总的来说，课件制作时，可遵循 KISS 原则（keep it simple and stupid），保持简单版式布局，充分借助图表图示，合理使用动画特效。

2. 标题的使用　最好在 5~9 个字之间。

3. 字号和字体的选择　PPT 的主题色调和模板应简约、美观。正常情况下，字体大小在 20~44 号之间，慎用斜体字和艺术字，如使用不当，会有画蛇添足的效果。每页 PPT 上字体的使用不超过 3 种，整个课件不超过 5 种。

4. 色彩搭配　显著的颜色一般不建议超过 3 种，类似的颜色不建议超过 5 种。应协调、自然、简洁，主次分明，可以借助于“色相环”，色相环具有突出色彩的作用，判断方法为：在一条直线上的两种颜色即为相对的突出色。建议使用互补色或对比色，可以增强视觉效果，同时还需要注意明暗度、饱和度的变化，关注被教育对象对颜色的喜好等。还需注意课件通过投影仪投射时，色彩的明度、纯度会出现差异。

5. 注意行数　一般来说每张幻灯片尽量不要超过 10 行，以 6~8 行为宜，文字提纲挈领，尽量使用标题进行表述，不要整段移植文字。

6. 多媒体课件　以文字为基础，配合图片、音频、视频、动画等手段，从多个方面刺激受教育对象的感官，引起学习兴趣。要避免课件的呆板单调，胡拼乱凑。尽量将文本内容用图表、数字的形式来表达，如中国和全球精神卫生资源比较、精神分裂症的患病率、发病率等内容。一幅好图胜过一千句话，在幻灯片效果中，图 > 表 > 文字。

（二）课件制作的注意事项

1. 幻灯片的制作，应保持简洁　任何形式的健康教育都是以人为中心，幻灯片上的文字、图表等都是辅助工具，目的是使被教育者能够更深刻的理解和记忆。在内容上要使人见而明之，切记堆砌太多内容。在被教育者熟悉的情况下，一些专业术语可以使用缩写。精神疾病患者由于疾病的特殊性，认知功能受损、注意力不集中、理解能力和接受能力减退，更需要简单、易懂、反复强化的健康教育内容。

2. 幻灯片之间应有逻辑性　演示文稿中的每一页叫幻灯片，每张幻灯片都是演示文稿中既独立又相互联系的内容。多媒体课件的制作需要借助一定的艺术形式，但不能只注重于形式而忽略内容的逻辑性、实用性和启发性。应增强与主题有关的趣味性，每堂课有重点，使教育内容与外在形式有机结合。

3. 课件内容应有一定的深度和广度　健康教育课件的内容应能引起患者的兴趣和思考，并将知识深化和拓展。针对精神疾病患者的特殊性，更需注意将难点分散，深入浅出，以便于被教育对象理解。

4. 制定教学目标　健康教育目标是实施健康教育的行为导向，有助于教育计划的实施，目标应具体、明确、可测量，具有指导性和可及性。如实现戒烟的目标，目标可以制定为每周减少 2 支烟。另外，每个课件结束前应对课件内容进行小结，再次强调授课的知识点、重点和难点，并在最后注明参考文献。

总之，多媒体课件应能充分发挥被教育者的潜能，强化健康宣教的效果。

虽然目前我国对健康教育的重视程度有所提升，但是要想真正地发挥健康教育的作用还需要有很大的提升。目前我国多数护理人员没有接受过有关健康教育课程的系统规范的训练，教育能力亟待提高。健康教育的过程是“教”与“学”两个群体相互作用的活动过程，是施教者与被教育对象有目的、有计划、有组织、有系统的活动。健康教育的有效性与护士实施健康教育的能力有关，整体护理模式下，精神科专科护士在完成日常护理工作的基础上应积极开展门诊健康教育方面的工作，不仅要提高优质化的临床护理服务，更需要进行健康教育知识的学习，为患者及其家属提供及时、有效、连续的健康教育服务，在工作中发现问题、解决问题，最大限度地满足患者及家属对健康教育方面的需求。

（许冬梅　郝小宁）

第十四章 精神障碍患者的康复治疗与延续护理

学习目标

完成本章内容学习后，学生将能：

1. 复述精神康复的定义；精神障碍患者康复的要求和基本内容；精神障碍患者家庭治疗的概念、特色和重要性；社区精神康复的概念、目的；"互联网 + 护理"的概念。

2. 列出精神障碍患者康复的基本原则；精神障碍患者康复治疗与护理的步骤；家庭治疗的主要流派；国内外社区精神康复服务的主要形式；社区精神障碍患者个案服务计划的七个步骤；社区精神康复护理的主要内容。

3. 描述四个等级精神残疾的主要表现；精神障碍患者家庭治疗和护理的过程；我国精神障碍患者社区康复相关服务发展情况；护士在社区精神康复中的作用；精神科"互联网 + 护理"的发展背景。

4. 应用生活技能的康复训练、药物自我处置技能训练、社会交往技能训练、学习行为的技能训练、职业技能康复训练；家庭治疗的原则；社区精神康复应遵循的原则。

第一节 精神障碍患者的康复治疗与护理

精神障碍患者在长期患病过程中，会出现不同程度的躯体、心理及社会功能缺损，复发次数越多，功能损害越大，恢复的机会越小。如精神分裂症患者中至少有 20% 病程迁延并逐渐发展为精神衰退，这部分患者常常间隙发作，需要反复住院治疗，残留精神衰退症状逐渐加重和明显，社会功能明显损害，给家庭带来沉重的经济负担和精神负担，多数家庭难以应付患者重返家庭后带来的一系列问题，影响家庭生活质量，并对家庭关系产生不良的影响。现有研究证明：精神疾病是可以康复的，患者也可以过有意义的生活。因此，精神卫生工作者，包括精神专科护士，应高度重视精神障碍患者的康复训练，提高其适应社会的能力，改善职业功能水平和提高生活质量。

案例

A先生，今年45岁，大学文化，出生在一个富有的家庭，长得高大帅气，大学毕业后曾在一个企业从事文员工作，23岁那年被诊断为精神分裂症，常常感觉身边人要害他，不敢回到单位工作，不和陌生人接触，一天到晚待在家里被人照顾着。因服药不到位，病情波动，家人无法管理，先后有13次被送入精神病院治疗。目前其父母年事已高，家庭经济捉襟见肘，家人为此压力重重，而患者对此毫不在乎，整天待在家里，无所事事。熟悉这个家庭的人无不对这个家庭的衰落感到惋惜。

假如患者可以尽早进行精神康复，他的人生和家庭遭遇会不会有所不同呢？

一、精神障碍患者的康复治疗与护理的相关概念

（一）康复

康复（rehabilitation）是指综合地、协调地应用医学的、教育的、社会的、职业的各种方法，使病、伤、残者（包括先天性残）已经丧失的功能尽快地、尽最大可能地得到恢复和重建，使他们在体格上、精神上、社会上和经济上的能力得到尽可能的恢复，使他们重新走向生活，重新走向工作，重新走向社会。康复不仅针对疾病而且着眼于整个人从生理上、心理上，社会上及经济能力上进行全面康复。康复的手段主要是训练。

（二）康复医学

康复医学是20世纪中期出现的一个新的概念，它是一门以消除和减轻人的功能障碍、弥补和重建人的功能缺失、设法改善和提高人的各方面功能的医学学科，也就是功能障碍的预防、诊断、评估、治疗、训练和处理的医学学科。它与预防医学、保健医学和临床医学并称为“四大医学”。康复护理是康复医学的重要组成部分，是为了适应康复治疗的需要，从基础护理中发展起来的一门专科护理技术。

（三）精神康复

精神康复（psychiatric rehabilitation，PsyR）是康复医学中的一个重要组成部分，是利用一切可利用的资源，通过生物、社会、心理的康复措施，尽量改变精神障碍患者病态的精神活动，使精神障碍患者因病丧失的个人、家庭、社会功能得以最大程度的恢复，使精神残疾（mental disability）程度降到最低，留存的能力得到最大的发挥。精神康复有时候也被称为心理社会康复，它运用了一套全人的理念，着眼于个人的心理和社会需要，而不仅仅是他（她）的疾病。为了切合患者的需要，我们对患者的个人经验要有一定的理解和敏感性。

对于精神疾病，治疗和康复的界线一般人很难分清。其实，精神疾病的治疗，主要集中于症状的消除；精神疾病的康复则看重患者在康复过程中发掘的元素，如功能水平、特长、技巧、社会和心理支持等，而这些元素又能在他们的日常生活中起到积极的作用。精神康复的最新发展就是加入了“复元（recovery）”的概念，因翻译的关系，也可称作“复原”或“恢复”。对躯体疾病患者来说，复元泛指治愈，而对精神疾病患者来说，复元指的是重整他们的个人人生目标，最终适应疾病带来的影响，也就是说患者虽然受到疾病的影响，但是还是可以过着有意义和有目标的生活。

由以上定义也可以看出，精神障碍患者的康复治疗和护理的内容均包含于精神康复之中。

知识拓展

精神康复的由来

20世纪80年代，美国波士顿大学精神病康复中心的Anthony博士和他的团队致力于发展一套结合心理学、职业治疗、康复咨询等不同的学术知识，另外再加上测试和科学实证的过程，结果他们成功地研发出一门新的技术——精神康复，并在美国国内进行了大量的人员培训。加州大学洛杉矶分校的Liberman博士和他的团队对精神康复的发展也是功不可没的，尤其是在编制康复训练程式和具体培训康复人才的内容方面。另外，新罕布什尔州达特默斯精神病研究中心的Drake博士和他的队伍在推动以循证为基础的临床实践方面作出了巨大的贡献。

（四）精神残疾

精神残疾是指各类精神障碍持续1年以上未痊愈，存在认知、情感和行为障碍，影响日常生活和活动的状况。精神残疾分为以下几个等级：

1. 一级适应行为严重障碍　生活完全不能自理，忽视自己生理、心理的基本要求，不能学习新事物，不与人交往，无法从事工作，全部生活需要他人照料。

2. 二级适应行为重度障碍　生活大部分不能自理，除了与照顾者简单交往，基本不与他人交往，有一定的理解学习能力，如能听懂简单的指令，能表达自己的基本需求，在监护下可从事简单劳动，大部分生活需要他人照料。

3. 三级适应行为中度障碍　生活上不能完全自理，可以与人进行简单交流，能表达自己的情感。能从事简单的劳动，能学习新事物，但学习能力明显比一般人差，部分生活需要他人照料。

4. 四级适应行为轻度障碍　生活上基本能自理，但自理能力比一般人差，有时忽略个人卫生。能与人交往，能表达自己的情感，体会他人情感的能力较差，能从事一般的工作，学习新事物的能力比一般人稍差，一般情况下生活不需要他人照料。

（五）精神康复治疗师

康复治疗师是在康复医疗机构工作，为患者进行康复治疗的专业技术人员。而精神康复治疗师负责康复评定、制订康复治疗处方（计划），对患者进行功能康复等相关治疗。治疗时注意观察患者病情、治疗效果及反应，并及时与临床医师讨论治疗方案，提出建议，指导康复护士对患者的康复护理。

我国精神康复治疗师尚没有管理体系，同时需要完善人员培养、成长督导的理论体系。美国精神病康复协会（the United States Psychiatric Rehabilitation Association，USPRA）对精神康复师的要求为，要考取执业资格，考试内容包括七大范围（人际沟通能力、专业角色能力、社区融合、评估/计划/结果、干预方法、系统能力、多元化与文化能力），并且遵守专业道德伦理。

二、精神障碍患者康复的基本原则

精神障碍患者的康复遵行康复医学的基本原则，以功能训练为中心，提高功能水平和活动能力，使其躯体、心理及社会功能方面全面康复，从而提高生活质量，最终重返社会。

（一）功能训练

精神康复注重疾病引起的功能变化，着眼于恢复人体的功能活动，因而非常重视功能评估，并通过多种形式的功能训练，恢复人体的功能活动，如躯体运动、心理活动、言语交流、日常活动、职业活动和社会生活等。因此，功能训练是精神康复的方法与手段。

（二）全面康复

全面康复是指躯体、心理及社会功能方面实现全面的、整体的康复，又称整体康复或综合康复，包括医疗康复、教育康复、职业康复和社会康复等。因此，全面康复不仅针对功能锻炼，而且要使之全面恢复，是精神康复的准则和方针。

（三）重返社会

精神康复通过改善功能水平和环境条件，促进康复对象成为独立自主和能够实现自我价值的人，能重新参与社会生活并履行自身的责任，从而理想地回归社会。简言之，重返社会是精神康复的目标和方向。

三、精神障碍患者康复的要求和基本内容

精神障碍患者可能会出现各种各样的功能障碍问题，有的受慢性病程或长期住院的影响，逐渐趋于精神衰退，表现为生活懒散、孤僻退缩，不能够主动完成自己本能够完成的行为，需要他人督促才能被动完成。有的患者药物依从性低，不能够正确保管和使用抗精神病药物，导致疾病容易复发；有的患者不能胜任原有的社会角色，社会交往能力明显下降；有的患者也会出现学习技能的下降，表现为注意力不集中，不能较长时间专注一件事情，不能学习新知识，不易掌握新技能等。这些功能障碍问题都需要通过针对性的精神康复技能训练加以解决。

精神障碍患者康复的要求包括：康复工作不能孤立地进行，患者、家庭成员、朋友和社会人士及医务人员的密切配合是康复工作顺利进行的关键；康复措施应该贯彻在院内、外的全部医疗过程中，不能局限在医院环境内进行，必须考虑到外界现实；根据当前的趋势，精神障碍患者的康复既要改善加强以医院为基础的康复，又要进一步发展以社区为基地的康复。

精神康复的基本内容包括生活技能的康复训练、药物自我处置技能训练、社会交往技能训练、学习行为的技能训练、职业技能康复训练，简要介绍如下：

（一）生活技能的康复训练

1. 日常生活自理能力训练　个人生活自理能力包括个人卫生、住处卫生、睡眠、进餐及二便等日常活动料理情况。个人生活自理能力丧失是社会功能缺陷最严重的情况，将会导致家庭职能、社交职能及职业职能完全不能进行。因此个人生活自理能力训练的目的在于尽快地恢复其生活自理能力，为其他社会功能的训练打下基础。除了严重衰退者缺乏效果外，生活技能训练大多在 2~3 周内即明显改善。但这种训练必须持之以恒，一旦放松，即可回复原状。

训练内容包括督促患者：适时梳头、洗脸、刷牙、漱口、洗手、洗澡、剪指甲等保持个人卫

生；按照气温变化和场合穿着合适的衣服；做力所能及的劳动，如整理床铺、打扫室内卫生、煮饭；养成良好的起床、睡眠、进餐等生活习惯；学会利用公共设施，如乘坐交通工具、ATM机等；掌握一些基本的社交礼仪，如问候、道歉等。

训练形式包括示范、看录像、讲解、观摩、模仿练习、互动交流、阳性强化手段等。

2. 休闲娱乐活动训练　休闲娱乐活动可以丰富患者的生活、转移病态思维、稳定患者的情绪，同时通过群体活动，可以扩大患者的接触交际面，改善社交能力，促进患者的身心健康，使患者对生活充满信心和希望。护士可根据患者具体情况选择适当的活动，如读书、看报、棋牌游戏、舞蹈、歌咏、做操、球类运动、户外活动等。

训练多采用集体训练形式，活动场地可选择病室内、院内、院外、公园、超市、郊外等。

（二）药物自我处置技能训练

像高血压和糖尿病一样，很多精神障碍，尤其是重性精神障碍需要长期持续治疗，通过药物的维持治疗可以明显降低反复发作的次数。药物自我处置技能训练是为了帮助慢性精神障碍患者主动、自信地使用精神药物而设计的。训练目标是使患者了解药物维持治疗的知识，掌握正确自行管理药物和服用药物，学会识别常见的药物不良反应，并能作简单的自我处理，提高其坚持服药的主动性和积极性，从而明显降低疾病复发率，进而提高生活质量。

训练内容包括四个技能部分：①获得精神药物的相关知识，重点让患者了解药物对他们有什么帮助；②掌握正确的自我服用药物的方法并对其评价，重点让患者正确管理自己的药物和评价药物治疗的反应；③识别和处置药物不良反应；④与医务人员商讨药物的治疗问题。

每一技能训练分为七步：①内容介绍，鼓励患者参加；②看相关内容录像，用提问和回答的方法学习技能；③角色扮演，患者之间相互练习；④资源管理，讨论技能使用所需条件；⑤解决技能使用出现的问题；⑥现场练习；⑦安排家庭作业。

（三）社会交往技能训练

社会交往技能简称社交技能，是指符合社会规范、得到社会认可的人际行为。它包括衣着得体、谈吐得当、合理地表达内心感受、保持适当的人际交往距离、在不同场合做恰当的行为等内容。精神障碍患者普遍存在社交功能缺陷，表现为不会主动发起谈话、难以表达自身情感、解决现实问题的能力差等多个方面，影响了与他人建立和维持社会关系以及独立生活和就业，严重影响了他们的生活质量。

训练内容包括四种基本技能（倾听、表达积极的感受、提要求、表达不愉快的感受）、会谈技能（发起并维持谈话）、有主见的技能（拒绝）、处理矛盾的技能（妥协和协商）、职业技能（面试）、维护健康的技能（如何看门诊）、交友约会的技能（邀请）等。

训练要求在相对宽敞和安静的环境中进行，以小组角色扮演的形式，训练者应由有精神科背景并经过社交技能训练培训，有爱心、热心、耐心的护士或专业治疗师担任，训练者与患者围坐成圆形或半圆形，圆中央为角色扮演的地方。这样的设置有利于分清角色扮演的开始和结束。

（四）学习行为的技能训练

学习行为的技能训练即教育疗法，训练的目的在于培养患者处理和应对各种实际问题的技能。学习行为技能训练可采用两种方法：一是各种类型的教育性活动，如疾病知识、卫生常识、科普知识、时事教育等，通过系统教育，提高患者的常识水平、培养学习新鲜事物的兴趣与习惯；二是定期开办学习班，针对患者的情况选择教学内容，如对智力受损的患者，可传授一些简单的识字、算术、绘画和手工等。

训练要求根据患者情况对学习形式和内容有所选择，每次训练时间不宜过长，一般不超过1小时，训练应有足够的耐心和技巧，培养患者参与的兴趣。

（五）职业技能康复训练

职业技能康复是帮助患者进行计划和设想、给予职业咨询和职业训练、改善工作环境及解决与就业有关的问题等的过程。通过职业技能康复训练以恢复或明显提高患者职业技能，达到重返社会、恢复工作的目的。训练根据患者原有职业的特点、兴趣爱好及目前状态，选择相应的职业技能培训。

训练的内容包括：简单作业训练、工艺制作训练和职业性劳动训练。简单作业训练技术要求低，形式较单一，工序简单，品种内容适合大多数精神障碍患者，常包括粘贴信封、整理文件、物品分类、装箱（袋）等；工艺制作训练，又称“工艺疗法”，指训练患者进行手工的艺术性操作，常包括各种编织、工艺美术品制作、串珠、陶艺、服装剪裁等；职业性劳动训练一般在患者就业前或在庇护性及过渡性机构中进行，训练内容尽可能与回归社区后将从事的职业技能类同，实际操作中，受条件限制，也可选择相对较接近的工种或替代性活动。

四、精神障碍患者康复治疗与护理的步骤

（一）评估

不同精神障碍患者因为疾病种类、病情严重程度、既往经历以及所处的家庭和社会环境等方面的差异，所需要的康复服务也不一样，因而需要对患者进行细致深入地评估，以便制订个性化的计划和进行针对性的康复干预，可见评估是精神康复工作的关键。主要从以下方面进行评估：

1. 精神障碍及一般情况对患者行为的影响　由于康复的目的在于尽量纠正患者的不良行为，建立适应良好的行为模式以便融入社会。精神障碍的症状表现和严重程度会对患者的行为造成极大的影响，如精神症状丰富且无自知力的患者容易出现不遵从治疗和护理的行为；阴性症状为主的患者因为情感淡漠、活力不足、缺乏主观能动性而表现退缩的行为；阳性症状为主的患者因为兴奋冲动，可能出现扰乱行为。临床多用一些量表进行评估，如简明精神病症状量表（BPRS）、阴性症状量表（SANS）、阳性症状量表（SAPS）等。同时要注意评估可能对患者行为造成影响的性别、年龄、教育水平、经济条件、居住环境、文化背景等因素。

2. 躯体功能对患者进行康复活动的影响　许多精神障碍患者尤其是老年、慢性以及重性精神障碍患者，常同时合并躯体疾病，同时一些患者因为药物不良反应可引起躯体不适或活动障碍，如引起锥体外系不良反应可引起肌张力障碍。部分患者出现躯体问题后，由于自我照顾能力下降或因为精神症状的影响，不能主动求治，以致其躯体问题往往被忽视，从而导致躯体问题的进一步加重，影响患者的精神状态、社会功能和生活质量。因此在进行康复活动之前对患者躯体功能进行评估是非常重要的，对评估出有躯体疾病或活动障碍的患者，针对性地安排活动，可以有效避免在康复活动中发生意外，如跌倒、噎食、心脑血管意外等。

3. 人际关系及社会功能评估　回归社会是康复的目标和方向，回归社会必然面临亲属

关系和其他社会关系的处理，能否妥善处理人际关系，直接影响到个人内心感受和生活质量。因此在康复评估的过程中需要对患者的人际关系进行评估，主要包括家属关系、朋友关系、同事关系、同学关系、邻居关系等。社会功能的评估是康复过程的最基本环节，对制订康复计划十分重要，贯穿于康复过程中。通过定期连续评估，可以反映患者社会功能的变化以及康复活动的成效。社会功能包括自我照料与独立生活、业余娱乐活动、社会角色的履行、人际交往技能等。对住院患者的评估可用 Hall 和 Baker 的康复评估量表。对回家患者可采用社会功能量表。对患者的适应能力评估可采用独立生活技能调查表。为评定康复效果和总体社会功能水平可采用 Morning Side 康复状态量表（MRSS）。

评估需要注意：①不仅要关注患者的缺陷和异常，还应该重视患者健存的能力和特长。②评估要在不同的观察背景下多次进行，否则极有可能错误地估计患者的功能，如患者曾经为运动爱好者，由于在病房长时间未坚持运动，护士可能低估他回到家里的运动能力；而有些患者在医院能料理个人生活，而回到家里什么也不愿意干。③评估后要确定并列出患者主要存在并有可能通过康复活动改善的问题。

（二）计划

制订康复计划时，首先将评估出的问题根据康复难易程度、患者实际存在的能力、家庭及社会对患者的要求等综合确定优先次序，如一位精神障碍患者同时存在生活自理能力缺陷、社会交往困难、职业技能缺乏时，优先解决的是生活自理问题，其次是社会交往，最后才是职业技能。其次根据优先问题确定短期康复目标，而根据次优及后优问题确定较长期目标。最后根据目标制订具体的康复实施步骤。制定近期康复目标时，应清晰明了，以便实际操作，如一位社区精神障碍患者，精神症状缓解，自知力恢复，愿意服药，但总是不记得按时服药，康复目标是"学会提醒自己每天按时服药"，而不是"学会正确服药"，这样制订措施时就可以针对提醒方面开展训练，并且在训练后容易评价康复目标是否达到。需要注意的是制订康复计划时，要与患者协商达成共识，以便患者发挥主观能动性，同时邀请家属参与到康复计划当中，以便取得家属的支持。康复措施不宜过多，以不超过 4~5 项较为合适，这些康复措施要符合实际情况并具有可行性。

（三）实施与评价

实施护理计划时，不能机械地执行预先制订的康复实施步骤，要根据患者参与过程中的实际表现灵活调整康复目标及措施。康复疗效的观察是一个动态连续的过程，通过临床观察、量表测评确认康复计划是否合理、是否需要修订完善等，从而保证整个康复过程顺利并达到预期的目标。当优先问题解决时，要重新评估新的优先问题，从而制订新的康复目标并实施新的干预措施，如此进行下去，从而不断提高患者的功能水平和生活质量。

第二节　精神障碍患者的家庭治疗与护理

家庭是以婚姻和血缘为纽带的基本社会单位，包括父母、子女及生活在一起的其他亲属，是个人人格发展和社会化的基本团体。家庭互动关系对成员的精神健康和人格发展影响很大，若家人之间互相接纳、关怀、以诚相待，则能和谐共处；若家人之间冷漠、排斥、欺骗、冲突，往往是引发精神障碍的导火索。家庭治疗（family therapy）是以家庭为对象实施的治疗模式，其目标是协助家庭消除异常、病态情况，以执行健康的家庭功能。精神障碍患者的家庭治疗看重患者家庭成员的互动与关系，从家庭系统角度去解释个人的行为问题，通过家庭整体的改变而达到个人的改变。

了解家庭治疗的原则有助于护士对家庭提供更正确的观察，增进对家庭资源与需要的评估，同时也可以提供新的方法来促进家庭的适应功能及采用正向积极的应对技巧。由于家庭治疗的临床训练涵盖广泛，目前在内地很少有护士有能力作家庭治疗，在国外通常需要具有硕士以上的护理人员才有能力作家庭治疗，在护士作家庭治疗期间，最好有一对一或团体的督导来修正临床技巧。

知识拓展

家庭治疗的发展

家庭治疗的历史并不长，原因在于为保护医患关系的隐秘性，治疗者一直反对将患者的家人纳入到治疗之中，而是将重点放在精神障碍患者个人的精神心理状况以及如何与患者建立信任的医患关系。医院的精神病医生也不鼓励家人来访，因为这些人可能会破坏医院的良好氛围。直到20世纪50年代早期，许多临床学家发现，精神分裂症患者的个别治疗充满了挫折，哈雷（Haley）指出："精神分裂症患者和母亲有很大的关系。"此后母子关系被当作精神障碍的病因。一些研究者在精神病专科医院观察到，通常当患者的情况有所好转时，家庭中的某个人则会出现问题，改变家庭可能是有效的途径。这些观察推动了家庭治疗运动的开展。1960年代家庭治疗取得进一步发展，鲍恩（Bowen）出版了《精神分裂症家庭概念》，米纽庆（Minnchin）开始在费城以结构式家庭治疗模式进行治疗，同时纽约也开始设立有关的家庭机构。从此各派家庭治疗学说开始崛起，而20世纪七八十年代是家庭治疗发展的黄金时期。

一、家庭治疗的特色和重要性

很早就有研究表明，患者的行为只是家庭行为的部分呈现，其症状来源于整个家庭（甚至家族）各个成员间的关系与互动问题。我国家庭问题研究也发现，家庭环境与儿童的学习障碍、自我意识、问题行为及个性之间相关，而父母的教养方式对子女的学业成就有影响。不良的家庭社会心理因素会增加患神经症的危险性。国外研究表明家庭治疗针对各种精神疾病患者均有较好的疗效，有助于协助家庭适应其发展历程中的各种困难，恢复正常的家庭结构，提高各种精神疾患的生活质量。精神障碍患者家庭治疗的特色和重要性主要体现在：

1. 家庭成员因血缘关系联结起来，同时又受法律的束缚，成员在家庭的投入程度比在其他团体深刻得多，感受改变的压力也比较大。家庭治疗通过患者和家庭其他成员共同面对精神问题、相互支持、努力和妥协的互动过程，有助于家庭关系的紧密联结和寻求共识。

2. 家庭治疗通过评估家庭内部关系与交流方式对精神症状的发生、发展与保持进行了解，治疗重在调整家庭内部适应不良的关系和交流方式。家庭成员通过观察治疗者如何沟通协调、解决问题，可以学习和模仿，从而促进家庭的成长。

3. 家庭治疗通过评估精神疾病带给家庭的冲击与负担，给家庭中健康成员提供心理支持，使他们能帮助家庭更好地渡过难关，较好地照顾与帮助患者。

二、家庭治疗的主要流派简介

尽管不同流派家庭治疗在治疗过程、技巧、概念模式、理论基础方面各有不同，但基本上都将家庭视为一个整体，由治疗者涉入其中，观察家庭成员之间的沟通、互动形态、角色与权力关系，并通过治疗性沟通技巧的引导，带领家庭去面对真正的问题核心，促进成员间坦诚沟通，并协助成员建立清晰、明确的家庭界限，解决患者与家属的心理障碍。

（一）家庭系统治疗

家庭系统治疗（family system therapy）是由鲍恩（Bowen）于1950年首先提出的，因此也被称为鲍恩理论。这个治疗的基本假设是家庭是一个动态的平衡系统（homeostatic system），一旦其中一个成员功能发生改变，相对应地也会造成其他成员功能上的改变。所以它是以家庭为一个系统的治疗单位，主张偏差行为或心理问题是整个家庭系统的产物，而不是个人单一的因素。鲍恩理论中提出了七个重要概念：自我的分化（differentiation of self）、三角关系、代际传递（multigenerational transmission process）、核心家庭情感系统（nuclear family emotional system）、情感隔离（emotional cutoff）、家庭投射过程（family projection process）和长幼关系（sibling position）。其中，“自我分化”是该理论的核心，决定情绪性关系和成长过程。自主性和独立性差的人往往都与家庭过分纠结，很容易造成功能不良。“三角关系”是鲍恩提出的另一个重要概念，他认为导致情感三角活动的主要因素是焦虑，焦虑的增加会促使个人去寻求其他人的同情，或者将第三方拉入冲突之中。第三方的卷入，可以将焦虑分散在三角关系中，从而得到缓解。这些概念对家庭治疗的发展作出了重要贡献，成为家庭治疗的启蒙性观念，并为在家庭治疗中研究人类行为和问题提供了更为广阔的视野。

（二）结构性家庭治疗

结构性家庭治疗是20世纪60年代由米纽庆（Minnchin）发展的治疗模式。该模式认为，行为是家庭组织和家庭成员间互动的结果。家庭被界定为一个开放的社会文化系统，必须经常面对各种调整适应的需求，这些需求包括情景因素和发展上的改变，当家庭无法满足此需求时出现适应不良，如无效的沟通会造成家庭功能受损，形成成员关系过分紧密或过分疏离。结构派家庭治疗的技术主要包括两个一般性的策略，治疗者必须适应家庭以真正地“加入”到家庭中。一旦实现了最初加入家庭的目标，结构派治疗者就开始使用重新组织的策略，治疗的重点在于改变家庭的结构、调整不良的转变和促进成长的方法。其概念包括：

1. 不断变化的家庭　家庭是个不断改变的系统，必须保持连续性，以促进成员成长，同时适应系统内外的压力。通过改变家庭成员的关系和个人主观感受，可以改善功能性行为，并协调其家庭界限（family boundary）的平衡。

2. 家庭发展的阶段　每个家庭发展阶段都有其特殊的发展工作，必须要循序完成，才能进入下一个阶段。如结婚初期，夫妻间必须建立多种规则和互动形态以促进家庭的和谐发展；到了中年时期，则应停止以孩子作为沟通的桥梁，重建生活重心和发展个人的兴趣。

3. 家庭结构　家庭结构包含家庭成员权力、互相影响、关系和界限，其中任何一个或多个部分发生问题，都会导致结构异常。米纽庆发现有问题的家庭主要有两种模式，一种是家庭缠结，家庭成员处于混乱并且紧密的相互联结；另一种是家庭疏离，家庭成员相互孤立，好似互相无关。

（三）策略性家庭治疗

策略家庭治疗是20世纪80年代发展起来的，由海利（Haley）和多位学者共同创立的以沟通理论为基础的家庭治疗模式。该模式认为人类的行为都是沟通，通过语言内容的传递和关系的建立进行人际间的沟通。当两人之间沟通不良时，一定有现存或潜在的病态存在。如观察精神分裂症患者家庭的沟通形态，病态的沟通包括自我矛盾、前后不一、主观曲解、离题、断句、误解、表达不清等。策略性家庭治疗并不着重问题的发生经过及其动机，而是以问题为导向的家庭治疗，关注的是怎样促使人们产生行为改变，而不在于协助人们了解自己的行为。改变是治疗的首要目标，因为只要行为改变了，感觉自然也就改变了。改变家庭系统中那些维持问题或症状行为的部分，从而使当前的问题行为不再出现。海利认为无论来访者是谁，在开始都要与每个家庭会面，进行初次访谈，访谈以系统化的方式、阶段性地进行。

策略治疗师在治疗中会使用治疗技术，主要包括欲擒故纵、融入、重构、夸大、假装、情景扮演、考验治疗。在考验治疗中让患者做出比表现症状更难的事情，这种方法用以处理婚姻和家庭的功能障碍。在考验治疗中，治疗师为家庭举办忏悔和赦免的仪式，当家庭成员一起经历时，会促进彼此之间的联结。指令在策略式治疗中具有重要作用，可以让家庭成员出现不同的行为，从而产生不同的主观体验，可以让治疗师在下次治疗之前，能够加入家庭活动，强化治疗关系，还可以借助家庭成员对指令的反应，收集更多丰富的信息。

（四）经验性家庭治疗

经验式家庭治疗最早源于20世纪60年代的存在——人本主义理论。该模式认为家庭问题来源于家庭成员之间的互动缺陷和沟通不良。因此，经验式家庭治疗是建立在家庭问题是一种情绪压制的因果假设之上。例如，有些父母试图通过控制孩子的感受来管教孩子，作为结果，孩子学会了钝化情绪体验来避免兴风作浪，于是在这样的家庭中成长的孩子变得与自己疏离，感受也是与压迫相关的，如无趣、冷漠或焦虑。在经验式家庭治疗发展的过程中主要代表人物有惠特克（Carl Whitaker）、凯普勒（Walter Kempler）和萨提亚（Virginia Satir）。惠特克（Whitaker）认为一个家庭成员出问题反映了该家庭人际关系（甚至是多代的）的失调，主张通过真实的经验及有关符号（即经验的意义）的探寻，去帮助家庭成员们了解和接受他们的无意识冲动和幻想，并将其与整个家庭进行整合协调，从而达到去病理化的治疗目的。凯普勒的格式塔家庭治疗模式强调家庭治疗中的焦点是让家庭成员始终关注此时此刻的感觉、体验，而不是去关注过去或将来，主张通过自我暴露、开放、诚实的交流，来促进整体的完整知觉。萨提亚（Satir）的人性验证过程模型强调充分利用家庭成员的潜能，来促进其自我价值和自尊水平的提高，达到治疗的效果。

（五）精神分析家庭治疗

接受精神分析训练的临床医生们是最早从事家庭治疗的，但是当他们面对家庭时，大多数还是运用系统理论中的深度心理学观点。20世纪80年代中期，家庭治疗师受客体关系理论和自我心理学发展的影响重新对心理动力学重视起来。精神分析治疗的关键目的是帮助人们理解他们的基本动机，通过健康的方式表达愿望来解决冲突。弗洛伊德的理论强调性驱力和攻击性冲动，自我心理学聚焦于被欣赏的渴望，客体关系治疗师专心于对安全依恋关系的需要。但是他们有一个共同的信念，如果家庭中的个体理解并开始解决他们自己个人的冲突，就可以帮助家庭成员更好地相处。精神分析家庭治疗师较少关注团体和他们的交往模式，更多关注个体和他们的感受，以探索这些感受为目的的精神分析理论帮助理解人们挣扎背后的基本问题。

（六）认知行为家庭治疗

20世纪70年代行为治疗进入家庭，把学习理论用于行为塑造。随着发展，行为家庭疗法增加了家庭动力学和认知原理。家庭症状被看做是习得的反应、无意识的获取和强化的结果。治疗一般是限定时间的和症状聚焦的。应用于家庭的行为方法是基于社会学习理论，行为是由于其结果而习得和维持的，同时可以通过改变其结果而发生变化。对于社会学习理论的一个必须补充是，蒂博（Thibaut）和凯利（Kelley）的社会交换理论，认为人们致力于使人际关系的“回报”最大化，同时使“代价”最小化。在失败的关系中，双方只管保护自己，而没有考虑让对方感到快乐。行为治疗师集中于改变问题行为的结果，这既是该方法的优点同样也是不足。行为学家很少对整个家庭进行治疗，他们只注意目标行为所在的子系统。然而不幸的是，在治疗中不包括或考虑整个家庭可能造成不良后果。而且，如果改变不是涉及整个家庭，那么新行为不可能强化和维持下去。尽管存在这些不足，但行为家庭疗法为儿童问题和有问题的婚姻提供了有效的技术。行为疗法的最大优点是坚持进行观察，并对其发生的改变进行测量；第二个进步是从减少或强化具体“标志”行为逐渐发展到教授一般的问题解决、认知和沟通技巧；第三个进步是具有标准化的干预方案，以应付个体和家庭特定和不断变化的需要。

三、家庭治疗的原则

虽然家庭治疗的许多技术是从个别治疗中借鉴而来，但在家庭治疗中它们所面对的是一个家庭系统，要解决的是家庭成员间的关系问题，而不同于一般个别治疗中协助当事人寻找适应方式。因此在使用治疗技术的时候必须遵循一些特定的原则，其中最基础的有三条原则：

（一）中立公正原则

中立原则是家庭治疗中最重要的一条原则，也是家庭治疗咨访关系建立的根本。家庭治疗时，治疗师面对的是一个存在问题的家庭系统，由于每个家庭成员之间多少都存在着观念的差异，尤其是对于一个存在“关系问题”的家庭来说，这种差异可能更加明显。在咨询时，家庭成员都会希望治疗师能够站在自己一边，认同自己的看法。在这种情况下，如果治疗师依旧像处理个别咨询时那样对每位家庭成员进行共情，那么很容易使自己陷入矛盾的境地，并给家庭成员带来不诚实的印象。因此在家庭治疗中要求治疗师对所有家庭成员保持中立公正的态度。

（二）建立假设原则

治疗师尽可能多地使用一系列的假设来对家庭成员的关系及其所面临的问题进行探索。因为在处理家庭系统问题时，由于参与的人员较多，涉及方方面面的因素，因此，对于同一个问题而言，不同的情境组合就能给出不同的假设。例如对于患有选择性缄默症的儿童而言，可能是由于基因的遗传问题，也可能是由于早期家庭照料时，亲子互动的问题，还可能是由于某些创伤性体验导致。在进行家庭治疗时，治疗师可以将这些假设都提出来，与父母一同分析各因素在此问题上的影响程度，从而决定治疗干预的主要方向。

（三）循环提问原则

治疗师运用各种技能将问题反复抛向来访家庭，在这种对问题的不断触及中引发来访家庭的思考。不是将同一问题反复问出，而是通过不同的组织方式，运用不同的提问策略，将治疗师希望当事人思考的问题要点反复地抛向当事人。在家庭治疗中，循环并不是一种原地绕圈，而是一个螺旋上升的过程。通过一段时间的交流沟通，来访家庭内部的关系可能得到了重组，此时，治疗师关键问题再次提出，能够引导出家庭成员间新的思考与反馈。

四、家庭治疗护理过程

精神科护士在家庭治疗的过程中，主要的工作是执行家庭评估（family assessement）以及家庭处置（family intervention）。在家庭处置中护士的功能可分为：预防家庭功能不良、生活危机的紧急处理、确认问题并转介难以处理的家庭。

（一）护理评估

收集有关家庭的资料，包括家庭结构、家庭功能及家庭发展过程。

1. 家庭结构　根据家庭成员及其之间的关系可分为内在结构和外在结构。内在结构评估的项目包括：家庭组成成员、家中排行顺序、次系统（家庭系统分化的层次，每个人可分属多个次系统，经由次系统完成家庭功能）和界限（指谁参与及如何进行。一个清晰明确的家庭界限可以帮助家庭成员建立坦诚的沟通）。外在结构的评估项目包括：文化、宗教、社会经济地位、环境、扩展家庭等。

2. 家庭功能　家庭功能通常是家庭结构的结果，包括提供生长、居住、教养、安全、温暖和爱。最常从5个方面来评估：

（1）情感性功能：评估家庭成员间能否互相关怀并满足需求，亲密程度如何。

（2）社会化功能：评估家庭能否担起子女教养的责任，配合子女成长，家庭功能调整如何，文化如何起作用。

（3）健康照顾功能：评估家庭成员对健康的看法、日常活动的安排，睡眠、休息形态，运动娱乐、就医习惯、居住环境和健康问题处理情况等。

（4）生育功能：评估处于生育阶段成员的生育情况。

（5）经济功能：评估家庭经济来源以及能否应付生活开支。

3. 家庭发展过程　家庭的每个阶段都有其特殊的发展工作。护士通过评估家庭生活的发展阶段及发展情形，协助家庭达成发展的目标。

知识拓展

家庭生活的发展阶段

杜瓦尔和希尔（Duvall& Hill）在1948年提出8个时期的家庭生活周期——家庭生活的发展阶段：

1. 开创家庭（新婚、离开原生家庭另组新亲密关系的时期）。
2. 幼儿时期家庭（最大孩子 0~2.5 岁的时期）。
3. 学龄前期家庭（最大孩子 2.5~5 岁的时期）。
4. 学龄期家庭（最大孩子 6~13 岁的时期）。
5. 青少年期家庭（最大孩子 13~20 岁的时期）。
6. 离开家庭（由最大孩子离家，持续至最小孩子也离家的时期）。
7. 中年时期家庭（由空巢到退休时期）。
8. 退化和老年时期家庭（夫妻二人都退休至死亡时期）。

（二）护理诊断

针对家庭功能不良的过程，制订合适的诊断，帮助家庭作适当的调整。对一个功能失调的家庭，可能适用的护理诊断：

1. 家庭作用改变。
2. 父母角色冲突。
3. 照顾者角色困难。
4. 家庭应对无效。

（三）护理目标

应根据护理诊断和家庭实际情况制订目标，如：

1. 家庭成员了解家庭结构、功能、互动方式对个人的影响。
2. 重建家庭成员的角色界限。
3. 统一家庭目标。
4. 维持家庭的和谐、弹性和正常发挥其功能。

（四）护理措施

1. 尽早接触家庭，与家庭成员建立信任关系，提供时间和机会给家庭成员表达担心和害怕，并澄清其疑虑。

2. 针对现实需要制订合适的目标行为，邀请家庭成员共同讨论护理计划。

3. 反映家庭成员互动的形态，着重观察现实情景的互动情形。

4. 利用症状作处理　病态或偏差行为是家庭成员所关心的，为了去除或解决问题，他们会更愿意从自己去改变。

5. 家庭在尝试改变的过程中，会遭遇到内外压力和挫折，需要护士给予适当的协助、支持和教导应对的技巧。

6. 利用鼓励、面质、澄清、示范等治疗性沟通技巧，协助家庭成员之间进行有效地沟通。

7. 协助家庭成员寻求个人角色的定位，完成个人独特的角色与功能，在修正过程中提供支持和对努力给予肯定。

8. 护理人员应有充分的准备，如因个人能力及经验的限制，应及时寻求支援或转介，避免给家庭造成更大的伤害。

9. 利用电话、网络、家庭访视等方式对家庭情况进行跟进，或转介至社区机构。

10. 结束治疗关系时，通常治疗者和家庭都会感受到分离的情绪，若有机会让家庭分享治疗的经验，对分享后的家庭独立与成长是很有帮助的。

（五）护理评价

护理评价可包含以下方面：

1. 护理目标是否达到，如未达到，分析原因，确定目标是否合理，是否需要再次修订或进行完善等。
2. 家庭处理原来问题的能力是否改善。
3. 家庭成员能否适应改变后的家庭功能。
4. 家庭成员在护理过程中的参与情况。

第三节　精神障碍患者的社区康复与护理

自20世纪中叶以来，人们对传统精神病院模式的利弊不断进行思考，发现长期住院治疗可能带来一系列问题，如增加了社会资源的浪费、增加了患者家庭的负担、影响了患者对治疗的依从性、不利于患者社会功能的恢复等。为了克服上述弊端，产生了社会精神障碍康复这一概念。只要患者精神病症状得到基本控制，无危害社会的行为，能够接受管理，就可以回到原来生活的社区环境中进行康复与护理。随着社区精神康复与护理的发展，逐渐成立了专科医师、护士、心理工作者、社会工作者、康复治疗师的专业团队，形成了完备的社区精神卫生体系，结果证明较好地解决了传统精神病院模式带来的问题。

一、精神障碍患者社区康复的相关概念

（一）社区

世界卫生组织定义社区（community）是“指一固定的地理区域范围内的社会团体，其成员有着共同的兴趣，彼此互相来往，行使社会功能，遵循社会规范，形成特有的价值体系和社会福利事业。每个成员均经由家庭、近邻、社区而融入更大的社区”。在我国，现有的城镇街道和农村乡镇都属于社会基层社区，再往下一个层次，“社区”则指城市居民委员会辖区和农村村委员会辖区。

（二）社区服务

社区服务（community service）是指在政府倡导下，以街道、乡镇和居（村）委会的社区组织为依托，为满足社区成员的就业、社会保障、社会救助，医疗卫生、计划生育、社区文化、教育、体育、安全等方面的需求而开展的服务工作。社区精神卫生服务是社区服务的一个组成部分，通过精神专科医生、护士、全科医师、社会工作者等提供预防保健、早期干预、医疗康复、健康教育等服务来满足人们精神卫生需要并解决精神卫生问题。

（三）社区护理

社区护理（community nursing）是借助有组织的社会力量，将公共卫生学及护理学的理论和技术相结合，以社区人群为服务对象，为个人、家庭及社区提供促进健康、保护健康、预防疾病及残障等服务，提高社区人群的健康水平，是一种全科、完整、多方位、贯穿人的生命

过程的全程护理保健服务，它为处于各年龄段的人提供有效、经济、方便、综合、连续的护理服务，其目的是提高全民族的健康水平及生活质量。

（四）社区康复

1994年世界卫生组织、联合国教科文组织、国际劳工组织联合发表的《关于残疾人社区康复的联合意见书》对社区康复作了新的定义："社区康复是社区发展计划中的一项康复策略，其目的是使所有残疾人享有康复服务，实现机会均等、充分参与的目标。社区康复的实施要依靠残疾人、残疾人亲友、残疾人所在的社区以及卫生、教育、劳动就业、社会保障等相关部门的共同努力。"在我国，社区康复是指在政府领导下，相关部门密切配合，社会力量广泛支持，残疾人及其亲友积极参与，采取社会化方式使残疾人得到全面康复服务，以实现机会均等、充分参与社会生活的目标。

（五）社区精神康复

社区精神康复，也称心理社会康复，通过在社区组织的工作、教育、社交等方面的训练，帮助患者重新融入社会，并尽可能发挥其能力与潜能，使其在社区中尽可能有独立且高质量的生活。

二、国内外精神障碍患者社区康复相关服务的发展

（一）国外精神障碍患者社区康复相关服务的发展

20世纪50年代，英国医生琼斯（Jones）推行"治疗性社区"以缩短住院时间，促进患者回归社会，人们开始重视社区精神卫生服务。而去机构化作为一种治疗模式源于20世纪70年代的美国，此后不少发达国家相继开始使用。不少研究认为，社区的精神康复服务比住院治疗更为人道和有治疗效益。经过多年的发展，社区精神卫生服务在国外已有比较完善的服务体系，能为患者提供个性化的服务，现将国外主要的社区精神康复服务介绍如下：

1. 日间计划（day programming）　日间计划的概念来源于环境疗法（milieu therapy）。环境疗法可以有效缓解焦虑、改善自我感、塑造和维持行为等。日间计划主要有两种模式，一种是会所模式，20世纪40年代源自美国，通过提供社会支持和休闲的聚焦场所，帮助解决生活问题；另一种是部分住院模式，如日间医院，20世纪30年代起源于俄罗斯，以医药治疗模型为基础，干预方法包括药物监控、个别和小组治疗、休闲和社会活动等。参与日间计划的患者多为病程较长、在没有协助的环境下不能独立生活、但对自己或他人的安全不构成危险的患者。工作人员主要包括计划总监、管理人员、个案经理、精神康复师等。环境应为日常生活场所，并且交通方便。活动内容方面，主要包括康乐、社交、症状和疾病管理教育、药物监控、技能训练等，这些活动需要定期评估，确保符合患者的需要。

2. 连续照顾（continuity of care）　20世纪70年代，美国精神病医院开始实行去机构化，由于住院期缩短、患者的计划和社区设施不完善，结果患者反复住院的情况十分严重，为此，连续照顾的概念应运而生，这个概念要求为重型精神病患者提供他们需要的服务和照顾。1973年，美国国会通过法案要求为重型精神病患者提供社区服务，服务包括个案管理（case management，CM）。社区中每一名精神障碍患者都有一个个案管理者，是患者在治疗康复全过程中接触的关键人物，为患者直接提供服务。个案管理者一般由精神科护士、社会工作者或治疗师担任，个案管理功能包括评估、计划、联系服务、监测、考核等。通过连

续照顾，目的在于降低患者住院率、提升居住稳定性、提高生活质量和患者对服务的满意度等。

3. 支持就业（supported employment）　有研究表明精神病患者在得到恰当的训练和支持下能成功地在社区就业。美国政府从1973年就开始支持精神病患者就业。常用的支持就业模式为个人化就业模式和工作团队模式。支持就业的目的包括提供就业竞争力和增加收入。设置就业要注意患者的喜好，不设时间限制，提供个性化的支持和咨询等。

4. 支持教育（supported education）　20世纪80年代初期，首个支持教育在美国波士顿大学出现，患有精神病的青年人被安排到校园上课，接受教育和就业训练，最后在大学工作。至2003年，美国已超过100个不同类型的支持教育项目，可以归纳为全会所模式、部分会所模式、在校模式和独立模式。支持教育可以使精神病患者角色变成社会重视的学生角色，通过学习和其他校园活动让患者更有意义和更有效率地利用时间。开展支持教育需注意患者的个性化需要以及在学习环境、目标和需要等方面的自主权。

5. 支持居住（supported housing）　早年，美国为精神病患者提供一系列居住条件，包括从医院到集体房、集体房到全监管公寓，全监管公寓到半监管公寓。可是这种模式要不断地变换环境，对患者形成了不少压力，也使患者无法把一个环境学到的技巧用到其他居住环境，也没有给患者提供选择的机会。为了提高患者社区参与度，20世纪90年代，美国提出支持居住模式，患者可以在自己选择的社区里独立生活，强调社区融入和正常化，同时得到持续和有弹性的专业支持，这些支持包括每周7天，24小时有职员帮助处理危机、经济援助、金钱管理协助、购买家具等。

6. 自助团体（self-help group）与朋辈支持（peer support）　自助团体主要是一些拥有问题以及共同心理需求的人自行组成以达成特定目标而运作的组织，成员共享类似的问题及目标，在没有专业人员的带领下，组员互相帮忙，如戒酒匿名团体、退役军人互助会、离婚妇女所组成的协会等，都是典型自助团体的实例。朋辈支持是指康复的患者去帮助那些有相同问题的患者。朋辈支持不是以精神疾病模式为出发点的方法，而是一个以尊重和分担责任等为基础的系统，通过理解和共情等的经验分享，患者会感到被接纳，有利于发展互信，从中得到专业人士无法给予的帮助。目前常用的朋辈支持模式包括患者营运服务、朋辈合伙、患者就业等。

（二）我国精神障碍患者社区康复相关服务的发展

我国社区精神卫生工作最早起步于1958年的全国第一次精神卫生工作会议，在北京、上海、湖南等地建立了社区防治机构，接着又建立了精神疾病三级防治网络。但由于某些社会历史原因，过去相当长的一段时间，社区精神卫生的发展处于停滞状态，甚至出现倒退。20世纪80年代后，才逐渐有所起色，在一些城乡街道或乡镇医院设立了精神科，开展精神科门诊、家庭病床。2001年，全国第三次精神卫生工作会议的召开，提出了“预防为主、防治结合、重点干预、广泛覆盖、依法管理”的工作原则。接着又出台《中国精神卫生工作规划（2002—2010年）》，社区精神卫生事业的发展才重回向前加速发展的轨道。2004年底，中央财政专项拨款用于在参考国外先进经验的基础上，开展精神卫生住院与社区衔接的重性精神障碍患者连续监管治疗模式，建立社区防治、康复管理工作机制和网络。2013年5月1日《精神卫生法》正式实施，该法明确要求维护精神障碍患者的合法权益，重视社区精神卫生工作，积极开展社区心理健康指导和精神卫生知识宣传教育活动，重视公民的心理健康问题。精神卫生法对推动社区精神卫生的发展具有极其重要的意义。

随着我国社区精神卫生事业的发展，我国学习国际精神障碍患者的社区康复服务先进经验，结合本土情况，探索“医院－社区一体化”模式。2005 年以来，广东省率先在全国推广精神疾病医院－社区－一体化防治康复示范建设，并在深圳建立示范区。2007 年以来，上海市全面推进以精神分裂症为主的重性精神疾病三级防治立体管理网络，探索了“新生全面康复模式”，建立了规模较大的日间康复站，对患者进行生活和社会交际能力训练。2009 年北京市海淀区第一家精神卫生康复站成立，至 2014 年共成立了 29 家社区精神卫生康复站，基本达到了全区覆盖，为康复者提供免费的康复服务，服务包括患者随访、分级管理、应急处置、个案管理、免费服药、康复训练、健康宣教、心理咨询等。

虽然我国社区精神康复工作在近年取得了巨大的进步，但是我们必须清醒地认识到，我国社区精神卫生还存在许多不足，如社区精神卫生设施和人员配备不足、社区精神卫生从业人员培训不足、精神疾病患者缺乏有效的监控体系、公众对精神疾病患者的认同和接纳程度不高等。所有这些不足，不但需要政府在经济和政策上的大力支持、专业人员的用心服务，还需要广泛的宣传，取得社会大众的理解、包容和接纳。

三、精神障碍患者社区康复的目的与原则

（一）社区康复的目的

1. 预防精神残疾的发生　早期发现精神疾病患者，给予及时、合理、充分的治疗和全面康复措施，争取最佳的治疗结局，努力使患者达到治愈或缓解。对处在精神疾病缓解期的患者，采取巩固治疗措施，预防复发，防止精神残疾的发生。

2. 减轻精神残疾的程度　由于少数精神疾病患者难以治愈，对于这部分患者要尽可能防止其精神衰退。对已经出现精神残疾者，应给予针对性的康复措施，设法逐步提高其生活自理能力，以减轻其残疾程度，从而减轻家庭和社会负担。

3. 提高精神残疾者社会适应能力　康复工作的终极目标是提高精神残疾者的社会适应能力，从而顺利地回归社会。因而提高患者社会适应能力始终是社区康复的重点，只有这样，才能减少对社会的不良影响，提高患者的生活质量。

4. 恢复精神残疾者的生活和劳动能力　通过社区康复手段，充分发挥患者保留的各种能力，使其有代偿性的生活和工作，从而增强患者独立生活的能力和信心。

（二）社区康复应遵循的原则

布兰克尔茨（Blankertz）在 1994 年提出精神康复应遵循的原则，参考其原则，根据社区康复的特点适当调整，归纳如下：

1. 专业人员不要对患者失去希望。
2. 所有患者都应被尊重。
3. 鼓励患者发展自我决策的能力。
4. 运用多元化方式发展和组织精神康复服务。
5. 着重发展患者实际生活的能力。
6. 采取措施维持患者病情及功能稳定。
7. 帮助和支持患者不断学习，满足各种社会需要。

8. 注意患者的优势及价值。

由于精神疾病患者在社会中受歧视的现象依然普遍存在，对社区康复专业人员来说，如何将这些原则用于实际工作会面临较大的挑战。

四、精神障碍患者社区康复治疗与护理

社区精神障碍患者多处于病情的稳定期或恢复期，防治的重点应放在防止患者病情复发、减少功能残疾和提高生活质量上。精神障碍患者的社区康复需要多专业合作提供全面有效的服务，一般需要由医生、护士、社会工作者、康复治疗师、心理治疗师等组成专业团体。护士在精神康复中承担重要的角色，针对患者的不同康复阶段提供连续性护理。

（一）精神障碍患者的社区康复措施

对社区精神障碍患者提供康复的主要措施是实施个案管理、制订个案服务计划。一个完整的个案服务计划过程包括以下七个步骤，分别为：

1. 全面评估　通过评估，找出精神康复方面的主要问题，为选择康复策略提供依据。评估应该是全方位的，评估内容应包括：

（1）精神状态的评估可采取精神检查或量表测查。对既往有无进行精神疾病方面的诊断和治疗也要进行评估。

（2）躯体状态的评估应询问既往情况，做系统的体查和辅助检查，明确医学诊断。

（3）家庭情况的评估应询问患者有无监护人及监护人的详细情况、和谁共同生活、住房情况、家庭关系、有无家庭暴力或虐待等。

（4）社区支持评估应询问能否得到社区医疗、有无民政和残联的关照、有无适用的社区康复设施等。

（5）危险性评估非常重要，应详细评估患者对自身和他人安全的危险性，有无涉及司法问题。

（6）生活技能评估包括患者的人际关系、与家庭其他成员互动情况、婚姻状况、工作 / 闲暇 / 教育情况、时间管理、个人生活料理、交流沟通能力等。

（7）其他方面评估家庭对患者的态度、每月收入（是否享受贫困救助或残疾人补贴）、有无人权受到侵害等。

2. 明确问题　综合分析评估的情况，确定主要的问题，在不同阶段，主要问题可能不相同。每一次评估后，设定的主要问题不要太多，以不超过 3 个为宜。过多的问题不仅在制订康复服务和措施时缺乏针对性，而且可能影响患者参与康复的信心。比如一个中年患者存在职业技能缺乏、日常生活料理始动性差、休闲活动少、不会安排每日作息、不会主动与人打招呼等很多的问题，应该与患者协商，根据难易程度和重要性选择要解决的主要问题，本例可选择相对较易但解决不好会明显影响患者生活质量的始动性差、不会安排作息作为优先解决的主要问题。

3. 确定目标　康复目标的制订要切实可行，必须在患者能力所及的范围内。根据患者的问题设立近期目标和远期目标。上例中年患者的近期目标可设为主动料理个人生活、制订每日的作息计划，而远期目标可设为学会一项职业技能。

4. 确定成功的指标　制订指标用来细化康复目标，同时可用来检验康复的效果。这些指标要具有可操作性，能量化的一定要量化，如生活料理始动性差的患者，康复成功的指标

可以定为：每日7时起床，起床后床上用品摆放整齐，早晚洗漱各1次，三餐主动进食，每周一、三、五洗澡等。

5. 采用的策略　目前康复策略多采用精神康复学家利伯曼（Liberman）的康复训练程式，教会患者独立的社会生活技能。实际运用已经充分证明了这套训练程式的有效性。具体康复内容可参考本章第一节有关内容。

6. 明确参与人员的责任　患者、家属、专业人员是一个工作团队，是为了达到患者回归社会的目的而组成的一个联盟，三者之间的参与和协商非常是必要的。患者既是服务对象，又是团队成员，他们要按照计划去做，做好了可以受到奖励表扬，做不好要受到批评或惩罚。家属要在专业人员的指导下，监督计划的实施，调解家庭情感表达。专业人员要对个案服务计划的科学性、可行性负责，提供医疗和康复服务，对计划实施进行监督检查。

7. 制订进度表　根据患者的特点，确定个案计划进度表，可以数周或数月检查一次进度，评估效果。整个计划的周期一般3个月至6个月重新修订一次，根据上期的完成情况制订下一次的个案服务计划，下一次服务计划又从全面评估开始，依次进行七个步骤，周而复始，直到服务完成或因故中止。

（二）精神障碍患者的社区护理

1. 护士在社区精神康复的作用　护士作为专业人员在个案管理和个案服务计划中发挥着重要的作用。在首次会见患者时，对患者进行全面地评估，评估内容包括身体、情绪、智力、社交及精神状态等。在评估后为患者制订合理的护理计划，选择及提供恰当的康复活动满足患者的需求。护士还可采用各种方式协助患者预防复发，包括日常生活护理、做康复训练、健康教育、指导家庭护理、帮助患者利用社区资源等。

2. 社区精神康复护理的主要内容　护士对患者进行评估后，与其他专业人员、患者及家属一起制订个案服务计划，定期家访，督导计划执行，评估康复效果，适时调整护理内容。护理内容主要包括：

（1）日常生活护理：护士指导患者安排日常生活，护理患者的躯体和精神问题。日常生活护理内容包括饮食、睡眠、大小便、居住环境、服药管理、作息安排、文体娱乐活动等。

（2）心理社会技能训练：护士配合康复治疗师对患者进行心理社会技能训练，或者有的护士本身接受过康复训练、具有康复资质可直接对患者进行技能训练。训练内容主要包括生活技能训练、学习技能训练、职业技能训练以及人际交往技能训练等。

（3）健康教育：护士可通过多种形式对社区内的患者开展健康教育，如发放健康教育资料、制作健康宣传栏、开设健康教育网站、手机app推送健康资讯、进行集体健康讲座、开展个别辅导、组织活动鼓励患者之间交流康复经验等。

（4）帮助指导家庭护理：家庭是患者生活的重要场所，对患者具有重要的意义，很多护理措施也要通过家庭来实施。通过家属教育、定期家访、组织亲属团体可以提高家庭在社区康复中的效率和作用。

（5）协助制订个案服务计划：护士根据社区现有条件，利用自身专业知识协助管理者制订适宜的个案服务计划，为患者提供系统的、持续的、全方位的护理服务。

第四节　“互联网 +”在精神科护理中的应用

“互联网 +”就是“互联网 + 各个传统行业”，但这并不是简单的两者相加，而是利用信息通信技术以及互联网平台，让互联网与传统行业进行深度融合，创造新的发展生态，代表一种先进生产力，为改革、创新、发展提供广阔的网络平台。这里的互联网是利用互联网的最新成果，包括云计算、大数据、物联网和移动互联网。“互联网 +”护理就是将医院各种信息管理系统通过无线网络与手持终端连接，实现护理人员在病床边实时查询患者的基本信息和医嘱信息、输入生命体征信息等功能，或开展出院后患者延伸护理和长期护理服务。在“互联网 +”护理快速发展的推动下，精神科护理既面临发展的机遇又面临巨大的挑战。

一、精神科“互联网 +”护理发展的背景

2015 年 3 月 5 日召开的第十二届全国人大三次会议上，李克强总理在政府工作报告中提出制定“互联网 +”行动计划。2015 年 7 月 4 日，国务院发布《关于积极推进“互联网 +”行动的指导意见》，国务院提出了“互联网 +”11 个具体的行动，其中益民服务中有两个内容与我们护理直接相关——“互联网 +”医疗和“互联网 +”养老。“互联网 +”医疗主要包括：构建医学影像、健康档案、检验报告、电子病历等医疗信息共享服务平台，支持跨医院的医疗数据共享；提供在线预约、提醒、缴费、查询、配送等；远程服务；重大疾病、重大公共卫生事件的防控；个人健康管理；精准医疗健康服务。百度、阿里、腾讯等网络公司先后出手互联网医疗产业，形成了巨大的产业布局网，他们利用各自优势，通过不同途径实现着改变传统医疗行业模式的梦想。在国家政策的推动下，互联网医疗得到快速发展，2013 年中国移动医疗市场规模为 19.8 亿元，预计 2017 年将达到 200.9 亿元，4 年复合增长率高达 78.5%。“互联网 +”养老的主要内容就是改变生活方式，推广一种新的健康的养老生活方式。针对居家老人的健康养老，可以运用互联网技术进行居家健康服务和远程居家监测，并进行即时反馈。

近年来，我国护理信息化建设已经取得一定成效，并与国际接轨。表现在护理中利用以下信息化方式：常规通讯软件，如 QQ、微信、微博、微视等；移动健康应用程序（application，APP）；网络平台，如基于网络的远程综合护理系统、通过生物传感器监控记录健康信息系统等；医院联合社区、家庭的患者管理网络。2015 年 8 月在巴西圣保罗举办了第 15 届国际医药信息学大会，在中国医药信息学会的努力下，首次设置了华语专场，来自世界各地的专家共同分享了电子健康和生物信息技术在医疗保健、护理、公共卫生和生物医学研究及实践等领域的重要成果。首都医科大学护理学院是目前我国大陆地区较早在护理领域开展移动健康应用研究的科研团体，在“互联网 + 护理”的研究中走在前列。在其研究中将心血管疾病护理、急危重症护理、精神疾病护理等学院传统优势研究领域与移动健康有机结合。移动健康就是要应用各种各样的移动通信设备、可穿戴设备和物联网技术，通过移动互联网提供医疗护理健康服务。另外，依托移动互联网平台整合护士资源，为家庭提供健康照护及健康管

理服务，开发相关平台和应用，如“YOHU优护”健康照护项目服务端APP、广东省家庭医生协会开发的“U护”。

由于“互联网+护理”的概念提出时间不长，虽然在个别专科、个别领域已取得了一些成效，但总体来说，认知度和普及率不高，精神科互联网+护理的发展还处于较低级水平，相关的应用和研究报道较少。

二、精神科护士如何应对“互联网+护理”的发展

在护理领域引入“互联网+”有着极佳的机遇，一方面是有国家政策的导向，另一方面是社会需求的导向。精神科护理在此机遇下，必将发生重大变革，互联网元素不可避免地渗入精神科护理的全过程，在安全防范、药物管理、护患沟通、康复训练等各个方面发挥重要作用，从而保证患者安全、提高治疗效果、减少复发、改善服务体验，促进正常回归社会。为了应对“互联网+护理”的发展，精神科护士应：

（一）关注互联网发展新动态，主动转变护理工作方式

互联网技术的发展日新月异，不断产生新成果，精神科护士应主动关注互联网发展新动态，积极学习相关知识，了解这些新成果的特点、使用方法及其面临的阻碍、机遇和挑战，以帮助在工作中正确合理应用。比如大数据技术的应用可帮助护士了解行业动态，科学合理地制定决策，提高服务质量，改善患者结局，减少医疗成本。但目前不一致的数据标准化方法和不同的护理术语是阻碍护理信息和数字共享的关键，使跨系统的交互性受到限制，致使护理大数据缺乏兼容性和可比性。因此，在工作中，精神科护士应积极参与数据标准化和护理术语的规范统一。

（二）重视信息的高度透明对开展工作的影响

互联网使得信息的采集、传播的速度和规模达到空前的水平，实现了全球的信息共享与交互，克服了传统的时间和空间障碍，将世界更进一步地联结为一体。患者和家属可以在互联网上获得需要的绝大多数信息，医患信息不对称的情况越来越少。同时，信息爆炸（information explosion）也会使人无所适从，一方面要从浩如烟海的信息海洋中迅速而准确地获取自己最需要的信息，变得非常困难；另一方面不同来源的信息可能互相矛盾。这些都要求精神科护士不断加强专业学习，及时更新知识，提供患者和家属信赖的信息，同时利用专业优势帮助患者和家属甄别信息。

（三）重视网络传播对开展工作的影响

互联网创建了众多的社交平台，使得人人可以互动，人人可以参与。每个平台都有相近特点的群体，各家各类粉丝及社群能带来巨大的影响力及经济效益。现代人追求简单、便捷，对各类产品及服务几乎到了苛刻的程度。医疗服务也必须遵从服务产品专注、极致、简单的互联网法则，保证质量和使用体验，只有这样才能赢得顾客好的评价，从而提升影响力。反之，不注意服务质量和顾客体验，在网络上得到负面评价，经过传播放大，很可能导致不可挽回的损失。因此，精神科护士应建立患者至上、客户导向的服务理念，注意维护医院和科室网络宣传平台，吸引来访者，注意他们的需求和体验，积极关注每一条留言，展示服务质量，吸引更多健康需求者，从而提升竞争力。

（四）重视创新，具有跨界融合的意识

互联网将一切变为可能，创新变革无处不在，瞬息改变，各种新信息与新技术、各种新

的管理与服务模式都在悄然渗透到医疗服务行业，精神科护士在岗位工作中的专业技能及服务能力都要顺应现代医疗及患者的高需要，创造条件采用互联网新技术，一方面保障精神障碍患者的人性化要求，体现尊重和专业关怀，另一方面又要保障护理质量和安全，关注患者结局。在互联网对传统行业的强烈冲击下，仅仅依靠单个专业的力量是微不足道的，精神科护士还应有跨界整合的意识，在思维及行动上要走出医院和科室，与各界沟通交流，与专业同行以及其他各行各业合作，跳出思维定势，博采众长来促进护理专业以及个人的发展。

值得注意的是，培养互联网思维并不要求每位精神科护士都成为信息技术专家，更重要的是清楚互联网能够做什么，而精神科护理专业需要什么，这样才能够与相关的专业人士设计出想要的东西，从而去创新护理模式，拓展精神科护理专业空间。

（夏志春）

第十五章 精神障碍患者的家庭照护

学习目标

完成本内容学习后，学生将能：

1. 复述居家照顾的内容，患者特殊状况的处理。
2. 列出建立支持系统的必要性。
3. 描述国内外支持系统的现状。
4. 应用随访的技巧。

第一节 系统支持与居家照顾

美国慢性疾病委员会指出，慢性病是一组具有永久性病变，会造成残障、具有不可逆的病理变化，需要特殊的康复与长时间治疗和护理的疾病。精神疾病属于慢性病，精神康复与护理是长期的任务。但是目前，我国一方面卫生资源仍然短缺，患者不能长期住院，另一方面大多数患者无足够的经济能力支持长期住院，更重要的是精神疾病患者长期住院不仅不利于康复，反而由于长期住院脱离社会，易患住院综合征从而引起社会功能的退缩。精神疾病患者应当尽早回归家庭、回归社会，尽量与正常人相处或生活在一起，从而促进患者的康复。所以绝大部分精神疾病患者均在家中继续接受治疗与照顾，这部分护理工作的完成主要依赖于家庭中的照顾者。对精神疾病患者的照顾是一项长期的工作，它不仅仅是某一主要照顾者的责任，还需要每个家庭乃至整个社会为精神疾病患者及其照顾者提供必要的帮助与支持。居家照顾具有节约医疗资源、方便、经济、灵活的特点，因此，应大力发展居家照顾，完善居家照顾体系支持。

一、系统支持

（一）国内外系统支持现状

1. 国外系统支持现状　各个国家针对家庭护理都有相应的政策及系统支持。英国政府为发展社区护理制定了一系列法律法规和政策，社区许多养老服务基本由政府出钱购买，同时加强基层组织建设，发挥社区等基层组织的作用。澳大利亚在家庭护理服务体系中，上至联邦政府下至州、地区政府及其管辖范围的基层管理机构，都明确规定了各自的职能，从管理机构层面上确保了居家服务的顺利开展。日本、美国、德国等国家的家庭护理发展主要以长期护理保险制度为保障。在美国，精神患者的非住院化运动已经开展 30 多年了，随着精神病房床位的明显减少，住院时间的缩短，大量的精神疾病患者转入社区。美国从 20 世纪70年代开始实施长期护理保险制度，对于因年老、疾病、意外伤残等导致的身体部分失能或全部失能的被保险人，由于生活无法自理，需要入住护理机构或接受家庭护理服务，对其支付的各种费用给予补偿。德国自1995年1月1日开始实施长期护理保险制度，并规定所有医疗保险的投保人都要参加护理保险，其护理保险制度几乎覆盖了所有国民。其护理服务分为家庭护理和住院护理，护理内容包括日常生活护理、医疗护理、精神护理等，以满足老年人的心理需要。

2. 我国系统支持现状　中国港台地区的家庭护理服务受国外影响，发展较为完善。中国台湾自20世纪70年代开始实行家庭护理，目前已形成由政府、非营利机构、营利机构和社区共同构成的较为完善的多元化服务体系。中国台湾的家庭护理是由专业的医师及居家护师构成有组织、有系统的医疗服务团队，为个体提供适合各阶段性的家庭护理。服务对象包括出院后仍需继续照顾的患者，长期患病需居家医疗的患者，病情稳定能在家中进行医疗措施者。在中国香港，有庞大的社工、义务团体作为后盾，保证医院延伸（居家）护理工作的顺利运作。

我国大陆地区的家庭护理仍处于初级发展阶段，各地市都处于对家庭护理的探索状态，尚未形成规范的管理制度，家庭护理服务市场比较混乱。目前大陆地区开展的家庭护理服务主要2种方式：①由社区卫生服务中心的护士为患者提供一般常见病的家庭护理服务；②通过医院为出院患者提供延续性的护理服务，包括饮食、运动、药物及专科护理指导，但惠及人群有限。

目前医疗保险体系不完善，我国尚未建立长期护理保险制度，家庭护理的费用没有纳入社会保险报销范畴。出院后医保支付比例比住院时低，特别是一些慢性病患者需要的护理项目没有被覆盖，使得患者选择家庭护理的意向降低。且三级医院尚无家庭护理的规范收费项目，而且家庭护理人才缺乏、问题突出。家庭护理要求护士不仅要掌握相关的医疗护理保健知识，还要有较强的沟通能力、管理能力和敬业精神。在我国，家庭护理主要由社区护士承担。面对迅速增长的家庭护理需求，护理人员数量严重不足。另一方面，我国社区护理人员大多未受过专门的家庭护理培训，普遍存在知识老化、能力欠缺的问题，从而影响社区家庭护理工作的开展。

（二）建立支持系统的必要性

1. 家庭照顾者缺乏相关疾病知识和照护知识　照顾者中中青年居多，患者配偶和子女多承担照顾者的角色，还有一些老年慢性病患者，子女普遍工作繁忙，大部分照护工作是由无血缘关系的保姆来完成。这些照顾者普遍未受过专业知识培训，有的认为对患者体贴、耐心、细致就够了，对待患者一味迁就，听之任之；有的对患者缺乏耐心，亲情淡薄，缺乏沟通和理解。良好的照护需要相关知识的支持。

2. 精神疾病患者生活质量差　照顾者承担着对精神疾病患者长期照护的责任，他们对疾病相关知识的了解和掌握情况直接影响患者的康复和生活质量。精神疾病患者患病后存在不同程度的情感淡漠、行为退缩、生活懒散、依赖性强等表现，还会因精神症状影响出现伤人、毁物等行为，生活质量明显下降。护理不当使患者再入院率增高，医疗费用增加，同时由于照顾者缺乏一定的康复知识，使患者的康复进展缓慢。

3. 家庭照顾者身心健康受到影响　在家庭结构缩小和竞争压力逐渐增加的今天，家庭照顾者除面临生活、工作、学习等各方面的压力外，还需要花费大量的精力来照顾患者，长期的身心压力会导致其自身的身心健康和生活质量受到影响。在长期的照顾中，照顾者发生抑郁和精神疾病的比例增加，常会感到焦虑、愤怒、疲乏、内疚和无助感。

（三）支持系统的建立

1. 出院准备服务方案的实施　出院准备服务的概念最早源于1910年持续性护理照顾的一些转介系统，美国于1972年在《社会安全法案》中将出院准备服务正式列为医疗机构必须提供的服务项目。美国医院协会（AHA）对出院准备服务的界定：它是一种集中性、协调性和多专业整合性的过程，需由医护专业人员、患者及主要照顾者的合作，使所有的患者在出院后均获得持续性的照顾，即患者一入院就有计划地指导并解决主要照顾者和患者的问题，使患者能在有准备的前提下安心出院。制订一个比较完备的出院准备服务方案，包括以下内容：对医护人员主要是护士及科室内其他工作人员（如实习或进修医护人员）进行相关培训，内容包括出院计划的评估，如何使用问卷确认照顾者需求及后续照顾。在患者入院1~2天即进行需求评估，确定照顾者和患者的需求，与主要照顾者一起制订出院准备服务计划；在出院前对患者和照顾者，主要是照顾者进行相关内容的培训；出院前给照顾者和患者有关服用药物注意事项的资料以及如何去利用社区资源的详细说明书；分别在出院2周、2个月后电话采访、拜访或举行座谈会讨论有关照顾的问题，通过访视评估患者被照顾情况，发现问题及时给予帮助。被照顾者相关护理知识大部分来自医护人员，出院准备服务方案的实施为照顾者提供了信息支持。同时医院还应有针对性地发放图书和宣传册，办好宣传栏，尽可能利用多种途径向患者和主要照顾者传授相关知识。

2. 发展和完善社区服务系统　目前，我国提倡有条件的城镇加大小区建设的力度，同时逐步建立起比较完善的服务系统，特别是针对家庭照料者的社会支持体系。社区卫生服务部门应定期在社区中开展慢性疾病的讲座，给予家庭照顾者必要的指导与帮助，以减轻照顾者的负担，提高照顾者的能力和照护质量。同时社区定时的集会，比如亲友会，可以使照顾者之间互相交流经验，互相帮助鼓励，缓解照顾者的心理压力。

3. 家庭其他成员的支持　支持系统的建立不仅局限在疾病知识和疾病照顾知识的提供，更多的是对照顾者情感的支持。通过培训、教育指导等方式可以提高照顾者的知识技能，照顾者还可以充分利用社区卫生服务资源，不过其情感的支持主要来自家庭和周围的亲属。家庭支持能有效改善照顾者的心理社会状况。照顾家庭中的精神疾病患者不仅仅是某一个人的责任，家庭中的每位成员都应尽自己最大的可能提供帮助，使主要照顾者能得到充足的休息。

（四）有待解决的问题

国内医院系统目前对出院准备服务尚未有一个统一、系统、清晰的界定，对它仅限于一种模糊的认识和经验性尝试或实验行为。医护人员虽然在日常工作中加大了健康宣教工作，但这种工作往往缺乏系统性，医护人员更注重疾病的治疗。另外，医疗工作缺乏后续性，患者出院后由于医护工作的繁忙，很难对院外患者及照顾者进行随访与指导。

目前，我国的社区医疗服务体系发展不均衡，发达地区和落后地区医疗资源、人员配置、提供服务的水平差距较大。有一些地区提供上门指导照顾者照料患者的方法、解决照护过程中出现的问题的能力不足；社会上没有专门的机构或热线提供患者福利或医疗信息；照顾者之间相互交换照顾患者经验的渠道没有建立。因此，照顾者得到的信息支持很少，多凭自己的经验照顾患者。

针对以上问题，需要整个社会医疗服务体系采取切实可行的解决方法，最终让精神疾病患者得到更好的医疗照顾。

二、居家照顾

当今的医疗卫生服务已经从单纯治病向预防、治疗、康复、保健一体化转变。精神疾病是严重危害人们健康，影响生存质量的一种慢性、易反复发作的疾病，其治疗过程漫长。因此，开展精神疾病居家照顾具有重要的社会意义和经济学意义。

居家照顾是指以居家方式为需要接受持续性医疗照顾的病患或家庭提供所需要的健康照顾服务，可使原来必须在医疗院所进行的诊疗方式，得以改在病患家中或是其他类似场所进行。

目前居家照顾对象主要包括：社区患病个人、出院后的患者以及长期家庭疗养的慢性病患者、残障人、精神疾病者。照顾者可由家庭成员、护工、护理员、社工人员或其他专业人员来承担。为了提高居家照顾的质量，我们要为照顾者提供优质的培训、指导及护理服务。

知识拓展

居家团体（home group）

德国一类整合式的社区精神卫生服务机构，他们的主要工作是为出院后无家可归的或是无法自食其力的精神障碍患者寻找合适的住所，并定期上门照料，提醒他们按时服药，提供必要的生活照料，帮助患者寻找合适的工作，助其回归社会。

患者被安排和小镇上居民成为邻居，采用开放式管理设置，可以自由出入。居住者可以和任何人交流，培养自己的兴趣爱好，创造艺术作品。良好的人际关系和信任是帮助患者回归社会最有力的因素。

（一）做好患者的心理疏导

患者出院后，在家庭休养和巩固疗效，家庭成员一定要给患者一个温暖、舒适、和睦的生活环境，使患者心情舒畅，减少忧虑，保持情绪稳定，减少各种不良刺激。针对患者比较脆弱的心理，加以理解和帮助，解除患者心理上的压力，消除心理障碍，建立健康的心理状态。心理状态的健康与否，是能否巩固治疗、顺利康复的重要因素。许多情况下可导致情绪的变化，如工作、家庭、婚姻、社会地位等变化都会给他们心理上造成极大的影响。因此，要努力使他们消除压力，引导他们学会根据所处的环境条件来平衡自己的心理状态，将外来的不良刺激减少到最低强度。提高患者的自护能力，加强心理支持，使其社会功能尽快恢复，回归社会。

（二）正确对待精神疾病患者

社会对精神疾病患者的歧视，往往给患者及照护者造成了一定的压力。要向家属、单位和周围的群众做好说服解释工作，宣传精神疾病的相关科普知识，争取社会舆论的谅解与家属的合作，促使患者早期就医，尽快康复。

（三）做好精神疾病知识宣教

要做到正确对待精神病患者，必须了解精神疾病的一般规律和常见症状，例如幻觉和妄想等，做到护理、照顾有的放矢。尤其家庭成员及患者更应学习，做好认知行为治疗。在国内外做过大量调查，家属对疾病了解的多少和疾病复发直接相关，家属要善于观察患者的病情表现，情绪和睡眠的变化尤为重要，降低疾病复发。

（四）坚持服药，防止复发

家属应督促患者坚持服药巩固疗效，精神病患者即使康复出院，药物治疗仍需坚持相当长的时间，在此期间，还应不断调整剂量，定期到医院复查，以确保用药合理、剂量适当。在病情复发的患者中有相当高的比例因过早停药或私自减量所致。服药期间忌烟酒和浓茶，生活起居有规律，细心观察患者的睡眠、情感、行为、药物反应等变化，遇有心理、社会或其他应激事件时应及时防范。治疗用药应由照护者妥善保管，要定时定量给患者服药，并注意防止患者藏药。服药后半小时内，不要让患者独处，以免患者吐药。如发现患者有明显的不良反应时，应及时与社区护士联系采取适当措施。

（五）密切观察病情变化

照护者要学会观察病情，做到早发现、早治疗，以免病情复发再次住院。应该了解患者所患疾病的相应特征性的表现，对患者的病情特点要心中有数并学会观察病情变化，密切与社区护士联系。指导照护者注意观察患者的言语、行为、情绪有无异常，生活是否规律，有无睡眠障碍等，以了解疾病复发先兆。一旦患者复发应及时就医。家中的危险物品要收藏好，贵重物品应妥善保管。一旦发生意外事件，照护者应冷静处理。

（六）做好生活技能训练

生活技能训练是让精神残疾者逐步掌握其生活环境的行为技能。它包括基本维持日常生活活动的行为技能和维持社交活动及参加娱乐生活的行为技能（统称为社会交往技能）。

精神疾病患者往往会出现生活自理能力差，例如：在精神症状支配下患者沉浸在异常的精神世界里而忽略了料理生活；衰退、懒散的患者，生活料理能力下降或懒于料理生活。因此，护理人员需要努力帮助患者恢复生活自理能力，指导家属给予患者相应的护理：

1. 指导家属评估患者生活自理能力差的原因及程度。

2. 日常生活活动技能训练　着重培训个人卫生、饮食、衣着、排便等活动，坚持每日数次手把手地督促教导。

3. 社会交往技能训练　重点在于培养社会活动能力，加强社会适应能力，促进身心健康及提高兴趣。根据患者的具体情况选择内容，如唱歌、跳舞、乐器演奏、体育竞赛、游乐和观赏等活动，循序渐进地进行训练，应保持经常性。

（七）做好职业技能训练

家庭护理的目标是使患者的工作和学习得到重要安置，使其尽可能恢复原有的工作和技能。首先应确认患者的个体能力、技巧和兴趣，针对其个体需要给予训练和有效指导，发展个人爱好。家属应协助患者重新建立或发展有效解决问题的能力，在做法上不能操之过急，无论是家务劳动还是工作岗位，原则上是逐步和量力而行，最终目的是使患者能在家庭和社会中发挥作用，重新回到社会生活中去。

（八）患者特殊状况的处理

1. 攻击行为攻击行为往往在幻觉和妄想等精神症状支配下产生。家庭成员首先要判断患者出现攻击行为的原因，应耐心、态度和蔼，避免对患者做出无法履行的承诺以及否定患者症状与其争辩及避免过激言语及行为。对于既往存在攻击史的患者，家庭成员及照护者更要提高警惕，可做好以下几点：

（1）应与患者建立信任的人际关系。对于躁狂患者，多用正面教育，以表扬为主，善于诱导，并用转移其注意力的方法引导到有益于健康的方面。要防止很多人围观及挑逗，避免患者因激惹而更加兴奋。

（2）可根据患者的特长，让其参加适当的体力劳动和体育活动，使其精力得到应有的发泄，也可促进晚间睡眠。同时，应注意安全保护性措施，减少环境中的不良刺激，保持环境的安静、清洁、舒适、空气流通、光线柔和、温湿度适宜等。良性的环境对患者起着积极的精神治疗作用。

（3）对幻觉、妄想比较丰富的患者尽量避免触及其病理体验，防止突然发生冲动行为。家庭成员应了解患者的妄想内容，协助患者减轻或摆脱精神症状的干扰，消除其紧张和烦躁不安的心理，增强患者控制行为的能力。同时为患者提供充足的高热量饮食及水分，安排有规律的生活，保证充足的睡眠，以防体力消耗。与此同时，应及时采取各种有效治疗措施，防止因过度兴奋引起衰竭及延长患者痛苦。出现紧急情况时，切勿慌乱，要保持冷静。一边处理紧急情况一边联系急救医院。

2. 自杀、自伤行为　自杀、自伤是精神疾病患者常见的危险行为。导致患者自杀有多种原因，家庭成员要密切观察病情变化以及异常的言语和行为表现，及时采取有效措施加以看管监护。加强危险物品的保管，如患者所服药物由家人保管，定时定量发放并确保服下；患者居住的地方用具要简单，凡有跳楼、触电、服毒、自缢等各种自杀条件的，都要加以防范，必要时送医院诊治。另外，加强治疗，改善患者情绪与睡眠，是防止自杀的有效措施。同时，家庭成员要与患者建立良好的亲属关系，帮助患者培养兴趣，增强战胜疾病的信心。

3. 木僵状态　是一种较深的精神运动性抑制。患者违拗、不合作，甚至有的患者完全失去生活自理能力。所以做好家庭护理，是保证患者躯体健康、促进疾病痊愈的关键。家属应将患者安置在单间，室内温度、湿度要适宜，避免不良刺激。家属应保证患者足够营养及水分，轻度木僵者可以耐心喂食，或在夜深人静时，在患者床旁放置食物，严重者由专业人员给予鼻饲。同时应密切观察病情变化，注意安全，室内陈设简单，不要放置任何危险性物品，防止突然兴奋冲动而发生意外。同时，注意患者大、小便情况，保持口腔、皮肤清洁，注意体位舒适和保暖。

4. 外走行为　患者在被害妄想支配下感觉在家不安全；或在非血统妄想支配下认为父母非亲生，想到远方寻找亲生父母；或在幻听支配下听见声音叫他往某处走等而走失；患者有消极观念，有自杀想法，因而外走；家人态度生硬让患者感到难受，无法待在家里而出走。应对措施：营造良好的生活环境，让患者心情舒畅，情绪稳定，经常与患者谈心，了解其心理动态，多关心患者，专人陪护，加强观察，必要时限制其活动范围或送医院诊治。

第二节　患者出院后的随访与指导

2004 年，国家启动严重精神障碍管理治疗项目，2009 年，重性精神疾病社区随访管理被纳入国家基本公共卫生服务项目。数据显示，截至 2016 年底，全国在册严重精神障碍患者 540 万例，其中 88.7% 的患者接受了基层医疗卫生机构提供的随访管理和康复指导，90% 以上的患者病情保持在稳定或基本稳定。这表明随访管理与康复指导在精神疾病的治病防病中，具有不可忽视的作用。

一、患者出院后的随访

出院精神障碍患者的症状虽然缓解，但有的患者症状又可复发，仍需要在家庭环境中及家庭成员的照顾下接受较长期的医疗和护理。

（一）出院随访的意义

出院随访是医疗过程中的重要环节，是延续性的健康教育形式，它使护理服务不仅局限于医院的病房，还拓展到了患者的家庭，普及了疾病相关知识，对提高患者出院后的生活质量、减少疾病的复发等有重要意义。

目前随访主要有电话随访和入户调查两种形式。首先选用电话随访，对电话无法进行随访的进行入户随访。精神障碍患者治疗依从性差，且大多数患者出院后自知力不全，所以电话随访的对象主要是家属。

（二）随访实施方法

1. 随访前的准备　患者出院前由护士对其及家属进行出院指导，并了解其对指导内容的了解程度。建立电话随访记录本，填写出院患者的基本资料，包括姓名、年龄、文化程度、主要病情及诊断、主要用药、主治医生、出院时间、联系人电话号码、随访者、随访内容、对随访意见及建议。

做好患者家属的解释工作，采用适宜的、容易接受的服务方式消除患者及其家属的顾虑。面对拒访的患者及其家属，要表现有耐心，努力劝说拒访者，对其拒访要表示理解，并对由此产生的误解表示歉意。再次向患者及其家属讲清访视工作的重要性，争取获得患者及其家属的配合和支持。

2. 随访人员　医院医务人员，社区精神卫生工作者。

3. 随访时间　医院医务人员可以在患者出院后第 1 周以内、第 1 个月和第 2 个月进行电话随访，若电话未接通或者患者的病情有变化等另外安排时间进行随访。社区精神卫生工作者按照分管社区进行患者的长期随访。

4. 随访内容　包括患者目前症状、自知力，睡眠情况、饮食情况、社会功能情况、躯体疾病、实验室检查、服药情况、康复措施、是否需要入院治疗、给予指导意见、确定下次随访时间。

（三）随访的技巧

1. 建立良好的沟通关系　有效的沟通可提高患者对治疗的依从性，访视者在与患者自然的交谈中了解患者的真实想法和心理状态。在与患者接触沟通前，应熟悉病情，全面了解患者的生理、心理、社会、文化等方面情况，如患者的年龄、职业、文化程度、兴趣爱好、个性特征、生活习惯、家庭经济状况及成员关系、学习或工作情况及与患者发病有关的心理紧张刺激事件等。

沟通过程中要自信，有礼貌，说话时尽量与患者保持平视，能理解患者的问题和解释，并用自己的话给予说明。随访过程中记录他们所关注的内容。

2. 专心倾听　这是最重要、最基本的一项技术，是发展医患之间良好关系最重要的一步。访视者必须尽可能花费一定的时间耐心、专心地倾听患者的诉说，并对其表示理解和关心。让患者有较充裕的时间描述自己的身体症状和内心痛苦，唐突地打断有可能在刹那间丧失患者的信任。因此，要尽可能不要打断他的谈话，至少在谈话初期不要插话，可以适时表示对其同情和理解，尽可能应用鼓励性短语，这有利于患者解除过分的警戒心理，增加信任感。在倾听时，应神情专注，思考、分析、综合，筛选出患者谈话的中心内容及“弦外之音”，掌握患者的真实思想。如果患者离题太远，访视者可以通过提醒，帮助患者回到主题。

3. 敢于接受　无论患者是怎样的人，访视者不能有任何拒绝、厌恶、嫌弃和不耐烦的表现，要患者感受的真实性。尽管患者有大量的病态信念或幻觉体验，我们可以向患者表明我们理解他所叙述的感觉，这种接纳绝不是对患者持简单否定的态度。

4. 温和诚恳　访视者要以端庄的仪态、温和的态度、诚恳的言语对待患者，善于体会患者的心情，谈话要针对性强和目的明确，以安慰鼓励为主。即使有不同意见，应采取婉转的方式尽量使患者乐意接受。对患者的承诺应兑现，办不到的事情应耐心解释，以取得患者谅解。

5. 澄清事实　就是弄清楚事情的实际经过，以及事件从开始到最后整个过程中患者的情感体验和情绪反应。尽量不采用刨根问底的问话方式，以避免患者推卸责任或对访视者的动机产生猜疑。多用封闭式提问，只需用“是”“否”或“好”“不好”做出选择，如“你今天心情好吗？”让患者完整地叙述事件经过，并了解患者在事件各个阶段的感受。

6. 善于提问　首先可以就患者最关心、最重视的问题展开交流，随后自然地转入深入交谈。一般尽量采用开放式提问，有利于了解更多信息。尽量避免暗示性提问，如“你是不是今天心情不好？”这种提问方式有可能产生误导，获得不准确的信息。

7. 代述总结　把患者说的话用不同的措辞和句子加以复述或总结，但不改变患者说话的意图和目的。重构突出的重点话题，表明访视者能够充分理解患者的感受。有些想法和感受患者不好意思说出来，或者是不愿明说，然而对患者又十分重要，访视者可以帮助代述。这样可以大大促进医患之间的沟通。

8. 善于启发　提示或引导交谈的方式应灵活，对不同对象应采用不同的交谈方式。有的患者在表述自己的感受或经历时，会偏离主题或出现思路停顿，应给予适当的启发或引导，使患者完整地谈出想说的内容，应耐心地帮助其重复主题，启发诱导患者按主题思路进行交谈和沟通，避免边询问，边翻阅有关表格，使交谈经常中断，影响与患者进行思想情感交流的气氛。对表现出强烈焦虑、抑郁和愤怒等恶劣情绪或是行为明显紊乱的患者，暂时不宜交谈。

9. 多维沟通　访视者要重视非言语交流的作用，有时在交谈中，适当的沉默可给双方以思考、调整思路的时间。针对不同症状的患者，恰当地选择和运用倾听、转换话题、回避主题、认同、沉默，或者重复主题、追加询问、澄清等方式，才会达到与患者的有效接触和沟通。

10. 专业敏感　保持高度的专业敏感性和稳定的情绪，交谈时要防止仅仅注意强调精神因素，而忽视躯体因素；防止注意阳性症状，而忽视阴性症状、早期症状和轻度异常；防止注意情感反应和行为异常，而忽视思维和内心体验的异常。精神障碍患者随时都可能有异常思维和行为，与其接触时，必须时刻防止患者冲动或自伤等行为的发生。同时要注意加强自身专业修养，即使遇到患者不合作、冲动、误解，也能以冷静稳定的心态予以说服制止，或全身而退。

（四）随访中的安全问题

1. 随访前要尽可能收集患者的一般资料，了解患者是否有过暴力倾向或其他的违法行为，安排与同事或其他人员一同访视，并向上级说明。访视时，评估周围家居环境，如光线是否充足，进屋后，尽可能不要锁门，与被访者保持至少一米的安全距离。不要与患者独处一室，不要总是保持一个姿势，令患者觉得走投无路。当患者出现生气的情况时，可问他“为什么这样生气？”这样能显示出你在聆听及关注他的感受，显示你想帮助解决他的困难或问题，但不要做出任何不能做到的承诺。注意要显示诚意，不要威胁，行动和说话要平和，表现有自信心。

2. 对有暴力倾向的患者，要保持警觉及留意已经出现的暴力迹象，留意患者情绪失控的征兆，要保持自我控制及避免直接对峙。如患者发生了吵闹或冲动事件，要保持镇定。如果情况许可，尝试巧妙地立即离开，并设法寻求别人协助。事后应向上级报告事件的经过，并做工作记录。

3. 暴力征兆的判断　患者过分要求不需要的服务或引起别人注意，表现不高兴、坐立不安及显得紧张和恼怒，提出一些看起来是无理由的要求或特许的治疗，或对过去接受的治疗不满，表现脸红、面孔抽动或呼吸急促，说话声越来越大，使用非常激进的行动和语言，说出失控的话，用手指指向别人，眼球快速活动，四处张望等。

了解到患者所存在的安全问题时，一定要做好充分的准备，以防意外发生。

二、患者出院后的指导

（一）指导患者家属积极参与随访活动

1. 给予患者家属心理支持，取得其信任。建议尝试成立社区精神障碍患者联谊会，组织相关的专业人员定期为患者及家属讲授精神疾病相关知识，增加家属对疾病的了解。同时让不同的家属之间相互交流家庭护理精神障碍患者康复训练的心得体会，让他们获得家庭之间的互助。

2. 根据患者各自疾病的特点及需求，随访人员向家属传授患者疾病的相关知识和药物治疗的不良反应，以及患者病态行为时的应对技巧，提高家属照料患者的能力。并和家属一起制订适宜的康复训练计划，共同促进干预计划的顺利实施。

（二）加大健康教育宣传

1. 对家属提供患者疾病知识的宣传　随访者与患者及家属沟通时要告知疾病的预后，以取得患者及家属的信任。依据个体化康复计划，多进行健康教育知识宣传，提高患者服药的依从性及家属护理患者康复的能力。对早期患者多给予心理及社会支持，宣传积极乐观的生活态度，对疾病的恢复树立信心，提高干预效果。

2. 社会宣传　消除公众歧视消除歧视是精神病患者促进康复回归社会的一项重要举措。在患者疾病恢复期给予患者有效的心理干预，建立家庭和社会的适宜的心理支持环境，有利患者克服自卑，恢复自信。多进行公众宣传，把精神障碍患者作为社会的弱势群体，给予扶持帮助，消除社会歧视，创造良好的精神障碍患者疾病康复、回归社会的环境。

（三）与照护者合作

照护者与访视者一起，制订对患者个体化的管理方案。了解患者的症状、诊断、危险性和治疗需求，告知照护者的职责，制订可行的照护与管理计划。随着患者的危险性、症状严重性程度的好转及自知力和功能的恢复，照护与管理计划的重点随之调整，访视者指导照护者制订下一阶段看护管理计划。

（安凤荣）

附 录 精神卫生专科护士培训方案

______医院精神卫生专科护士培训方案

学生姓名：　　来自医院：　　培训周期：1 个月　　岗位：

周教学目标		教学内容	教学细则	实践内容	教学考核	备注
第一周：精神科护理工作程序及岗位职责	□了解精神科护理工作任务 □提升护士执业素质	第一天： □精神科护理现状 □精神科护理工作任务及发展方向 □精神科护士角色定位 □精神科护士执业素质教育	□介绍培训基地的专业特色，整体培训计划及要求 □熟悉病房及工作环境 □了解病房人员配比及结构 □根据需求修订护理教学方案，设定教学方式 □明确专科护士培训管理制度 □护士在岗素质要求 □讨论：精神科护士角色定位 □讨论：精神科护理现状、发展及工作任务 □思考：精神病专科护士的任务及内涵	□讨论：精神科护士角色定位 □讨论：精神科护理现状、发展及工作任务	□参与讨论：合格 □表达观点：良好 □观点明确，表达清晰：优秀	护理部病房（根据培训基地情况进行调整）

续表

周教学目标		教学内容	教学细则	实践内容	教学考核	备注
第一周：精神科护理工作程序及岗位职责	□规范精神科护理内容 □了解精神科护理工作程序	第二天： □精神科病房日常工作内容 □精神科病房日常工作程序 □日常工作质量检查标准	□根据时间节点（纵向，横向）介绍常规工作内容 □介绍精神科病房日常工作要求及质量检查标准 □见习病房的工作内容 □晨、晚交班 □病区主任查房或晨护理查房 □基础护理、生活护理、安全护理 □风险评估 □诊疗 □观察病情，监测生命体征 □健康教育、康复训练 □文件书写	□参与患者的进餐过程 □参与患者的服药过程 □参加晨、晚交接班	□了解病房的工作模式：合格 □解读工作模式建立的依据：良好 □设定可优化的工作程序：优秀	病房（查房等培训内容可根据实际情况可自行调整）
	□了解什么是分层护理 □明确责任护士的岗位职责	第三天： □分层护理 □责任护士的工作流程及岗位职	□什么是分层护理，护士分层的依据 □责任护士的工作流程及岗位职责 □掌握病情 □基础护理、生活护理 □风险评估 □健康教育康复训练 □责任护士的考核内容及晋级标准 □专科护士根据自身层级见习责任护理程序 □参与责任护士评估、责任组长查房、发药环节 □了解责任护士记录内容及要求	□跟随各岗位执行工作 □梳理岗位流程及工作内容		病房

续表

周教学目标	教学内容	教学细则	实践内容	教学考核	备注
第一周：精神科护理工作程序及岗位职责 □了解精神科病房临床护理路径	第四天： □入院常规 □精神病护理常规 □出院护理常规 □延续性护理	□新入院护理常规 □交接 □安置 □三级评估及健康教育及其他工作内容及程序 □精神科监护 □风险评估，拟定计划，明确护理措施 □查房 □遵医嘱诊疗，过程顺利，维护患者安全 □健康教育及康复训练 □精神病护理常规 □日常评估 □安全管理及落实 □分级护理 □基础护理及生活照护 □健康教育，康复训练 □精神病药物治疗常规 □出院及转科患者护理常规 □出院告知：出院标准；办理出院及转科的程序 □执行出院程序 □出院及转科健康教育及康复指导（患者及家属） □药物指导 □延续性护理：	□完成一次出院患者的健康教育 □完成一次电话随访	□健康教育及随访按常规完成：合格 □健康教育及随访根据患者需求完成：良好 □健康教育及随访实现患者满意并为患者答疑解惑：优秀	病房

续表

周教学目标	教学内容	教学细则	实践内容	教学考核	备注
第一周：精神科护理工作程序及岗位职责 □熟悉评估工具并熟练使用 □了解沟通要素,掌握沟通技巧	第五天： □技能培训 □布置作业	□评估工具 □熟悉精神科常用评估量表：跌倒、噎食、压疮、新入院评估等 □讲解相关量表的应用 □演示评估方法（2–3 个）：自伤自杀评估量表,压疮评估,跌倒的评估（融入沟通） □讨论：本单位使用的评估工具、执行方法的科学性、实践性及有效性 □本周总结 □本周培训概括 □学员体会交流 □传递理念：没有最好的程序,只有最适合 □布置作业： □完成周反思日记 □完成健康教育讲课设计：10–15 分钟；自拟主题	□完成患者攻击风险评估 1 例 □引擎搜索评估工具 □讨论：选用评估工具的依据、执行方法、有效性及促进	□对照量表使用：合格 □收集资料完整,评估准确：良好 □量表使用熟练,判别风险准确：优秀	病房（重点介绍本培训机构使用的评估工具）
	□培训授课：沟通	□培训讲课：沟通 □什么是沟通 □沟通的目的 □沟通的技巧 □沟通的注意事项	□课堂学习	□不迟到 □与授课老师互动 □完成实践内容	集体授课

续表

周教学目标		教学内容	教学细则	实践内容	教学考核	备注
第一周：精神科护理工作程序及岗位职责	□知识巩固	第六、七天： □修整	□梳理学习笔记 □完成作业 □提出疑问	□完成周反思日记 □完成健康教育讲课设计：10–15 分钟；自拟主题	□按计划完成：合格	
第二周：精神科诊疗及护理	□了解精神科常用的诊断方法	第一天： □精神科常用的诊断方法 □见习精神科检查	□介绍精神科常用的诊断方法 □精神检查 □三级查房： □参加新入院患者的二级查房 □跟随医生完成早查房及下午查房 □参加医疗三级查房 □了解医疗三级查房及病程记录 □物理化学检查协助诊断 □解读影像诊断：解读核磁，CT 检测结果	□参加新入院患者的二级查房 □参加医疗三级查房	□表述精神检查涉及到的内容：合格 □分析患者的特征：良好 □根据患者存在的症状表现试着做出诊断，明确护理风险：优秀	病房（根据实际情况统筹时间）
		第二天： □参加科主任查房 □参观辅助检查科室	□参加科主任查房 □查房目标 □查房程序	□见习：科主任查房		据病房安排
			□心理测查 □参观心理测查中心 □解读测查结果及意义 □参观物理检查中心：CT；核磁	□参观	□不迟到 □注意力集中	集体参观（根据情况调整）

续表

周教学目标	教学内容	教学细则	实践内容	教学考核	备注
第二周：精神科诊疗及护理 □了解精神科常用的治疗方法	第三天： □精神科常用的治疗方法	□无抽搐电休克治疗 □见习无抽搐电休克治疗过程 □培训：无抽搐电休克操作指南 □了解门诊及诊室设置	□无抽搐电休克治疗过程	□了解操作程序：合格 □知晓评估内容：良好 □掌握评估技巧：优秀	门诊见习
		□抗精神病药物治疗 □氯氮平治疗 □碳酸锂治疗 □介绍精神科常用的其他治疗方法 □心理治疗 □中西医结合治疗 □康复治疗 □体验病房康复治疗 □思考：结合本医院实际特点思考可开展或发展的康复内容	□体验病房的康复治疗		病房
	第四天： □见习精神科“特色”治疗中心	□康复中心的康复治疗 □日间病房 □康复中心 □参观康复病区 □参观中西医结合治疗中心 □参观社区中心	□体验康复中心的康复治疗	□不迟到 □注意力集中 □了解工作程序	1. 康复中心 2. 静心园社区

续表

周教学目标		教学内容	教学细则	实践内容	教学考核	备注
第二周：精神科诊疗及护理	□了解精神科常用的护理方法	第五天： □精神科常用的护理方法 □总结 □布置作业 □培训：心理护理	□防自伤自杀的护理 □防暴力的护理 □防噎食的护理 □防外走的护理 □管理滑脱、跌倒、压疮的护理 □特殊检查治疗的护理 □心理护理：在临床老师的指导下完成一次患者的心理护理 □心理护理应做的准备 □心理护理的技巧 □本周总结：了解内容及感受 □布置作业 □完成周反思日记 □完成健康教育讲课课件（PPT）	□在精神科病房的实际执行情况	□了解护理程序：合格 □思考在护理过程中存在的隐患：良好 □提供可改善的护理方法：优秀	病房
	□知识巩固	第六、七天： □修整	□梳理学习笔记 □完成作业 □提出疑问	□作业	□完成作业	
第三周：精神科护理风险管理及应急处置	□掌握精神科“核心”制度	第一天： □精神科护理“核心”制度	□精神科护理核心制度 □分级护理制度 □身份识别制度 □查对制度 □见习医嘱查对、药品查对制度的落实	□见习医嘱查对、药品查对制度的落实	□参与：合格 □了解程序并对其意义正确认识：良好	病房

续表

周教学目标		教学内容	教学细则	实践内容	教学考核	备注
第三周：精神科护理风险管理及应急处置	□掌握精神科“核心”制度	第一天： □精神科护理“核心”制度	□科室之间交接制度 □见习与科室之间的交接过程（新入院、检查、专科） □佩戴腕带制度 □见习患者的佩戴腕带过程 □危重症查房及抢救报告制度 □交接班制度 □参加晨晚间交接班 □医护联合大交班 □讨论：你认为应将哪项制度列为核心制度，依据是什么	□见习与科室之间的交接过程（新入院、检查、专科） □见习患者的佩戴腕带过程	□根据实际情况有反思并提供解决办法：优秀	病房
	□了解精神科“重点环节” □对重点环节的进行管理	第二天： □精神科“重点”环节及管理 □拟定一项重点环节的管理流程	□高危药品的管理 □进行高危药品管理的实际应用 □危险化学品的管理 □“危机值“报告及处理 □急救设备维护与使用 □讨论：什么是精神科“重点“环节 □药品发放 □进餐 □洗浴 □晨晚间护理 □拟定一项重点环节的管理流程 □草稿 □讨论 □督导落实	□讨论：什么是精神科“重点“环节 □拟定一项重点环节的管理流程	□参与：合格 □了解程序并对其意义正确认识：良好 □根据实际情况有反思并提供解决办法：优秀	病房

续表

周教学目标	教学内容	教学细则	实践内容	教学考核	备注
第三周：精神科护理风险管理及应急处置 □了解精神科应急预案 □掌握精神科应急处置	第三天： □培训应急预案 □应急预案演练	□火灾 □针刺伤 □自伤自杀 □暴力 □跌倒坠床等 □用药错误 □应急预案演练 □暴力 □针刺伤 □培训：医学保护性约束操作指南	□防爆演练	□手法得到：合格 □配合到位：良好 □技巧熟练：优秀	病房
□掌握精神科急救技术	第四天： □培训急救技术 □急救技术演练	□急救技术 □噎食急救 □心肺复苏 □心电监护与除颤技术 □急救技术综合演练 □依据评分标准进行急救技术考核	□急救技术综合演练	□依据评分标准进行考核 □提问相关的理论知识	病房
□熟练使用急救器械 □了解精神科护理风险管理	第五天： □梳理风险管理内容 □急救器械的维护与保养 □重点患者的管理 □总结 □布置作业	□梳理风险管理要素 □急救器械的使用与保养及紧急调配 □重点患者的管理 □重点患者查房及要求 □病房设施与环境管理 □制度及程序管理 □存在的问题及改进 □完成健康教育讲课 □本周总结	□急救器械的使用与保养及紧急调配 □集体健康教育实际演练	□参与：合格 □了解程序并对其意义正确认识：良好 □根据实际情况有反思并提供解决办法：优秀	病房

续表

周教学目标		教学内容	教学细则	实践内容	教学考核	备注
第三周：精神科护理风险管理及应急处置			□布置作业 □完成周反思日记 □拟定个案及平行病历提纲，完成护理病历		□集体健康教育考评依据评分结果	
	□知识巩固	第六、七天： □修整	□梳理学习笔记 □完成作业 □提出疑问	□作业	□按要求完成	
第四周：精神科护理能力	□熟悉精神科常见疾病的护理 □提升思考问题、解决问题的能力	第一天： □精神科分裂症患者的护理 □ 心境障碍患者的护理	□精神科分裂症患者的护理 □精神科分裂症患者的核心症状 □精神科分裂症患者的主要风险 □精神科分裂症患者的护理程序 □心境障碍患者的护理 □心境障碍患者的核心症状 □心境障碍患者的主要风险 □心境障碍患者的护理程序 □体验：完成1次集体健康教育	□精神科分裂症患者的护理 □心境障碍患者的护理	□了解疾病护理程序并运用：合格 □护理程序运用得到，护理问题准确：良好 □发现问题，解决问题的能力体现：优秀	病房
		第二天： □ 老年精神疾病患者的护理	□老年精神疾病患者的护理 □老年病房见习 □患者特点及护理要点 □病房管理 □体验：老年精神障碍患者的认知训练	□老年精神疾病患者的护理		特色病房
			□培训：器质性精神障碍患者的护理			集体授课

续表

周教学目标	教学内容	教学细则	实践内容	教学考核	备注
第四周：精神科护理能力	第三天： □精神活性物质所致精神障碍患者的护理	□精神活性物质所致精神障碍患者的护理 □酒精依赖病房见习： □患者特点及护理要点 □病房管理	□精神活性物质所致精神障碍患者的护理		特色病房
		□培训：精神活性物质所致精神障碍 □体验：AA 互助小组			集体授课
	第四天： □儿童精神病患者的护理 □神经症患者的护理	□儿童精神病及神经症患者的护理 □儿童病房见习： □神经症病房见习 □病房管理 □体验：团体心理治疗	□儿童精神病患者的护理 □神经症患者的护理		特色病房
		□培训：心理发展学			集体授课
□检验能力，弥补不足	第五天： □能力检验 □培训总结	□能力检验 □提交护理个案及平行病历 □完成培训总结 □点评与座谈	□参加展示	□综合考评	护理部

备注：最后一周能力提升方面的教学安排可根据实际情况灵活执行，可采取参观或轮转等方式进行

（王书芬）

中英文名词对照索引

T

W

X

Y

Z

参考文献

[1] 曹新妹. 精神科护理. 上海：复旦大学出版社，2015.

[2] 曹新妹. 精神科护理学. 第 2 版. 北京：人民卫生出版社，2015.

[3] 陈春花，王世英. "互联网 +" 形势下延续护理开展形式与展望. 解放军医院管理杂志，2016，23（7）：629–630.

[4] 陈桂英. 当护理邂逅 "互联网 +" 会擦出怎样的火花——访首都医科大学护理学院院长吴瑛. 中国护理管理，2016，16（3）：289–291.

[5] 陈美玉，徐佳军. 精神康复实践手册. 北京：人民卫生出版社，2011.

[6] 陈绍辉. 论精神障碍患者人身自由权的保护体系. 医学与法学，2016，（02）：5–11.

[7] 仇颖，李秀丽，徐乃伟. 我我国护理临床带教教师教学能力的研究进展. 护理研究，2014，28（5C）：1796–1797.

[8] 崔英. 精神科专科护士核心能力评价指标体系的构建. 中国护理管理，2013，13（11）：26–29.

[9] 董军，闵苏，黎平，等. 不同麻醉深度对抑郁症电休克治疗后学习记忆的影响. 中国神经精神疾病杂志，2012，38（5）：262–265.

[10] 杜建彬，邱亚峰. 无抽搐电休克治疗精神疾病的研究进展. 神经疾病与精神卫生，2012，12（4）：423–427.

[11] 法律出版社法规中心. 中华人民共和国刑法. 北京：法律出版社，2012.

[12] 范俭雄，耿德勤. 精神病学. 第 2 版. 南京：东南大学出版社，2009.

[13] 范晓倩，粟克清. 社区精神卫生服务研究进展. 中国健康心理学杂志，2015，23（8）：1268–1273.

[14] 龚永振. 第 7 版. 精神分裂症的康复操作手册. 北京：人民卫生出版社，2009.

[15] 郭灿. 基于案例学习的教学实践探索. 扬州：扬州大学，2012.

[16] 郭延庆. 精神障碍护理学. 第 2 版. 长沙：湖南科学技术出版社. 2009.

[17] 郝伟，于欣. 精神病学. 第 7 版. 北京：人民卫生出版社，2013.

[18] 黄宜宣. 最新精神科护理学. 台北：永大书局，2015.

[19] 江开达. 精神病学. 北京：人民卫生出版社，2013.

[20] 江开达. 精神病学高级教程. 北京：人民军医出版社. 2009.

[21] 李冰. 构建互联网思维拓展护理服务内涵. 护理实践与研究，2016，13（5）：16–17.

[22] 李春玉，王克芳. 健康教育. 北京：北京大学医学出版社，2015.

[23] 李从红，郭晓东，刘华侠. 从日本精神科专科护士教育谈我国专科护理的发展. 中国护理管理，2012，12（4）：19–21.

[24] 李华芳. 精神科药物的临床应用. 北京：人民卫生出版社，2012.

［25］李凌江，陆林. 精神病学. 第 3 版. 北京：人民卫生出版社. 2015.

［26］李凌江，马辛. 中国抑郁障碍防治指南. 第 2 版. 北京：中华医学电子音像出版社. 2015.

［27］李拴荣. 精神科临床护理实践. 郑州：河南科学技术出版社，2016. 10.

［28］李小妹. 护理学导论. 北京：人民卫生出版社，2016.

［29］李晓惠. 医院护理风险管理理论与实践. 北京：科学技术出版社. 2010.

［30］李占江. 临床心理学. 北京：人民卫生出版社. 2014.

［31］李铮，王志英. 精神科护理学. 北京：中国协和医科大学出版社，2010.

［32］梁铭鑫. 精神科开放式病房管理模式的利弊分析及护理对策. 继续医学教育，2017，31（2）：113-114.

［33］梁瑶，黄霞，王淑云，等. 健康行为改变整合理论在健康教育中的应用进展. 中华护理教育，2016，13（7）：557-560.

［34］廖兰兰，宋伟，周玉洁，等. 移动护士工作站用于健康教育状况及患者感受调查. 护理学杂志，2013，28（18）：24-26.

［35］刘铁榜. 精神科常用药物手册. 北京：人民卫生出版社，2016.

［36］刘晓红，李小妹. 心理护理理论与实践. 北京：人民卫生出版社，2012.

［37］刘晓艳. 基于问题的学习模式（PBL）研究. 南昌：江西师范大学，2002.

［38］刘哲宁. 精神科护理学. 第 3 版，北京：人民卫生出版社，2014.

［39］罗显松，谢云. 计算机应用基础. 第 2 版. 北京：清华大学出版社，2012.

［40］吕春明. 精神科护理学. 北京：人民卫生出版社，2013.

［41］马骁. 健康教育学. 北京：人民卫生出版社，2016.

［42］么莉. 护理敏感质量指标使用手册. 北京：人民卫生出版社. 2016.

［43］美国精神医学学会. 精神障碍诊断与统计手册. 第 5 版. 张道龙译. 北京：北京大学医学出版社. 2014.

［44］莫雪安. 精神科护理学 . 北京：中国协和医科大学出版社，2012：66-67.

［45］（美）尼科尔斯，（美）施瓦茨著，林丹华等译. 家庭治疗基础. 北京：中国轻工业出版社，2005.

［46］潘绍山，张金钟，张新庆，等. 护士伦理准则. 中国医学伦理学，2014，27（4）：467.

［47］钱瑞莲，张燕红，宗薇. 江苏省精神科专科护士培训的实践与成效. 护理实践与研究，2016，13（18）：116-118.

［48］SAMY AZER. 问题导向学习（PBL）指南 . 王维民译 . 北京：北京大学医学出版社，2017.

［49］申文武，李小麟，黄雪花主编. 精神科护理手册. 北京：科学技术出版社，2015.

［50］沈渔邨. 精神病学. 第 5 版. 北京：人民卫生出版社，2009.

［51］司天梅，杨彦春. 中国强迫症防治指南. 北京：中华医学电子音像出版社. 2016.

［52］宋燕华. 精神障碍护理学. 北京：北京医科大学出版社. 2002.

［53］粟克清. 精神科暴力管理技能与技巧培训手册. 北京. 人民卫生出版社. 2012.

［54］孙立春，徐艳华，吕庆梅等. 某省精神科专科护士培训模式管理的系列研究. 中国医药指南，2014，12（14）：372-373.

[55] 唐宏宇，方贻儒. 精神病学. 北京：人民卫生出版社，2014.

[56] 陶彩霞. 健康教育在无抽搐电休克治疗精神分裂症患者家属中的应用效果研究. 中华现代护理杂志，2013，19(11)：1312-1314.

[57] 陶世武，黄海燕. 改良电休克治疗精神疾病患者对脑电图及认知功能的影响. 浙江临床医学，2012，14(1)：49-51.

[58] 田海燕，王斌全. 应用 Delphi 法构建 ICU 专科护士核心能力评价指标体系. 中国医学创新，2013，10(16)：137-139.

[59] 田小玲，章敏，曹秀月. 移动护理工作站的应用对健康教育知晓率的效果观察. 中华全科医学，2015，13(07)：1145-1147.

[60] 王彩虹，杨永杰，乔霞，等. 院外延伸护理对精神分裂症患者康复和生活质量的影响. 护理管理杂志，2012，12(12)：884-886.

[61] 王诚，姚贵忠. 实用精神疾病康复手册. 北京：人民军医出版社，2015.

[62] 王吉善，陈晓红. 从经验管理走向科学管理. 北京：科学技术出版社. 2014.

[63] 王金爱. 精神科护士手册. 北京：人民卫生出版社. 2013.

[64] 王明旭. 医学伦理学. 第 2 版. 北京：人民卫生出版社，2010.

[65] 王强，孙成甲. 社区康复. 北京：人民军医出版社，2007.

[66] 王青春，周娟，穆晓倩，等. 基于“互联网 +”的护理信息素养探讨. 解放军护理杂志，2016，33(22)：40-42.

[67] 王向群，王高华. 中国进食障碍防治指南. 北京：中华医学电子音像出版社. 2015.

[68] 王岳. 医事法. 第 2 版. 北京：人民卫生出版社，2009

[69] 王志英. 精神障碍护理学. 北京：北京大学医学出版社. 2006.

[70] 王志英，杨芳宇. 精神障碍护理学. 北京：北京大学医学出版社，2013.

[71] 魏睿宏. 社区护理学. 北京：中国协和医科大学出版社，2013.

[72] 邬俏璇，朱社宁，谭荔荔. 产科专科护士核心能力评价体系构建研究. 中华护理杂志，2012，49(9)：7779.

[73] 吴建红，梅红彬，张春娇. 现代精神障碍护理学. 北京：科学技术文献出版社，2010.

[74] 吴琼，李秋洁，洪素. 护理领导力在患者护理中的应用现状. 中国护理管理，2014，14(12)：1341-1344.

[75] 谢文娇，谢翊，肖玉卿，等. 家庭干预对精神分裂症患者治疗依从性及社会功能的影响. 中国实用护理杂志，2013，29(22)：9-11.

[76] 徐国彬. 精神科护理学. 天津：天津科学技术出版社，2013.

[77] 徐汉明，盛晓春. 家庭治疗 - 理论与实践. 北京：人民卫生出版社，2010.

[78] 徐平. PBL 我们的思考与实践. 北京：人民卫生出版社，2015.

[79] 徐永能，卢少萍，林建华，等. 应用健康行为改变整合理论改善出院后居家老年卧床患者的康复效果. 中国管理杂志，2015，15(7)：786-789.

[80] 许冬梅. 精神科护理学. 北京：北京大学出版社. 2015.

[81] 许冬梅. 精神科护士规范操作指南. 北京：中国医药科技出版社，2016.

[82] 许冬梅. 杨立群. 精神科护理学. 第 2 版. 北京：清华大学出版社 2014.

[83] 许晓惠，叶新强，何胜晓. 社区康复. 武汉：华中科技大学出版社，2012.

［84］杨开波. 无抽搐电休克对精神病症状的效果及治疗原理探讨. 医药前沿，2013，(3)：109-110.

［85］姚贵忠. 重性精神疾病个案管理. 北京：北京大学医学出版社. 2017.

［86］尹诗. 湖南省相关专科护理培训教材自学后效果评价. 长沙：中南大学，2012.

［87］于欣，方贻儒. 中国双相障碍防治指南. 第 2 版. 北京：中华医学电子音像出版社，2015.

［88］喻东山，葛茂宏，苏海陵. 精神科合理用药手册. 江苏：江苏凤凰科学技术出版社，2016.

［89］张科宏. 说服 SCI 审稿人. 长沙：中南大学出版社，2015.

［90］张珉，张玲，王旭光，张忠. 医学专业本科生 PBL 学习资源的选择利用. 基础医学教育，2014，(08)：610-612.

［91］张树林. 精神科医生案头药物速查. 北京：人民卫生出版社，2013.

［92］章雅青. PBL- 情境 - 模拟综合案例护理教材. 人民卫生出版社，2015.

［93］赵靖平，施慎逊. 中国精神分裂症防治指南. 第 2 版. 北京：中华医学电子音像出版社. 2015.

［94］赵靖平. 精神分裂症. 北京：人民卫生出版社，2012.

［95］赵乐，郑晓珂，马利刚，等. PBL 案例选择及撰写，中国科技创新导刊. 2014(2)：33-34.

［96］郑金洲. 案例教学指南. 第 2 版. 上海：华东师范大学出版社，2001.

［97］中国法制出版社. 中华人民共和国民法通则. 北京：中国法制出版社，2011.

［98］中国法制出版社. 中华人民共和国侵权责任法. 北京：中国法制出版社，2010.

［99］周嫣，刘博，张薇，等. 国内外移动护理系统在临床开发和应用中存在的问题及解决策略. 中国护理管理，2012，12(4)：67-50.

［100］朱琴，颜巧元. 互联网用于老年患者延续护理的研究进展. 中华护理杂志，2016，51(10)：1221-1225.

［101］Gagnier JJ, Kienle G, Altman DG, et al.The CARE guidelines：consensus-based clinical case report guideline development. J Clin Epidemiol. 2014 Jan；67(1)：46-51.

［102］Gander G. Report to Australian nursing and midwifery council：Nurse practitioner strandards project. Australia queenal and university oftechnology. 2004：15-38.

［103］Green B N, Johnson C D. How to write a case report for publication.Journal of Chiropractic Medicine, 2006, 5(2)：72.

［104］Green B N, Johnson C D. Writing patient case reports for peer-reviewed journals：Secrets of the trade. Journal of Sports Chiropractic & Rehabilitation, 2000, 14(3)：51-59.

［105］Hughes, Weinstein. Best Pratices in Psychosocial Rehabilitation. Columbia.MA：Internationa Association of Psychosocial Rehabilitation Services, 2000.

［106］Juyal D, Thaledi S, Thawani V. Writing patient case reports for publication.Education for Health, 2013, 26(2)：126.

［107］Nobuo Kato.Neurophysiological mechanisms of electroconvulsive therapy for depression.Neuroscience Research, 2009(64)：3-11.

[108] Paterson B, Duxbury J.Restaint and the question of validity. Nursing Ethics, 2007, 14 (4): 535-545.

[109] Rison R A. A guide to writing case reports for the Journal of Medical Case Reports and BioMed Central Research Notes. Journal of Medical Case Reports, 2013, 7 (1): 239.

[110] Ryan P. Integrated theory of health behavior change: backgroundand intervention development. Clin Nurse Spec, 2009, 23 (3): 1613.

[111] Sun Z. Tips for writing a case report for the novice author. Journal of Medical Radiation Sciences, 2013, 60 (3): 108.

[112] The influence of modified electroconvulsive therapy on serum interleukin-6 in schizophrenic patients.Chinese Journal of Clinical Rehabilitation, 2003, 7 (3): 520.

[113] Williams B. Case based learning-a review of the literature: is there scope for this educational paradigm in prehospital education?. Emergency Medicine Journal Emj, 2005, 22 (8): 577.

28检